von Koerber / Männle / Leitzmann

Vollwert-Ernährung

Vollwert-Ernährung

Konzeption
einer zeitgemäßen Ernährungsweise

Von
Dr. oec. troph. Karl von Koerber
Dipl. oec. troph. Thomas Männle und
Prof. Dr. rer. nat. Claus Leitzmann

8., überarbeitete Auflage
unter Mitarbeit von Dr. oec. troph. Marianne Eisinger und
Dr. oec. troph. Bernhard Watzl

Mit Beiträgen von
Priv. Doz. Dr. med. habil. Volker Mersch-Sundermann und
Dipl. oec. troph. Gesa Maschkowski

Mit 58 Tabellen und 18 Abbildungen

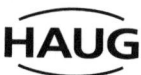

Karl F. Haug Verlag · Heidelberg

Die Deutsche Bibliothek – CIP-Einheitsaufnahme

Vollwert-Ernährung : Konzeption einer zeitgemässen
Ernährungsweise ; mit 58 Tabellen / von Karl von Koerber,
Thomas Männle und Claus Leitzmann. – 8., überarb. Aufl. /
unter Mitarb. von Marianne Eisinger und Bernhard Watzl.
– Heidelberg : Haug, 1994
    (Erfahrungsheilkunde, Naturheilverfahren)
    ISBN 3-7760-1458-X
NE: Koerber, Karl W. von

1. Auflage 1981 – 7. Auflage 1993
8. Auflage 1994

Titel-Nr. 2458 · ISBN 3-7760-1458-X

Gesamtherstellung: Konkordia Druck GmbH, 77815 Bühl

INHALT

VERZEICHNIS DER TABELLEN 13

VERZEICHNIS DER ABBILDUNGEN 15

VORWORT 17

TEIL I: GRUNDLAGEN 19

**1   BEDEUTUNG DER ERNÄHRUNG FÜR MENSCH,
      UMWELT UND GESELLSCHAFT
      Ansprüche und Definition der Vollwert-Ernährung** 19

1.1   Einflußmöglichkeiten der Ernährungsweise
       auf die Gesundheitssituation 22
1.2   Einflußmöglichkeiten der Ernährungsweise
       auf die Umweltsituation 25
1.3   Einflußmöglichkeiten der Ernährungsweise
       auf die soziale Situation 26

2   ERKENNTNISTHEORETISCHE GRUNDLAGEN 29

2.1   Reduktionismus 29
2.2   Grenzen reduktionistischer Methodik 31
2.3   Systemtheoretisch begründeter Holismus 33
2.4   Schlußfolgerungen für die Ernährungswissenschaft 34

**3   ENTWICKLUNGSGESCHICHTE DER ERNÄHRUNG
      DES MENSCHEN** 37

3.1   Entwicklungsphasen der Ernährung des Menschen 37
3.2   Nahrungsverfügbarkeit und körperliche Merkmale 38
3.3   Artgerechte Ernährung des Menschen 39
3.4   Ernährung seit Beginn der Industrialisierung 41
3.5   Ernährungsphysiologische Konsequenzen 43

4   LEBENSMITTELQUALITÄT 47

4.1   Genußwert 48
4.2   Gesundheitswert 48
4.2.1   *Wertgebende Inhaltsstoffe* 49
4.2.2   *Wertmindernde Inhaltsstoffe* 53
4.2.3   *Weitere Kriterien* 53
4.3   Eignungswert (für Verbraucher) 54
4.4   Psychologischer Wert 55
4.5   Ökologischer Wert 56
4.6   Soziokultureller Wert 57

4.7	Ökonomischer Wert	57
4.8	Politischer Wert	58
4.9	Schlußbemerkungen	59
5	**FREMD- BZW. SCHADSTOFFE IN LEBENSMITTELN**	61
5.1	Definitionen	61
5.2	Anthropogene Fremd- bzw. Schadstoffe	63
5.3	Gesundheitliche Bewertung von anthropogenen Fremd- bzw. Schadstoffen	65
5.4	Problematik von Grenzwertfestlegungen	66
5.5	Schlußbemerkungen	67
6	**AUSGEWÄHLTE PHYSIOLOGISCHE ASPEKTE**	69
6.1	Ballaststoffe	69
6.1.1	Definition und Einteilung	69
6.1.2	Änderungen der Ballaststoffaufnahme	70
6.1.3	Physiologische Wirkungen	70
6.1.4	Empfehlungen für die Ballaststoffaufnahme	74
6.2	Sekundäre Pflanzenstoffe	74
6.2.1	Einleitung	74
6.2.2	Gesundheitsfördernde Wirkungen	76
6.2.3	Schlußbemerkungen	80
6.3	Proteinqualität	80
6.3.1	Proteinbedarf und Empfehlungen für die Proteinzufuhr	80
6.3.2	Gehalt an essentiellen Aminosäuren, Verdaulichkeit der Nahrungsproteine, Bioverfügbarkeit der Aminosäuren	81
6.3.3	Biologische Wertigkeit von Proteinen	81
6.3.4	Aufwertungseffekte	82
6.3.5	Nachteile überhöhter Proteinzufuhr	83
6.4	Ernährung und Mikroflora des Verdauungstrakts	84
6.4.1	Einleitung	84
6.4.2	Mikroflora des Verdauungstrakts	85
6.4.3	Mikroflora und Krankheiten	85
6.4.4	Schlußbemerkungen	87
6.5	Ernährung und Säure-Basen-Haushalt	87
6.5.1	Einleitung	87
6.5.2	Herkunft von Säuren und Basen im Stoffwechsel	88
6.5.3	Säure-Basen-Gleichgewicht im Blut	89
6.5.4	Bedeutung des Bindegewebes für den Säure-Basen-Haushalt	89
6.5.5	Einfluß der Ernährung auf den Säure-Basen-Haushalt	90
6.5.6	Schlußbemerkungen	92
6.6	Allergenes Potential von Lebensmitteln	92
6.6.1	Einleitung	92
6.6.2	Lebensmittel-Allergien und Lebensmittel-Unverträglichkeiten durch Vollwert-Ernährung?	93
6.6.3	Schlußbemerkungen	94

7	**GRUNDSÄTZE DER VOLLWERT-ERNÄHRUNG**	**97**
7.1	Bevorzugung pflanzlicher Lebensmittel (überwiegend lakto-vegetabile Ernährungsweise)	97
7.2	Bevorzugung gering verarbeiteter Lebensmittel (Lebensmittel so natürlich wie möglich)	99
7.3	Reichlicher Verzehr unerhitzter Frischkost (etwa die Hälfte der Nahrungsmenge)	101
7.4	Zubereitung genußvoller Speisen aus frischen Lebensmitteln, schonend und mit wenig Fett	102
7.5	Vermeidung von Nahrungsmitteln mit Zusatzstoffen	103
7.6	Vermeidung von Nahrungsmitteln aus bestimmten Technologien (wie Gentechnik, Food Design, Lebensmittelbestrahlung)	105
7.6.1	*Gentechnik*	105
7.6.2	*Food Design*	109
7.6.3	*Lebensmittelbestrahlung*	110
7.6.4	*Stellungnahme zur Mikrowellenerhitzung*	112
7.6.5	*Schlußbemerkungen*	114
7.7	Möglichst ausschließliche Verwendung von Erzeugnissen aus anerkannt ökologischer Landwirtschaft (nach den Rahmenrichtlinien der AGÖL bzw. IFOAM)	114
7.7.1	*Prinzipien und Richtlinien der ökologischen Landwirtschaft*	115
7.7.2	*Bewertung ökologisch erzeugter Lebensmittel*	116
7.7.3	*Schlußbemerkungen*	118
7.8	Bevorzugung von Erzeugnissen aus regionaler Herkunft und entsprechend der Jahreszeit	118
7.9	Bevorzugung unverpackter oder umweltschonend verpackter Lebensmittel	120
7.10	Vermeidung bzw. Verminderung der allgemeinen Schadstoffemission und dadurch der Schadstoffaufnahme durch Verwendung umweltverträglicher Produkte und Technologien	121
7.11	Verminderung von Veredelungsverlusten durch geringeren Verzehr tierischer Lebensmittel	122
7.12	Bevorzugung landwirtschaftlicher Erzeugnisse, die unter sozialverträglichen Bedingungen produziert, verarbeitet und vermarktet werden (u.a. Fairer Handel mit Entwicklungsländern)	124
7.12.1	*Einleitung*	124
7.12.2	*Die EU-Agrarpolitik*	125
7.12.3	*Folgen der EU-Agrarpolitik*	128
7.12.4	*Fairer Handel mit Entwicklungsländern*	130
7.12.5	*Solidarisches und vorbildliches Verhalten*	131
8	**ALLGEMEINE EMPFEHLUNGEN FÜR DIE VOLLWERT-ERNÄHRUNG**	**133**
8.1	Empfehlungen für die Lebensmittelauswahl	133
8.2	Empfehlungen für das Eßverhalten	135
8.3	Empfehlungen für die Ernährungsumstellung	138
8.4	Kosten und Zeitaufwand für Vollwert-Ernährung	139

TEIL II: LEBENSMITTELGRUPPEN 141

9   GETREIDE 143

9.1   Empfehlungen für die Vollwert-Ernährung 143
9.2   Allgemeines 143
9.3   Änderungen des Verbrauchs 146
9.4   Gesundheitliche Aspekte 148
9.4.1   Vitamine 148
9.4.2   Mineralstoffe 150
9.4.3   Ballaststoffe 152
9.4.4   Hauptnährstoffe 152
9.4.5   Sekundäre Pflanzenstoffe 153
9.4.6   Frischkornmahlzeit 153
9.4.7   Haltbarkeit von Vollkornmehl und -schrot 156
9.4.8   Anthropogene Schadstoffe 157
9.5   Soziale Aspekte 158
9.6   Schlußbemerkungen 158

10   GEMÜSE UND OBST 161

10.1   Empfehlungen für die Vollwert-Ernährung 161
10.2   Allgemeines 161
10.3   Änderungen des Verbrauchs 161
10.4   Gesundheitliche Aspekte 161
10.4.1   Essentielle Nährstoffe 161
10.4.2   Sekundäre Pflanzenstoffe 162
10.4.3   Natürlich vorkommende gesundheitsschädliche Inhaltsstoffe 162
10.4.4   Nährstoffverluste durch Zubereitung 163
10.4.5   Nährstoffverluste durch Konservierung 163
10.4.6   Unerhitzte Frischkost 166
10.4.7   Anthropogene Schadstoffe 167
10.5   Ökologische Aspekte 170
10.6   Schlußbemerkungen 171

11   KARTOFFELN 173

11.1   Empfehlungen für die Vollwert-Ernährung 173
11.2   Allgemeines 173
11.3   Änderungen des Verbrauchs 173
11.4   Gesundheitliche Aspekte 173
11.4.1   Hauptnährstoffe und essentielle Nährstoffe 173
11.4.2   Ballaststoffe 174
11.4.3   Natürlich vorkommende gesundheitsschädliche Inhaltsstoffe 174
11.4.4   Anthropogene Schadstoffe 174
11.5   Ökologische Aspekte 175
11.6   Schlußbemerkungen 175

12	**HÜLSENFRÜCHTE**	**177**
12.1	Empfehlungen für die Vollwert-Ernährung	177
12.2	Allgemeines	177
12.3	Änderungen des Verbrauchs	177
12.4	Gesundheitliche Aspekte	177
12.4.1	*Wertgebende Inhaltsstoffe*	177
12.4.2	*Natürlich vorkommende gesundheitsschädliche Inhaltsstoffe*	178
12.4.3	*Nährstoffverluste durch Kochen*	179
12.4.4	*Keimlinge*	179
12.4.5	*Traditionelle Sojaprodukte*	179
12.4.6	*Texturierte Sojaprodukte*	180
12.5	Ökologische Aspekte	181
12.6	Schlußbemerkungen	182
13	**NÜSSE, FETTE UND ÖLE**	**183**
13.1	Empfehlungen für die Vollwert-Ernährung	183
13.2	Allgemeines	183
13.3	Änderungen des Verbrauchs	184
13.4	Gesundheitliche Aspekte	184
13.4.1	*Essentielle Nährstoffe*	185
13.4.2	*Natürlich vorkommende gesundheitsschädliche Inhaltsstoffe*	187
13.4.3	*Bewertung der Fettgewinnung und -verarbeitung*	187
13.4.4	*Nahrungsfette und Cholesterinspiegel*	190
13.4.5	*Anthropogene Schadstoffe*	191
13.5	Ökologische Aspekte	191
13.6	Schlußbemerkungen	192
14	**MILCH UND MILCHPRODUKTE**	**193**
14.1	Empfehlungen für die Vollwert-Ernährung	193
14.2	Allgemeines	193
14.3	Änderungen des Verbrauchs	193
14.4	Gesundheitliche Aspekte	193
14.4.1	*Essentielle Nährstoffe*	193
14.4.2	*Milchverarbeitung*	195
14.4.3	*Milchprodukte*	198
14.4.4	*Mikrobielle Belastung der Milch*	199
14.4.5	*Anthropogene Schadstoffe*	200
14.5	Ökologische Aspekte	200
14.6	Soziale Aspekte	201
14.7	Schlußbemerkungen	201
15	**FLEISCH, FISCH UND EIER**	**203**
15.1	Empfehlungen für die Vollwert-Ernährung	203
15.2	Allgemeines	203

15.3	Änderungen des Verbrauchs	204
15.4	Gesundheitliche Aspekte	204
15.4.1	*Essentielle Nährstoffe*	204
15.4.2	*Unerwünschte Begleitstoffe*	207
15.4.3	*Anthropogene Schadstoffe*	208
15.5	Ökologische und soziale Aspekte	208
15.6	Schlußbemerkungen	209

16 GETRÄNKE **211**

16.1	Empfehlungen für die Vollwert-Ernährung	211
16.2	Allgemeines	211
16.3	Änderungen des Verbrauchs	211
16.4	Gesundheitliche Aspekte	212
16.4.1	*Wasser als lebensnotwendige Substanz*	212
16.4.2	*Trinkwasser*	213
16.4.3	*Mineralwasser, Quellwasser und Tafelwasser*	214
16.4.4	*Kräuter- und Früchtetees*	215
16.4.5	*Säfte, Nektare, Limonaden usw.*	216
16.4.6	*Bohnenkaffee, schwarzer Tee, Kakao, Getreidekaffee*	217
16.4.7	*Alkoholische Getränke*	218
16.5	Ökologische Aspekte	218
16.6	Soziale Aspekte	219
16.7	Schlußbemerkungen	219

17 GEWÜRZE, KRÄUTER UND SALZ **221**

17.1	Empfehlungen für die Vollwert-Ernährung	221
17.2	Allgemeines	221
17.3	Änderungen des Verbrauchs	222
17.4	Gesundheitliche Aspekte	223
17.4.1	*Physiologische Wirkungen von Gewürzen und Kräutern*	223
17.4.2	*Mikrobielle Belastung von Gewürzen und Kräutern*	223
17.4.3	*Gesundheitliche Wirkungen einer überhöhten Salzaufnahme*	224
17.4.4	*Jodierung von Salz*	225
17.5	Ökologische und soziale Aspekte	226
17.6	Schlußbemerkungen	227

18 SÜSSUNGSMITTEL **229**

18.1	Empfehlungen für die Vollwert-Ernährung	229
18.2	Allgemeines	229
18.3	Änderungen des Verbrauchs	231
18.4	Gesundheitliche Aspekte	232
18.4.1	*Verringerung der Nährstoffdichte der Kost*	233
18.4.2	*Isolierte Zucker und Krankheiten*	234
18.5	Ökologische und soziale Aspekte	236
18.6	Schlußbemerkungen	236

ZUSAMMENFASSUNG UND SCHLUSSBETRACHTUNG 237

LITERATUR 241

WEITERFÜHRENDE LITERATUR 259

SACHWORTVERZEICHNIS 263

ZU DEN AUTORINNEN UND AUTOREN 283

VERZEICHNIS DER TABELLEN

Definition der Vollwert-Ernährung 22

Grundsätze der Vollwert-Ernährung 98

Orientierungstabelle für die Vollwert-Ernährung 136–137

Zusammenfassende Empfehlungen für die Vollwert-Ernährung 238

Tab. 1.1: Bezugssysteme, Ansprüche und Ziele der Vollwert-Ernährung 21
Tab. 1.2: Häufigkeit ernährungsabhängiger Gesundheitsstörungen in der BRD 23
Tab. 1.3: Gesundheitsgefährdende Einflüsse durch veränderte Lebensbedingungen . 24

Tab. 3.1: Anatomische und physiologische Unterschiede der Verdauung bei
Pflanzenfressern und Fleischfressern 40
Tab. 3.2: Entwicklung des Verbrauchs ausgewählter Lebensmittel in
Deutschland 42
Tab. 3.3: Verbrauchsentwicklung von ausgewählten Genußmitteln und Salz in
Deutschland 43
Tab. 3.4: Verbrauchsentwicklung von Nahrungsenergie und Hauptnährstoffen
in Deutschland 43
Tab. 3.5: Die wichtigsten Änderungen des Lebensmittelverbrauchs in
Deutschland seit der Industrialisierung 44
Tab. 3.6: Anteil gewerblich verarbeiteter Lebensmittel am Gesamtverbrauch
des jeweiligen Lebensmittels in der BRD 45
Tab. 3.7: Berufsschwere der Erwerbstätigen in Deutschland 45

Tab. 4.1: Nährstoffdichte ausgewählter Lebensmittelgruppen 51
Tab. 4.2: Einteilung der Kohlenhydrate bzw. kohlenhydrathaltigen Lebensmittel
in verschiedene Gruppen 52

Tab. 5.1: Wichtige chemische Fremd- bzw. Schadstoffgruppen in Lebensmitteln 64

Tab. 6.1: Einteilung der Ballaststoffe nach ihrer Löslichkeit 69
Tab. 6.2: Einteilung der Ballaststoffe nach ihrer Herkunft 69
Tab. 6.3: Wesentliche Eigenschaften und physiologische Funktionen
der Ballaststoffe 71
Tab. 6.4: Gesundheitsfördernde Wirkungen von sekundären Pflanzenstoffen 76
Tab. 6.5: Gesundheitsfördernde Wirkungen schwefelhaltiger sekundärer
Pflanzenstoffe 79
Tab. 6.6: Sekundäre Pflanzenstoffe mit antikanzerogener Wirkung 79
Tab. 6.7: Biologische Wertigkeit ausgewählter Lebensmittel 82
Tab. 6.8: Biologische Wertigkeit günstiger Lebensmittelmischungen 83
Tab. 6.9: Einteilung der Lebensmittelgruppen in Säure- und Basenbildner 90
Tab. 6.10: Lebensmittel mit potentiell aggressiven Allergenen 93

Tab. 7.1: Einteilung der Lebensmittelzusatzstoffe in der BRD 104
Tab. 7.2: Transport von Lebensmitteln innerhalb der BRD 118
Tab. 7.3: Einsatz pflanzlicher Futtermittel zur Erzeugung tierischer Produkte 122
Tab. 7.4: Die EU-Marktordnung für Zucker 127

Tab. 7.5: Mögliche Beiträge zu mehr sozialer Gerechtigkeit durch solidarisches und vorbildliches Verhalten 132

Tab. 8.1: Orientierungstabelle für die Vollwert-Ernährung 136–137

Tab. 9.1: Gesetzliche Mehltypenbezeichnung in der BRD seit 1992 145
Tab. 9.2: Vitamingehalt von Weizen und Weizenmehlen Type 1050 und 405 149
Tab. 9.3: Verlust an den Vitaminen B_1 und E durch den Backprozeß 150
Tab. 9.4: Mineralstoffgehalt von Weizen und Weizenmehlen Type 1050 und 405 151
Tab. 9.5: Proteingehalt und biologische Wertigkeit verschiedener Getreidearten 152
Tab. 9.6: Erhöhung des Vitamingehalts während des Keimens von Weizen 155

Tab. 10.1: Verbrauchsentwicklung von Gemüse und Obst in Deutschland 162
Tab. 10.2: Einfluß der Garverfahren auf den Gehalt an den Vitaminen C und B_1 in ausgewählten Gemüsen 164
Tab. 10.3: Einfluß der Garverfahren auf den Gehalt an wichtigen Mineralstoffen in ausgewählten Gemüsen 164
Tab. 10.4: Vitaminverlust beim Warmhalten, Kühlen und Tiefgefrieren von Speisen 164
Tab. 10.5: Einteilung von Gemüse nach dem durchschnittlichen Nitratgehalt 168
Tab. 10.6: Einfluß von Stickstoffdüngung auf den Nitratgehalt ausgewählter Gemüsearten 168

Tab. 11.1: Verbrauchsentwicklung von Kartoffeln und Kartoffelerzeugnissen in Deutschland 173

Tab. 12.1: Verbrauchsentwicklung von Hülsenfrüchten in Deutschland 177

Tab. 13.1: Verbrauchsentwicklung von sichtbaren Fetten in Deutschland 185
Tab. 13.2: Netto-Vitamin-E-Gehalt von Speiseölen und Nüssen 186
Tab. 13.3: Gehalt an wertgebenden und wertmindernden Inhaltsstoffen in Speiseölen in Abhängigkeit vom Gewinnungsverfahren 188

Tab. 14.1: Verbrauchsentwicklung von Milch und Milchprodukten in Deutschland 194
Tab. 14.2: Gehalt fettlöslicher Nährstoffe in Milch verschiedener Fettstufen 196
Tab. 14.3: Erhitzungsverfahren für Milch 197
Tab. 14.4: Lysin- und Vitaminverlust der Milch durch verschiedene Erhitzungsverfahren 197

Tab. 15.1: Verbrauchsentwicklung der verschiedenen Fleischsorten in Deutschland 204
Tab. 15.2: Entwicklung der Proteinzufuhr in Deutschland 205
Tab. 15.3: Anteil von Fleisch an der täglichen Zufuhr verschiedener Inhaltsstoffe in der BRD 206

Tab. 16.1: Verbrauchsentwicklung von Getränken in Deutschland 212
Tab. 16.2: Mindest-Fruchtanteil verschiedener fruchthaltiger Getränke in der BRD 217
Tab. 16.3: Alkoholgehalt ausgewählter Getränke 218

Tab. 18.1: Nährstoffdichte ausgewählter Süßungsmittel 234

Tab. 19.1: Zusammenfassende Empfehlungen für die Vollwert-Ernährung 238

VERZEICHNIS DER ABBILDUNGEN

Abb. 1.1: Bezugssysteme und Ansprüche in der Vollwert-Ernährung........................... 21

Abb. 2.1: Modell zur Störfaktor-Evaluation in Systemen (MOSES)............................... 32
Abb. 2.2: Vernetzung der Lebensmittel in den Systemen................................. 35

Abb. 4.1: Kategorien der Lebensmittelqualität in der Vollwert-Ernährung................ 48

Abb. 5.1: Fremd- bzw. Schadstoffquellen sowie mögliche Kontaminationswege
für Lebensmittel.. 62

Abb. 6.1: Glykämischer Index ausgewählter Lebensmittel 72

Abb. 7.1: Empfehlung zur Aufteilung von unerhitzter Frischkost und erhitzter Kost.. 101
Abb. 7.2: Anerkannte Verbände der ökologischen Landwirtschaft in der BRD 117
Abb. 7.3: Gütertransport mit LKWs in der BRD 119
Abb. 7.4: Verhältnis von Primärenergieaufwand zu Nahrungsenergieertrag.............. 123

Abb. 9.1: Verbrauchsentwicklung von Weizen- und Roggenmehl in Deutschland....... 146
Abb. 9.2: Entwicklung des prozentualen Anteils der Mehltypen an der gesamten
Mehlherstellung in der BRD... 147
Abb. 9.3: Vitamingehalt von Weizenmehlen in Abhängigkeit vom Ausmahlungsgrad 149
Abb. 9.4: Mineralstoffgehalt von Weizenmehlen in Abhängigkeit vom Ausmahlungs-
grad 151
Abb. 9.5: Blutzuckeränderung nach Frischkornmüsli, Standardfrühstück und
gewohntem Frühstück bei Typ-II-Diabetikern 154

Abb. 15.1: Verbrauchsentwicklung tierischer Lebensmittel in Deutschland................... 205

Abb. 18.1: Übersicht der Süßungsmittel auf dem deutschen Markt 230
Abb. 18.2: Verbrauchsentwicklung von Haushaltszucker in Deutschland 232

VORWORT

zur 7. Auflage

Weltweit gibt es derzeit sehr unterschiedliche Ernährungsprobleme. Viele Menschen in wohlhabenden Industrieländern essen zu viel, zu fett, zu salzig und zu viel Zucker. Dadurch und wegen zu geringer körperlicher Aktivität entstehen neben Übergewicht bzw. Fettsucht zahlreiche weitere ernährungsabhängige Krankheiten, die die individuelle Lebensqualität deutlich vermindern und erhebliche Kosten für den einzelnen und die Gesellschaft verursachen. Trotz Überernährung ist ein Teil der Menschen unzureichend mit lebensnotwendigen Nährstoffen und gesundheitsfördernden Nahrungsinhaltsstoffen versorgt. Diese Situation kann durch ein bewußtes Ernährungsverhalten verbessert werden. Dazu sind Kenntnisse über eine gesunderhaltende Ernährung in Theorie und Praxis sowie Motivation für ein entsprechendes Handeln erforderlich.

Demgegenüber haben viele Menschen in materiell armen Ländern nicht genug Nahrung zur Verfügung und sind Nahrungsengpässen oder Hungersnöten ausgesetzt. Die Hungernden in Entwicklungsländern sind meist nicht in der Lage, ihre menschenunwürdige Lage durch eigene Anstrengungen zu verbessern. Es wird immer deutlicher, daß diese sozial nicht zu verantwortende Situation auch mit dem Ernährungs- und Lebensstil in den reichen Ländern sowie der Weltwirtschaftspolitik zusammenhängt.

Darüber hinaus werden heute viele Umweltprobleme sichtbar (beispielsweise Schadstoffbelastung, Waldsterben, Treibhauseffekt, Ozonloch), bei denen auch die derzeitige Art der Nahrungsversorgung eine beachtliche Rolle spielt.

Dieses Buch soll dazu beitragen, die genannten Probleme durchschaubarer zu machen und die Situation in den reichen *und* armen Ländern zu verbessern. Eine gesunderhaltende Ernährungsweise, die ökologische und soziale Aspekte berücksichtigt - wie sie die Vollwert-Ernährung darstellt - ist folglich ein schlüssiges Konzept. Eine solche Ernährungsweise ist ökologisch und weltwirtschaftlich erforderlich, da die schnell wachsende Bevölkerung der Erde sich die gegenwärtige energieaufwendige, umweltbelastende und nahrungsverschwendende Produktion von Lebensmitteln nicht länger leisten sollte.

Die Vollwert-Ernährung besteht überwiegend aus pflanzlichen Lebensmitteln und einem mäßigen Anteil tierischer Lebensmittel; sie kann auch als vegetarische Variante praktiziert werden. Besondere Bedeutung wird einem möglichst geringen Verarbeitungsgrad bzw. einer möglichst hohen Naturbelassenheit der Lebensmittel beigemessen, d.h. übertrieben verarbeitete Nahrungsmittel sollten gemieden werden. Der Übergang zu mehr pflanzlicher, gering verarbeiteter Kost bringt in der Regel keine Nachteile, sondern wesentliche Vorteile für die Nährstoffversorgung und die Gesundheit.

Dieses Buch richtet sich an Wissenschaftlerinnen und Wissenschaftler sowie an Studierende der Fachgebiete Ernährung, Landwirtschaft und Medizin, an Praktiker in den Heilberufen sowie an Mittlerpersonen in der Ernährungsberatung und Gesundheitsförderung. Wir haben uns bemüht, den Text auch für interessierte Laien möglichst verständlich zu verfassen.

Die erste Auflage dieses Buches erschien vor 12 Jahren. Obgleich bei den fünf späteren Auflagen auch Ergänzungen und Aktualisierungen erfolgten, wurde der nun vorliegende Text vollkommen neu erarbeitet. Dieses war u.a. wegen der Entwicklung in der gesamten Ernährungswissenschaft, aber auch wegen zusätzlicher Erkenntnisse im Bereich der Vollwert-Ernährung wichtig. Da sich die Ernährungswissenschaft auch weiter entwickeln wird, sind wir für fachliche Anregungen offen und dankbar.

Das Buch besteht aus zwei Teilen: Im ersten Teil werden in acht Kapiteln die grundsätzlichen Aspekte beschrieben, einschließlich allgemeiner Empfehlungen für die Vollwert-Ernährung. Der zweite Teil umfaßt die Kapitel zu den einzelnen Lebensmittelgruppen, die von ehemals sechs auf zehn Kapitel erweitert wurden. Die Darstellung der Ernährung erfolgt ganz bewußt anhand der Lebensmittelgruppen und nicht anhand von Nährstoffen, da Lebensmittel und nicht einzelne Nährstoffe eingekauft, zubereitet und verzehrt werden.

Das ursprüngliche Autorenkollektiv hat sich um zwei Personen erweitert, die maßgeblich an der Gestaltung des Buches mitgewirkt haben: Dr. oec. troph. Marianne Eisinger und Dr. oec. troph. Bernhard Watzl. Darüber hinaus haben weitere Kolleginnen und Kollegen durch umfangreichere Fachbeiträge die Entstehung des Manuskriptes in der vorliegenden Form ermöglicht: Priv. Doz. Dr. med. habil. Volker Mersch-Sundermann (Kapitel 2 und 5) und die Ökotrophologinnen Gesa Maschkowski (Unterkapitel 7.6), Bettina Jaklin (Statistik, Abbildungen, Literaturverzeichnis u.a.), Anke von Hollen und Wiebke Franz (Literaturrecherchen u.a.) und Ingrid Hoffmann (Orientierungstabelle für die Vollwert-Ernährung u.a.).

Durch konstruktive Beiträge und fundierte sachliche Kritik wurden wir von folgenden Personen, meist Ökotrophologinnen und Ökotrophologen, unterstützt: Thomas Adolf, Dr. rer. nat. Anton Bigelmaier, Thomas Bischoff, Hans-Georg Borowski-Kyhos, Kathi Dittrich, Sabine Dörries, Stephanie Fromme, Peter Glasauer, Maike Groeneveld, Dr. med. Christoph Gutenbrunner, Kathrin Gütschow, Dr. agr. Manon Haccius, Dr. Andreas Hahn, Dr. med. Thomas Heintze, Dr. agr. Robert Hermanowski, Margit Kaiser, Elisabeth Klumpp, Mary Lenz-Graf, Hans-Helmut Martin, Prof. Dr. Angelika Meier-Ploeger, Dagmar Meyer, Petra Michel, Claudia Müller, Ursula Plitzko, Frank Ratzel, Rainer Roehl, Elvira Roth, Kirsten Sahlmann, Birgit Schipkus, Ute Schneider, Prof. Dr. agr. Wilfried Seibel, Eva-Maria Spitzmüller, Carola Strassner, Prof. Dr. phil. Berthold Thomas, Brigitte Weber und andere. Die gewissenhafte und ausdauernde Anfertigung des Manuskriptes übernahmen Petra Andreas und Harald Seiwert.

Wir bedanken uns ganz herzlich bei allen Beteiligten für die sehr engagierte Mitarbeit und die hilfreiche Unterstützung. Wir wünschen uns, daß dieses Buch dazu beitragen wird, die Ernährung und die Lebensqualität der Menschen sowie die Umweltsituation zu verbessern.

Gießen, Februar 1993

Karl von Koerber
Thomas Männle
Claus Leitzmann
Marianne Eisinger
Bernhard Watzl

TEIL I: GRUNDLAGEN

1 BEDEUTUNG DER ERNÄHRUNG FÜR MENSCH, UMWELT UND GESELLSCHAFT
Ansprüche und Definition der Vollwert-Ernährung

Die Bedeutung der Ernährung für den **einzelnen Menschen** liegt neben dem Genuß und der Bedürfnisbefriedigung vor allem in ihrer Wirkung auf die individuelle Gesundheit. Eine sinnvoll zusammengestellte Ernährung ist für die Gesundheit eine wichtige Voraussetzung. Eine übermäßige, unausgewogene oder unzureichende Ernährung kann dagegen gesundheitliche Probleme verursachen, wenn sie auf Dauer praktiziert wird. Eine große Zahl ernährungsabhängiger Krankheiten kann in der Folge auftreten (s. 1.1, S. 22; s. Tab. 1.2, S. 23).

Aus diesem Grunde ist es wichtig, das Ernährungsverhalten auf seine gesundheitliche Wirkung, d.h. seine **Gesundheitsverträglichkeit**, zu untersuchen und zu bewerten. Daraus sind Empfehlungen für eine gesundheitsverträgliche Ernährungsweise abzuleiten (s. 1.1, S. 22).

Hierbei ist nicht nur von den körperlichen Aspekten, sondern vom umfassenden Begriff der *Gesundheit* entsprechend der WHO-Definition auszugehen: „Gesundheit ist ein Zustand vollständigen körperlichen, geistigen und sozialen Wohlergehens, nicht nur der Abwesenheit von Krankheit oder Schwäche" (*WHO* 1946; *WHO* 1990, S. 1).

Diese Definition stellt das Wohlbefinden des einzelnen Menschen in körperlicher, geistig-seelischer und sozialer Hinsicht in den Mittelpunkt und bezieht damit die *gesamte Lebensqualität* mit ein. *Im erweiterten Sinne* kann hierzu u.a. auch der Genuß beim Essen, die Befriedigung weiterer Bedürfnisse (z.B. Kommunikation bei der Mahlzeit, Ersatzbe-

friedigung, Prestige) sowie ein angemessener Aufwand an Kosten und Zeit für Einkauf und Zubereitung der Nahrung gezählt werden (s. 4.3, S. 54; s. 8.4, S. 139).

Eine sehr umfassende Definition von *Gesundheit* wurde von der *European Communities Biologists Association* (ECBA) erarbeitet (*Rudolph* und *Boje* 1986, S. 9):

- „Gesundheit bedeutet die volle Entwicklung von Leben.

- Gesundheit ist das völlige physische, geistige und soziale Wohlsein des Menschen (WHO).

- Gesundheit ist die Erfüllung aller primären Lebensbedürfnisse eines Individuums.

- Gesundheit ist die Fähigkeit, trotz physischer oder emotionaler Behinderungen arbeiten und genießen zu können.

- Gesundheit ist das Gleichgewicht aller vitalen Prozesse innerhalb eines Individuums und zwischen dem Individuum und seiner sozialen und natürlichen Umwelt.

- Gesundheit ist die annähernde Übereinstimmung bestimmter Eigenschaften lebender Systeme mit vorgegebenen Sollwerten."

Außer den gesundheitlichen Aspekten hat jede Ernährungsweise auch direkte oder indirekte Auswirkungen auf die **Umwelt** – andererseits wirkt der Zustand der Umwelt auch auf die Lebensmittelqualität und damit auf die Gesundheit des Menschen zurück. Die aktuellen Umweltprobleme erfordern, das menschliche Handeln in allen gesellschaftlichen Bereichen auf den Beitrag zur Umweltbelastung zu untersuchen und schädigende Einflüsse möglichst zu vermeiden bzw. zu vermindern.

Dies gilt auch für den Bereich der *Ernährung*, speziell für Erzeugung, Verarbeitung, Vermarktung, Zubereitung und Verzehr der Lebensmittel sowie für die Entsorgung des Verpackungsmülls und der organischen Reste. Die Gesamtheit aller dieser bei der Lebensmittelversorgung der Bevölkerung beteiligten Teilbereiche wird als *Ernährungssystem* bezeichnet (s. 1.2, S. 25).

Die ökologische Bewertung einer Ernährungsweise erfaßt u.a. den Energie- und Rohstoffverbrauch, die Schadstoffemissionen sowie die Müllentstehung in den einzelnen Teilbereichen des Ernährungssystems, d.h. die **Umweltverträglichkeit** (*ökologische Verträglichkeit*). Hieraus können Konsequenzen für eine ökologische Gestaltung des Ernährungssystems abgeleitet werden, einschließlich Folgerungen für ein umweltverträgliches Ernährungsverhalten des einzelnen (s. 1.2, S. 25).

Schließlich gibt es Zusammenhänge zwischen dem Ernährungssystem und der **Gesellschaft** (d.h. *sozialen* Aspekten – innerhalb eines Staates und weltweit). So existieren soziale Ungerechtigkeiten – besonders gegenüber Menschen in Entwicklungsländern –, beispielsweise die Existenzprobleme kleiner und mittlerer bäuerlicher Betriebe und die weltweit ungleichen Möglichkeiten, Nahrung zu erwerben (s. 1.3, S. 26).

Zur gesellschaftlichen Bewertung unseres Ernährungssystems werden die Wirkungen auf diejenigen Menschen berücksichtigt, die in der Erzeugung, Verarbeitung, Vermarktung und Zubereitung von Lebensmitteln arbeiten oder die in irgendeiner Weise von den Nachteilen des (Welt-)Agrarhandels betroffen sind. Diese Betrachtungen der **Sozialverträglichkeit** des Ernährungssystems dienen zur Konzeption eines sozialverträglichen Ernährungsverhaltens. Ziel dabei ist, soziale Gerechtigkeit weltweit zu fördern; für Menschen in Entwicklungsländern heißt dies beispielsweise Befriedigung der Grundbedürfnisse nach Nahrung, Kleidung und Wohnung, faire Entlohnung und eigene Gestaltungsmöglichkeiten der Lebensverhältnisse (s. 1.3, S. 26; s. 7.12, S. 124).

Vielfach werden im Zusammenhang mit der Ernährung ausschließlich *gesundheitliche* Aspekte berücksichtigt und diese vorwiegend analytisch betrachtet, d.h. hinsichtlich des Nährstoffgehalts der Lebensmittel sowie ihrer hygienischen und toxikologischen Eigenschaften. Ökologische und soziale Aspekte bleiben dabei unberücksichtigt. Die bestehenden Vernetzungen innerhalb des Ernährungssystems erfordern jedoch, negative Rück- und Nebenwirkungen des jeweiligen Handelns auf das Gesamtsystem (oder dessen Teilbereiche) zu erkennen und zu vermeiden – bzw. positive Effekte zu fördern. Eine umfassende Sichtweise verdeutlicht, daß die Bewertung ausschließlich gesundheitlicher, d.h. nährstoffbezogener, hygienischer und toxikologischer Aspekte heute nicht mehr ausreicht, um die Ernährung bzw. das Ernährungssystem so zu gestalten, daß die Bedürfnisse aller Menschen und die Anforderungen an eine intakte Umwelt erfüllt werden können (s. 2.4, S. 34).

Ein neues Wissenschaftsgebiet, das sich mit diesen erweiterten Aspekten der Ernährung befaßt, ist die **Ernährungsökologie**. Sie ist wie folgt definiert (*Arbeitsgruppe Ernährungsökologie* 1989 und 1992; *Spitzmüller* u.a. 1993; vgl. *Maschkowski* u.a. 1991; in diesen Veröffentlichungen finden sich grundsätzliche Darstellungen): „Ernährungsökologie, eine interdisziplinäre Wissenschaft, beinhaltet die Wechselwirkungen der Ernährung mit dem einzelnen Menschen, der Umwelt und der Gesellschaft. Anliegen der Ernährungsökologie ist es, realisierbare, zukunftsweisende Ernährungskonzepte zu entwickeln, die sich durch hohe Gesundheitsverträglichkeit, Umweltverträglichkeit und Sozialverträglichkeit auszeichnen."

Es gibt eine Reihe von Forschungsansätzen mit umfangreichen Kriterienkatalogen, die für eine ernährungsökologische Forschung genutzt werden können, beispielsweise die *Produktlinienanalyse* (*Projektgruppe Ökologische Wirtschaft* 1987; *Rubik* 1990) und das *Ökologische Ernährungssystem* (*Müller-Reißmann* und *Schaffne*r 1990).

Die **Vollwert-Ernährung** ist die praktische Umsetzung der Ernährungsökologie, deren Forderungen berücksichtigt werden und deren Forschungsergebnisse kontinuierlich einfließen können. Die komplexen Beziehungen innerhalb des Ernährungssystems (Abb. 1.1; Tab. 1.1) werden bei den Empfehlungen für Auswahl und Zubereitung der Lebensmittel berücksichtigt. In diesem Sinne ist die Vollwert-Ernährung *zeitgemäß*. Ihre Konzeption

unterscheidet sich von der üblichen Betrachtungsweise in der Ernährungswissenschaft, bei der – zumindest bisher – meistens ausschließlich ernährungsphysiologische und hygienisch-toxikologische Gesichtspunkte herangezogen werden (*DGE* 1987); selbstver

Tab. 1.1: Bezugssysteme, Ansprüche und Ziele der Vollwert-Ernährung

Bezugssysteme der Vollwert-Ernährung

1. Einzelner Mensch (Individuum)
2. Umwelt (ökologisches System)
3. Gesellschaft (soziales System)

Ansprüche der Vollwert-Ernährung an das Ernährungssystem
1. Gesundheitsverträglichkeit
2. Umweltverträglichkeit
3. Sozialverträglichkeit

Ziele der Vollwert-Ernährung
1. Hohe Lebensqualität, besonders Gesundheit
2. Schonung der Umwelt
3. Förderung der sozialen Gerechtigkeit – weltweit

Abb. 1.1: Bezugssysteme und Ansprüche in der Vollwert-Ernährung

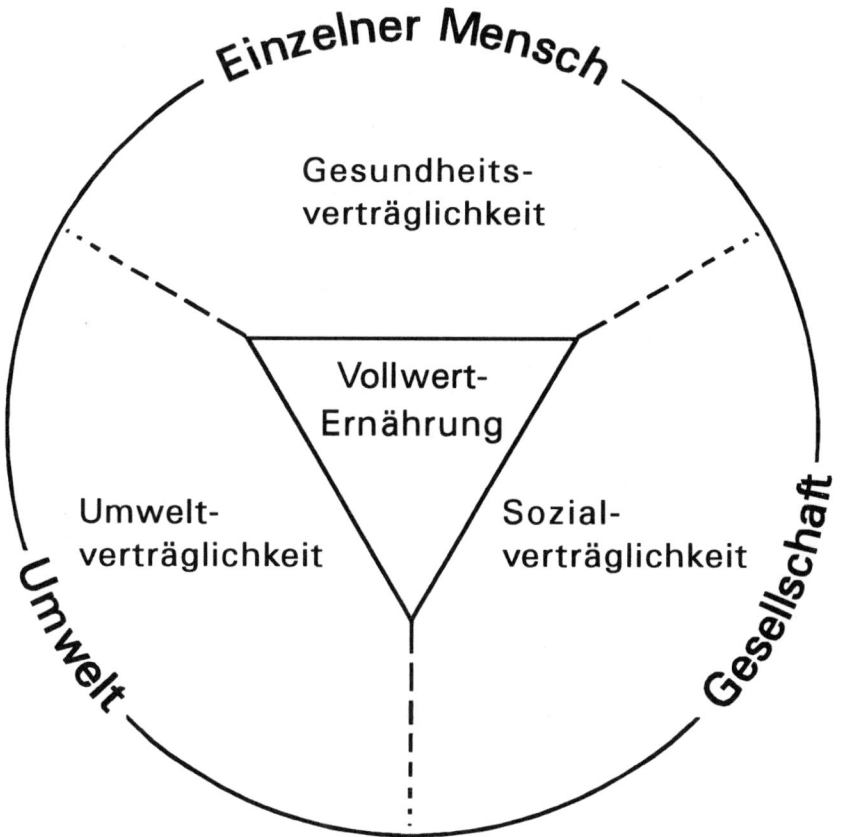

ständlich sind auch diese Gesichtspunkte bei der Vollwert-Ernährung berücksichtigt (s. Kap. 7 *Grundsätze der Vollwert-Ernährung*, S. 97). Die **Definition der Vollwert-Ernährung** enthält in konzentrierter Form die Konzeption dieser zeitgemäßen Ernährungsweise (siehe rechts).

1.1 Einflußmöglichkeiten der Ernährungsweise auf die Gesundheitssituation

Die heutige Gesundheitssituation in der BRD und anderen Industrieländern ist im Grunde grotesk – denn noch nie waren die Möglichkeiten zur „Gesundheit" so gut wie heute. Im vorigen Jahrhundert forderten Cholera-, Pocken- und Fleckfieberepidemien Hunderttausende von Toten, Lungenentzündung und Tuberkulose waren lebensgefährliche Krankheiten. Heute treten dagegen Gesundheitsprobleme in den Vordergrund, die mit Bewegungsarmut, Überernährung, Rauchen und hohem Alkoholkonsum in Zusammenhang stehen (*Bundesminister für Gesundheit* 1991, S. 5). So stieg der Anteil der Herz-Kreislauf-Erkrankungen, der Krankheiten der Verdauungsorgane und des Diabetes mellitus (also der Anteil bedeutender ernährungsabhängiger Krankheiten) an allen Todesfällen in Deutschland von 16 % im Jahre 1925 auf 43 % im Jahre 1952 (*Ernährungsbericht* 1980, S. 11) und auf 55 % im Jahre 1989 (*Bundesminister für Gesundheit* 1991, S. 130-132). Krankheiten werden als „*ernährungsabhängig*" bezeichnet, wenn Fehlernährung bei deren Entstehung oder Verlauf *eine maßgebliche Rolle* spielt.

In der BRD (alte Bundesländer) entstanden durch ernährungsabhängige Krankheiten im Jahre 1990 Kosten in Höhe von etwa 83,5 Mrd. DM, bei Gesamtausgaben im Gesundheitswesen von etwa 276 Mrd. DM. Für die neuen Bundesländer wurden die Kosten ernährungsabhängiger Krankheiten im gleichen Zeitraum auf 23,8 Mrd. DM geschätzt, so daß sich für die gesamte BRD

Definition der Vollwert-Ernährung (*Leitzmann* u.a. 1993)

Vollwert-Ernährung ist eine überwiegend lakto-vegetabile Ernährungsweise, bei der gering verarbeitete Lebensmittel bevorzugt werden. Gesundheitlich wertvolle Lebensmittel werden zu genußvollen Speisen zubereitet. Die hauptsächlich verwendeten Lebensmittel sind Vollkornprodukte, Gemüse und Obst, Kartoffeln, Hülsenfrüchte sowie Milch und Milchprodukte, daneben können auch geringe Mengen an Fleisch, Fisch und Eiern enthalten sein. Etwa die Hälfte der Nahrungsmenge besteht aus unerhitzter Frischkost. Die Zubereitung erfolgt schonend und mit wenig Fett, aus frischen Lebensmitteln. Nahrungsmittel mit Zusatzstoffen werden vermieden.

Zusätzlich zur Gesundheitsverträglichkeit der Ernährung werden auch die Umweltverträglichkeit und die Sozialverträglichkeit des Ernährungssystems berücksichtigt. Das bedeutet unter anderem, möglichst ausschließlich Erzeugnisse aus anerkannt ökologischer Landwirtschaft zu verwenden sowie Erzeugnisse aus regionaler Herkunft und entsprechend der Jahreszeit zu bevorzugen. Weiterhin werden unverpackte oder umweltschonend verpackte Lebensmittel bevorzugt sowie umweltverträgliche Produkte und Technologien verwendet. Außerdem werden landwirtschaftliche Erzeugnisse bevorzugt, die unter sozialverträglichen Bedingungen erzeugt, verarbeitet und vermarktet werden (u.a. Fairer Handel mit Entwicklungsländern).

Mit Vollwert-Ernährung sollen hohe Lebensqualität – besonders Gesundheit –, Schonung der Umwelt und soziale Gerechtigkeit weltweit gefördert werden.

etwa 107,3 Mrd. DM ergeben (*Kohlmeier L, Kroke A, Pötzsch J, Kohlmeier M, Martin K*: Ernährungsabhängige Krankheiten und ihre Kosten. Schriftenreihe des Bundesministeriums für Gesundheit, Bd. 27, Nomos Verlagsgesellschaft, Baden-Baden, S. 4 und 261, 1993). Im Jahre 1980 betrugen die Kosten von ernährungsabhängigen Krankheiten noch etwa 42 Mrd. DM (Gesamtausgaben etwa 200 Mrd. DM; *Henke* u.a. 1986, S. 274 und 25).

Ernährungsabhängige Krankheiten entstehen in Industrieländern durch eine übermäßige, unausgewogene oder bezüglich der essentiellen Nährstoffe unzureichende Ernährung, die die Aufgabe der optimalen Struktur- und Funktionserhaltung des Organismus nicht mehr erfüllen kann. Wenn ernährungsabhängige Krankheiten bereits aufgetreten sind, ist teilweise zur erfolgreichen Behandlung eine Ernährungsumstellung *allein* nicht mehr ausreichend und es werden zusätzliche Therapiemaßnahmen notwendig. Wirksamer und vernünftiger ist es, durch *vorbeugende* Umstellung der Ernährung die Entstehung dieser Krankheiten zu verhindern.

Tab. 1.2: Häufigkeit ernährungsabhängiger Gesundheitsstörungen in der BRD
(alte Bundesländer; nach *Ernährungsbericht* 1980, S. 2; Karieshäufigkeit: Schätzung nach *Ripper* 1989, S. 1 und 29; neue Zahlen liegen nicht vor)

	(% der Gesamtbevölkerung)
Karies	≈ 100
Übergewicht	30 – 50
Stuhlverstopfung	≈ 30
Bluthochdruck	10 – 20
Erhöhte Blutfettwerte	10 – 20
Kropf (Struma)	≈ 13
Gallensteine	10
Erhöhte Harnsäure-werte (Gicht)	5 – 9
Diabetes mellitus	3 – 5
Arterielle Durchblutungs-störungen (bei älteren Männern)	≈ 6

Der *Ernährungsbericht* 1980 (S. 2) nennt wichtige ernährungsabhängige Gesundheitsstörungen und deren Häufigkeit (Tab. 1.2). Darüber hinaus werden Krankheiten des Kreislaufs, Leberzirrhose, Pankreatitis, Divertikulose, Divertikulitis und Anämien als ernährungsabhängig angesehen (*Ernährungsbericht* 1988, S. 36-48). Bei zahlreichen Krebsformen, insbesondere Krebs von Magen, Dickdarm, Brustdrüse, Gebärmutter und Prostata, werden Zusammenhänge mit der Ernährung diskutiert (*Ernährungbericht* 1988, S. 48). „Es besteht kein Zweifel mehr daran, daß Umweltfaktoren – und hier insbesondere der Ernährung – bei dem multifaktoriellen, sehr komplexen und während langer Zeitspannen ablaufenden Prozeß der Krebsentstehung eine entscheidende Bedeutung zukommt" (*Ernährungsbericht* 1992, S. 251). Von einigen Experten wird auch bei Rheuma die Ernährung als ein Einflußfaktor angesehen (*Lützner* und *Million* 1989; *Lützner* 1991).

Die durchschnittliche **Lebenserwartung** in Deutschland ist von 36 Jahren für Männer und 38 Jahren für Frauen im Zeitraum 1871/81 (*Statistisches Bundesamt* 1989) auf über 72 Jahre für Männer und fast 79 Jahre für Frauen im Zeitraum 1986/88 gestiegen (*Bundesminister für Gesundheit* 1991, S. 5 und 23). Als Gründe sind die Beseitigung bzw. erfolgreiche Behandlung von gefährlichen Infektionskrankheiten (z.B. Cholera, Pocken, Fleckfieber), die verbesserten materiellen Lebensbedingungen und die sinkende Säuglingssterblichkeit zu nennen (*Bundesminister für Gesundheit* 1991, S. 5 und 148).

Dies darf jedoch nicht darüber hinwegtäuschen, daß die Menschen heute schon in jüngerem Alter und häufiger krank werden als noch vor Jahrzehnten (**gestiegene Morbidität**). Anhand von Sterbestatistiken ist erkennbar, daß Krankheiten wie Kreislauferkrankungen, bestimmte Krebsformen, Leberzirrhose und Diabetes mellitus von 1958 bis 1985 deutlich zugenommen haben (*Ernährungsbericht* 1988, S. 41).

Gründe für die festgestellte gestiegene Krankheitshäufigkeit könnten aber auch sein, daß die verbesserte Analytik bei Routine-Untersuchungen bestimmte Krankheiten häufiger aufdeckt als früher, daß vor einigen Jahrzehnten viele behandlungsbedürftige Erkrankungen nicht mit der gleichen Aufmerksamkeit wie heute behandelt wurden oder daß manche sich über Jahrzehnte entwickelnde Krankheiten erst infolge des durchschnittlich gestiegenen Lebensalters sichtbar werden.

Untersuchungen gleicher Altersgruppen in verschiedenen Kulturen zeigen, daß bestimmte Krankheiten (wie Herz-Kreislauf-Erkrankungen) vom Lebensstil abhängen. Junge Menschen in Industrieländern entwickeln teilweise die Grundlage einer asymptomatischen Arteriosklerose, die bei Jugendlichen aus Entwicklungsländern nicht vorzufinden ist. Der altersabhängige Anstieg des Bluthochdrucks ist typisch für Wohlstandsgesellschaften und bei Naturvölkern unbekannt (*Eaton* u.a. 1988).

Es drängt sich die Frage auf, worin die **Ursachen** für den Anstieg der Krankheitshäufigkeit liegen. Allgemein sind die Veränderungen der Lebensbedingungen bzw. -gewohnheiten zu nennen, die infolge der Zivilisation aufgetreten sind (Tab. 1.3). Das bedeutet jedoch nicht, daß *jede* Art von Zivilisation vermehrte Krankheitsfolgen nach sich zieht. In die Diskussion der Krankheitsursachen gilt es, nicht nur medizinische und ernährungswissenschaftliche, sondern auch psychologische und soziologische sowie wirtschaftliche und politische Aspekte einzubeziehen.

Für eine wirksame **Krankheitsverhütung** bzw. **-behandlung** ist es unerläßlich, die jeweiligen Einflüsse bzw. Ursachen zu kennen, die zu einer Krankheit führen. Es reicht jedoch nicht aus, die Ursachenbetrachtung auf die *individuelle* Ebene zu beschränken, d.h. die Krankheit eines Menschen nur auf seine „falsche" Lebensweise zurückzuführen und den *einzelnen allein* dafür verantwortlich zu machen. Vielmehr gilt auch zu klären, wie es zu diesen gesundheitsgefährdenden Lebensbedingungen kommt, z.B. warum ein Mensch sich „falsch" ernährt oder warum die Umwelt mit Schadstoffen belastet ist.

Die Klärung dieser Fragen ist notwendig, wenn schon *vorbeugend* (*prophylaktisch, präventiv*) etwas gegen Krankheiten unternommen werden soll, und nicht erst dann, wenn diese bereits *vorhanden* sind.

Trotz der großen Bedeutung der Ernährung für die Gesundheit und trotz zunehmender Aufklärungsbemühungen herrscht in weiten Kreisen der Bevölkerung immer noch Unwissenheit und Unsicherheit bezüglich einer vernünftigen, gesunderhaltenden Ernährungsweise. Die Verunsicherung wird durch interessengebundene Werbung noch verstärkt.

Von wissenschaftlicher Seite besteht jedoch im wesentlichen Einigkeit darüber, wie eine Ernährung zusammengestellt sein sollte, damit sie ernährungsabhängigen Krankheiten vorbeugt: **überwiegend aus**

Tab. 1.3: Gesundheitsgefährdende Einflüsse durch veränderte Lebensbedingungen
(ohne Anspruch auf Vollständigkeit; die Reihenfolge stellt keine Gewichtung dar)

- belastende Arbeitsbedingungen, Leistungsdruck
- Störungen der zwischenmenschlichen Beziehungen, Konkurrenz
- schädliche Wohnbedingungen
- Lärm
- ungenügender oder schlechter Schlaf
- ungünstige Kleidung
- Bewegungsmangel
- Fehlernährung:
  Überernährung bezüglich Energie (Fett, isolierte Zucker, Alkohol), Protein, Salz u.a.
  Unausgewogene Ernährung bezüglich der Hauptnährstoffe Protein, Fett und Kohlenhydrate
  Mangelernährung bezüglich Vitaminen, Mineralstoffen, Ballaststoffen und anderen Inhaltsstoffen
- Aufnahme von Schadstoffen (v.a. über Nahrung, Wasser, Luft) und Strahlenbelastung
- Rauchen, Alkohol- und Medikamentenmißbrauch, Drogen u.a.

pflanzlichen, ballaststoffreichen Lebensmitteln mit hoher Nährstoffdichte. Die Konsequenzen für ein gesundheitsförderndes Ernährungsverhalten werden in den Kap. 7 *Grundsätze der Vollwert-Ernährung*, S. 97 und 8 *Allgemeine Empfehlungen für die Vollwert-Ernährung*, S. 133 sowie im Teil II (S. 141) dieses Buches ausführlich dargestellt.

Die **Realisierung** einer gesunderhaltenden Ernährung ist demnach in erster Linie kein wissenschaftliches Problem, sondern ein Informations- und vor allem ein Motivations- und Verhaltensproblem. Es muß das Bewußtsein gefördert werden, daß jeder einzelne für seine Gesundheit mitverantwortlich ist und entsprechende Schritte zu seiner Gesunderhaltung unternehmen kann und sollte. Zusätzlich sind wirtschaftliche und (gesundheits-)politische Maßnahmen erforderlich.

Bereits im *Ernährungsbericht* 1980 (S. 11) heißt es dazu: „Einem häufig falsch verstandenen Recht auf Gesundheit sollte die Verantwortung für diese Gesundheit an die Seite gestellt werden. Demjenigen, der eine erwiesenermaßen gesundheitsschädliche Lebensweise mit dem Recht auf Selbstverwirklichung verteidigt und Gesundheit und Krankheit als Privatsache sieht, sollte deutlich gemacht werden, daß die Konsequenzen einer derartigen Haltung schließlich doch durch die Gemeinschaft der Versicherten zu tragen sind".

Eine **unabhängige gesundheitliche Aufklärung** und eine **Gesundheitsförderung** muß demnach im Interesse des einzelnen und der Allgemeinheit unterstützt und verstärkt werden.

1.2 Einflußmöglichkeiten der Ernährungsweise auf die Umweltsituation

Die heutige Umweltsituation ist gekennzeichnet durch zahlreiche besorgniserregende Umstände, die teilweise miteinander verflochten sind (vgl.: *Capra* 1982; *World Re-*sources *Institute* 1988; *Worldwatch Institute* 1990 und 1992; *Michelsen* und *Öko-Institut Freiburg* 1991; *Lünzer* 1992 b; *Meadows* u.a. 1992; s. Kap. 5 *Fremd- bzw. Schadstoffe in Lebensmitteln*, S. 61). Zu nennen sind u.a.:

- chemische und radioaktive Schadstoffbelastung von Luft, Wasser, Böden und Nahrung

- Treibhauseffekt und mögliche Klimaveränderungen

- Ozonloch

- Waldsterben, Regenwaldabholzung

- Bodenzerstörung durch Erosion, Verdichtung, Versalzung oder Versteppung

- Fluß-, Seen- und Meeressterben

- Aussterben zahlreicher Pflanzen- und Tierarten

- Abfallproblematik.

Die **Ursachen** für diese Umweltbelastungen sind vor allem durch den Menschen hervorgerufene Emissionen oder andere Auswirkungen bei bestimmten Technologien (s. 5.2, S. 62), u.a.:

- bei der Stromerzeugung

- in der Industrie (wobei auch die Verbraucher eine Mitverantwortung tragen, weil sie die hergestellten Produkte kaufen)

- beim Verkehr, v.a. Kraftfahrzeuge und Flugzeuge

- in der Landwirtschaft

- in den Haushalten, insbesondere durch Heizen, Waschen und Reinigen

- bei Freizeitaktivitäten.

Ein erheblicher Teil der genannten Umweltprobleme resultiert aus der Art der Erzeugung, Verarbeitung, Vermarktung und Zubereitung unserer Lebensmittel sowie der Entsorgung des Verpackungsmülls. Damit ist das gesamte **Ernährungssystem** angespro-

25

chen (*Projektgruppe Ökologische Wirtschaft* 1987; *Müller-Reißmann* und *Schaffner* 1990; *Maschkowski* u.a. 1991; *Spitzmüller* u.a. 1993).

Das Ernährungssystem beginnt mit der **Vorleistungsproduktion** für die Landwirtschaft. Beispielsweise hat die Mineraldünger- und Pestizid*herstellung* Umweltauswirkungen durch den hohen Rohstoff- und Energieverbrauch sowie die Emissionen; zu nennen ist auch die Gefahr durch katastrophale Chemie-Unfälle wie in Seveso, Bophal und Basel.

Die **Landwirtschaft** weist bei konventioneller Wirtschaftsweise einen hohen Verbrauch an Primärenergie auf und bringt erhebliche Mengen an Mineraldünger und Pestiziden, aber auch an Tierarzneimitteln in die Umwelt ein. Außerdem sind die Auswirkungen der Landwirtschaft auf die umgebenden Ökosysteme einzubeziehen, z.B. die Gülleproblematik bei der Massentierhaltung (s. 5.2, S. 63; s. 7.7, S. 114; s. 7.11, S. 122).

Auf die Erzeugung folgt im Ernährungssystem die **Lebensmittelverarbeitung** in Industrie und Handwerk. Auch hier müssen Energie- und Rohstoffverbrauch (u.a. an Wasser) sowie mögliche Schadstoffemissionen berücksichtigt werden.

Ein weiterer Bereich ist die **Vermarktung** der Lebensmittel sowie der landwirtschaftlichen Vorleistungserzeugnisse und Rohprodukte. Hierbei sind häufig **Transporte** zwischengeschaltet, die infolge von Konzentrationsprozessen und der Marktöffnung innerhalb der EU noch zunehmen werden. Viele Transporte erfolgen über weite Entfernungen, z.T. sogar zwischen verschiedenen Kontinenten. Wichtige Beurteilungskriterien sind wiederum der Energie- und Rohstoffaufwand bei Verpackung, Transport und Kühlung sowie der Flächenbedarf und die Abgasbelastungen durch den Verkehr (s. 7.8, S. 118; s. 7.9, S. 120).

Anschließend erfolgt die mehr oder weniger energieaufwendige **Zubereitung** sowie der **Verzehr** der Nahrung in Privat- oder Großhaushalten.

Der letzte Teilbereich im Ernährungssystem ist die Beseitigung des **Verpackungsmülls** (und der organischen Reste), wodurch Umweltprobleme bei der Deponierung oder Müllverbrennung entstehen (s. 7.9, S. 120).

Die Schadstoffemissionen in den genannten Bereichen wirken nicht nur auf die Umwelt, sondern auch auf die Gesundheit des Menschen zurück. Denn die toxikologische Qualität der Lebensmittel kann nur so gut sein wie die Umwelt, in der sie erzeugt werden. Dies ist ein Beispiel dafür, daß es Überschneidungen zwischen der Umweltverträglichkeit und der Gesundheitsverträglichkeit der Ernährung gibt.

Andererseits beeinflußt die Art unseres Ernährungssystems den Zustand der Umwelt, wie zuvor dargestellt. Welche Folgerungen sich hieraus für die Konzeption eines umweltverträglichen Ernährungssystems und für ein umweltbewußtes Ernährungsverhalten des einzelnen ergeben, wird im Kap. 7 *Grundsätze der Vollwert-Ernährung* (S. 97) dargelegt.

Eine bewußte Ernährungsweise, d.h. die gezielte Auswahl umweltfreundlich erzeugter, verarbeiteter, verpackter und vermarkteter Lebensmittel, trägt zur Schonung der Umwelt und zum geringeren Verbrauch an nicht erneuerbaren Ressourcen bei. Persönliche Konsequenzen für ein umweltverträgliches Verhalten sind im Ernährungsbereich leichter in die Tat umzusetzen als in anderen Bereichen, beispielsweise bei der Wahl verschiedener Stromerzeugungsmöglichkeiten (Strom aus Solarzellen, Wasser-, Kohle- oder Atomkraftwerken).

1.3 Einflußmöglichkeiten der Ernährungsweise auf die soziale Situation

Die heutige soziale Situation weist weltweit sehr unterschiedliche Problembereiche auf. Da eine umfassende Betrachtung nicht Ziel dieser Ausführungen sein kann, werden hier einige *ernährungsbezogene* Probleme aufgeführt:

● Existenzprobleme der kleinen und mittleren bäuerlichen Betriebe in der BRD, der EU und den Entwicklungsländern

● Lebensmittelüberproduktion und -vernichtung in der EU

● umfangreiche Importe von Lebensmitteln, Futtermitteln und anderen landwirtschaftlichen Erzeugnissen aus Entwicklungsländern in Industrieländer (dadurch erfolgt teilweise in Entwicklungsländern eine Verdrängung der Nahrungsproduktion für die einheimische Bevölkerung)

● ungerechter Weltagrarhandel, d.h. geringe Entlohnung und teilweise inhumane Arbeitsbedingungen für die Menschen in Entwicklungsländern.

Die gesellschaftlichen **Ursachen** dieser Mißstände sind sehr komplex; dabei stehen wirtschaftliche und politische Interessen bei deren Entstehung und Aufrechterhaltung im Vordergrund (weitere Ausführungen hierzu s. 7.12, S. 124).

Das Konsumverhalten der einzelnen Menschen beeinflußt *in der Gesamtheit aller Verbraucher* die genannten Problembereiche. Beispielsweise fördert die hohe Nachfrage nach Fleisch in den reichen Ländern die Einfuhr kostengünstiger Futtermittel aus Entwicklungsländern. Dies kann zu einer weiteren Verknappung des lokalen Nahrungsangebots oder auch zur Vertreibung von Menschen führen, was zur Vergrößerung der städtischen Slumgebiete oder zur Abholzung tropischer Wälder beiträgt, z.B. in Brasilien.

Ähnliches kann für den Kauf von exotischen Früchten und Gemüsen, Kaffee, Tee, Kakao, Tabak usw. gelten. Hier muß allerdings stark differenziert werden, da die Bauern in Entwicklungsländern mit bestimmten tropischen Produkten und bei bestimmten Vermarktungsformen für den Export mehr Einkommen erzielen können als mit lokal verkäuflichen Lebensmitteln. Dieser sog. *komparative Kostenvorteil* nützt den Entwicklungsländern, wenn die Erlöse angemessen verteilt werden (s. 7.12.1, S. 124).

Ein weiteres Beispiel für die Verstärkung der beschriebenen gesellschaftlichen Probleme durch den einzelnen ist der Kauf von billigen Massenerzeugnissen, z.B. von Schweinefleisch oder Geflügel aus Massentierhaltung. Dadurch und infolge einer verfehlten Agrarpolitik wird die Industrialisierung und Konzentrierung in der Landwirtschaft, in den Verarbeitungsbetrieben und im Lebensmittelhandel gefördert, wobei die kleineren Betriebe wirtschaftlich immer weniger konkurrieren können und vielfach ihre Existenz aufgeben müssen. So fielen in der BRD (alte Bundesländer) seit 1949 von 1,65 Mio. landwirtschaftlichen Betrieben über eine Mio. dem sog. „Hofsterben" zum Opfer *(Statist. Jahrbuch ELF* 1991, S. 31). Dies führt wiederum zu einer finanziellen Belastung der Gesellschaft (s. 7.12.3, S. 128).

Selbstverständlich kann das Einkaufsverhalten eines *einzelnen* Menschen nicht landes- oder weltweite Probleme lösen. Dies kann nur durch eine *gemeinsame* solidarische Haltung möglichst aller Menschen erfolgen. Hierzu sind allerdings Aufklärung, Bewußtseins- und Verhaltensänderungen sowie grundlegende politische Weichenstellungen erforderlich (s. 7.12.5, S. 131).

Die Folgerungen aus den beschriebenen Zusammenhängen für die Gestaltung eines sozialverträglichen Ernährungssystems und für ein verantwortungsvolles Ernährungsverhalten des einzelnen werden im Kap. 7 *Grundsätze der Vollwert-Ernährung* (S. 97) dargestellt. Mit einem verantwortlichen Ernährungsverhalten ist ein individueller Beitrag zur weltweit gerechteren Verteilung der vorhandenen Nahrungsressourcen, zur Existenzsicherung kleinerer und mittlerer landwirtschaftlicher Betriebe sowie zum Abbau weiterer sozialer Ungerechtigkeiten möglich.

2 ERKENNTNISTHEORETISCHE GRUNDLAGEN

Volker Mersch-Sundermann

Erkenntnis ist das Ziel aller Wissenschaften. Um zu verdeutlichen, warum in der Vollwert-Ernährung nicht nur chemisch-analytische Daten, sondern auch weitergehende Zusammenhänge einbezogen werden, erfolgt hier die Darstellung einiger methodologischer Aspekte der Erkenntnissuche. Die grundsätzlichen, erkenntnistheoretischen Fragestellungen können aus Platzgründen nicht ausführlicher beleuchtet werden (s. dazu *Vollmer* 1990).

Die Forderung nach **wissenschaftlicher Objektivität** bedeutet u.a., daß eine Aussage unabhängig von der Methode überprüfbar sein muß. Dennoch ist die dem Erkennen dienende Methode immer auch Voraussetzung für den Inhalt, den eine Erkenntnis haben kann. Folglich bestimmt die Erkenntnismethode das Verständnis über die Dinge und damit auch die Orientierung eventueller Handlungen (*Mersch-Sundermann* 1988). Gerade wegen der großen Bedeutung des àus Erkenntnis ableitbaren Handelns besitzt die Suche nach einer zuverlässigen Erkenntnismethode (oder Erkenntnistheorie) hinsichtlich künftiger Entwicklungen entscheidendes Gewicht (s. dazu: *v. Weizsäcker* 1981; *Jonas* 1984; *Lorenz* 1987).

Auch im Ernährungsbereich findet diese „erkenntnistheoretische" Methodendiskussion statt. So verbergen sich beispielsweise hinter den verschiedenen Ernährungsformen (Fast Food, Vegetarismus, Vollwert-Ernährung usw.) oder den unterschiedlichen landwirtschaftlichen Produktionsmethoden (Großmastbetrieb, artgerechte Freilandhaltung, Intensivmonokultur, ökologische Landwirtschaft) Orientierungen, die auf Erfahrungen und Wissen beruhen, also durch Erkenntnisprozesse gewonnen wurden.

Grundsätzlich geht es – wie schon seit dem Altertum – um die Frage, was überhaupt „erkennbar" ist und um die scheinbar widerstreitenden Positionen zweier Weltsichten, die zu unterschiedlichem Denken und Erkennen führen: **Reduktionismus** und **Holismus**.

2.1 Reduktionismus

Abgesehen von den Begrenztheiten des physiologischen Erkenntnisapparates (Sinnesorgane und Gehirn) hat das, was die Menschen erkennen und erkennen können, wissen oder zu wissen glauben, seinen Ursprung in Vorstellungen und Anschauungen, die geschichtlich „gewachsen" sind. So war noch vor wenigen Jahrhunderten die Erde eine Scheibe; Krankheitserreger entstanden aus schlechter Luft; die Existenz der Tier- und Pflanzenarten war nur durch den göttlichen Schöpfungsakt erklärbar.

Seit dem Zusammenbruch des geozentrischen Weltbildes, das den Menschen und die Erde im Mittelpunkt des Universums sah, und der Hinwendung zu einer „exakten", d.h. objektiven und universellen Wissenschaftlichkeit, änderte sich die Anschauungsweise der Dinge. Diese Hinwendung zur **naturwissenschaftlich-mechanistischen Lehre** wurde von *Kopernikus* (1473-1543) und *Galilei* (1564-1642) eingeleitet und von *Descartes* (1596-1650) und *Newton* (1643-1727) weiterentwickelt. Sie verlangt die *intersubjektive* – d.h. für alle Menschen auf der Ebene der Rationalität gleichsam verstehbare – Beweisbarkeit wissenschaftlicher Aussagen. Infolge dessen „wissen" die Menschen heute, daß die Erde eine Kugel ist, daß Infektionskrankheiten durch Mikroorganismen ausgelöst werden, und daß die Arten über Jahrmillionen im Evolutionsprozeß entstanden sind und sich ständig weiterentwickeln.

Auch ein Beispiel aus dem Ernährungsbereich kann diese Wandlungen und Entwicklungen wissenschaftlicher Meinungen verdeutlichen. *Rubner* (1904) schrieb Anfang dieses Jahrhunderts zur Bedeutung der Ballaststoffe: „Die Hülle des Getreidekorns ist für uns unverdaulich, und Kleie sollte besser als Viehfutter Verwendung finden." Heute wird die Auffassung vertreten, daß gerade das ganze, unveränderte Getreidekorn (einschließlich der Kleie) entscheidend zu einer gesunderhaltenden Ernährung beiträgt (s. Kap. 9 *Getreide*, S. 143).

Schon der stetige, evolutionäre Prozeß von Veränderung und Entwicklung verdeutlicht, daß Erkenntnis niemals absolut, endgültig und unveränderlich sein kann. So beruht auch das heutige Wissen über eine „richtige" Lebens- und Ernährungsweise oder eine „vernünftige" landwirtschaftliche Produktion auf derzeit gültigen, d.h. „anerkannten", Erkenntnissen von der Welt, die in ihrer Gesamtheit das **Weltbild** formen. Dominierend im heutigen Weltbild ist die Rolle der Naturwissenschaften und damit die überwiegende Anwendung einer für sie spezifischen Erkenntnismethode, dem **Reduktionismus** (lat. *reducere* = zurückführen; kausalanalytische Denkweise).

Die Forderung, durch wissenschaftliche Betrachtung eines Untersuchungsgegenstandes beweisbare (objektive) Erkenntnis zu erlangen, bedingt die Notwendigkeit der Reduktion des zu untersuchenden Objektes auf seine Teile. Nachfolgend können durch Beobachtung, Wahrnehmung, Experiment, Denken und Logik auf einer vom menschlichen Gehirn „begreifbaren" Ebene **Ursache-Wirkungs-Beziehungen** aufgedeckt werden. Diese sind zumeist *monokausal* und *linear*, d.h. *einer* erkennbaren Wirkung wird *eine* definierbare Ursache zugeordnet (**exekutive Kausalität**).

Erkrankt z.B. ein Mensch an Fieber, so wird der Arzt nach der Ursache des Fiebers, d.h. nach einem erkrankten Organ suchen. Mittels Blutuntersuchungen, Röntgenaufnahmen, Ultraschalluntersuchungen, Enzymdiagnostik usw. wird die Erkrankung analysiert (Reduktion des Menschen auf das Organ). Wird als „Fieberherd" beispielsweise ein Prozeß in der Lunge vermutet, wird das Organ mikrobiologisch, radiologisch und endoskopisch untersucht (Reduktion des Organs auf einzelne anatomische, physiologische, mikrobiologische, immunologische o.a. Funktionen). Auch wenn in der Medizin mittlerweile häufiger der Versuch unternommen wird, die Denkebene einer exekutiven Kausalität zu verlassen, wird auf der Basis der genannten (reduktionistischen) Analysen zumeist *eine* Diagnose gestellt, die in aller Regel aus einer linearen Ursache-Wirkungs-Kette besteht und – falls irgendwie möglich – nur *einen* Grund (monokausal) für das Krankheitsgeschehen angibt. Im erwähnten Beispiel könnte die Diagnose lauten: Aufgrund einer Infektion mit *Mycobacterium tuberculosis* erkrankte der Patient an Tuberkulose, die das Fieber ursächlich erklärt. Viele andere, am Krankheitsprozeß ebenfalls beteiligte Faktoren, wie Ernährungszustand, hygienische Verhältnisse, psychische Faktoren und Umweltschadstoffe, bleiben unberücksichtigt.

Vordergründig betrachtet ist die reduktionistische Methode sehr effektiv und erfolgreich. Die Umsetzung ihrer Erkenntnisse brachte – zumindest für die industrialisierte Welt – die naturwissenschaftliche Medizin, Verkehrssysteme für nahezu unbegrenzte Mobilität, „künstliche" Energien für Licht- und Wärmeerzeugung, allzeitige Verfügbarkeit von Nahrung und Trinkwasser. Niemals war der Zuwachs an verwertbarem, d.h. technologisch nutzbarem, Wissen größer als heute – sei es in der Biologie (z.B. Molekularbiologie), der Physik (z.B. Atomphysik), der Chemie (z.B. Kunststoffchemie) oder der Elektronik (z.B. Datenverarbeitung). Auch die gegenwärtigen Methoden der Lebensmittelproduktion und -verarbeitung (wie Sortenwahl und -zucht, Düngung, „Pflanzenschutz" oder Veterinärpharmakologie; Herstellung von Auszugsmehlen oder synthetischen Aromastoffen) sowie das ernährungsphysiologische und diätetische Wissen basieren fast ausschließlich auf den Erkenntnissen der reduktionistischen Naturwissenschaften und damit auf den Ergebnissen kausalanalytischer Forschung.

2.2 Grenzen reduktionistischer Methodik

Seit der Erkenntnis, daß Beziehungen in natürlichen Systemen primär nicht linear und nicht monokausal sind, sondern vielmehr *vernetzt* und *multikausal*, reicht die Methode der reduktionistischen Naturwissenschaften zur Naturbeschreibung nicht mehr aus. Deutlich wird dieser Mangel der Methode vor allem bei den Betrachtungen der aktuellen, ökobiologischen Problemstellungen (der Begriff *ökobiologisch* berücksichtigt sowohl ökologische als auch biologische Systemeigenschaften), z.B. im Bereich der Medizin, der Ernährung und der Biosystem- oder Ökosystemforschung. Denn um Ursache-Wirkungs-Beziehungen aufdecken zu können, reduziert die Naturwissenschaft ihren Untersuchungsgegenstand vom *Ganzen* auf einen *Teil*. In der darauf folgenden **Analyse** ist dadurch nur Erkenntnis über einen Teil möglich, der damit zwar beherrschbar, aber nicht mehr in seinen Wechselbeziehungen zum Ganzen erfaßbar ist.

So beschäftigen sich beispielsweise Toxikologen und Chemiker mit Hilfe analytischer und reduktionistischer Methoden (z.B. im Tierversuch oder in der Umweltanalytik) intensiv mit den toxischen Wirkungen und dem lokalen Umweltverhalten von Agrochemikalien. Welchen Einfluß aber diese Stoffe durch ihr Zusammenwirken (**Synergismus**) mit anderen Faktoren auf räumlich und zeitlich entfernte Systemkompartimente (z.B. Meer, Atmosphäre) und damit auch auf die globale Nahrungssituation haben, bleibt außerhalb des Bereiches ihrer Fragestellung, Methode und damit auch Erkenntnisfähigkeit.

Nach dem *Modell zur Störfaktor-Evaluati-* on in Systemen (MOSES; Abb. 2.1, S. 32) ist der Grad einer wissenschaftlichen Erkenntnis immer abhängig von der Fragestellung der Untersuchung, durch die das betrachtete System definiert und „nach außen" abgegrenzt wird (*Mersch-Sundermann* 1989). *MOSES* stellt ein methodologisches Systemmodell ökotoxikologischer Prozesse dar, das auch für die Ernährungswissenschaft von Bedeutung ist.

So läßt sich beispielsweise die Frage „Wie wirkt DDT auf die Ratte" im linear-kausalen System I. Ordnung reproduzierbar (und damit scheinbar objektiv) beantworten (akute Toxizität, Organschäden, Karzinogenese usw.). Schon im System II. Ordnung relativiert sich diese Erkenntnis, da sich gegenseitig beeinflussende Prozesse die Wirkung von DDT auf die Ratte entscheidend verändern können (Synergismen, Subtraktionen, Additionen usw.). Im System III. und IV. Ordnung ist der Zusammenhang zwischen DDT und Ratte durch ein System stofflicher, energetischer und informeller Prozesse unterbrochen (Ursache-Wirkungs-Entkopplung). DDT wirkt in Systemen III. und IV. Ordnung nicht mehr direkt auf die Ratte, sondern indirekt über multifaktoriell beeinflußte, ökobiologische Systeme (z.B. durch Verschiebung ökologischer Nischen, Veränderung von Räuber-Beute-Beziehungen, Systemdekompensation usw.). Die Fragestellung „Wie wirkt DDT auf die Ratte" läßt sich – bezogen auf Systeme III. und IV. Ordnung – also nicht durch die Methodologie der Systeme I. und II. Ordnung beantworten.

Werden nur Erkenntnisse im System I. oder II. Ordnung gewonnen, kann das determinierende System höherer Ordnung nicht erfaßt werden. Eine reduktionistische Erkenntnis kann somit zwar durchaus „richtig" sein, wenn sie im logischen System der eigenen Begrenzung überprüft wird, während die gleiche Aussage jedoch bei Überprüfung in einem anderen – übergeordneten – Bezugssystem nachweislich als „falsch" erkannt werden kann. Dies ist *ein* Grund für die wi-

Abb. 2.1:
Modell zur Störfaktor-
Evaluation in Systemen
(MOSES)
(nach Mersch-Sundermann
1989)

Systeme	Fragestellung

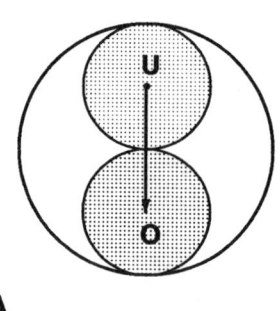

A

direkte
Prozesse

I.
Ordnung
linear und
monokausal

Wie wirkt eine Ursache U (anthropogene
Störgröße) auf ein Objekt O ?
z.B.:
Wie wirkt DDT auf die Ratte ?
Wie wirkt 2,3,7,8-TCDD auf den Regenwurm ?
Wie wirkt Phosphat auf die Grünalge ?
Wie wirkt Lärm auf den Menschen ?

II.
Ordnung
synergistisch

Wie wirken mehrere, letztlich aber alle
Ursachen U (anthropogenen Störgrößen)
synergistisch auf ein Objekt O ?
z.B.:
Wie wirken alle auf den Boden aufgebrachten
Pestizide im Synergismus mit Düngemitteln
sowie Regenwasser- und Luftinhaltsstoffen
usw. auf den Regenwurm ?

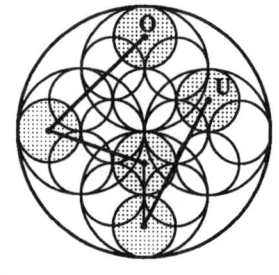

B

indirekte
Prozesse

III.
Ordnung
ökosystemar und
vernetzt

Wie wirken Ursachen U auf ein ökologi-
sches System und wie wirken aufgrund
immanenter Vernetzungen veränderte Sy-
stemkomponenten auf ein Objekt O ?
z.B.:
Welche anthropogenen Beeinflussungen eines
Meeres zeigen Folgewirkungen, die sich über
Veränderungen biotischer oder abiotischer
Komponenten auf den Menschen auswirken ?

IV.
Ordnung
global chaotisch

Wie wirken Ursachen U auf verschiedene
ökologische Systeme und wie wirken dann
aufgrund immanenter Vernetzungen verän-
derte Ökosphärenkomponenten auf das
Objekt O ?
z.B.: Wie wirken alle anthropogenen Beeinflussungen
auf Geosphäre, Hydrosphäre, Atmosphäre und Bio-
phäre und welche systembedingten Folgewirkungen
sind hierdurch für den Menschen zu erwarten ?

dersprüchlichen Aussagen in der Wissenschaft.

So erbrachten Untersuchungen zur krebserzeugenden Wirkung der Fluorchlorkohlenwasserstoffe (FCKW) in individuenbezogenen Toxizitätstests (z.B. bei Bakterien oder Tieren) negative Resultate (nicht karzinogen). Werden dagegen die Wirkungen der FCKW im übergeordneten System „Atmosphäre" betrachtet, sind sie hochpotente „Karzinogene", denn sie sind u.a. für die Zerstörung des atmosphärischen Ozons und damit für eine erhöhte hautkrebserzeugende UV-Einstrahlung verantwortlich (systemvermittelte Wirkung; Abb. 2.1, S. 32).

Aus diesen Gründen sind alle biologischen und ökologischen Fragestellungen durch die alleinige Anwendung reduktionistischer Methodik nicht zu beantworten, da hier immer *multikausale* und *nichtlineare* Systeme betrachtet werden. Deshalb wurde in den letzten Jahren – wenn auch zögernd – ein **systemtheoretisch begründeter Holismus** in biowissenschaftliche und ökologische Überlegungen reintegriert.

2.3 Systemtheoretisch begründeter Holismus

Der Holismus (griech. *holos* = ganz; ganzheitliche Denkweise), beinhaltet die Vorstellung, daß die Lebensphänomene aus einem ganzheitlichen Prinzip abzuleiten sind; Erkenntnis wird dabei nicht aus isolierter Betrachtung der Dinge in ihrer exekutiven Kausalität gesucht (s. 2.1, S. 30). Statt dessen wird ein Verständnis (eine Transzendenz) der die Dinge verbindenden Beziehungsgefüge angestrebt, d.h. ein Verständnis ihrer **funktionalen Kausalität**.

So folgert *Capra* (1982), daß es – im Gegensatz zur reduktionistischen Anschauung – das Ganze ist, welches das Verhalten der Teile bestimmt. *Wuketits* (1983) beschreibt jeden Organismus als komplexes Systemgefü-

ge, dessen Lebensprozesse sich nicht linear-kausal, sondern in Form von nebeneinander existierenden (= koexistenten) **Wechselwirkungs-** und **Rückkopplungsprozessen** bewegen. Damit sind für die Biowissenschaften wissenschaftstheoretische Voraussetzungen (Prämissen) zu formulieren, die über die Erkenntnisgrundlagen der physikalisch-chemischen, mechanistischen Wissenschaftlichkeit hinausgehen. Anders gesagt: Da das Ganze immer mehr ist als die Summe seiner Teile, kann Erkenntnis über das Ganze *nicht* durch Analyse seiner Teile herbeigeführt werden (*Mersch-Sundermann* 1989).

Das methodologische Ziel des Holismus darf dabei – wie es zumeist erfolgt – nicht falsch definiert werden: Holismus ist nicht das Bestreben, durch reduktionistische Analysen gewonnene Erkenntnisse mittels einer *Synthese* zusammenzuführen. Vielmehr ist es Aufgabe holistischer Forschung, den gesamten Untersuchungsgegenstand in seinen grundlegenden Systemeigenschaften (**Systemgesetzlichkeiten**) zu erfassen.

Hier bestehen gravierende Fehlinterpretationen auch von seiten der Biowissenschaften. So läßt sich z.B. ein Wald in seinen ökosystemaren Funktionen nicht durch Analyse und nachfolgende Synthese einzelner Komponenten erkennen (etwa Bodenmikroflora, Artenverteilung, Transpiration usw.). Ebenso kann durch Zusammenmischen aller chemischen Bestandteile eines Apfels kein Apfel hergestellt werden.

Die *evolutionäre Erkenntnistheorie*, die *Systemtheorie* und besonders die *Chaosforschung* (*Crutchfield* 1989), die sich an holistischen Denkmodellen orientieren, erbrachten darüber hinaus eine weitere, wichtige Erkenntnis: Das Verhalten nicht-linearer, vernetzter Systeme (z.B. ein Organismus, ein Fluß, das Klima) im Raum-Zeit-Gefüge ist trotz exekutiver Kausalität aller analysierbaren Einzelprozesse selbst dann nicht prognostizierbar, wenn die Struktur des Systems (Anfangsbedingungen) und alle seine Randbedingungen mit größtmöglicher Genauigkeit ermittelbar sind.

So können schon geringste Abweichungen oder Fehlmessungen im Verhalten auch nur einer Komponente eines Teilsystems im nichtlinearen System zu vollkommen unterschiedlichen Endzuständen führen. Deshalb kann weder das Wetter mittel- bis langfristig vorausgesagt werden, noch können Prognosen darüber erstellt werden, zu welchen Endzuständen die durch den Menschen herbeigeführten Systemveränderungen führen können (z.B. Veränderungen ökologischer Systeme).

Die derzeitige Erkenntnisbasis holistischer Wissenschaften ist gering. Das Verstehen nichtlinearer Systeme befindet sich noch am Anfang, so daß **teleologische Erwägungen** (d.h. die Frage nach dem Zweck eines Dinges oder einer Handlung) und damit der Gedanke der **Vorbeugung** (primäre Prävention) zunächst im Vordergrund angewandter Systemwissenschaft stehen müssen. Primäre Prävention heißt auf der Ebene ökologischer Systeme größtmögliche Vermeidung von störenden Systembeeinflussungen unter vorläufigem Verzicht des Beweises ihrer Schädlichkeit. Dies bedeutet beispielsweise, bestimmte Substanzen (z.B. chlororganische Verbindungen) erst gar nicht zu produzieren (s. 5.5, S. 67).

Abschließend ist festzustellen, daß beide Denkmodelle – Reduktionismus und Holismus – und die aus ihren Anschauungen erwachsenden Methoden (und die aus ihren Methoden erwachsenden Erkenntnisse) keine sich gegenseitig ausschließenden, wissenschaftlichen Leitsätze (Paradigmen) darstellen, sondern prinzipiell zwei verschiedene Zugänge zu ein und derselben Wirklichkeit sind.

nicht ganz!

2.4 Schlußfolgerungen für die Ernährungswissenschaft

Reduktionismus und Holismus bieten zwei unterschiedliche, sich gegenseitig ergänzende Denkansätze und Methoden, mit denen auch die Ernährung bzw. das Ernährungssystem betrachtet werden sollte.

Unter **reduktionistischen** Gesichtspunkten besteht beispielsweise ein Apfel aus seinen mit den Sinnen erkennbaren Eigenschaften (Farbe, Form, Aussehen, Geschmack, Geruch, Struktur) und seinen analysierbaren chemischen Bestandteilen (Wasser, Kohlenhydrate, Ballaststoffe, Proteine, Fette, Mineralstoffe, Vitamine und andere sekundäre Pflanzenstoffe sowie toxikologisch erfaßbare Rückstände und Umweltkontaminanten).

Unter **holistischen** Gesichtspunkten wird der Apfel in seinem Beziehungsgefüge zum Gesamtsystem betrachtet (Abb. 2.2, S. 35). Er ist damit nur Teil eines Ganzen, das das System der (globalen) materiellen, energetischen, informellen, ökologischen und sozialen Vernetzungen umfaßt. Wie der Apfel als Teil das gesamte System beeinflußt, so beeinflußt das System auch den Apfel.

Selbstverständlich ist für den Menschen, der einen Apfel ißt, die Frage der Inhaltsstoffe von Wichtigkeit. Deshalb wird auch im vorliegenden Buch auf die Inhaltsstoffe der Lebensmittel ausführlich eingegangen. Darüber hinaus ist für die Vollwert-Ernährung bedeutsam, welche **„Systemeigenschaften"** der Apfel im Rahmen des gesamten ökobiologischen und sozialen Systems besitzt: Wurde der Apfel unter Einsatz von Agrochemikalien produziert, die in der Nahrungskette akkumulieren, das Grundwasser kontaminieren oder gar den Bauern gesundheitlich schädigen? Wurde der Apfel in anderen Ländern produziert, so daß ein hoher Einsatz an Energie für Transport und Verteilung sowie Flächenversiegelungen durch Ausbau von Verkehrswegen auftraten? Welche gesellschaftlichen Konsequenzen ergeben sich aus dem Apfelanbau?

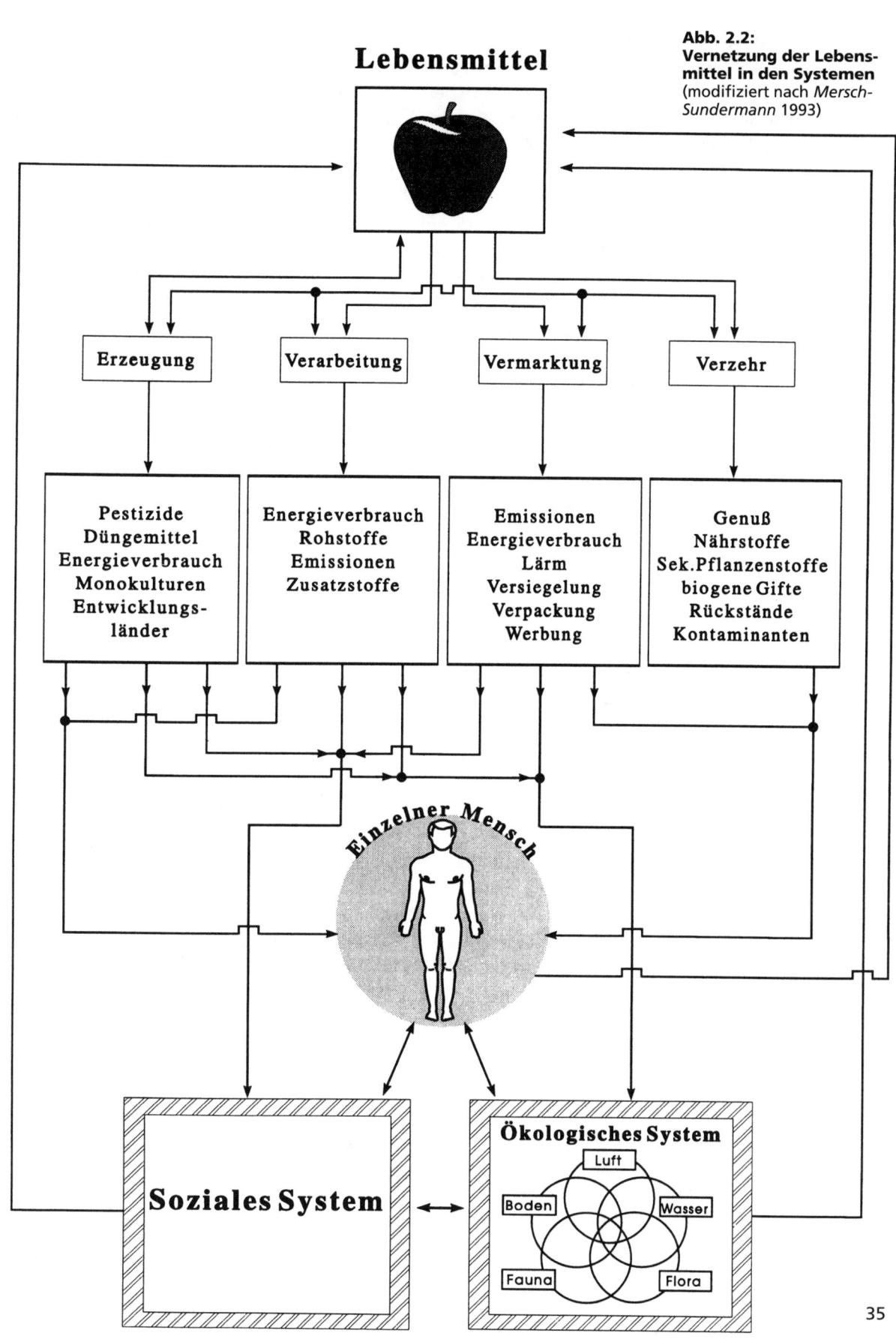

Lebensmittel

Abb. 2.2:
Vernetzung der Lebens-
mittel in den Systemen
(modifiziert nach *Mersch-*
Sundermann 1993)

Erzeugung

Verarbeitung

Vermarktung

Verzehr

Pestizide
Düngemittel
Energieverbrauch
Monokulturen
Entwicklungs-
länder

Energieverbrauch
Rohstoffe
Emissionen
Zusatzstoffe

Emissionen
Energieverbrauch
Lärm
Versiegelung
Verpackung
Werbung

Genuß
Nährstoffe
Sek.Pflanzenstoffe
biogene Gifte
Rückstände
Kontaminanten

Einzelner Mensch

Soziales System

Ökologisches System

Luft

Boden

Wasser

Fauna

Flora

35

Bei den Lebensmitteln sollten im Hinblick auf ihre Systemeigenschaften und im Sinne von primär-präventiven, teleologischen (zielgerichteten) Erwägungen störende Systembeeinflussungen bei Erzeugung, Verarbeitung, Vermarktung und Zubereitung/Verzehr vermieden werden.

Eine wichtige Konsequenz dieser Erkenntnisse besteht darin, daß in der Vollwert-Ernährung nicht ausschließlich reduktionistische Betrachtungen von Lebensmitteln angestellt werden, sondern auch holistische Aspekte und Überlegungen Berücksichtigung finden.

Zusammenfassend ergibt sich somit, daß auch die Diskussion über eine „richtige" Ernährung mittels beider Erkenntnismethoden geführt werden muß, wenn über den rein individuellen Aspekt einer **gesundheitsverträglichen** Ernährung hinaus Erkenntnisse gewonnen werden sollen, die die Aspekte der **Sozial-** und **Umweltverträglichkeit** berücksichtigen. Wenn möglichst alle Einflußfaktoren und Interaktionen berücksichtigt werden, kann es seltener zu folgenschweren Fehlentscheidungen kommen, die später nur mit großem Aufwand oder gar nicht korrigiert werden können.

Diese notwendige Verknüpfung zwischen reduktionistischem und holistischem Denkansatz in der Ernährungswissenschaft ist auch der Anspruch des neuen Fachgebietes **Ernährungsökologie** (s. Kap. 1 *Bedeutung der Ernährung für Mensch, Umwelt und Gesellschaft*, S. 20).

3 ENTWICKLUNGSGESCHICHTE DER ERNÄHRUNG DES MENSCHEN

Welche Ernährungsweise als *artgerechte Ernährung des Menschen* bezeichnet werden kann, ist anhand der Ernährungsweise der Vorfahren des Menschen sowie aufgrund anatomischer und physiologischer Gegebenheiten abzuleiten.

Grundsätzlich ist für den Menschen und seine Vorfahren eine hohe Anpassungsfähigkeit an eine unterschiedliche Nahrungsverfügbarkeit kennzeichnend. Dies belegen die noch heute lebenden Naturvölker in verschiedenen Regionen der Welt, von denen manche ausschließlich pflanzliche, andere fast ausschließlich tierische Nahrung verzehren. Die jeweilige Nahrungsverfügbarkeit als Teil der Lebensbedingungen des Menschen beeinflußte den Organismus in vielfältiger Weise, besonders den Verdauungstrakt und den Stoffwechsel. Kauapparat, Darmmorphologie und Stoffwechselmechanismen der Vorfahren des Menschen konnten sich über viele tausend Generationen an die jeweilige Ernährung anpassen.

3.1 Entwicklungsphasen der Ernährung des Menschen

Die ältesten Vorfahren der Primaten (einschließlich des Menschen) waren spitzmausgroße Lebewesen, die primär Insekten verzehrten. **Vor etwa 50 Millionen Jahren** begannen einige Primaten, anstatt Insekten überwiegend Früchte zu verzehren (*Andrews* und *Martin* 1991). Die nachfolgenden Primaten lebten auf Bäumen und ernährten sich hauptsächlich von Blättern und Früchten. Ein geringer Anteil tierischer Kost stammte weiterhin von den in Früchten und auf Blättern vorkommenden Insekten (*Eaton* und *Konner* 1985; *Milton* 1987).

Im Zeitraum von **vor etwa fünf Millionen Jahren** bis vor 2 Millionen Jahren lebten die späteren Vorfahren des Menschen – die als **Australopithecus** bezeichnet werden – in der Savanne und ernährten sich überwiegend von pflanzlicher Kost, zu der Blätter, Früchte, Samen und Wurzeln zählten. Der Anteil tierischer Kost, v.a. von Kleinlebewesen, nahm in diesem Zeitraum zu. Unklar ist jedoch, ob tierische Nahrung aus der Jagd stammte oder ob Tierkadaver verzehrt wurden (*Eaton* und *Konner* 1985; *Gordon* 1987; *Milton* 1987).

Vor etwa zwei Millionen Jahren erfolgte das eigentliche Auftreten der Gattung Mensch. Mit dem ersten Einsatz von speziell angefertigten Steinwerkzeugen zur Jagd kam es zu einem Anstieg des Fleischverzehrs, wobei jedoch die pflanzliche Kost immer noch im Vordergrund stand (*Eaton* und *Konner* 1985). Diese Epoche wird auch als Zeit der „Jäger und Sammler" bezeichnet, wobei es wegen der größeren Bedeutung pflanzlicher Nahrung korrekter wäre, von **„Sammlern und Jägern"** zu sprechen. Bei heute noch in semi-tropischen Gebieten lebenden Sammlern und Jägern stammen 60–80 % der Nahrungsmenge von Pflanzen, etwa 20–40 % sind tierischen Ursprungs (*Eaton* und *Konner* 1985).

Vor etwa 10 000 Jahren begann der systematische Anbau von Nahrungspflanzen und damit das **Ackerbauzeitalter**. Diese Entwicklung hatte sich in den Jahrtausenden vorher allmählich angebahnt, in denen die Menschen bereits intensiv Getreide und weitere stärkehaltige Nahrungspflanzen sammelten (*Gordon* 1987). Pflanzliche Lebensmittel lieferten nach wie vor mit bis zu 90 % den überwiegenden Teil der Nahrungsmenge (*Eaton* und *Konner* 1985). Gegen Ende des Neolithikums (Jungsteinzeit, 4500–2000 v.Chr.) stieg der Anteil tierischer Kost wieder an, was sich auf die Domestikation von Haus- und Nutztieren zurückführen läßt (*Grupe* 1992).

Der Zeitraum seit Beginn des Ackerbaus (unter Verwendung der Milch von domestizierten Wiederkäuern) dauerte in Mitteleuropa höchstens 6 000 Jahre, was etwa 200 Generationen entspricht. Dies wird als eine zu kurze Zeit für eine *vollständige* genetische Anpassung an die durch die gezielte Nahrungsproduktion veränderte Ernährung angesehen (*Cavalli-Sforza* 1981).

Ein Beispiel hierfür ist die Milchzucker-Unverträglichkeit bei Erwachsenen in verschiedenen Regionen der Welt. Die Enzyme zum Abbau, zur Resorption und Metabolisierung der Milch als entwicklungsgeschichtlich sehr junges Lebensmittel sind noch nicht bei *allen* Menschen genetisch fixiert (*Gordon* 1987). Die weitgehende Verträglichkeit des Milchzuckers bei erwachsenen *Mittel-* und *Nordeuropäern* sowie ihren Nachkommen weltweit gilt jedoch als Hinweis für eine genetische Anpassung *bestimmter* Menschengruppen (*Cavalli-Sforza* 1981).

Menschen, die vom Ackerbau leben (Nahrungs-Erzeuger) verzehren im Vergleich mit Sammlern und Jägern (Nahrungs-Sammlern) eine viel geringere Vielfalt an Pflanzen sowie einen höheren Anteil an Kohlenhydraten. Die Aufnahme an tierischem Protein, Fett und Vitaminen liegt entsprechend bei den Nahrungserzeugern niedriger (*Cavalli-Sforza* 1981).

Einschätzung der Ernährung in den verschiedenen Entwicklungsphasen

Eine Bewertung der verschiedenen Entwicklungsphasen der Ernährung zeigt, daß der Mensch und seine Vorfahren während der Evolution (mit Ausnahme der frühen Phase des Insektenverzehrs) als **Allesesser (Omnivoren) mit Schwerpunkt auf pflanzlicher Nahrung** eingestuft werden können. Eine *rein* vegetarische Ernährung liegt nicht in der Natur des Menschen begründet, sondern ist eine Erscheinung der Kultur (*Becker* 1975; *Harris* 1991, S. 16-19; *Teuteberg* 1990). Weder eine *rein* vegetarische, noch eine *rein*

tierische Ernährung hatte offensichtlich für den über alle Entwicklungsphasen omnivor gebliebenen Menschen einen arterhaltenden oder artfördernden Auslesewert (*Becker* 1975).

Die tierische Komponente der Kost setzte sich erst zu Zeiten der Sammler und Jäger zunehmend aus Säugetierfleisch zusammen. In der Zeit vorher waren nicht Muskelfleisch, sondern Insekten, Echsen und andere Kleinlebewesen Hauptkomponenten des tierischen Nahrungsanteils (*Gordon* 1987; *Harris* 1991, S. 164-187).

3.2 Nahrungsverfügbarkeit und körperliche Merkmale

Bei der Betrachtung körperlicher Merkmale im Zusammenhang mit der Ernährung müssen die verschiedenen Phasen während der Entwicklungsgeschichte berücksichtigt werden. Diese bestehen aus einer Phase mit fast ausschließlich tierischer Ernährung (Zeitraum bis vor etwa 50 Millionen Jahren) sowie aus Phasen mit fast ausschließlich pflanzlicher Ernährung, weshalb sich anatomische und physiologische Besonderheiten *verschiedener* Phasen beim Menschen nachweisen lassen.

Die **anatomischen** und **physiologischen Merkmale** des Menschen weisen darauf hin, daß die pflanzliche Kost in fast allen Entwicklungsphasen (mit Ausnahme der frühen Phase des Insektenverzehrs) mengenmäßig eine größere Bedeutung besaß als die tierische Kost.

Die Proportionen zwischen **Magen, Dünn-** und **Dickdarm** sowie die Größe der einzelnen Verdauungsabschnitte lassen beim Menschen und seinen Vorfahren Rückschlüsse auf eine gemischte, jedoch überwiegend pflanzliche Kost zu (*Milton* 1987). Bei reinen Fleischfressern, wie der Katze, nimmt allein der Magen 70 % des Volumens des Verdauungstraktes ein. Bei reinen Pflanzenfressern, die nicht zu den Wiederkäuern zählen, haben Blind- und Dickdarm ein sehr großes Volumen. Hingegen stellt beim Menschen der Dünndarm mit etwa 60 % des Verdauungstraktvolumens den größeren Teil des Verdauungstraktes dar, was auf eine Stellung zwischen Pflanzenfressern und Fleischfressern hinweist (*Milton* 1987).

Der Dickdarm des Menschen besitzt bestimmte Muskelfasern, sog. Tänien und Haustren, die im Dickdarm zeitweise Gärkammern zum Abbau unverdaulicher Nahrungsbestandteile bilden können. Tänien sind typische Merkmale von Pflanzenfressern und Allesfressern mit überwiegend pflanzlicher Ernährung (*Langer* 1991).

Ein anderes Kriterium zur Klassifizierung von Fleisch- und Pflanzenfressern ist das Flächen- oder Volumenverhältnis zwischen Dünn- und Dickdarm. Bei typischen Fleischfressern nimmt der Dünndarm mehr Volumen und Fläche ein als der Dickdarm. Dieses trifft auch beim Menschen zu und weist auf die bereits erwähnte Abstammung des Menschen von insektenverzehrenden Primaten hin.

Informationen über die Zusammenhänge zwischen Ernährung und Darmmorphologie sind somit nur bedingt aussagefähig, da die Darmmorphologie des heutigen Menschen offensichtlich stärker durch die Abstammung von insektenfressenden Primaten als durch die überwiegend vegetarische Ernährung der zeitlich folgenden Primaten beeinflußt wurde. So entwickelten z.B. die Primaten trotz der starken Abhängigkeit von pflanzlicher Kost (Anteil 85–100 %; *Milton* 1987) nur eine geringe Spezialisierung des Darms im Vergleich zu anderen pflanzenfressenden Säugetieren.

Die Bedeutung der pflanzlichen Kost für die Ernährung des Menschen und die seiner Vorfahren ist auch daran erkennbar, daß der Mensch nicht in der Lage ist, **Vitamin C** zu synthetisieren. Offenbar war Vitamin C immer ausreichend in der Ernährung vorhanden (Früchte, Blätter), so daß auf die Fähigkeit zur Synthese dieses Vitamins verzichtet werden konnte (*Kretchmer* 1981). Außer dem Menschen sind nur noch Affen, Meerschweinchen und einige Vogelarten nicht in der Lage, Vitamin C zu synthetisieren. Typische Fleischfresser synthetisieren Vitamin C selbst.

Ein weiterer Beleg für einen überwiegenden Verzehr pflanzlicher Kost liefert die Art der **Zähne** der Vorfahren des Menschen (Mahlzähne) und deren Morphologie (Dicke des Zahnschmelzes). Auf Mahlzähnen vorhandene Abnutzungsspuren beim Australopithecus deuten auf ein intensives Kauen pflanzlicher Kost hin (*Gordon* 1987). Weiterhin sind der Schluckmechanismus (gegenüber Schlingen der Nahrung), Schweißdrüsen sowie das Vorkommen eines stärkeabbauenden Enzyms im Speichel typische Merkmale von Pflanzenfressern, die bei Fleischfressern fehlen. Eine Übersicht der verschiedenen Aspekte der Verdauungssysteme von Pflanzenfressern und Fleischfressern zeigt diese zahlreichen Unterschiede (Tab. 3.1, S. 40).

3.3 Artgerechte Ernährung des Menschen

Eine artgerechte Ernährung des Menschen ist in ihrer Zusammensetzung von der jeweiligen Region abhängig und kann unterschiedliche Anteile pflanzlicher und tierischer Kost beinhalten, da der Mensch sich bei der Nahrungsauswahl opportunistisch verhält (*Grupe* 1991). Das heißt, bevor der Mensch hungerte oder verhungerte, hat er alles überhaupt Eßbare verzehrt. Dieses Verhalten trägt zu einer erhöhten Sicherheit bei der Nahrungsversorgung bei.

Es ist heute allgemein anerkannt, daß die für Verdauung und Verstoffwechselung der Nahrung wesentlichen Gene des Menschen durch das während der Evolution vorhandene Nahrungsangebot festgelegt worden sind. Voraussetzung dafür sind lange Zeiträume (bis mehrere Millionen Jahre) mit konstantem Nahrungsangebot. Solche Bedingungen waren bis zum Ende der Zeit der Sammler

Tab. 3.1: Anatomische und physiologische Unterschiede der Verdauung bei Pflanzenfressern und Fleischfressern

Organe/Funktionen	Pflanzenfresser (Herbivoren)	Fleischfresser (Carnivoren)
Maul- bzw. Mundöffnung	klein, Hautfalten bzw. Backentaschen	weit, z.T. bis zum Kiefergelenk
Kaubewegung des Unterkiefers	senkrecht und waagerecht	nur senkrecht
Zähne	schneiden und mahlen	reißen und festhalten
Zunge	muskulös, kräftig, rauh	dünn
Speichelsekretion	viel	wenig
pH-Wert	alkalisch	sauer
Speichelenzyme	Amylase, Ptyalin	keine
Gärmagen	teilweise mehrere	keinen
Magensäuresekretion	schwach	stark
Magenverweildauer	lang	kurz
Darmoberfläche	Zotten	glatt
Dickdarmmuskeln	Tänien, Haustren	glatt
Unverdauliches	bakterieller Abbau von Zellulose	Auflösen von Haaren, Knorpel und Knochen
Fäzesgeruch	unauffällig	stinkend
Verhältnis von Darm : Körperlänge[1]	groß (Schaf 20 :1)	klein (Wolf 4 :1)

[1] Mensch 12 : 1

und Jäger (bis vor etwa 10 000 Jahren) gegeben (*Cavalli-Sforza* 1981; *Eaton* und *Konner* 1985; *Eaton* u.a. 1988). Für eine *vollständige* genetische Anpassung an die Änderungen des Nahrungsangebots der letzten 10 000 Jahre war nicht genügend Zeit vorhanden (Beispiele für unvollständige Anpassung: Milchzucker-Unverträglichkeit, s. 3.1, S. 38; Getreideprotein-Unverträglichkeit, z.B. Gluten). Daraus sollte aber nicht gefolgert werden, daß Milch und Getreide für den Menschen allgemein nicht zuträglich sind. Diese wertvollen Lebensmittel müssen allerdings bei Unverträglichkeiten reduziert oder ganz gemieden werden.

Die überwiegend pflanzliche Ernährung der Vorfahren bis einschließlich der Phase der Sammler und Jäger kann als **artgerechte Ernährung des Menschen** bezeichnet werden, wofür Verdauung und Stoffwechsel des Menschen genetisch programmiert sind (*Eaton* und *Konner* 1985).

Mit Einführung des **Ackerbaus** wurde der geringe Anteil an tierischer Nahrung beibehalten, allerdings zunehmend aus eigener Produktion bereitgestellt. Der pflanzliche Anteil blieb weiterhin hoch, es erfolgte jedoch eine Begrenzung auf einige Pflanzen mit teilweise hohem Kohlenhydratanteil (besonders Getreide). Diese Ernährung entspricht trotz der Verschiebungen im Prinzip der früheren, überwiegend pflanzlichen Kost und kann deshalb *noch als artgerecht* bezeichnet werden.

Allerdings stellt die durch verschiedene Entwicklungen in den letzten 200 Jahren stark veränderte Ernährung *keine artgerechte Ernährung* mehr dar (s. 3.4, S. 41).

Aus archäologischen Funden sowie aus Kenntnissen über die Ernährung heute noch lebender Sammler und Jäger wurde die ungefähre **Zusammensetzung einer Sammler-und-Jäger-Kost** abgeleitet (*Eaton* und *Konner* 1985). Aufgrund dieser geschätzten Zahlen wurden von den Vorfahren des Menschen vor zwei Millionen Jahren bei einem tierischen Anteil von etwa 35 % an der Gesamtnahrungsmenge etwa 250 g Protein täglich verzehrt, wobei etwa 190 g Protein aus tierischen Quellen stammten. Es liegen keine Informationen über die gesundheitlichen Folgen dieser sehr hohen Proteinaufnahme vor.

Die nach den Schätzungen sehr hohe Proteinaufnahme der Vorfahren des Menschen in bestimmten Zeitperioden verleitet dazu, die heute als zu hoch bekannte Proteinzufuhr zu relativieren. Vergleiche von nur einer Komponente (Protein) sind aber problematisch, da viele andere gravierende Unterschiede bekannt sind. So stammte z.B. das verzehrte Fleisch ausschließlich von frei lebendem Wild. Das darin nur in geringen Mengen vorhandene Fett besteht nicht primär aus Depotfett wie bei gemästeten Tieren, sondern vornehmlich aus Strukturfett mit einem hohen Anteil an mehrfach ungesättigten Fettsäuren. Dadurch war trotz der hohen Aufnahme tierischen Proteins der Anteil tierischer Fette in dieser Kost sehr niedrig (30 g im Vergleich zu heute 130 g; *Ernährungsbericht* 1992, S. 28). Der P/S-Quotient (Verhältnis von mehrfach ungesättigten zu gesättigten Fettsäuren) war mit 1,40 im Vergleich zu 0,36 in der heutigen Kost sehr günstig und lag weit über dem einer heute praktizierten vegetarischen Ernährung (*Ernährungsbericht* 1988, S. 293).

Zu berücksichtigen bleibt auch, daß das Nahrungsangebot saisonalen Schwankungen unterworfen war, was zu Perioden mit Nahrungsmangel führte. Zusätzlich war eine hohe körperliche Aktivität zur Nahrungsbeschaffung notwendig. Dem gegenüber stehen heute ein sicheres Nahrungsangebot über das ganze Jahr und eine meist sehr geringe körperliche Aktivität. Es muß auch darauf hingewiesen werden, daß früher viele Wildkräuter verzehrt wurden, die meist hohe Konzentrationen an essentiellen und gesundheitsfördernden Inhaltsstoffen aufweisen.

Heute ist demnach mit den vorhandenen Lebensmitteln eine Ernährung wie zu Zeiten der Sammler und Jäger nur in den Anteilen pflanzlicher und tierischer Kost möglich, aber kaum in ihren Anteilen von Protein und Fett. Eine artgerechte Ernährung kann nicht in exakten Zahlen und für alle Menschen angegeben werden, da diese immer von der jeweiligen Region abhängig ist. Abgesehen von einigen Extremregionen (z.B. Arktis) kann jedoch **eine überwiegend pflanzliche Ernährung mit geringem Verarbeitungsgrad** als **artgerecht** bezeichnet werden, wobei die Nahrungsenergiezufuhr der körperlichen Aktivität angepaßt sein sollte.

3.4 Ernährung seit Beginn der Industrialisierung

In diesem entwicklungsgeschichtlich für die genetische Anpassung unbedeutsamen Zeitraum von etwa 200 Jahren haben sich die Ernährungsgewohnheiten in den Industrieländern in einem Umfang geändert wie nie zuvor. An die Stelle der artgerechten voluminösen, überwiegend pflanzlichen, wenig verarbeiteten, d.h. kohlenhydrat- und ballaststoffreichen Nahrung trat eine energiedichte, einen hohen tierischen Anteil enthaltende, stark verarbeitete, d.h. fettreiche und ballaststoffarme Kost. Auf eine solche Ernährung ist der Organismus von seiner Anlage her nicht eingestellt. Die Änderungen im Lebensmittelverzehr der letzten 200 Jahre stellen demnach eine starke Abweichung von der genetisch vorgegebenen Ernährungsweise dar, welche die hohe Anpassungsfähigkeit des Menschen an das jeweilige Nahrungsangebot teilweise überfordert. Diese Diskrepanz ist ein bedeutender Faktor bei der Entstehung der sog. *Zivilisationskrankheiten* (*Eaton* u.a. 1988).

Einen Überblick über die wichtigsten Verbrauchsänderungen dieses Zeitraumes geben die Tab. 3.2–3.5 (S. 42–44). Zu den **statistischen Angaben** sind einige Vorbemerkungen wichtig (*Ernährungsbericht* 1984, S. 11–12, 18–19). Aus der Statistik lassen sich keine exakten Mengen für den einzelnen Menschen, sondern nur Tendenzen und ungefähre Größenordnungen des Durchschnittsverbrauchs der Bevölkerung ableiten. Sie beruhen außerdem auf zwei unterschiedlichen statistischen Grundlagen, die zu gewissen Abweichungen führen.

Daten auf der Grundlage **agrarstatisti-**

scher Erhebungen werden für Angaben in den Statistischen Jahrbüchern über Ernährung, Landwirtschaft und Forsten (ELF) des Statistischen Bundesamtes verwendet. Sie umfassen die insgesamt für den *Verbrauch* zur Verfügung stehenden landwirtschaftlichen Produkte und liegen deshalb höher als die tatsächlichen *Verzehrs*mengen. Verluste durch Schwund, Verderb, nicht zum menschlichen Verzehr verarbeitete Lebensmittel usw. wurden abgezogen, nicht dagegen Lebensmittelabfälle, Kleintierfutter u.a.

Daten auf Grundlage der **Einkommens- und Verbrauchsstichprobe** (EVS) des Statistischen Bundesamtes dienen für Angaben in den Ernährungsberichten der Deutschen Gesellschaft für Ernährung bis 1984 (in den Ernährungsberichten 1988 und 1992 dienen dagegen agrarstatistische Erhebungen als Datengrundlage). Die EVS-Daten werden verhältnismäßig verbrauchernah erhoben und gelten als genauer, da hierbei Verluste durch Verderb im Haushalt, Zubereitung und Abfall abgezogen werden (*Sichert* u.a. 1984). Exakt

Tab. 3.2: Entwicklung des Verbrauchs ausgewählter Lebensmittel in Deutschland[1]
(kg pro Person und Jahr; *Lemnitzer* 1977, S. 60: Angaben für 2. Hälfte d. 18. Jh.; *Teuteberg* und *Wiegelmann* 1986, S. 236-241: Angaben für 1850 bis 1900; *Statist. Jahrbücher ELF* 1962, S. 150-151; 1980, S. 161-162; 1984, S. 167-168; 1991, S. 172-173: Angaben ab 1935/38)

Jahr	Getreide	Kartoffeln	Gemüse[2]	Obst[2]	Zucker
2. Hälfte d. 18. Jh.	255	50	–	–	–
1850/54	91	138	37	15	2
1900	139	271	61	43	13
1935/38	111	176	52	44	26
1950/51	99	186	50	51	29
1960/61	80	132	49	108	30
1970/71	66	102	64	116	34
1980/81	68	81	64	116	36
1989/90	74	72	82	126	34

Jahr	Milch[3]	Butter	Margarine	Käse u. Quark[4]	Fleisch	Fisch[5]	Eier (Stück)
2. Hälfte d. 18. Jh	–	6	–	8	17	–	40
1850/54	–	–	–	–	22	3	46
1900	–	–	–	–	47	6	90
1935/38	137	8	6	4	53	12	133
1950/51	122	6	9	5	37	12	136
1960/61	120	9	11	7	57	12	228
1970/71	96	8	9	10	79	11	280
1980/81	86	7	8	14	91	11	283
1989/90	99	7	8	19	100	15	249

[1] ab 1950/51 BRD (alte Bundesländer)
[2] der Gemüse- und Obstverzehr lag früher weit höher als die angebenen Zahlen, da der Eigenanbau nicht erfaßt wurde
[3] einschließlich Sauer- und Buttermilch sowie Milchmischgetränken und Sahne
[4] ab 1970/71 Käse und Frischkäse (einschließlich Quark)
[5] in Fanggewicht
– keine Angabe

durchgeführte Erhebungen zeigen, daß die tatsächlichen Verzehrsmengen durchschnittlich um 10 % unter den EVS-Werten liegen.

Grundlage der folgenden Tab. 3.2-3.5 sind die Statistischen Jahrbücher ELF, also agrarstatistische Daten des Lebensmittel*verbrauchs*.

3.5 Ernährungsphysiologische Konsequenzen

Die Verzehrssteigerungen von Nahrungsenergie und Protein bis zum Ende des 19. Jahrhunderts bedeuteten eine allmähliche **Verbesserung der Ernährungssituation,**

Tab. 3.3: Verbrauchsentwicklung von ausgewählten Genußmitteln und Salz in Deutschland[1]
(pro Person und Jahr; *Lemnitzer* 1977, S. 60: Angaben bis 1909/13;
Statist. Jahrbücher ELF 1962, S. 205; 1973, S. 216; 1980, S. 220; 1984, S. 224; 1991,
S. 228–230: Angaben ab 1935/38)

Jahr	Bier	Trink-wein	Trink-brannt-wein	Kaffee	Tee	Ziga-retten	Salz
	(l)	(l)	(l)	(kg)	(g)	(Stück)	(kg)
2. Hälfte d. 18. Jh	–	–	3,5	–	–	–	–
1850/54	–	–	2,4	1,5	–	–	–
1880/84	–	–	4,4	2,3	–	–	–
1909/13	–	–	3,1	2,7	–	–	–
1935/38	75	7	1,1	2,1	71	612	7,4
1950/51	39	6	1,1	0,6	47	481	6,9
1960/61	97	13	1,9	2,9	114	1276	5,9
1970/71	143	16	2,6	4,1	134	1946	5,7
1980/81	146	21	1,8	5,8	248	2088	5,7
1989/90	154	26	–	8,7	224	1943	–

[1] ab 1950/51 BRD (alte Bundesländer)
– keine Angabe

Tab. 3.4: Verbrauchsentwicklung von Nahrungsenergie und Hauptnährstoffen in Deutschland[1]
(pro Person und Tag; *Lemnitzer* 1977, S. 62: Angaben bis 1909/13; *Statist. Jahrbücher ELF* 1956,
S. 140; 1965, S. 148; 1983, S. 165: Angaben ab 1935/38 bis 1980/81; *Ernährungsbericht* 1992,
S. 28-29: Angaben für 1989)

Jahr	Energie kcal		Energie kJ		Protein g		Fett g		Kohlenhydrate g	
	insges.	davon tier.	insges.	davon tier.	insges.	davon tier.	insges.	davon tier.	insges.	davon tier.
2. Hälfte d. 18. Jh	2210	–	9250	–	ca. 60	ca. 10	ca. 25	ca. 420	–	–
1850/54	2120	–	8870	–	–	–	–	–	–	–
1880/84	2760	–	11530	–	–	–	–	–	–	–
1909/13	2940	–	12300	–	87	34	91	–	442	–
1935/38	3040	1000	12700	4170	85	43	111	–	434	–
1950/51	2820	810	11800	3390	76	36	101	–	412	–
1960/61	2980	1050	12480	4400	80	48	127	–	383	–
1970/71	3160	1240	13221	5200	85	56	144	99	352	18
1980/81	3240	1300	13556	5440	90	61	152	104	350	16
1989	3325	1148	13900	4800	99	66	130	82	364	18

[1] ab 1950/51 BRD (alte Bundesländer)
– keine Angabe

Tab. 3.5: Die wichtigsten Änderungen des Lebensmittelverbrauchs in Deutschland seit der Industrialisierung
(2. Hälfte des 18. Jahrhunderts bis heute - BRD, alte Bundesländer; Literaturangaben: siehe Tab. 3.2-3.4, S. 42–43 und Kapitel über die einzelnen Lebensmittelgruppen, Teil II, S.141)

In den letzten 200 Jahren ist der Verbrauch folgender Produkte bzw. Inhaltsstoffe wesentlich *gesunken*:
- **Getreide** auf unter 30 % des früheren Getreideverbrauchs
- **hochausgemahlene Mehle** von fast ausschließlichem Anteil auf unter 20 % des Getreideverbrauchs
- **Ballaststoffe** auf unter 25 % des früheren Ballaststoffverbrauchs
- **Kohlenhydrate** von fast 80 % auf etwa 45 % der Gesamtenergiezufuhr

In den letzten 200 Jahren ist der Verbrauch folgender Produkte bzw. Inhaltsstoffe wesentlich *gestiegen*:
- **niedrigausgemahlene Mehle** von geringem Anteil auf über 80 % des Getreideverbrauchs (auf 18 % der Gesamtenergiezufuhr)
- **isolierte Zucker** von geringer Menge auf etwa 110 g pro Person und Tag (auf etwa 11 % der Gesamtenergiezufuhr)
- **Fett** von unter 10 % auf etwa 36 % der Gesamtenergiezufuhr
- **Energie tierischer Herkunft** von geringem Anteil auf etwa 45 % der Gesamtenergiezufuhr
- **Protein tierischer Herkunft** von unter 20 % auf über 65 % der Gesamtproteinzufuhr
- **Alkohol** auf etwa 5 % der Gesamtenergiezufuhr
- **ballaststofffreie Lebensmittel** auf das fünffache

---

weil in Deutschland seit dem ausgehenden Mittelalter eine verbreitete Unterversorgung an Nahrungsenergie und Protein bestand. Etwa zwischen 1880 und 1890 konnte wohl zum ersten Mal seit dem späten Mittelalter – zumindest gesamtwirtschaftlich – die Lebensmittelversorgung den Nährstoffbedarf decken (*Lemnitzer* 1977, S. 82).

Die weitere Steigerung der Nahrungsenergieaufnahme, verbunden mit einem gleichzeitigen Rückgang körperlicher Aktivität, bewirkte dagegen im 20. Jahrhundert eine **Überversorgung**. Außerdem führte die Industrialisierung auch in der Verarbeitung von Lebensmitteln zu einschneidenden Neuerungen, z.B. zur weiten Verbreitung von Produkten wie Auszugsmehlen, isolierten Zuckern, industriell verarbeiteten Fetten und anderen ballaststofffreien Produkten (Tab. 3.6, S. 45). Wie im Teil II (S.141) des Buches erläutert wird, bedeuten diese Neuerungen im allgemeinen keine Verbesserung, sondern meist eine **Verschlechterung der ernährungsphysiologischen Qualität**.

Die **Lebensmittelverarbeitung** hat mehrere Ziele. Vorrangig war und ist das Haltbarmachen von Lebensmitteln bei möglichst gleichzeitiger Qualitätserhaltung, d.h. bei möglichst geringen Verlusten an wertvollen Inhaltsstoffen. Heute werden jedoch zunehmend neue Produkte entwickelt, bei denen die ernährungsphysiologische Qualität oft vernachlässigt wird (s. 7.6, S. 105).

Die verarbeiteten Nahrungsmittel liefern in der BRD (alte Bundesländer) über 80 % der insgesamt aufgenommenen Nahrungsenergie (*Altenburger* u.a. 1987). Dabei ist zu beachten, daß diese Nahrungsmittel in der Regel mehr Energie enthalten (im Durchschnitt 2,3 kcal/g = 9,6 kJ/g; *Ernährungsbericht* 1972, S. 89) als unverarbeitete Nahrungsmittel (im Durchschnitt 0,9 kcal/g = 3,8 kJ/g; berechnet nach *Ernährungsbericht* 1972, S. 89). Die deutliche Entwicklung zu Produkten mit hohem Energiegehalt ist offensichtlich, d.h. es findet eine **Erhöhung der Energiedichte** statt (s. 4.2.1, S. 52).

Verarbeitete Nahrungsmittel können schneller zerkaut und geschluckt werden. Sie führen pro zugeführter Nahrungsenergiemenge zu einer Verminderung der Sättigungswirkung der Nahrung. Die physiologischen Regulationsmechanismen für die Sättigung haben dabei nicht genügend Zeit, aktiv zu werden. Bis der Magen gefüllt ist und Sättigung eintritt, wurde bereits zu viel Nahrungsenergie aufgenommen. Hierin liegt eine wesentliche Ursache der Energie-Überernährung, d.h. von Übergewicht.

Tab. 3.6: **Anteil gewerblich verarbeiteter Lebensmittel[1] am Gesamtverbrauch des jeweiligen Lebensmittels in der BRD**
(%; alte Bundesländer; nach *Ernährungsbericht* 1972, S. 88 und *Statist. Jahrbuch* ELF 1991, S. 192 und 215: Angaben für Kartoffeln, Milch und Milcherzeugnisse)

Pflanzliche Produkte		**Tierische Produkte**	
Getreide	fast 100	Milch und Milcherzeugnisse	
Gemüse	26	(einschließlich Butter)	98
Obst	20		
Kartoffeln	42	Fleisch	55
Hülsenfrüchte	98	Schlachtfette	87
		Fisch	65
Speiseöl	100	Eier- und Eiprodukte	4
Margarine	100		
Honig	73	**Sonstige Produkte**	
Zucker	100	Alkoholische Getränke	100
Kakaomasse	100	Kaffee, Tee	100

[1] zur gewerblichen Verarbeitung zählen z.B. Mahlen und Schälen von Getreide, Gemüse- und Obstkonservierung, Kartoffelchipsherstellung, Fettgewinnung und -verarbeitung, Erhitzen von Milch, Herstellung von Wurst- und Fleischwaren sowie -konserven, Erhitzen von Honig und Zuckerisolierung

Zu berücksichtigen ist ferner, daß die **körperliche Aktivität** in den letzten 100 Jahren erheblich abgenommen hat. Der Bewegungsmangel betrifft neben der beruflichen Tätigkeit (Tab. 3.7) auch alle anderen Lebensbereiche. Körperliche Aktivität führt zu einer intensiven Atmung, kräftigen Durchblutung und regt Verdauung und Stoffwechsel an. Der Energiebedarf vieler Menschen liegt weit unter deren tatsächlicher Energieaufnahme.

Der Bewegungsmangel ist jedoch bei weitem nicht die *einzige* Veränderung unserer Lebensweise infolge der Industrialisierung und damit auch nicht die Hauptursache für eine positive Energiebilanz. Neben den erheblichen Veränderungen der Nahrungszusammensetzung spielen auch die ständige Verfügbarkeit, die Aufmachung und die niedrigen Preise der Lebensmittel sowie soziale und psychologische Faktoren eine wichtige Rolle.

Zusätzlich zur Energiekonzentrierung der Kost ergibt sich eine weitere schwerwiegende Folge der industriellen Verarbeitung von Lebensmitteln: die **Verminderung essentieller** (d.h. lebens- und zufuhrnotwendiger) **Nährstoffe**, z.B. Vitamine und Mineralstoffe. Daraus ergibt sich eine Herabsetzung der Nährstoffdichte (s. 4.2.1, S. 50). Außerdem tritt eine **Verminderung gesundheitsfördernder Inhaltsstoffe** ein, d.h. von Ballaststoffen (s. 6.1, S. 69) und sekundären Pflanzenstoffen (s. 6.2, S. 74).

Die Eingriffe in das natürliche Gefüge der Lebensmittel sind oft so weitgehend, daß heute die empfohlene Zufuhrmenge an einigen Inhaltsstoffen – zumindest bei bestimmten Bevölkerungsgruppen – nicht gedeckt wird. Zu diesen „**kritischen**" **Inhaltsstoffen** zählen derzeit die Vitamine A, B_1, B_2 und Folsäure, die Mineralstoffe Jod, Eisen, Calcium und Zink sowie die Ballaststoffe (*Heseker* u.a. 1991). Diese Unterversorgung ist besonders bei einseitiger Ernährung zu finden, wie sie teilweise von Jugendlichen und alten Menschen praktiziert wird.

Tab. 3.7: **Berufsschwere der Erwerbstätigen in Deutschland**
(% aller Erwerbstätigen; *Ernährungsbericht* 1969, S. 102: Angaben bis 1965; *Wirths* 1980: Angaben für 1970 und 1980; *Wirths* 1993: Angaben für 1988)

	1882	1925	1950	1965	1970	1978	1988
Leichtarbeiter	21	24	58	61	66	72	76
Mittelschwerarbeiter	39	39	21	26	25	21	19
Schwerarbeiter	26	25	16	10	8	6,4	4,7
Schwerstarbeiter	14	12	5	3	1	0,6	0,3

4 LEBENSMITTELQUALITÄT

Die „Qualität" eines Lebensmittels wurde bis Anfang dieses Jahrhunderts von der Ernährungswissenschaft im wesentlichen am *Energiegehalt* gemessen, da dieser relativ einfach zu bestimmen war und die Versorgung mit Nahrungsenergie hohe Priorität für das Überleben besaß. In Entwicklungsländern ist diese Bewertung weiterhin wichtig.

An der veränderten Bewertung des Energie- und Ballaststoffgehaltes von Lebensmitteln wird die Abhängigkeit der Lebensmittelqualität von der Wertschätzung des Menschen und dem jeweiligen Stand wissenschaftlicher Erkenntnisse deutlich. Früher galten in Industrieländern energiereiche und ballaststoffarme Lebensmittel als wertvoll, heute werden – genau umgekehrt – energiearme und ballaststoffreiche Lebensmittel empfohlen (s. Kap. 2 *Erkenntnistheoretische Grundlagen,* S. 29).

Der Begriff **Qualität** kann entweder die *wertneutrale* Beschaffenheit oder die *wertbezogene* Güte eines Gegenstandes bezeichnen. Qualität ist anhand objektiv meßbarer Eigenschaften und/oder aufgrund subjektiver Wertschätzungen zu ermitteln.

Lebensmittelqualität als Summe sämtlicher bewertbarer Eigenschaften und Merkmale eines Lebensmittels ist wissenschaftlich nicht einfach zu definieren, da sie eine Vielzahl unterschiedlicher Aspekte beinhalten kann.

Seit langem werden **drei Teilbereiche** der Lebensmittelqualität unterschieden (z.B. *Ernährungsbericht* 1976, S. 325-327):

● Genußwert

● Gesundheitswert

● Eignungswert.

Zunehmend werden **weitere Kategorien** zur Qualitätsbeurteilung von Lebensmitteln herangezogen, die im Laufe der Zeit meßbar wurden oder die sich als wichtig erwiesen haben. Hierzu zählen in der Vollwert-Ernährung:

● Psychologischer Wert

● Ökologischer Wert

● Soziokultureller Wert

● Ökonomischer Wert

● Politischer Wert.

Alle acht genannten Kategorien sollten zur Beurteilung der Lebensmittelqualität herangezogen werden. Sie lassen sich den **drei Bezugssystemen der Vollwert-Ernährung** zuordnen (Abb. 4.1, S. 48; s. Kap. 1 *Bedeutung der Ernährung für Mensch, Umwelt und Gesellschaft,* S. 19).

Widersprüche in der Diskussion über die Qualität von Lebensmitteln ergeben sich vorrangig infolge **unterschiedlicher Interessen der Erzeuger, Verarbeiter, Händler und Verbraucher.** Hinsichtlich der Wertschätzung einzelner Qualitätsmerkmale von Produkten unterscheiden sich diese Interessengruppen oft deutlich voneinander (*Schuphan* 1969; *Zenz* 1977; *Trenkle* 1983; *Leitzmann* und *Sichert-Oevermann* 1990; *Meier-Ploeger* und *Vogtmann* 1991; *Meier-Ploeger* 1992). Während für die Landwirtschaft beispielsweise die Höhe des Ertrags einer Nutzpflanze ein wichtiges Kriterium darstellt, sind es für die lebensmittelverarbeitende Industrie und das Handwerk die technologischen Merkmale (z.B. Verarbeitungseignung), für den Lebensmittelhandel die Lager- und Transportfähigkeit und für die Verbraucher beispielsweise Aussehen, Geschmack und hoher Gehalt an essentiellen Nährstoffen.

In der Regel können bei einem Lebensmittel nicht alle von verschiedenen Interessengruppen gewünschten Eigenschaften gleichzeitig optimiert werden. Eine Annäherung könnte eher möglich sein, wenn die am Ernährungssystem Beteiligten die ernährungsökologischen Grundsätze umsetzen würden (s. Kap. 7 *Grundsätze der Vollwert-Ernährung,* S. 97).

Abb. 4.1:
Kategorien der Lebens-
mittelqualität in der
Vollwert-Ernährung

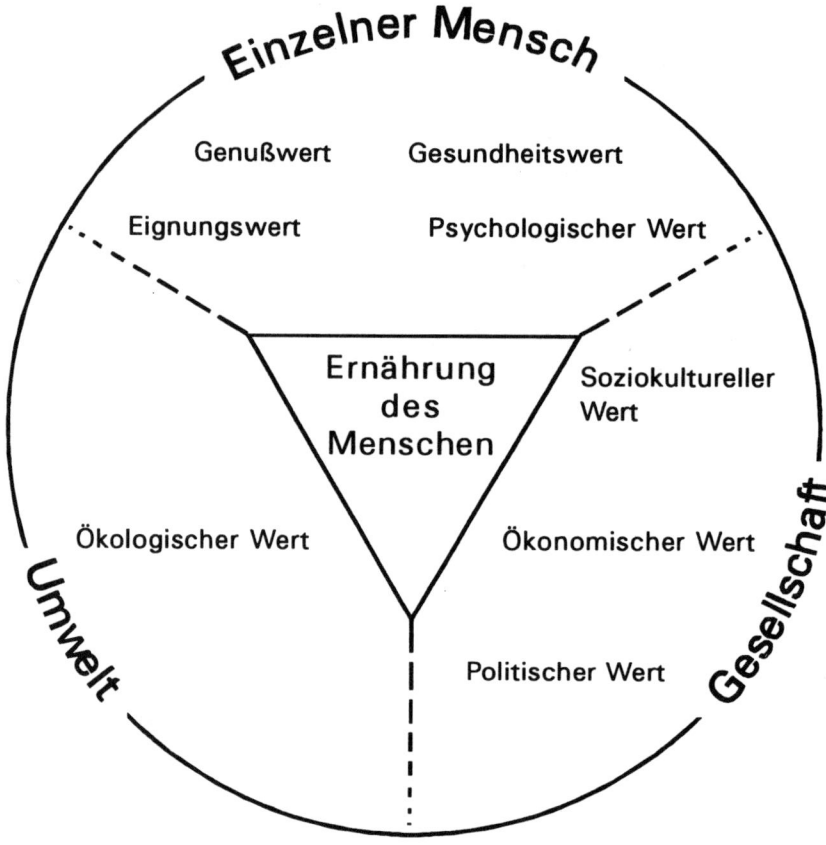

4.1   Genußwert

Der Genußwert (sensorischer Wert, sensorische Qualität) eines Lebensmittels ist für Verbraucher von besonderer Bedeutung. Häufig werden die Lebensmittel bevorzugt, die der individuellen Genußerwartung am meisten entsprechen. Der Genußwert umfaßt alle Eigenschaften, die ein Mensch bei der Aufnahme, also beim Genuß eines Lebensmittels, mit seinen Sinnen direkt wahrnehmen kann. Hierzu zählen die sensorischen Aspekte:

- Aussehen (Farbe, Form, Mängel u.a.)

- Geruch

- Geschmack

- Konsistenz

- Temperatur.

Aus diesen Aspekten ergeben sich Bewertungsmöglichkeiten für *Reife* und *Frische*

(s. 4.2.3, S. 53). Manche der sensorischen Eigenschaften sind einer wissenschaftlichen, analytischen Erfassung relativ leicht zugänglich, andere hingegen nur schwer. In Zusammenhang mit dem Genuß steht auch die Freude am Essen (s. 4.4, S. 56).

4.2   Gesundheitswert

Der Gesundheitswert (ernährungsphysiologische Qualität, ernährungsphysiologischer Wert), der für viele Verbraucher ebenfalls von besonderer Bedeutung ist, wird im folgenden ausführlich dargestellt. Er wird vorrangig über die Summe wertgebender bzw. wertmindernder Inhaltsstoffe beurteilt. Folgende Kriterien lassen sich unterscheiden:

Wertgebende Inhaltsstoffe

- Gehalt essentieller Nährstoffe/ Inhaltsstoffe

- Gehalt gesundheitsfördernder Inhaltsstoffe (Ballaststoffe, sekundäre Pflanzenstoffe)

- Dichte essentieller Nährstoffe (Nährstoffdichte)

- Hauptnährstoffe

- Energiegehalt

- Energiedichte

Wertmindernde Inhaltsstoffe

- Fremd- bzw. Schadstoffe

- Pathogene Keime

Weitere Kriterien

- Reife und Frische

- Sättigungswirkung

- Bekömmlichkeit (Verträglichkeit)

- Verdaulichkeit und Bioverfügbarkeit.

Im Rahmen des Gesundheitswerts sind auch die Eigenschaften des *Genußwerts* von Bedeutung, denn eine noch so vernünftige Nahrung, die nicht gut schmeckt oder unappetitlich aussieht, wird die Gesundheit nicht fördern können (s. 4.1, S. 48).

4.2.1 *Wertgebende Inhaltsstoffe*

Gehalt essentieller Nährstoffe/Inhaltsstoffe
Gehalt gesundheitsfördernder Inhaltsstoffe
(Ballaststoffe, sekundäre Pflanzenstoffe)

Essentielle Nährstoffe/Inhaltsstoffe sind Substanzen, die der Mensch für die Erhaltung seiner Lebensvorgänge benötigt, die er aber im Stoffwechsel nicht selbst herstellen kann und darum mit der Nahrung aufnehmen muß. „Essentiell" bedeutet demnach *lebensnotwendig und zufuhrnotwen-*

dig. Dazu zählen nach dem gegenwärtigen Stand der ernährungswissenschaftlichen Forschung (neben Wasser):

- die Vitamine (wasser- und fettlösliche)

- die Mineralstoffe (Mengen- und Spurenelemente)

- acht Aminosäuren (für Kinder mindestens neun) *(Eiweiß)*

- die mehrfach ungesättigten Fettsäuren Linolsäure und alpha-Linolensäure. *(Fett)*

Es ist sehr wahrscheinlich, daß heute alle essentiellen Nährstoffe bekannt sind, deren Fehlen in der Nahrung zu lebensbedrohlichen Gesundheitsschäden führen würde. In Zukunft werden möglicherweise noch einige Ultra-Spurenelemente, wie Brom oder Cadmium, als essentielle Nährstoffe anerkannt (*Nielsen* 1990). Jedoch ist eine eventuelle Essentialität dieser Elemente von rein akademischem Interesse, da im Falle nachgewiesener Essentialität nur so geringe Mengen gebraucht würden, daß aufgrund des weitverbreiteten Vorkommens dieser Elemente in Lebensmitteln eine unzureichende Versorgung kaum möglich wäre.

Alpha-Linolensäure, deren Essentialität erst in den letzten Jahren nachgewiesen wurde, ist ein Beispiel, bei dem eine Mangelversorgung nur experimentell oder unter pathologischen Bedingungen möglich ist.

Neben den essentiellen Nährstoffen gibt es jedoch eine Vielzahl von Nahrungsinhaltsstoffen, die an der Förderung von Gesundheit und Leistungsfähigkeit beteiligt sind. Zu diesen sog. **gesundheitsfördernden Inhaltsstoffen** zählen die *Ballaststoffe* und die *sekundären Pflanzenstoffe*. Die Ballaststoffe üben, anders als noch vor einigen Jahrzehnten angenommen, vielfältige günstige Wirkungen auf den Organismus aus (weitere Ausführungen s. 6.1, S. 69). Die sekundären Pflanzenstoffe haben ebenfalls verschiedenste positive Effekte; sie wurden in der ernährungswissenschaftlichen Forschung jedoch lange vernachlässigt (weitere Ausführungen s. 6.2, S. 74).

Es ist in jedem Falle empfehlenswert, nicht nur die wissenschaftlich anerkannten *lebensnotwendigen*/essentiellen Substanzen mit der Nahrung zuzuführen, sondern auch die *gesundheitsfördernden* Inhaltsstoffe. Es ist nämlich problematisch, eine Grenze zwischen Leben und Gesundheit zu ziehen, d.h. durch Aufnahme der *lebens*notwendigen Substanzen für das *Leben* zu sorgen und die *Gesundheit* weniger wichtig zu nehmen. Denn ein *uneingeschränktes* Leben, zu dem eine vernünftige Ernährung beitragen soll, ist ohne Gesundheit nicht möglich.

Die beschriebenen Zusammenhänge werden durch folgende Ausführungen von *Menden* (1988) bestätigt: „Wenn aufgrund experimenteller Forschungsergebnisse, auch aufgrund von Erfahrungen in der Praxis der parenteralen und Sondenernährung, die Existenz von bisher unbekannten, aber möglicherweise lebenswichtigen Inhaltsstoffen in Vollkornprodukten bezweifelt werden muß, sollte man nicht soweit gehen, die Existenz derartiger Stoffe, die beispielsweise für die Immunabwehr von Bedeutung sein könnten, völlig auszuschließen. Die letzte Sicherheit, ob wirklich alle essentiellen Komponenten der Nahrung identifiziert sind, die der Mensch über seine gesamte Lebensdauer braucht, um gesund und leistungsfähig in allen Lebensabschnitten zu sein, um den vielfältigen physischen und emotionalen Belastungen durch seine Umwelt begegnen zu können, kann die Ernährungsforschung (noch) nicht geben."

Durch Verarbeitungsprozesse entstehende Verluste an essentiellen und gesundheitsfördernden Inhaltsstoffen können nicht vollständig durch nachträgliche *isolierte* Zugabe dieser Substanzen ausgeglichen werden, wie dies z.B. durch die Vitaminierung von Margarine oder durch die Einnahme von Vitaminpräparaten versucht wird. Auf diesem Wege können immer nur die bekannten und industriell herstellbaren Substanzen zugeführt werden, aber nicht die uneingeschränkte Vielfalt der sekundären Pflanzenstoffe mit gesundheitsfördernden Wirkungen.

Aus den beschriebenen Überlegungen entstand der Vorschlag, die genannten Substanzen vorsichtshalber als *möglicherweise essentiell* zu bezeichnen (*v. Koerber* u.a. 1985, S. 53); sie wurden auch *semi-essentiell* genannt (*Kühnau* 1976a und 1976b). Zu diesen Begriffen kam der Einwand, sie hätten eine zu nahe Verbindung zu der wissenschaftlich eng definierten Bezeichnung „essentiell = *lebens-* und *zufuhrnotwendig*". Vielleicht ist darum der Begriff *gesundheitsfördernde Inhaltsstoffe* eher geeignet, um den langwährenden Streit über die Begriffswahl zu beenden.

Entscheidend ist jedoch, bei der Konzeption von Ernährungsempfehlungen sicherzustellen, daß diese Substanzgruppen auch tatsächlich in ausreichender Menge mit der Nahrung aufgenommen werden. Am wahrscheinlichsten gelingt dies mit einer überwiegend pflanzlichen, möglichst wenig verarbeiteten Kost (s. Kap. 7 *Grundsätze der Vollwert-Ernährung*, S. 97).

Dichte essentieller Nährstoffe (Nährstoffdichte)

Für den Gesundheitswert eines Lebensmittels ist nicht nur der *absolute Gehalt* an essentiellen Nährstoffen sowie deren Verhältnis untereinander wichtig, sondern auch das Verhältnis von essentiellen Nährstoffen zu energieliefernden Nährstoffen. Dafür wurde der Begriff *Dichte essentieller Nährstoffe* bzw. *Nährstoffdichte* geprägt, gemessen beispielsweise in µg oder mg pro 1000 kcal.

Bezüglich der Dichte essentieller Nährstoffe schneiden z.B. Gemüse und Vollkornprodukte im Vergleich zu isolierten Zuckern und Auszugsmehlprodukten wesentlich besser ab (Tab. 4.1, S. 51).

Erwachsene nehmen durchschnittlich zwischen 2 000 und 3 000 kcal pro Tag auf. Anhand der jeweiligen Nährstoffempfehlung läßt sich erkennen, welchen Beitrag ein Lebensmittel zur Deckung der Empfehlung leistet. Der ernährungsphysiologische Wert ei-

Vitam + Mineralien i. mg/1 kcal

fast überall Grenze — die höchsten Werte!

Tab. 4.1: Nährstoffdichte ausgewählter Lebensmittelgruppen

(mg/1000 kcal; *Bundeslebensmittelschlüssel* 1989; *Souci* u.a. 1989; jede Lebensmittelgruppe (Zeile) enthält den Durchschnittswert der in den Fußnoten aufgeführten Lebensmittel)

	Vit. A*	Vit. B1	Vit. B2	Fol-säure+	Vit. C	Mg	K	Ca	Fe	Zn	Ballaststoffe (g/1000 kcal)
Vollkornprodukte, erhitzt [1]	0,04	1,18	0,35	0,09	0	369	833	118	9,9	8,8	19,0
Auszugsmehlprodukte, erhitzt [2]	0,08	0,39	0,20	0,06	0	154	430	78	3,7	3,7	10,0
Frischkornmüsli [3]	0,29	1,08	0,85	0,16	37	323	1846	457	7,6	8,5	27,7
Gemüse, unerhitzt [4]	7,27	2,89	2,73	2,06	1200	810	13160	1940	45,2	13,9	105,5
Gemüse, erhitzt [5]	6,14	2,18	2,29	0,27	1100	532	8055	1254	23,4	13,3	82,8
Obst, unerhitzt [6]	0,41	0,92	0,89	0,23	505	253	3800	370	10,9	2,2	42,7
Kartoffelprodukte, erhitzt [7]	0,03	0,98	0,53	0	173	216	5236	148	10,6	3,4	22,3
Hülsenfrüchte, erhitzt [8]	0,78	1,83	1,24	–	–	–	3685	336	18,2	–	88,8#
Milch, past., 3,5 % Fett	0,48	0,47	2,81	0,08	15	187	2453	1875	1,5	5,6	0
Fleisch, erhitzt [9]	1,12	1,27	0,71	0,01	0	111	1756	31	8,6	11,2	0
Wurstwaren [10]	0,19	0,96	0,77	0,02	0	100	1268	65	6,8	8,8	0
Empfehlung (mg/Tag) [0] (DGE 1991) m	1,00	1,30	1,70	0,15	75	350	–	800	10	15	≥30 g/d
w	0,80	1,10	1,50	0,15	75	300	–	800	15	12	≥30 g/d
mg/1000 kcal [0] (DGE 1991)	0,4	0,6	0,7	0,07	34	150	–	400	4,2;7,5	6	12,5 g

* in Retinoläquivalenten
+ in Folatäquivalenten
# eigene Berechnung auf Basis der Rohware
0 Erwachsene mit überwiegend sitzender Beschäftigung
m männliche Personen
w weibliche Personen
– keine Angabe

1 Haferflocken
 Weizenvollkornbrot
 Vollkornnudeln, gegart
 Vollkornreis, gegart

2 Weizenmischbrot
 Weizenbrötchen
 Eierteigwaren, gegart
 geschälter Reis, gegart

3 160 g Weizen
 260 g Joghurt, 3,5 % Fett
 230 g Apfel
 140 g Birne
 20 g Haselnüsse
 = etwa 1000 kcal

4 Kopfsalat
 Radieschen
 Tomaten
 Karotten
 Gurken
 Weißkraut

5 Grüne Bohnen
 Blumenkohl
 Kohlrabi
 Karotten
 Sauerkraut
 Zwiebeln
 Rosenkohl

6 Äpfel
 Bananen
 Birnen
 Erdbeeren
 Pfirsiche
 Pflaumen
 Orangen
 Weintrauben

7 Kartoffeln, gekocht
 Kartoffeln, gebraten
 Pommes frites

8 Bohnen
 Erbsen
 Linsen

9 Rindfleisch (Hackfleisch)
 Schweinekotelett, mager
 Schweinekotelett, mittelfett

10 Salami
 Frankfurter Würstchen
 Fleischwurst
 Bierschinken
 Schweineschinken

nes Lebensmittels ist auf diese Weise schnell zu ermitteln.

Hauptnährstoffe

Zu den Hauptnährstoffen zählen Kohlenhydrate, Proteine (Eiweiße) und Fette.

Der Begriff **Kohlenhydrate** ist ein weit gefaßter Sammelbegriff für viele verschiedene Substanzen. Um problematische Vereinfachungen zu vermeiden, können die Kohlenhydrate zunächst nach ihrer Molekülgröße bzw. Bindungsart in drei Gruppen aufgeteilt werden, nämlich Zucker (= Mono- und Disaccharide), Stärke (= verdauliche Polysaccharide) sowie Zellulose und Hemizellulose (= unverdauliche Polysaccharide, Ballaststoffe).

Kohlenhydrate stehen nicht nur als natürlicher Bestandteil von Lebensmitteln zur Verfügung, sondern auch als isolierte Produkte. Der Begriff *isoliert* wird hier im Sinne von *nicht mehr im natürlichen Verband des ganzen Lebensmittels* verwendet, wobei diese Unterscheidung nicht in jedem Falle streng möglich ist. Beispielsweise gibt es beim Getreide zwischen den Extremen Vollkornmehl und Auszugsmehl weitere Mehltypen, außerdem sind Auszugsmehle nicht *völlig frei* von anderen Inhaltsstoffen. Für die Ernährung ergeben sich große Unterschiede, da bei isolierten Produkten essentielle und gesundheitsfördernde Substanzen weitgehend abgetrennt sind. Außerdem gibt es Unterschiede u.a. in der Zeitdauer bis zur Aufspaltung in resorbierbare Bestandteile, im Ort der Resorption und im Genußwert.

Aus den genannten Unterscheidungskriterien ergibt sich eine Einteilung der Kohlenhydrate in sechs Gruppen (Tab. 4.2).

Wie bei den Kohlenhydraten ist es auch nicht gleichgültig, ob **Proteine** und **Fette** in isolierter und konzentrierter Form aufgenommen werden (z.B. Proteinpräparate) oder als natürlicher Bestandteil eines Lebensmittels (zu den Unterschieden zwischen isoliert und natürlich s. 7.2, S. 99).

Tab. 4.2: Einteilung der Kohlenhydrate bzw. kohlenhydrathaltigen Lebensmittel in verschiedene Gruppen

Lebensmittel mit natürlichem Kohlenhydratgehalt

a) Lebensmittel mit natürlichem Zuckergehalt, z.B. Obst, Gemüse, Milch, Honig

b) Lebensmittel mit natürlichem Stärkegehalt, z.B. Getreide, Kartoffeln, Hülsenfrüchte, Gemüse

c) Lebensmittel mit natürlichem Gehalt unverdaulicher Kohlenhydrate (Ballaststoffe), z.B. Getreide, Gemüse, Obst, Kartoffeln, Hülsenfrüchte

Isolierte Kohlenhydrate

a) Isolierte Zucker, z.B. isolierte Glucose (Traubenzucker), isolierte Fructose (Fruchtzucker), isolierte Saccharose (Haushaltszucker), isolierte Laktose (Milchzucker)

b) Isolierte Stärke, z.B. Speisestärke, begrenzt: Auszugsmehle

c) Isolierte unverdauliche Kohlenhydrate (Ballaststoffe), z.B. isolierte Zellulose, isoliertes Pektin, begrenzt: Kleie

Energiegehalt

Der Energiegehalt eines Lebensmittels gibt die Menge an Wärmeenergie pro Gewichtseinheit an (z.B. in kcal/g). Seit 1978 ist international die Einheit Kalorie offiziell durch die Einheit Joule ersetzt worden (1 kcal = 4,18 kJ). Da es in der Praxis ungewohnt ist, von Joulegehalt, joulereich usw. zu sprechen, bietet es sich an, die Begriffe *Energiegehalt, energiereich* usw. zu verwenden, wobei eigentlich der Wärmeenergiegehalt gemeint ist.

Für den Gesundheitswert ist der Energiegehalt eines Lebensmittels allein nicht aussagekräftig, da ein hoher Gesundheitswert weder durch einen hohen, noch durch einen niedrigen Energiegehalt allein bestimmt wird.

Energiedichte

In Anlehnung an den Begriff Nährstoffdichte wurde der Begriff *Energiedichte* geprägt. Sie gibt den Energiegehalt eines Lebensmittels pro Volumeneinheit an (z.B. kcal/cm^3 oder kJ/cm^3). Die Energiedichte ist für die Praxis wichtig, denn eine Kostform mit Lebensmitteln hoher Energiedichte (d.h. mit konzentrierten, ballaststoffarmen Produkten, die gleichzeitig schnell schluckfähig sind) kann leicht zu einer Energie-Überernährung führen (s.u. *Sättigungswirkung*, S. 53).

4.2.2 Wertmindernde Inhaltsstoffe

Fremd- bzw. Schadstoffe

Wegen der besonderen Problematik der Fremd- bzw. Schadstoffe in Lebensmitteln wird darauf ausführlich im Kap. 5 (S. 61) eingegangen. Dabei werden unterschieden:

- **biogene** (lebensmitteleigene) **Substanzen**, die entweder natürlicherweise in Lebensmitteln vorkommen oder bei der Lagerung oder Verarbeitung entstehen können

- **anthropogene** (durch menschliche Einwirkungen entstandene) **Substanzen** (= Fremdstoffe), nämlich Rückstände, Umweltkontaminanten und Lebensmittelzusatzstoffe.

Pathogene Keime

Lebensmittel dürfen nicht durch pathogene (schädliche) Mikroorganismen oder deren giftige Stoffwechselprodukte (Toxine) verdorben und damit genußuntauglich sein. Lebensmittel müssen aber nicht *keimfrei* sein, denn die meisten Mikroorganismen sind nicht nur unschädlich, sondern sind als Symbionten oft nützlich (z.B. Laktobazillen, die in milchsauren Erzeugnissen vorhanden sind). Die meisten Lebensmittel (außer den konservierten) sind mehr oder weniger keimhaltig, was bei sachgerechter Erzeugung, Verarbeitung und Lagerung ihre Qualität und die menschliche Gesundheit nicht beeinträchtigt.

Der Gehalt an pathogenen Mikroorganismen ist im heutigen Ernährungssystem wieder ein zunehmendes Problem, weil sich vermehrte Kontaminationsmöglichkeiten durch Massentierhaltung und ungleichmäßiges Erhitzen (z.B. Mikrowellengerät) ergeben. Besonders die Salmonellenbelastung bei Geflügelfleisch, Eiern und Fertigsalaten ist inzwischen relativ weit verbreitet. Sie führte 1990 zu über 90 000 offiziell gemeldeten Infektionen, wobei v.a. bei älteren Menschen auch Todesfälle auftraten (*Ernährungsbericht* 1992, S. 161).

4.2.3 Weitere Kriterien

Reife und Frische

Reife und Frische sind weitere wichtige Kriterien für den Gesundheitswert der Nahrung. Lebensmittel weisen in ausgereiftem und frischem, nicht gelagertem Zustand ihre höchsten Gehalte an essentiellen und gesundheitsfördernden Inhaltsstoffen auf. Die schnell tiefgefrorenen Produkte kommen der Nährstoffzusammensetzung des frischen Lebensmittels am nächsten. Tiefkühlware ist aber wegen der erforderlichen Kühlkette (von der Produktion über Transport und Handel bis zum Haushalt) aus ökologischen Überlegungen ungünstig (s. 7.10, S. 121; s. 10.4.5, S. 165; s. 10.5, S. 170).

Sättigungswirkung

Die Sättigungswirkung (Sättigungswert, Sättigungseffekt) ist nur schwer zu messen, da sie von zahlreichen Einflüssen abhängig ist. Bisher gibt es keine zufriedenstellenden Methoden zu ihrer Bestimmung.

Eine Einflußgröße für die Sättigungswirkung eines Lebensmittels ist seine **Konsistenz** und die damit verbundene Kaudauer beim Verzehr. Durch intensives Kauen unerhitzter oder wenig verarbeiteter Lebensmittel wird vermehrt Speichel abgesondert, der zur Magenfüllung und somit zur Sättigung beiträgt. Außerdem aktiviert das lange Kauen physiologische Sättigungsmechanismen. Da unsere heutige Kost häufig zerkleinert, raffiniert, konzentriert und/oder gekocht wird, erfolgt in kürzerer Zeit mit weniger Kauaufwand der Verzehr größerer Nahrungsmengen. Auf diese Weise wird bereits zuviel Nahrungsenergie aufgenommen, bevor die Regulationsmechanismen aktiviert sind.

Die **Magenfüllung** ist ein weiterer Faktor für die Sättigungswirkung. Ein gefüllter Magen bedeutet Sättigung, relativ unabhängig vom Energiegehalt der Mahlzeit. Beim Verzehr energiekonzentrierter Mahlzeiten wird mit einer Magenfüllung erheblich mehr Energie aufgenommen. Ballaststoffreiche Lebensmittel sind daher besonders empfehlenswert, weil sie eine geringe Energiedichte aufweisen und die Kaudauer verlängern (*Leitzmann* 1978; *Heseker* und *Leitzmann* 1980; *Hixt* 1988).

Bekömmlichkeit (Verträglichkeit)

Die Bekömmlichkeit (Verträglichkeit) eines Lebensmittels ist individuell sehr unterschiedlich und hängt nicht nur vom jeweiligen Lebensmittel selbst ab, sondern auch von anderen verzehrten Lebensmitteln, also von der Zusammensetzung der Gesamtnahrung. So können beispielsweise Erzeugnisse mit isolierten Zuckern, gekochtes Obst und Säfte Unverträglichkeiten von Vollkornprodukten und Frischkost bewirken (*Bruker* 1991, S. 247-249).

Wegen der individuellen Unterschiede muß und kann jeder selbst herausfinden, ob für ihn ein Lebensmittel in einer bestimmten Form, Menge und Zubereitung bekömmlich ist oder nicht. Weil die Bekömmlichkeit (Verträglichkeit) eine individuelle Größe ist, gibt es in der Vollwert-Ernährung keine Detailempfehlungen (z.B. Bevorzugung von Paprika, Zwiebeln oder Tomaten), sondern nur allgemeine Empfehlungen für die einzelnen Lebensmittel*gruppen*.

Verdaulichkeit und Bioverfügbarkeit

Wissenschaftlich definiert ist die **Verdaulichkeit** ein Maß für den prozentualen Anteil der Nahrung, der während der Verdauung in resorbierbare Bausteine zerlegt wird.

Die **Bioverfügbarkeit** (Ausnutzung) ist der prozentuale Anteil der nach Abschluß der Verdauung tatsächlich vom Darm ins Blut resorbierten Bestandteile.

Die Verdaulichkeit kann im *allgemeinen* Sprachgebrauch eine andere Bedeutung haben, ähnlich wie Bekömmlichkeit (Verträglichkeit). Eine „leicht verdauliche" Kost (z.B. Pudding oder Weißbrot) wird demnach als *gut verträgliche* Kost verstanden, kann aber auch eine *schnelle* Verdauung bedeuten. Diese schnelle Verdauung, die eine rasche Resorption der Nährstoffe nach sich zieht, kann ungünstig sein, da ein hoher Anstieg des Blutzuckerspiegels folgt (s. 6.1.3, S. 71).

Dagegen wird unter „schwer verdaulicher" Kost (z.B. Hülsenfrüchte oder Vollkornbrot) eine *schlecht verträgliche* Kost verstanden, es kann aber auch eine *langsame* Verdauung gemeint sein. Diese langsame Verdauung bewirkt eine allmähliche Resorption der Nährstoffe und damit niedrigere Blutzuckerspiegel.

Die für die Verdauungsenzyme des Menschen *unverdaulichen* Nahrungsbestandteile, die Ballaststoffe, sind keineswegs – aufgrund ihrer Unverdaulichkeit – nachteilig, sondern für eine normale Darmfunktion und damit für die Gesundheit sogar sehr bedeutsam (s. 6.1, S. 69).

4.3 Eignungswert (für Verbraucher)

Die Bedeutung des Eignungswerts (Nutzwert, Gebrauchswert, Verwendungswert, Dienstleistungswert) hängt primär von der jeweiligen Zielgruppe ab. So treten beim Eignungswert eines Produkts für Erzeuger, Verarbeiter, Händler und Verbraucher ganz unterschiedliche Kriterien in den Vordergrund. An dieser Stelle wird nur der Eignungswert für *Verbraucher* dargestellt, für die übrigen Zielgruppen erfolgt dies unter 4.7 *Ökonomischer Wert* (S. 57).

Für die Verbraucher existieren u.a. folgende Kriterien:

- Eignung für bestimmte Verwendung

- Haltbarkeit (Lagerfähigkeit)

- Preis

- Zeitaufwand für Einkauf, Zubereitung und Verzehr.

Die **Eignung** von Lebensmitteln für eine bestimmte Verwendung bedeutet beispielsweise die Art der Kartoffeln, die je nach Verwendung mehlig oder festkochend sein sollen. Hier gibt es eine Vielzahl von Ansprüchen, die regional und saisonal unterschiedlich ausgeprägt sind und die Kaufentscheidung beeinflussen.

Die **Haltbarkeit** (Lagerfähigkeit) von Lebensmitteln kann durch entsprechende Behandlung und Verpackung erheblich verlängert werden. Dieses erscheint in der heutigen Gesellschaft, die u.a. durch das Bedürfnis nach möglichst wenig Zeitaufwand für Einkaufen geprägt ist, wünschenswert und erklärt die Bevorzugung haltbar gemachter Nahrung. Aus ökologischen Gründen ist eine energieaufwendige Haltbarmachung und eine stark rohstoffverbrauchende Verpackung jedoch problematisch (s. 7.9, S. 120; s. 7.10, S. 121).

Die Empfehlung für die Vollwert-Ernährung, frische, d.h. nicht haltbar gemachte Lebensmittel zu verwenden (s. 7.4, S. 102), bedeutet häufigeren Einkauf und Einhaltung besonderer Lagerungsbedingungen. Bei entsprechender Planung kann diesem Anliegen Rechnung getragen werden.

Der **Preis** von Lebensmitteln hat für einen großen Teil der Verbraucher einen deutlichen Einfluß auf die Kaufentscheidung. Le-

bensmittel, die aus konventioneller Landwirtschaft, insbesondere aus Monokulturen bzw. Massentierhaltungen stammen, lassen sich – im Vergleich zu ökologischen Erzeugnissen – *billiger* produzieren und verkaufen, wobei deren Erzeugung die Umwelt belastet (s. 7.7, S. 114). Diese Lebensmittel sind jedoch *nicht preiswert*, in dem Sinne, daß sie die Kosten für die Umweltbelastung nicht enthalten und deshalb „ihren Preis nicht wert" sind (s. 8.4, S. 139).

Unabhängig von der Erzeugungsmethode bevorzugen manche Menschen für bestimmte Anlässe oder aus Prestigegründen gerade teure Lebensmittel. Ein hoher Preis allein sagt allerdings nichts über die Qualität oder Preiswürdigkeit aus.

Von besonderer Bedeutung ist der **Zeitaufwand** für Einkauf, Zubereitung und Verzehr der Nahrung, weil viele Menschen nicht mehr viel Zeit dafür aufwenden können oder wollen. Mögliche Gründe hierfür können sein: Erwerbstätigkeit von Frauen und Männern, erhöhte Freizeitbedürfnisse, Verwirklichung anderer Interessen, Bequemlichkeit usw. (s. 8.4, S. 139).

Inzwischen gibt es eine Vielfalt von Produkten, die dieser Entwicklung entsprechen bzw. diese fördern: *Convenience food* (vorgefertigte Speisen), *Ready-to-eat food* (verzehrsfertige Speisen) und *Fast food* (schnelles Essen). Kennzeichnend für diese Produkte ist u.a. eine Vereinheitlichung des Geschmacks, ein hoher Energieaufwand für Verpackung und der Verzicht der Verbraucher auf die Transparenz der Herkunft, Herstellung und Zusammensetzung der Nahrung. Die eigene Verantwortung für Entscheidungen innerhalb des Ernährungssystems wird auf die Hersteller übertragen.

4.4 Psychologischer Wert

Lebensmittel haben einen psychologischen Wert, der teilweise auf individuellen, nur schwer erklärbaren Bewertungen eines

Produkts beruht. Im einzelnen handelt es sich um:

● Freude am Essen

● Vorstellungen, Meinungen, Erwartungen

● Belohnung

● Ersatzbefriedigung

● Anziehungskraft (Werbung).

Für das Wohlbefinden des Menschen ist die **Freude am Essen** von besonderer Bedeutung. Speisen, die unter negativen Streßsituationen (z.B. Besprechung von Problemen) verzehrt werden, sind nicht förderlich und bekömmlich, weil auch psychische Faktoren den Organismus beeinflussen. Die Menschen reagieren dabei sehr unterschiedlich: Beispielsweise bewirkt Prüfungsdruck beim einen Durchfall, beim anderen Verstopfung. Wer mit Freude ißt, hat beste Voraussetzungen, sein Wohlbefinden und seine Lebensqualität zu erhöhen.

Verbraucher haben sehr unterschiedliche **Vorstellungen**, **Meinungen** und **Erwartungen** bezüglich ihrer Nahrung. So werden bestimmten Lebensmitteln Eigenschaften oder Qualitäten zugesprochen, die objektiv nicht vorhanden oder nicht nachweisbar sind, beispielsweise der angeblich bedeutende Gehalt des braunen Zuckers an Mineralstoffen und Vitaminen (s. 18.4.1, S. 233). Auch Vorurteile gegenüber bestimmten Lebensmitteln entscheiden darüber, ob diese verzehrt oder gemieden werden.

Bestimmte Lebensmittel, v.a. Süßigkeiten, können als **Belohnung** (von anderen, besonders Kindern, oder von sich selbst) oder als **Ersatzbefriedigung** dienen. Diese Verhaltensweisen führen bei längerfristiger Einhaltung oft zu unerwünschten Ernährungsweisen, weil hierfür vielfach gesundheitsbedenkliche Produkte eingesetzt werden. Da sich im Kindesalter lebenslange Verhaltensmuster prägen, ist es ratsam, bei Kindern bewußt mit Belohnung und Ersatzbefriedigung umzugehen (beispielsweise liebevolle Zuwendung anstatt Süßigkeiten).

Der **Werbung** wird in zunehmendem Maße eine prägende Einflußnahme auf die Auswahl der Lebensmittel nachgesagt. Vereinfacht formuliert läßt sich sagen, daß stark beworbene Produkte (z.B. Süßigkeiten, alkoholische Getränke) häufig gesundheitlich bedenklich und auch – gemessen am Inhalt – zu teuer sind. Nicht oder kaum beworbene Lebensmittel (z.B. Vollkornprodukte, Gemüse und Obst, Kartoffeln, Hülsenfrüchte) sind dagegen in der Regel gesundheitlich vorteilhaft und preiswert.

Die Grenzen zwischen dem psychologischen Wert und dem soziokulturellen Wert (s. 4.6, S. 57) sind fließend. Diese beiden Teilbegriffe sind wissenschaftlich deutlich schwieriger zu erfassen und zu beurteilen als andere Kategorien, da sie fast nicht oder kaum am Produkt selbst identifiziert oder gemessen werden können. Daraus ist aber nicht zu schließen, daß diese Aspekte im Spektrum der Lebensmittelqualität unbedeutend sind.

4.5 Ökologischer Wert

Die verschiedenen ökologischen Kriterien in den einzelnen Stufen des Ernährungssystems wurden bereits im Einleitungskapitel ausführlich dargelegt (s. 1.2, S. 25).

Das **Ernährungssystem** besteht aus verschiedenen ineinandergreifenden Bereichen, die mit der Produktion von Hilfsmitteln für die Landwirtschaft beginnt und über Erzeugung, Verarbeitung, Vermarktung und Zubereitung der Lebensmittel bis zur Entsorgung für ihre Verpackung (und die organischen Reste) reicht. Durch bewußte Lebensmittelauswahl und Zubereitung können die Verbraucher dazu beitragen, das Ernährungssystem umweltverträglicher zu gestalten (s. Kap. 7 *Grundsätze der Vollwert-Ernährung*, S. 97).

Der Verbrauch an Primärenergie, Rohstoffen und Wasser, der Aufwand für die Produktion und Entsorgung der Verpackungsmaterialien sowie die dabei entstehenden Schadstoffemissionen sind als belastende Faktoren für die Umwelt zu berücksichtigen. Das Lebensmittelangebot enthält mittlerweile Erzeugnisse, bei deren Produktion und Vermarktung Umweltaspekte berücksichtigt werden, z.B. bei Lebensmitteln aus anerkannt ökologischer Landwirtschaft (s. 7.7, S. 114).

4.6   Soziokultureller Wert

Der soziokulturelle Wert von Lebensmitteln wird sowohl durch Konsumgewohnheiten einzelner Menschen, als auch durch gesellschaftliche Aspekte geprägt. Folgende Teilbereiche spielen für den soziokulturellen Wert von Lebensmitteln eine Rolle:

- Prestige der Lebensmittel

- Tabus (religiöse oder weltanschauliche)

- Unterhaltung, Gemeinschaftserlebnis, Ambiente („Eßkultur")

- Vorbildfunktion.

Das **Prestige** von Lebensmitteln hat schon immer einen Einfluß auf die Verzehrsgewohnheiten genommen. So ist Fleisch bis heute ein Prestige-Nahrungsmittel, ähnlich wie es in letzter Zeit Hummer und Kaviar sind bzw. waren.

Tabus für bestimmte Lebensmittel sind heute noch in vielen Kulturkreisen verbreitet. Diese Tabus betreffen meist dort als „wertvoll" eingestufte Lebensmittel wie Eier, Fleisch und Fisch; sie gelten teilweise nur für Frauen, Kinder und Kranke.

Bestimmte Tabus spielen in manchen Ländern für *alle* dort lebenden Menschen heute noch eine Rolle, wie das Verbot des Schweinefleischverzehrs bei Juden und Moslems zeigt. Die Einhaltung dieses Tabus von Gläubigen zweier unterschiedlicher Weltreligionen verdeutlicht, daß in gleichen geographischen Zonen Tabus entstanden sind, die möglicherweise auf hygienischen Erfahrungswerten beruhen und daher Teil der jeweiligen Religionsvorschriften wurden.

Bei uns ist bzw. war der fleischfreie Freitag ein Beispiel für eine religiöse Ernährungsregel, die auch – oft unbewußt – von nichtreligiös orientierten Menschen eingehalten wird bzw. wurde.

Hundefleisch gilt in Ostasien als Delikatesse; die strikte Ablehnung bei uns ist zwar kein Tabu, zeigt aber die Vielfältigkeit der soziokulturellen Einflüsse.

Die **Unterhaltung** und das **Erlebnis** beim Verzehr von Speisen gehörten schon immer und zählen auch heute noch zu den wichtigsten soziokulturellen Werten in allen Gesellschaften. Das **Ambiente** bei der Nahrungsaufnahme umfaßt mannigfaltige, in verschiedenen Kulturen recht unterschiedliche Aspekte, wie optische Zusammenstellung, Gedeck, Musik, Umgebung, andere anwesende Personen und Stimmung. Zusammen mit dem dabei gegebenen Gemeinschaftserlebnis und der gebotenen Unterhaltung stellt dies die Eßkultur einer Bevölkerung dar. Neuere Beispiele sind die „Erlebnis-Gastronomie" und die „Fast-food-Welle" – typische Kennzeichen von Wohlstandsgesellschaften.

Schließlich gibt es Wirkungen der Lebensmittelwahl einzelner Menschen auf andere, was mit dem Begriff **Vorbild** beschrieben werden kann. Das jeweilige Ernährungsverhalten eines Menschen beeinflußt diejenigen, die diese Person als Vorbild nehmen. Diese Tatsache macht die Verantwortung aller, besonders aber die von Eltern, Lehrern, Politikern und anderen Leitfiguren deutlich.

4.7   Ökonomischer Wert

Der ökonomische Wert (Marktwert, Handelswert) betrifft die Lebensmittel als *Ware*, die erzeugt, verarbeitet und gehandelt wird – so wie dies bei technischen Erzeugnissen der Fall ist.

Die speziellen Interessen der Erzeuger, Verarbeiter und Händler an bestimmten Eigenschaften der „Ware" Lebensmittel sind letztlich ökonomisch motiviert. Somit entspricht der ökonomische Wert eines Lebensmittels dem **Eignungswert für Erzeuger, Verarbeiter und Händler.**

Für die einzelnen Zielgruppen treten unterschiedliche Kriterien in den Vordergrund:

Erzeuger (Landwirtschaft, Gartenbau, Hausgarten)

- Ertrag
- Ernteeigenschaften
- Haltbarkeit, Lagerfähigkeit
- Absetzbarkeit
- Erzeugungskosten und Verkaufspreis

Verarbeiter (Lebensmittelindustrie, -gewerbe, Haushalt)

- Eigenschaften zur Weiterverarbeitung (z.B. Normgröße, Konsistenz)
- Einkaufs- und Verkaufspreis

Händler (Lebensmittel-Groß- und -Einzelhandel, Direktvermarkter)

- Haltbarkeit, Lagerfähigkeit
- Transportfähigkeit
- äußere Beschaffenheit
- Absetzbarkeit
- Einkaufs- und Verkaufspreis.

Neben der Nachfrage bestimmen u.a. Ertrag, Handelsklassen, Transport- und Lagerfähigkeit den Marktpreis der Lebensmittel und damit die Verdienstspanne. Die zur leichteren Vermarktung eingeführten EU-Qualitätsnormen orientieren sich vornehmlich an äußeren Merkmalen wie Größe, Form, Farbe, Fehlerfreiheit u.a. Die Überbetonung solcher *Handels*klassen hat sich schon lange den Vorwurf einer „verkaufsfördernden Kosmetik" zugezogen (*Schuphan* 1969 und 1971), denn sie führt zu einer „Scheinqualität". Die äußere Beschaffenheit kann durch chemische Hilfsmittel „geschönt" werden, wobei der Geschmack und die ernährungsphysiologische Qualität des Produkts nicht unbedingt erhöht, sondern unter Umständen sogar erniedrigt werden.

4.8 Politischer Wert

Beim politischen Wert handelt es sich u.a. um folgende Aspekte:

- Im- und Export von Lebens- und Futtermitteln
- Subventionen für landwirtschaftliche Produkte
- Überschüsse und Vernichtung von Nahrungsmitteln
- Nahrungsmittelhilfe.

Die politische Komponente im Ernährungsbereich wird bei **Importen von Lebens- und Futtermitteln**, besonders aus Entwicklungsländern, offensichtlich, wenn die gesellschaftlichen Bedingungen einbezogen werden, unter denen bestimmte Produkte dort erzeugt werden. Es gab beispielsweise Verbraucher-Boykotte von Produkten aus politisch umstrittenen Staaten (z.B. Chile, Südafrika, Israel). Es wurden und werden auch Produkte bestimmter Firmen boykottiert, die fragwürdige Werbepraktiken in der Dritten Welt anwenden (s. 7.12, S. 124).

Der Charakter dieser Qualitätskategorie wird auch bei **Subventionen** für bestimmte Produkte in der EU deutlich, die damit auf dem Weltmarkt billiger angeboten werden können, als sie bei uns produziert werden, z.B. Ölsaaten. Es handelt sich um eine politische Entscheidung, mittels Subventionen

Landwirte zu unterstützen, damit sie existieren können. Eine Form der Unterstützung ist auch, Landwirte für die Aufgaben zu bezahlen, die sie außer der Lebensmittelproduktion erfüllen, z.B. Landschafts- oder Artenschutz.

Bei der Handhabung von **Nahrungsmittelüberschüssen** bzw. **Nahrungsmittelhilfen** kommt die politische Dimension zusammen mit ökonomischen und sozialen Aspekten zum Tragen. So werden aufgrund von Abnahmegarantien in der EU im Überschuß produzierte, d.h. nicht absetzbare, Lebensmittel von der EU aus Steuermitteln aufgekauft. Sie werden entweder gelagert, an Tiere verfüttert, zu Dumpingpreisen an Drittländer verkauft, an bedürftige Staaten als Nahrungsmittelhilfe geliefert oder aber vernichtet (*Bechmann* 1987; *BUKO-Agro-Koordination* 1987; *Zurek* 1992, S. 52).

Die Zusammenhänge dieser politischen Aspekte sind im Unterkapitel 7.12 (S. 124) erläutert.

4.9   Schlußbemerkungen

Eine umfassende Bewertung der Lebensmittelqualität kann mehr Klarheit in die vielschichtigen Verflechtungen des Ernährungssystems bringen und auf diese Weise dazu beitragen, die Qualität von Lebensmitteln zu verbessern. Damit kann den Verbrauchern eine Unterstützung für richtige Kaufentscheidungen gegeben sowie ein Beitrag zum Erkennen und Vermeiden ökologischer und sozialer Fehlentwicklungen geleistet werden.

Die Vorstellungen der Erzeuger, Verarbeiter, Händler, Wissenschaftler und Verbraucher von „Lebensmittelqualität" sind aber selten deckungsgleich. Dabei können einzelne Gruppen, besonders Industrie und Handel,

ihre Erwartungen und Forderungen eher durchsetzen als andere.

Die Verbraucher werden häufig von Inhalten und Begriffen im Zusammenhang mit Lebensmittelqualität überfordert. Sie können in den meisten Fällen Qualitätsabstufungen zwischen verschiedenen Produkten nicht wahrnehmen, da sich wesentliche Aspekte der Lebensmittelqualität, wie der Gesundheitswert, einer direkten Sinneswahrnehmung entziehen. Den Verbrauchern müssen daher von ernährungswissenschaftlicher Seite einfache, d.h. möglichst leicht nachvollziehbare Entscheidungshilfen sowie Handlungsempfehlungen angeboten werden. Diese müssen sich auf die Erzeugnisse oder Produktgruppen beziehen und auf komplizierte, analytische Methoden sowie allzu umfassende Produktinformationen verzichten. Die Empfehlungen dürfen ferner nicht nur den Bereich der Lebensmittelauswahl abdecken, sondern auch die Verarbeitung und Zubereitung im Haushalt (s. Kap. 7 *Grundsätze der Vollwert-Ernährung*, S. 97; s. Kap. 8 *Allgemeine Empfehlungen für die Vollwert-Ernährung*, S. 133; s. Teil II dieses Buches, S. 141).

Die umfassende Bewertung der Eigenschaften von Lebensmitteln – also die Lebensmittelqualität – ist ein wesentlicher Bestandteil der Vollwert-Ernährung, die als zeitgemäße Kostform eine ganzheitliche Betrachtungsweise in gesundheitlicher, ökologischer und sozialer Verantwortung darstellt. Langfristig ist es nicht zu vertreten, die Vernetzung unseres Ernährungssystems zu mißachten. Das Ignorieren der umfassenden Aspekte liefert zwar *billige* Lebensmittel, sie sind aber – langfristig gesehen – nicht *preiswert*. „Billige" Lebensmittel können bei einer gesundheitlichen, ökologischen und sozialen Gesamtrechnung teuer zu stehen kommen, da oft erhebliche Folgekosten entstehen.

5 FREMD- BZW. SCHADSTOFFE IN LEBENSMITTELN

Volker Mersch-Sundermann

5.1 Definitionen

Fremdstoffe in Nahrungsmitteln, Wasser oder Luft sind Substanzen, die dort natürlicherweise nicht vorkommen, sondern erst durch „fremde" (meist menschliche = **anthropogene**) Einwirkungen eingebracht werden. „Als **Schadstoffe** werden solche in der Umwelt vorkommenden Stoffe bezeichnet, die das Potential haben, auf den Menschen, auf andere Lebewesen, auf Ökosysteme oder auch auf Sachgüter schädlich zu wirken" (*Umweltgutachten* 1978, S. 18).

Ein **Fremdstoff** muß nicht zugleich ein Schadstoff sein, d.h. nicht jeder Fremdstoff schadet auch. Vielmehr wird er erst dann zum Schadstoff, wenn er aufgrund seiner physikalisch-chemischen Eigenschaften und (zumeist) seiner Menge auf den Menschen (Humantoxizität), auf andere Lebewesen (Biotoxizität), auf ökologische Systeme (Ökotoxizität) oder Sachgüter schädigend einwirken kann. Die physikalisch-chemischen Eigenschaften sind sowohl für die Toxizität eines Stoffes, als auch für seine Verteilung in ökobiologischen Systemen sowie seine Umweltstabilität und Abbaubarkeit verantwortlich (der Begriff *ökobiologisch* berücksichtigt sowohl ökologische als auch biologische Systemeigenschaften).

Umgekehrt muß ein **Schadstoff** nicht unbedingt ein Fremdstoff sein, d.h. nicht jeder Schadstoff entsteht durch Fremdeinwirkung. So kommen auch in Nahrungspflanzen *natürlicherweise* toxische Stoffe (**biogene Gifte**) vor. Starke, akut wirkende Toxine, aber auch krebsauslösende (kanzerogene) und allergieverursachende (allergene) Substanzen können zu Belastungen führen, ohne daß das Lebensmittel aus *fremden* Quellen verunreinigt wurde. Bestimmte Fremd- bzw. Schadstoffe können sowohl biogenen als auch anthropogenen Ursprungs sein, z.B. die polyzyklischen Aromaten wie Benzo(a)pyren (*Macholz* und *Lewerenz* 1989).

Fremd- bzw. Schadstoffe gelangen aus verschiedensten Quellen und über eine Vielzahl unterschiedlicher Wege in Lebensmittel und Trinkwasser (Abb. 5.1, S. 62). Grundsätzlich können **fünf verschiedene Kontaminationswege für Fremdstoffe bzw. Schadstoffe** unterschieden werden, die sich nach ihrer Herkunft in biogene und anthropogene Substanzen einteilen lassen (nach *Umweltgutachten* 1978, S. 18 und 289-290):

Biogene Substanzen

● **Natürliche Stoffe:** Substanzen, die natürlicherweise in Lebensmitteln vorkommen, also beispielsweise während des Wachstums einer Pflanze gebildet werden. In diesem Zusammenhang sind nur Stoffe mit schädigender Wirkung von Interesse (z.B. Solanine in Nachtschattengewächsen).

● **Stoffe, die bei der Verarbeitung oder Lagerung von Lebensmitteln entstehen können:** Substanzen mit nachgewiesenem Schadstoffcharakter sind beispielsweise polyzyklische aromatische Kohlenwasserstoffe (z.B. Benzo(a)pyren), Nitro- und Nitrosoverbindungen (z.B. Nitrosamine), Mykotoxine (z.B. Aflatoxine) oder bakterielle Gifte (z.B. Enterotoxine oder Neurotoxine, wie das von *Clostridium botulinum* gebildete Botulinumtoxin).

Anthropogene Substanzen (= Fremdstoffe)

● **Rückstände**: „Stoffe, die eine gewollte Wirkung auf die Produktion und Lage-

Abb. 5.1:
**Fremd- bzw. Schadstoff-
quellen sowie mögliche
Kontaminationswege für
Lebensmittel**

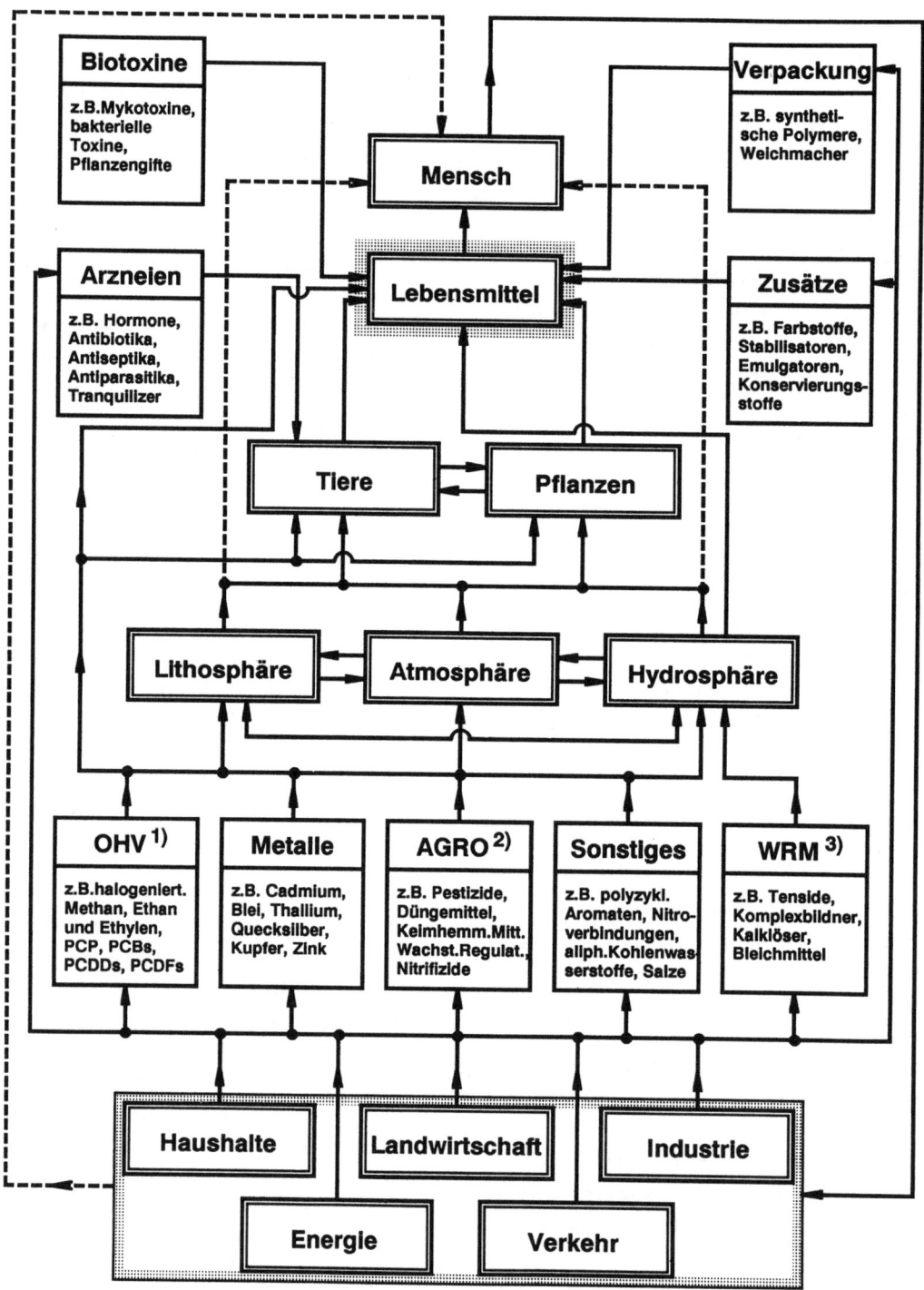

rung von Lebensmitteln und Vorprodukten (Rohstoffen) ausüben sollen und dabei partiell im Endprodukt verbleiben" (*Umweltgutachten* 1978, S. 289-290). Zu nennen sind beispielsweise Düngemittel, Pestizide, Wachstumsregulatoren und Tierarzneimittel.

● **Umweltkontaminanten**: „Stoffe, die unbeabsichtigt mit Lebensmitteln und Vorprodukten in Berührung gekommen sind und dabei partiell in diese übergehen" (*Umweltgutachten* 1978, S. 290). Hierzu zählen alle Stoffe, die geduldet, vorsätzlich oder unfallbedingt von Industrie- und Handwerksbetrieben, Haushalten, Landwirtschaft, Mülldeponien, Verkehr u.a. in Wasser, Luft und Boden abgegeben werden und auf verschiedenen Wegen die Lebensmittel kontaminieren können. Dies sind z.B. Schwermetalle, Schwefeldioxid, halogenierte Kohlenwasserstoffe, Nitrat, Pestizide und radioaktive Substanzen. Die Umweltkontaminanten werden auch als „*Verunreinigungen*" bezeichnet; da dieser Begriff jedoch mißverständlich ist, wird er im folgenden nicht verwendet.

● **Lebensmittelzusatzstoffe**: „Stoffe, die absichtlich den Lebensmitteln zugesetzt werden" (*Umweltgutachten* 1978, S. 289). Die Zusätze erfolgen bei der Verarbeitung oder Zubereitung und sollen im Lebensmittel verbleiben, z.B. Konservierungsstoffe, Antioxidantien, Emulgatoren, Dickungsmittel, Farbstoffe sowie Geschmacks- und Geruchsstoffe (s. 7.5, S. 103).

5.2 Anthropogene Fremd- bzw. Schadstoffe

Nach Angaben der amerikanischen Umweltbehörde sind derzeit etwa 8 000 000 **Chemikalien** in der Umwelt nachweisbar. Jährlich werden weltweit etwa 400 000 neue Substanzen synthetisiert, von denen etwa 1 000 in die Produktion und damit

auch in die Umwelt gelangen (*Arcos* 1987). Mit schätzungsweise 65 000 chemischen Substanzen kann der Mensch im normalen Alltag in Berührung kommen, beispielsweise in Form von Wasch- und Reinigungsmitteln, Medikamenten, Lebensmittelzusatzstoffen, Pestiziden, Düngemitteln, Farben, Lacken und Lösungsmitteln (vgl. *Velvart* 1989). Komponenten dieser und anderer Produkte finden sich deshalb als Rückstände oder Umweltkontaminanten in Trinkwasser und Lebensmitteln.

Bisher besteht keine Einigkeit darüber, welcher Stellenwert den **anthropogenen Umweltchemikalien** im toxischen Gesamtgeschehen zuzumessen ist, zumal sie meist im niedrigen (ppm = parts per million = 0,001 g/kg) bis niedrigsten (ppt = parts per trillion = 0,000 000 001 g/kg) Dosisbereich in Luft, Wasser und Lebensmitteln vorkommen. So beschreiben *Ames* und *Gold* (1990) eine große Anzahl **natürlicher Gifte in Lebensmitteln**, die mengenmäßig die anthropogenen Schadstoffe übertreffen (z.B. 1 500 ppm Sinigrin im Rosenkohl oder 50-500 ppm Chlorogensäure in Früchten). Es gibt jedoch bisher keinen Anhaltspunkt dafür, daß sich diese biogenen Stoffe in den natürlicherweise vorkommenden Mengen und als Bestandteil sachgerecht zubereiteter Lebensmittel schädigend auf die menschliche Gesundheit auswirken. Beispielsweise können die Hämagglutinine der Hülsenfrüchte durch bestimmte Behandlungsmaßnahmen (Erhitzen) unschädlich gemacht werden (s. 12.4.2, S. 178). Die Erfahrungen, die im Laufe der menschlichen Entwicklungsgeschichte mit biogenen Giften gesammelt wurden sowie die Erkenntnisse der modernen Toxikologie führten dazu, daß verzehrsübliche Nahrungspflanzen heute keine oder nur geringe Mengen dieser Toxine enthalten.

Allerdings befinden sich unter den anthropogenen Umweltkontaminanten „**natur-unbekannte**" **Substanzen** mit hoher Bioaktivität, z.B. Enzyminduktoren aus der Gruppe der polychlorierten Dibenzodioxine.

Ungeachtet der kontroversen Diskussion über deren toxikologischen Stellenwert sollten anthropogene Fremdstoffe in Lebensmitteln immer als *potentielle Schadstoffe* eingestuft werden. Eine Reihe anthropogener Fremd- bzw. Schadstoffgruppen sind auch in Lebensmitteln von Bedeutung (Tab. 5.1).

Auf eine ausführliche Beschreibung des Umweltverhaltens, der Verteilung und Toxizität einzelner Stoffe oder Stoffgruppen muß aus Platzgründen verzichtet werden (s. hierzu: *Macholz* und *Lewerenz* 1989; *Forth* u.a. 1990; *Borneff* und *Borneff* 1991).

Allein die Gruppe der **Pestizide** (sog. „Pflanzenschutzmittel") umfaßt etwa 2000 Formulierungen (Anwendungsgemische) mit etwa 600 verschiedenen, biozid wirkenden Grundsubstanzen (*Hayes* und *Laws* 1991), z.B. aus den Gruppen der Phenoxyalkansäuren, chlorierten Carbonsäuren, Kohlenwasserstoffe, Carbamate, Phenylharnstoffe, Triazine und Pyrethroide. Daneben müssen herstellungsbedingte Nebenprodukte, Zusätze und Metaboliten (Um- und Abbauprodukte) der

Pestizide toxikologisch berücksichtigt werden. Je nachdem, welche Organismen abgetötet werden sollen, lassen sich Pestizide unterscheiden: gegen Unkräuter (Herbizide), gegen Insekten (Insektizide), gegen Pilze (Fungizide), gegen Schnecken (Molluskizide), gegen Nematoden (Nematizide) und gegen Nagetiere (Rodentizide).

Weltweit werden jährlich etwa 2,5-3 Mio. t Pestizide im Wert von 20-30 Mrd. DM verbraucht (*Ruhnau* u.a. 1991). In der BRD (alte Bundesländer) wurden 1991 annähernd 30 000 t dieser Agrochemikalien in Umwelt und Agrarprodukte eingebracht (*Industrieverband Agrar* 1992, S. 7). Von der deutschen chemischen Industrie wurden aber beispielsweise 1991 wesentlich größere Mengen (über 120 000 t) an Pestiziden produziert, d.h. der größte Teil wird exportiert (*Industrieverband Agrar* 1992, S. 6) – ein Teil davon erreicht über Futter- und Lebensmittelimporte dennoch die deutschen Verbraucher. Die chemische Verschiedenartigkeit der einzelnen Pestizidwirkstoffe erklärt ihr toxikologisch und ökologisch sehr unterschiedliches Verhalten (*Hayes* und *Laws* 1991; *Rippen* 1988-1991).

Tab. 5.1: Wichtige chemische Fremd- bzw. Schadstoffgruppen in Lebensmitteln
(zusammengestellt nach: *Umweltgutachten* 1987; *Macholz* und *Lewerenz* 1989; *Forth* u.a. 1990; *Vollmer* u.a. 1990a und 1990b; *Borneff* und *Borneff* 1991)

1 Anorganische Substanzen

    1.1 **Metallische Spurenelemente** (Schwermetalle)
        (z.B. Arsen, Quecksilber, Blei, Cadmium, Thallium)
    1.2 **Salze** (Salzreste)
        (z.B. Nitrat, Nitrit, Phosphat, Chlorid, Sulfat)
    1.3 **Radionuklide**
        (z.B. Strontium-90, Cäsium-137)

2 Organische Substanzen

    2.1 **Polyzyklische aromatische Kohlenwasserstoffe** (PAKs)
        (und verwandte Verbindungen)
    2.2 **Halogenierte Kohlenwasserstoffe** (HKWs)
        leichtflüchtige HKWs
          Halogenalkane und -alkene
        schwerflüchtige HKWs
          Polyhalogenierte Biphenyle (PCBs, PBBs)
          Polychlorierte Naphthalene (PCNs)
          Polychlorierte Terphenyle (PCTs)
          Chlorparaffine (CPs)
          Polychlorierte Dibenzodioxine (PCDDs)
          Polychlorierte Dibenzofurane (PCDFs)
    2.3 **Nitro- und Nitrosoverbindungen**
        Nitroarene (Nitroaromaten)
        Nitrosamine und Nitrosamide

Eine große Zahl von **Tierarzneimitteln** wird zur Therapie oder Prophylaxe von Erkrankungen in hohen Dosierungen angewandt (z.B. Anabolika, Analgetika, Antiseptika, Antibiotika, Hormone, Impfstoffe, Corticoide, Laxantien, Psychopharmaka).

Die umfangreiche Gruppe der **Wasch- und Reinigungsmittel** besteht aus anionischen, kationischen, neutralen und amphoteren waschaktiven Substanzen (Tensiden) sowie Bleichmitteln, Kalklösern, Komplexbildnern usw. Der Verbrauch in der BRD (alte Bundesländer) betrug 1988 etwa 1,5-2 Mio. t (*Michalowski* 1989).

Auch die gezielt verwendeten **Lebensmittelzusatzstoffe** umfassen eine große Anzahl chemisch sehr unterschiedlicher Substanzen, z.B. Säuren, Salze, Zucker, Azo- und Triphenylmethanfarbstoffe *(Macholz* und *Lewerenz* 1989; weitere Ausführungen hierzu s. 7.5, S. 103).

Auch **Substanzen aus Verpackungsmaterialien**, mit denen die Lebensmittel während Verarbeitung und Transport in Berührung kommen, sind mögliche Quellen für Schadstoffbelastungen.

Über die bisher genannten, definierbaren und zuzuordnenden Substanzgruppen hinaus existiert eine große Anzahl von Fremd- bzw. Schadstoffen, die über individuelle und industrielle Emissionen (Abgase, Abwässer, Abfälle) die Umwelt und damit auch die Lebensmittel kontaminieren können (sog. **Umweltkontaminanten**).

5.3 Gesundheitliche Bewertung von anthropogenen Fremd- bzw. Schadstoffen

Zur toxikologischen Bewertung von Fremd- bzw. Schadstoffen in Lebensmitteln ist entscheidend, ob sie (in den jeweils vorliegenden Konzentrationen) in der Lage sind, die menschliche Gesundheit zu gefährden. Hierbei ist nicht nur an eine eventuelle **akute Toxizität** zu denken, sondern auch an **chronische**, medizinisch nur schwer objektivierbare **Wirkungen**. Dazu zählen u.a. chronische Organschäden (z.B. von Niere, Leber oder Nervensystem) bei Einwirkung niedriger Schadstoffmengen über lange Zeit, Störungen des Immunsystems (z.B. Abwehrschwächen oder Allergien), Erbgutveränderungen (Mutagenese), Krebsentstehung (Kanzerogenese) und Schädigung des Embryos (Teratogenese).

Unumstritten ist, daß anthropogene Substanzen im ppt-Bereich (Milliardstel Gramm pro Kilogramm) biologisch aktiv sein können, beispielsweise krebserzeugende Stoffe oder auch Substanzen, die Enzymaktivitäten zu steigern vermögen (Enzyminduktoren). Viele Fremdstoffe, die über anthropogene Quellen auch die Lebensmittel kontaminieren, wurden bisher in dieser Hinsicht nur unzureichend oder gar nicht untersucht.

Wichtige Aspekte bei der Bewertung anthropogener Schadstoffe in Lebensmitteln betreffen auch ihre Fähigkeit zur Anreicherung in den Organismen und in den Nahrungsketten (**Bioakkumulation**) sowie den Grad ihrer biotischen und abiotischen Abbaubarkeit (**Degradation**). Fettlösliche und gegen den Abbau widerstandsfähige Substanzen können sich über die Nahrungsketten anreichern. Zu diesen bioakkumulierenden Stoffen zählen nicht nur seltene, „ungewollte" Chemikalien wie PCDDs und PCDFs (s. Tab. 5.1, S. 64), sondern auch Substanzen, die in großen Mengen kontrolliert in die Umwelt eingetragen wurden oder werden, wie die Organochlorpestizide (DDT, Aldrin, Dieldrin usw.).

Bei **Bioakkumulationsfaktoren** (= Konzentration im betreffenden Organismus, dividiert durch die Konzentration im umgebenden Medium oder in der Nahrung) bis zu 10^8 genügen analytisch kaum erfaßbare Spuren der Substanz (z.B. 1 ppt PCB im Flußwasser), um schließlich im Fettgewebe der Fische oder der Robben Stoffkonzentrationen im ppm-Bereich zu finden (*Borneff* und *Borneff* 1991). Viele dieser Stoffe sind nur schwer biologisch abbaubar und gegen Umwelteinflüsse resistent. So beträgt die **Halbwertszeit** (= Zeitspanne, in der die Hälfte der Substanz in der Umwelt abgebaut wird) bei höherchlorierten PCBs zwischen 10 und 100 Jahren.

Trotz des weitgehenden Verzichts der Anwendung und/oder der Produktion bioakkumulierender HKWs (z.B. als Insektizide, Weichmacher in Kunststoffen oder als Kühlmittel und Isolatoren in elektrischen Geräten) ist ein Großteil dieser Substanzen in Umweltressourcen wie Boden und Wasser sowie in pflanzlichen und tierischen Lebensmitteln unverändert vorhanden (Problematik der **Altlasten**). In Muttermilch und selbst im Fettgewebe Neugeborener sind persistente HKWs im ppm-Bereich (mg/kg) nachweisbar (*Borneff* und *Borneff* 1991).

Inwieweit diese und andere Fremdstoffe in Lebensmitteln zum Krankheitsgeschehen beim Menschen beitragen, ist weiterhin Gegenstand kontroverser Diskussionen. Eine Reihe der HKWs, wie PCBs und PCDDs, erwiesen sich beim Versuchstier im Bereich niedriger Konzentrationen als äußerst wirksame Enzyminduktoren. Sie stehen in Verdacht, im Rahmen der Krebsentstehung entweder selbst Initiatoren (Auslöser), eher aber hochpotente Promotoren (Kokanzerogene, Förderer der Krebsentstehung) zu sein. Immunologische Wirkungen im Sinne einer Resistenzschwächung gegen Krankheitserreger sind inzwischen bekannt (*Dean* und *Murray* 1991). So werden PCBs wegen ihrer immunologischen Wirkungen als mitverantwortlich für den Tod von etwa 15000 Robben in Nord- und Ostsee angesehen, die im Jahre 1988 an Virusinfektionen verendeten (*Michalowski* 1989).

5.4 Problematik von Grenzwertfestlegungen

Lebensmitteltoxikologische Untersuchungen dienen der Überprüfung der in Nahrung und Trinkwasser auftretenden Chemikalien hinsichtlich ihrer gesundheitsgefährdenden Potenz. Da „unbelastete" Umwelt nicht mehr existiert, mußten Konzepte zum Schutz des Menschen vor gefährlichen Stoffen geschaffen werden.

Basierend auf einer zunehmend verfeinerten Analytik (Nachweis der Präsenz eines Stoffs) und der darauf folgenden Untersuchung schädigender Eigenschaften (Nachweis der Toxizität) wurden Gesetze und Verordnungen erlassen, die maximale **Emissionen** und **Immissionen** sowie **Grenz- und Belastungswerte** festlegen (z.B. Höchstmengenverordnungen). Darüber hinaus wird im Rahmen eines mengenbezogenen Stufenkonzepts des Chemikaliengesetzes die toxikologische und ökotoxikologische Bewertung *neuer* Stoffe gefordert, bevor sie in die Umwelt abgegeben werden dürfen (*Rudolph* und *Boje* 1986).

Diese gesamte Vorgehensweise, die den Gesundheitsschutz in einer chemisch stark belasteten Umwelt garantieren soll, beinhaltet jedoch eine große Anzahl grundsätzlicher Probleme, die die Zuverlässigkeit toxikologischer Bewertungen hinsichtlich der Erkennung von Gefahrenpotentialen fraglich erscheinen lassen (zum Thema Zuverlässigkeit s. Kap. 2 *Erkenntnistheoretische Grundlagen*, S. 29).

So werden auch von seiten der Lebensmitteltoxikologie fast immer nur die Wirkungen von Einzelstoffen berücksichtigt. Die **synergistischen Wirkungen**, d.h. das Zusammenwirken mehrerer, letztlich aller Fremd- bzw. Schadstoffe in Umwelt und/oder Organismus **(= toxische Gesamtsituation)** finden in den derzeitigen Bewertungskonzepten kaum Berücksichtigung. Damit ist die Gültigkeit (Validität) eines aus toxikologischen Analysen abgeleiteten Grenzwertes immer zweifelhaft (*Mersch-Sundermann* 1988; *Kortenkamp* u.a. 1989).

Noch problematischer ist die Definition von Belastungsgrenzen, wie etwa die Festlegung von tolerierbaren Mengen eines Stoffes, z.B. als **ADI-Wert** (= **acceptable daily intake**: tägliche Menge eines Stoffes, die über das gesamte Leben aufgenommen werden kann, ohne daß schädigende Wirkungen zu erwarten sind). Der ADI-Wert wird z.B. über die Ermittlung von **NOEL-Werten** im Tierversuch abgeleitet (**no observed effect level**: größte verabreichte Menge eines Stoffes, bei dem im Toxizitätstest kein „Effekt" zu beobachten ist). Der ADI-Wert wird dann meist bei 1/1000 des NOEL-Wertes festgelegt (*Kortenkamp* u.a. 1989; *Macholz* und *Lewerenz* 1989).

Bei dieser Art der Ermittlung „chemischer Belastungsschwellen" werden weder die toxische Gesamtsituation und artspezifische Empfindlichkeitsunterschiede noch **individuelle Einflußfaktoren** wie Geschlecht, Alter, genetische Faktoren und Grunderkrankungen berücksichtigt. Diese Faktoren können jedoch in ihrer Gesamtheit eine Variabilität in der Empfindlichkeit gegenüber einem Schadstoff um den Faktor 10^{10} zur Folge haben (*Rudolph* und *Boje* 1986). Deshalb sind Übertragungen von Tierversuchen auf den Menschen sehr problematisch.

Darüber hinaus werden im Rahmen der Lebensmittel- und Trinkwasserüberwachung immer nur einige von den potentiellen Schadstoffen erfaßt, die tatsächlich vorhanden sind. So sind beispielsweise im Wasser zwar mehr als 10 000 Stoffe von Bedeutung, regelmäßig untersucht werden aber nur etwa 50 Einzelstoffe und Summenparameter, die die Trinkwasser-Verordnung vorgibt (*Landtag von Baden-Württemberg* 1983; *Trinkwasser-Verordnung von 1990* (1991); s. 16.4.2, S. 213). Das gleiche gilt im Rahmen der Lebensmittel für die Höchstmengenver-

ordnungen. Dabei können insgesamt nur solche Stoffe analytisch erfaßt werden, die auch bekannt sind und für die Analysenmethoden existieren (*Mersch-Sundermann* 1988).

Weiterhin sind toxikologische Untersuchungen oft mit großen Unsicherheiten behaftet. Dies wird beispielsweise bei Untersuchungen zur Kanzerogenität von Stoffen deutlich. Es gibt eine große Anzahl von Testverfahren, die mittels unterschiedlicher biologischer Systeme (Bakterien, Zellkulturen, Versuchstiere usw.) verschiedene biologische Endpunkte untersuchen (z.B. Mutationen, Chromosomenbrüche, Enzymveränderungen, Entstehung von Hautkarzinomen). Diese Untersuchungen erbringen häufig widersprüchliche, nicht interpretierbare oder nicht auf den Menschen übertragbare Ergebnisse. So ist die Frage nach den krebserzeugenden Wirkungen vieler Fremdstoffe in Lebensmitteln bisher ungeklärt.

Diese Unsicherheiten der toxikologischen Ergebnisse gelten auch für die Untersuchungen auf akute und chronische Toxizitäten. So ist z.B. die Übertragung der Ergebnisse von **LD$_{50}$**-Untersuchungen (letale Dosis 50 % = verabreichte Stoffmenge, an der 50 % der Versuchstiere im Versuchszeitraum sterben) oder NOEL-Ermittlungen am Versuchstier auf den Menschen zweifelhaft, da sich allein die artspezifischen Empfindlichkeiten gegenüber einem Stoff um den Faktor 10^6 unterscheiden können (*Rudolph* und *Boje* 1986). Die Ergebnisse von LD$_{50}$- und NOEL-Untersuchungen, die sich auch in den Höchstmengenverordnungen niederschlagen, können deshalb nur (mehr oder weniger gute) Annäherungen an Gefährdungspotentiale für den Menschen sein.

5.5 Schlußbemerkungen

Die Menschen haben sich eine Umwelt geschaffen, die in kaum noch überschaubarer Weise mit Fremd- bzw. Schadstoffen belastet ist. So werden in Deutschland jährlich mehrere Mio. t an Abfallstoffen in die **Flüsse** geleitet. Der Rhein beispielsweise, der etwa 20 Mio. Menschen mit Trinkwasser versorgt, ist gleichzeitig größtes Abwasserentsorgungssystem der BRD. Um mehr als das 1 000-fache der Einleitungsmenge in Flüsse, nämlich mit 10^9-10^{11} t/Jahr, werden weltweit die **Meere** mit Fremd- bzw. Schadstoffen belastet. Die Meere sind nicht nur wichtige Klimaregulatoren, sondern auch die größte globale Nährstoffquelle.

Das gleiche „Schicksal" teilt die **Atmosphäre**, in die 1989 allein von der BRD (alte Bundesländer) etwa 10 Mio. t teils aggressiver und toxischer Schadgase (z.B. Stickoxide, Schwefeldioxid, Kohlenmonoxid, organische Gase) emittiert wurden (*Bundesminister für Umwelt, Naturschutz und Reaktorsicherheit* 1990; *Umweltbundesamt* 1990). Neuere Berichte der globalen Belastungen ökologischer Systeme mit anthropogenen Fremd- bzw. Schadstoffen verdeutlichen die resultierenden Probleme (*World Resources Institute* 1988; *Umweltprogramm der Vereinten Nationen* 1983; *Worldwatch Institute* 1990 und 1992).

Symptome gestörter ökobiologischer Systeme finden sich mittlerweile überall: Wald-, Seen-, Vogel- und Robbensterben, Algenblüten, Treibhauseffekt, Ozonloch, genetische Erosion usw. Dabei ist die aus menschlichem Verhalten entstandene, toxische Gesamtsituation auch mit den Instrumentarien moderner Biowissenschaften weder aktuell zu bewerten noch vorauszusagen.

Im Rahmen der ernährungswissenschaftlichen Fragestellungen ist jedoch vor allem von Interesse, welche **direkten toxischen Wirkungen** durch anthropogene Fremdstoffe in Lebensmitteln oder Trinkwasser zu erwarten sind. Dabei muß der Tatsache Rechnung getragen werden, daß die chemisch-analytischen Instrumentarien mittlerweile den Stoffnachweis in einem Konzentrationsbereich erlauben, in dem eine toxikologische Überprüfung häufig nicht mehr möglich ist. So kann zwar der „Nachweis des Stoffes" geführt werden, nicht aber der „Nachweis seiner Schädlichkeit oder Unschädlichkeit" in den vorkommenden Konzentrationen.

Werden diese direkten, d.h. unmittelbaren Gefährdungspotentiale durch anthropogene Kontaminationen von Lebensmitteln in Relation zu **anderen, vielfach akzeptierten Risiken** (z.B. Rauchen, Alkohol, Fettkonsum, Autofahren) betrachtet, so geht nach heutiger Kenntnis von diesen *anderen* Risiken eine größere Gesundheitsgefährdung aus als von den Fremd- bzw. Schadstoffen in Lebensmitteln. Dennoch bleibt die Forderung bestehen, anthropogene Fremdstoffe prinzipiell aus Lebensmitteln fernzuhalten.

Im Vergleich zu den direkten Gefährdungspotentialen anthropogener Umweltkontaminanten über Lebensmittel sind die Risiken durch ihre **indirekten systemvermittelten Wirkungen** als wesentlich höher einzustufen (s. 2.2, S. 31; s. Abb. 2.1, S. 32). Bisher kann kein Wissenschaftler zuverlässige Hinweise geben, wie die synergistischen Effekte anthropogener Umweltkontaminationen über abiotische Komponenten, Pflanzen, Tiere und ökobiologische Systeme auf den Menschen rückwirken werden. So ist durchaus denkbar, daß synergistische Effekte von Schadstoffen zu Gleichgewichtsverschiebungen ökologischer Systeme und damit zu Umweltveränderungen großen Ausmaßes führen können (z.B. Klimaveränderungen) – Effekte, die insbesondere die Nahrungsmittelversorgung erheblich beeinträchtigen würden.

Ein vernünftiger Weg, die natürlichen Ressourcen und damit auch Lebensmittel, Wasser und Luft von potentiell gesundheitsschädigenden, bio-, sozio- und ökotoxischen Substanzen freizuhalten, ist die **Vermeidung ihrer Produktion und Freisetzung** (*Mersch-Sundermann* 1990). Dies betrifft sowohl Agrochemikalien und Tierarzneimittel, als auch Lebensmittelzusatzstoffe und anthropogene Kontaminanten, die aus individuellen oder kollektiven Quellen an die Umwelt abgegeben werden (s. 7.10, S. 121).

6 AUSGEWÄHLTE PHYSIOLOGISCHE ASPEKTE

In der Darstellung der grundlegenden Aspekte der Vollwert-Ernährung in Teil I sowie der Lebensmittelgruppen in Teil II werden immer wieder allgemeine physiologische Aspekte angesprochen. Um unnötige Wiederholungen zu vermeiden, werden die wichtigsten Aspekte in diesem Kapitel umfassend beschrieben.

6.1 Ballaststoffe

6.1.1 Definition und Einteilung

„Ballaststoffe" ist ein Sammelbegriff für diejenigen Bestandteile pflanzlicher Lebensmittel, die von den Verdauungsenzymen des Menschen nicht abgebaut werden können. Sie dienen den Pflanzen u.a. als Gerüstsubstanz der Zellstrukturen sowie als Füll- und Schutzmaterial. Ballaststoffe kommen in Lebensmitteln tierischer Herkunft nicht vor.

Frühere Bezeichnungen für Ballaststoffe waren u.a. Rohfaser und Schlackenstoffe; neuere Begriffe sind z.B. Pflanzenfasern, Nahrungsfasern, pflanzliche Hydrokolloide und unverdauliche Polysaccharide.

Die Einteilung der Ballaststoffe kann nach unterschiedlichen Kriterien vorgenommen werden. Nach ihrem **Lösungsverhalten** werden *wasserlösliche* und *wasserunlösliche* Ballaststoffe unterschieden, wobei diese Aufteilung wegen der Existenz *teilweise* wasserlöslicher Ballaststoffe nicht eindeutig ist (Tab. 6.1). Die wasserlöslichen Ballaststoffe, wie Pektin und z.T. Hemizellulosen, bilden je nach chemischer Struktur eine hochvisköse Lösung. Die wasserunlöslichen Ballaststoffe, wie Zellulose, besitzen eine große Quellfähigkeit bzw. Wasserbindungskapazität und bleiben als Partikel erhalten. Bei den physiologischen Wirkungen von Ballaststoffen kommen diese unterschiedlichen Eigenschaften zum Tragen.

Nach ihrer **Herkunft** werden die Ballaststoffe in *heimische*, *tropische* und *aquatische* unterteilt. Die tropischen und aquatischen Ballaststoffe finden in isolierter Form in der Lebensmittel- und Pharmaindustrie Verwendung. Außerdem werden *modifizierte* und *halbsynthetische* Ballaststoffe verwendet (Tab. 6.2).

Tab. 6.1: Einteilung der Ballaststoffe nach ihrer Löslichkeit
(nach *Hughes* 1991)

Löslichkeit	Beispiele	Vorkommen v.a.
wasserlöslich	Pektin Gummi	Obst Gemüse
teilweise wasserlöslich	Hemizellulosen ß-Glucane	Hülsenfrüchte Hafer, Roggen, Gerste
wasserunlöslich	Zellulose Lignin	Weizen Mais

Tab. 6.2: Einteilung der Ballaststoffe nach ihrer Herkunft
(nach *Leitzmann* 1990)

heimische	tropische	aquatische	modifizierte und halbsynthetische
Lignin Zellulose Hemizellulose Pektin	Carubin Guar Gummi arabicum	Agar Carrageen Alginate	Alginsäure Na-, K-, Ca-Alginate Methylzellulose Carboxymethylzellulose

Chemisch bestehen Ballaststoffe heimischer Lebensmittel vorwiegend aus unterschiedlichen Polysacchariden, nur das Lignin besteht aus Phenylpropan-Einheiten. Die wachsende Aufmerksamkeit für die Bedeutung der Ballaststoffe führte zur Entwicklung verschiedener **Analysenmethoden**. Das älteste Verfahren ist die Bestimmung der *Rohfaser*, deren Werte methodisch bedingt weit unter der tatsächlichen Ballaststoffmenge liegen (*Schneeman* und *Gallaher* 1990), teilweise nur bei 10 %. Die heute offizielle AOAC-Analysenmethode (Association of Official Analytical Chemists) ist enzymatisch und führt zur Angabe als *Total Dietary Fiber (Gesamtballaststoffe)*. Sie kann weiter in die löslichen und unlöslichen Ballaststoffbestandteile differenziert werden (*Schneeman* und *Gallaher* 1990). Das in der BRD übliche *Berliner Verfahren* entspricht dieser international eingesetzten Methode (*Rabe* u.a. 1988). In Tabellenwerken oder bei anderen Nährstoffangaben ist daher die Angabe des verwendeten Analyseverfahrens wichtig.

6.1.2 Änderungen der Ballaststoffaufnahme

Eine der grundlegenden Veränderungen der Ernährungsgewohnheiten in den letzten 100 Jahren ist der **Verzehrsrückgang ballaststoffreicher Lebensmittel**. Der Rückgang des Getreideverzehrs insgesamt (s. Abb. 9.1, S. 146), der zunehmende Verbrauch niedrig ausgemahlener Mehle anstelle hochausgemahlener Mehle (s. Abb. 9.2, S. 147) sowie die Verlagerung von ballaststoffreichen Roggenmehltypen zu ballaststoffärmeren Weizenmehltypen sind die wichtigsten Änderungen. Der Verzehr von Getreide bzw. Kartoffeln sowie die Zufuhr der darin enthaltenen Ballaststoffe reduzierte sich von 1880 bis 1990 um etwa 40 bzw. 60 %. Bei Hülsenfrüchten war der Rückgang noch drastischer und liegt für den Gesamtverzehr wie für die dadurch zugeführten Ballaststoffe bei etwa 90 %. Im gleichen Zeitraum stieg der Ver-

brauch an ballaststofffreien Lebensmitteln deutlich an: z.B. bei isoliertem Zucker auf das siebenfache, bei Eiern auf das fünffache und bei Fleisch auf das dreifache (*Teuteberg* und *Wiegelmann* 1986, S. 236-241; *Statist. Jahrbuch ELF* 1991, S. 172-173; s. Tab. 3.2, S. 42).

Die **Gesamt-Ballaststoffaufnahme** in Deutschland nahm in den letzten 100 Jahren von etwa 100 g auf etwa 25 g pro Person und Tag ab (nach *Rottka* 1980, S. 65; *Ernährungsbericht* 1992, S. 28).

Weltweite epidemiologische Untersuchungen zeigen, daß die Zufuhr von Ballaststoffen in der Regel mit höherem materiellen Wohlstand abnimmt. Die Bevölkerung in ländlichen Gebieten der Entwicklungsländer nehmen täglich zwischen 40 und 140 g Ballaststoffe auf, in Industrieländern zwischen 10 und 30 g. Vegetarier führen sich zwischen 30 und 70 g Ballaststoffe pro Tag zu (*Leitzmann* 1990).

6.1.3 Physiologische Wirkungen

Trotz intensiver Forschung auf dem Gebiet der Ballaststoffe in den letzten 20 Jahren sind nicht alle physiologischen Wirkungen in vollem Umfang geklärt. Dies liegt u.a. daran, daß es sich bei den Ballaststoffen um eine komplexe Stoffgruppe mit unterschiedlichen physikalischen Eigenschaften handelt. Die Komplexität wird dadurch erhöht, daß Ballaststoffe nicht isoliert wirken, sondern in Verbindung mit den in der Nahrung enthaltenen Nährstoffen und zahlreichen anderen Begleitstoffen. Studien mit isolierten Ballaststoffen helfen zwar, Einzelwirkungen deutlicher zu differenzieren, erlauben aber nur annäherungsweise Rückschlüsse auf die tatsächlichen Vorgänge beim Verzehr von Lebensmitteln im Rahmen kompletter Mahlzeiten (*Spiller* 1991).

Die wichtigsten Eigenschaften und Funktionen der Ballaststoffe im Stoffwechsel be-

ruhen auf ihrer Faserstruktur, ihrem Wasserbindungsvermögen und ihrer Adsorptionsfähigkeit (Tab. 6.3). Die Wirkungen der Ballaststoffe lassen sich entlang des Verdau-
ungskanals systematisch darstellen.

Die Faserstruktur der Ballaststoffe Zellulose und Lignin hat zur Folge, daß die Nahrung
im **Mund** intensiver und länger gekaut werden muß, was zu einer größeren Speichelabsonderung führt. Die säurepuffernde Wirkung des Speichels und die mechanische Be-
anspruchung beim Kauen ist wichtig für die
Zahnerhaltung und die Vorverdauung der
Speisen.

Im **Magen** führen lösliche Ballaststoffe
aufgrund ihrer Eigenschaft, eine visköse Gel-
schicht zu bilden, zur Verzögerung der Magenentleerung, d.h. die Verweildauer des
Speisebreis wird verlängert (*Elmadfa* und
Leitzmann 1990, S. 136; *Schneeman* und *Gallaher* 1990). Insofern verursachen Ballaststoffe eine längere Sättigungswirkung.

Generell führt eine ballaststoffreiche Kost
zu einem Anstieg der Menge, des Volumens
und der Viskosität des Speisebreis im **Dünndarm**, wodurch infolge einer Art „Verdünnung" der Enzyme die aufnahmefähigen
Substanzen langsamer zur Resorption an die
Darmwand gelangen (*Schneeman* und *Gallaher* 1990).
Von besonderem Vorteil ist dies für die
Verdauung von Kohlenhydraten. Der Anstieg
der Blutzuckerkurve nach Verzehr ballaststoffreicher Lebensmittel erfolgt langsamer,
ohne unerwünscht hohe Blutzuckerspitzen
mit nachfolgend hoher Insulinausschüttung.
Diese Wirkung ballaststoffreicher Kost
findet Eingang in die Therapie des Diabetes
mellitus, wo bei richtiger Anwendung die In-
sulindosis bzw. die Medikation blutzucker-
senkender Tabletten reduziert werden kann
(*v. Koerber* 1989; *Leitzmann* u.a. 1990; *v.
Koerber* u.a. 1991). Neben dem Kohlenhy-
drat- und Ballaststoffgehalt eines Lebensmittels entscheiden jedoch noch andere Fakto-

**Tab. 6.3: Wesentliche Eigenschaften und phy-
siologische Funktionen der Ballaststoffe**

---

1. Faserstruktur

   primäre Wirkung
   – erhöhter Kauaufwand (Kaudauer, Kaudruck)
   – erhöhte Speichelsekretion
   – langsamere Nahrungsaufnahme
   – größere Magen- und Darmfüllung

   sekundäre Effekte
   – Zahnreinigung und Neutralisation von Säuren
   – frühere und stärkere Sättigungswirkung

   **ernährungsphysiologisch relevante
   Konsequenzen**
   – bessere Zahngesundheit
   – bessere Darmgesundheit
   – niedrigeres Körpergewicht

**2. Wasserbindungsvermögen, Quellfähigkeit
und Viskosität**

   primäre Wirkung
   – verzögerte Magenentleerung
   – Einschluß von Nährstoffen, Enzymen und
     Gallensäuren
   – erhöhte Darmfüllung
   – Substrate für bakterielle Fermentation
   – erhöhtes Stuhlgewicht und Stuhlvolumen

   sekundäre Effekte
   – längere Sättigungswirkung
   – langsamere enzymatische Hydrolyse
   – verzögerte Nährstoffresorption
   – verminderte Gallensäurenresorption
   – bakterielle Bildung kurzkettiger Fettsäuren
   – normale Transitzeit

   **ernährungsphysiologisch relevante
   Konsequenzen**
   – niedrigeres Körpergewicht
   – niedrigere und gleichmäßigere Blutzucker-
     verläufe
   – verminderte Blutcholesterinspiegel
   – Normalisierung der Stuhlfrequenz
   – leichteres Absetzen des Stuhls

3. Adsorptionsfähigkeit und Ionenaustausch

   primäre Wirkung
   – Pufferung der Magensäure
   – Bindung von Gallensäuren
   – Bindung organischer Schadstoffe
   – Bindung von Mineralstoffen

   sekundäre Effekte
   – verringerte Gallensäurenwirkung
   – verringerte Verfügbarkeit von Schadstoffen
   – verringerte Verfügbarkeit von Mineralstoffen

   **ernährungsphysiologisch relevante
   Konsequenzen**
   – verminderte Blutcholesterinspiegel
   – verminderte Toxizität von Schadstoffen
   – Verminderung des Darmkrebsrisikos

ren, wie schnell der Blutzuckerspiegel nach dem Essen ansteigt, insbesondere der Verarbeitungsgrad der Lebensmittel, die Eßgeschwindigkeit und die Nährstoffrelation der gesamten Mahlzeit, v.a. der Fettanteil (*Berger* und *Jörgens* 1986, S. 106).

Der *glykämische Index* eines Lebensmittels faßt diese Faktoren zusammen und gibt die Blutzuckerwirksamkeit im Vergleich zu reinem Traubenzucker (Glucose) an. Dabei werden die Flächen unter den Blutzuckerkurven in Beziehung gesetzt, die nach Verzehr gleicher Kohlenhydratmengen aus dem Test-Lebensmittel und aus Glucose entstehen, wobei die Fläche nach Aufnahme von Glucose gleich 100 gesetzt wird (*Jenkins* u.a. 1981; *Jenkins* und *Jenkins* 1987). Der glykämische Index von Vollkornprodukten ist geringer als der von entsprechenden Weißmehlprodukten, unerhitzte Getreidemahlzeiten haben die niedrigsten Werte aller Getreideprodukte (s. 9.4.6, S. 153; s. Abb. 9.5, S. 154). Die bal-

laststoffreichen Hülsenfrüchte müssen bei der Kohlenhydratberechnung von Diabetikern nicht angerechnet werden, da sie kaum blutzuckerwirksam sind (Abb. 6.1; *Berger* und *Jörgens* 1986, S. 104-114).

Ballaststoffe beeinflussen durch ihre adsorptiven Eigenschaften den enterohepatischen Kreislauf, d.h. den Stoffaustausch zwischen Leber und Darm via Gallenblase und Pfortader. Durch die Bindung freier Gallensäuren erhöhen Ballaststoffe deren Ausscheidung mit dem Stuhl und entziehen sie somit der Rückführung zur Leber. Bei der Neusynthese von Gallensäuren benötigt die Leber Cholesterin, so daß ein eventuell erhöhter Gesamtcholesterinspiegel gesenkt wird. Die Fraktion des unerwünschten LDL-Cholesterins (s. 13.4.4, S. 190) wird hierbei stärker reduziert als die des erwünschten HDL-Cholesterins. Mit Bohnen, Haferkleie, Pektin oder Guarmehl, aber nicht mit Wei-

Abb. 6.1:
Glykämischer Index ausgewählter Lebensmittel
(aus *v. Koerber* u.a. 1991, S. 15)

Verglichen werden Lebensmittel mit gleichem Kohlenhydratgehalt (Traubenzucker = 100 %; grobe Einteilung)

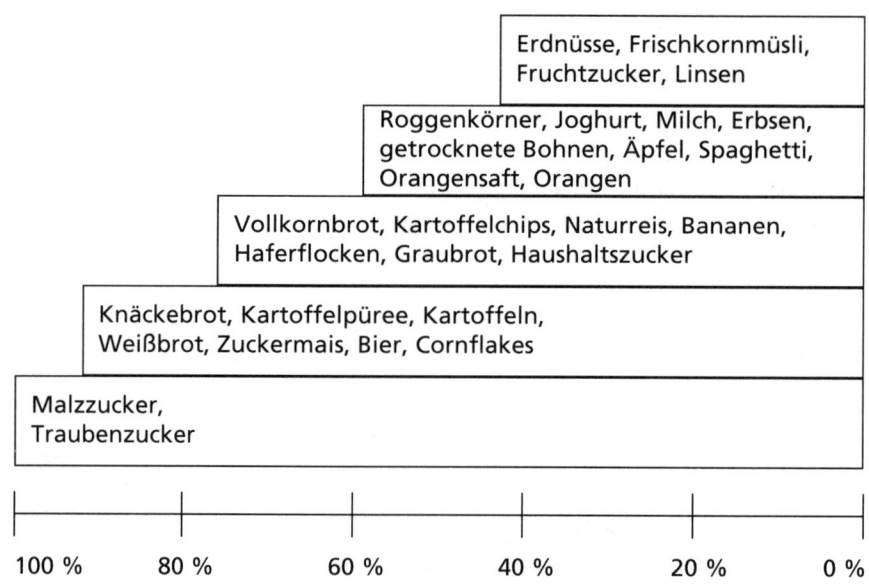

zenkleie oder Zellulose, konnte durch die Bindung und Ausscheidung von Gallensäuren und Phospholipiden der Plasmacholesterinspiegel um 5-18 % gesenkt werden (*Schneeman* und *Gallaher* 1990).

Im **Dickdarm** wird durch das vergrößerte Volumen des Darminhalts ein starker Einfluß auf die Darmfunktionen ausgeübt. So wird die Transitzeit (die Zeitdauer zwischen Nahrungsaufnahme und Ausscheidung) normalisiert, d.h. in der Regel verkürzt. Das Stuhlgewicht und die Stuhlfrequenz werden erhöht. Lignin, Zellulose und Hemizellulose vergrößern das Volumen vorwiegend durch unverdauliche Bestandteile, während Pektine aus Obst und Gemüse den Darmbakterien ein gutes Nahrungssubstrat bieten, wodurch die mikrobielle Zellmasse *selbst* das Volumen des Stuhls vermehrt. Bis zu 40 % des Stuhlvolumens kann aus Mikroben bestehen. Die Wasserbindungskapazität einzelner Ballaststoffe führt zu einer weichen Konsistenz des Stuhls und einer leichteren Ausscheidung, wodurch Verstopfung (Obstipation) vermieden wird. Ballaststoffe sind mit den genannten Funktionen wesentlich an der Aufrechterhaltung der Dickdarmfunktionen beteiligt (*Schneeman* und *Gallaher* 1990).

Auch wenn Ballaststoffe von menschlichen Verdauungsenzymen nicht abgebaut werden können, unterliegen sie im Dickdarm einem teilweisen Abbau durch Darmbakterien, die daraus Energie und Substrate beziehen. Ein Teil der Abbauprodukte steht dem Menschen in Form kurzkettiger Fettsäuren zur Verfügung, kann aber als Beitrag zur Energieversorgung praktisch vernachlässigt werden (*Kasper* 1991, S. 117).

Mehrere der genannten physiologischen Wirkungen der Ballaststoffe sind Bestandteil der *Krebs-Ballaststoff-Hypothese*, die von der Beobachtung ausgeht, daß bei ballaststoffarmer Kost das Auftreten von Dickdarmkrebs erhöht ist. Die Bindung von Gallensäuren an Ballaststoffe, die dadurch einem bakteriellen Umbau zu den möglicherweise kokanzerogenen sekundären Gallensäuren entzogen wer-

den, zählt zu den möglichen Schutzfunktionen der Ballaststoffe. Ebenso reduziert der beschriebene Verdünnungseffekt den Kontakt möglicher schädigender Substanzen (z.B. biogene Amine, sekundäre Gallensäuren) mit der Darmschleimhaut (*Scheppach* und *Kasper* 1988).

Beim mikrobiellen Abbau von Ballaststoffen im Dickdarm entstehen u.a. kurzkettige Fettsäuren, die zu einem sauren Milieu des Darmlumens beitragen. Hierdurch wird das Wachstum verschiedener physiologisch wünschenswerter Bakterien beeinflußt, wobei unerwünschte Fäulnisbakterien verdrängt werden (*Scheppach* und *Kasper* 1988). Trotz dieser bekannten Mechanismen ist der Zusammenhang zwischen Ballaststoffverzehr und Krebsentstehung nicht eindeutig, wie Studien mit verschiedenen Bevölkerungsgruppen zeigen (*Kritchevsky* 1990). Da eine ballaststoffreiche Kost mit Vollkornprodukten, Hülsenfrüchten, Kartoffeln, Gemüse und Obst zahlreiche Vitamine und Mineralstoffe sowie pflanzliche Begleitstoffe (wie Flavonoide, Indole und Phenole) enthält, kann ein schützender Effekt auf die Entstehung von Darmkrebs nicht allein auf die Ballaststoffe zurückgeführt werden (*Kritchevsky* 1990; s. 6.2.2, S. 76).

Für Hemizellulosen, Pektine und Schleimpolysaccharide wird eine immunologische Aktivität im Sinne einer Beeinflussung unspezifischer Abwehrvorgänge diskutiert (*Wagner* 1983). Unter anderem deshalb wird einer ballaststoffreichen Kost immunologische Bedeutung zugesprochen (Steigerung der Abwehrkräfte). In der bisher einzigen dazu durchgeführten Studie an Menschen konnte der Effekt nicht eindeutig bestätigt werden (*Watzl* u.a. 1990). Für Polysaccharide aus Getreidekleie wurden in Tierversuchen Antitumorwirkungen nachgewiesen (*Watzl* u.a. 1990). Insgesamt sind die Wirkungen dieser immunologisch wirksamen pflanzlichen Begleitsubstanzen noch zu wenig untersucht.

Die Entdeckung der sog. *resistenten Stärke* zeigt, daß die Forschung über Ballaststoffe noch nicht abgeschlossen ist. Diese in Pflanzen enthaltene Substanz gelangt in den Dickdarm und wirkt wie Ballaststoffe, indem die Darmflora diese zu flüchtigen Fettsäuren abbaut, die wiederum die Eigensynthese des Cholesterins in der Leber senken (*Spiller* 1991).

Zusätzlich zu den aufgeführten positiven Ballaststoffwirkungen auf den Blutzuckerspiegel (Diabetes), den Cholesterinspiegel (Hypercholesterinämie), die Stuhlverstopfung (Obstipation) und möglicherweise die Dickdarmkrebsentstehung wird ein Zusammenhang zwischen einem Mangel an Ballaststoffen und folgenden Krankheitsbildern gesehen: Karies, Adipositas, Gastritis, Divertikulose, Hämorrhoiden und Gallenbeschwerden (*Elmadfa* und *Leitzmann* 1990, S. 138; *Kasper* 1991, S. 112).

6.1.4 Empfehlungen für die Ballaststoffaufnahme

Da Ballaststoffe unterschiedliche Wirkungen ausüben und in verschiedener Menge und Zusammensetzung in Lebensmitteln vorkommen, sollte deren Zufuhr vielseitig erfolgen, d.h. hauptsächlich aus Vollkornprodukten, Gemüse, Obst, Kartoffeln und Hülsenfrüchten. Der empfohlene Richtwert für Erwachsene von mindestens 30 g pro Tag (*DGE* 1991, S. 38) erscheint eher noch zu gering, etwa 40-50 g pro Tag sind wünschenswert.

Die **Verarbeitung** von natürlicherweise in Lebensmitteln vorkommenden Ballaststoffen zu *isolierten Ballaststoffpräparaten* führt durch Erhitzung und/oder Zerkleinerung der Partikelgröße zu wesentlichen Einbußen der physiologischen Wirkungen. Die unterschiedlichen Effekte der löslichen und unlöslichen Ballaststoffe (z.B. Haferkleie und Pektin auf Cholesterin, Weizenkleie auf Stuhlgewicht und -frequenz) kommen besonders in der Komplexität einer Ernährung mit verschiedenen ballaststoffreichen Lebensmitteln zur

Wirkung. Bei der Einnahme eines Ballaststoffpräparats ist dieses Zusammenwirken dagegen nur begrenzt gegeben.

Ballaststoffreiche Lebensmittel verdrängen andere weniger wertvolle Lebensmittel und erhöhen somit die Gesamtaufnahme an Vitaminen, Mineralstoffen und gesundheitsfördernden Substanzen. Die in Kurzzeitversuchen beobachtete resorptionshemmende Wirkung von Ballaststoffen für bestimmte Mineralstoffe, die vornehmlich auf dem Phytatgehalt ballaststoffreicher Lebensmittel beruht, wird durch den erhöhten Vitamin- und Mineralstoffgehalt ballaststoffreicher Lebensmittel mehr als ausgeglichen (*Wisker* u.a. 1991; s. 9.4.2, S. 150). Dieser Ausgleich wird durch *isoliert* verabreichte Ballaststoffpräparate nicht erreicht.

Ballaststoffreiche Kostformen sind geeignet, die Ernährungsempfehlungen insgesamt zu erfüllen, da sie eine hohe Nährstoffdichte für Vitamine und Mineralstoffe aufweisen. Außerdem wird dadurch eine geringe Zufuhr an Fett, besonders an gesättigten Fettsäuren und Cholesterin sowie an einfachen Kohlenhydraten ermöglicht. Die Umstellung auf eine ballaststoffreiche Kost sollte jedoch langsam erfolgen, um eventuelle Verträglichkeitsprobleme zu vermeiden (s. 8.3, S. 138).

6.2 Sekundäre Pflanzenstoffe

6.2.1 Einleitung

Der *primäre Stoffwechsel* dient den Pflanzen zum Aufbau organischer Substanz in Form von Kohlenhydraten (einschließlich Ballaststoffen), Fett und Protein. Im *sekundären Stoffwechsel* der Pflanzen wird eine Fülle von Stoffen synthetisiert, deren Funktionen innerhalb der Pflanze – bis auf die Vitamine – teilweise noch wenig erforscht sind. Der Begriff „sekundäre Pflanzenstoffe" wird im folgenden verwendet, ohne die Vitamine miteinzubeziehen.

Zu den bekannten Funktionen dieser

Stoffe in der Pflanze zählen ihre Wirkungen als Farbstoffe, als Abwehrstoffe gegen Schädlinge und Krankheiten sowie als Wachstumsregulatoren. Diese sog. *sekundären Pflanzenstoffe* machen einige Prozent der Pflanzeninhaltsstoffe aus und können für den Menschen eine Vielfalt gesundheitsfördernder, aber teilweise auch gesundheitsschädigender Wirkungen entfalten. Als Duft- und Aromastoffe beeinflussen die sekundären Pflanzenstoffe die Nahrungsauswahl. In der Medizin finden sekundäre Pflanzenstoffe z.B. aus Knoblauch oder Artischocke wieder vermehrt Verwendung.

Der Mensch hat während der Evolution ständig ein breites Spektrum sekundärer Pflanzenstoffe aufgenommen. Es ist davon auszugehen, daß sie als ständige Begleiter unserer pflanzlichen Nahrung an der Förderung von Gesundheit und Leistungsfähigkeit beteiligt waren. Durch Erfahrungen lernte der Mensch, Pflanzen mit gesundheitsschädigenden sekundären Pflanzenstoffen als Lebensmittel zu vermeiden bzw. Zubereitungsverfahren anzuwenden, die diese Substanzen zerstören (*Ernährungsbericht* 1988, S. 116). So wird z.B. durch Erhitzen von Hülsenfrüchten das Enzym zerstört, welches gesundheitsschädliche Blausäure aus unschädlichen Vorstufen freisetzt (s. 12.4.2, S. 178). Ein anderes Beispiel ist Solanin in Kartoffeln, das durch Wegschneiden der grünen Stellen entfernt wird (s. 11.4.3, S. 174).

Bestimmte Inhaltsstoffe, denen bisher ausschließlich schädigende Wirkungen zugesprochen wurden, wie Trypsin-Inhibitoren in Hülsenfrüchten und kropffördernde Substanzen in verschiedenen Kohlarten, erfahren heute eine weitaus günstigere Beurteilung. Es wird davon ausgegangen, daß bei normalen Verzehrsgewohnheiten diese sekundären Pflanzenstoffe keine gesundheitsschädigenden Wirkungen ausüben (*Ames* 1983; *Ernährungsbericht* 1988, S. 112; *Jakobey* u.a. 1988b; *Wattenberg* 1990) bzw. sogar gesundheitsfördernde Wirkungen besitzen (*Bradfield* u.a. 1985; *Chang* und *Bjeldanes* 1985;

Jakobey u.a. 1988b). Zur Hervorrufung eines „Kohlkropfes" müßten z.B. neben einer unzureichenden Jodversorgung über längere Zeit (mehrere Monate) täglich 0,4-2,5 kg Weißkohl, 2,0-6,7 kg Chinakohl oder 2,8-12,5 kg Rettich verzehrt werden (*Jakobey* u.a. 1988b).

Die Ernährungswissenschaft hat sich bis heute fast ausschließlich mit schädlichen bzw. toxischen Wirkungen und nur in geringem Umfang mit den gesundheitsfördernden Wirkungen von sekundären Pflanzenstoffen befaßt. Dies rührt vermutlich daher, daß sich die ernährungswissenschaftliche Forschung zu Zeiten einer unzureichenden Nahrungsversorgung der Bevölkerung in erster Linie mit den primären sowie essentiellen Nahrungsinhaltsstoffen befaßt hatte. Des weiteren sind die Wirkungen von sekundären Pflanzenstoffen quantitativ oft nicht feststellbar. Hinweise auf gesundheitsschädliche Wirkungen von sekundären Pflanzenstoffen stammen überwiegend aus Beobachtungen an Tieren, denen über Monate große Mengen nur einer Futterpflanze verfüttert wurden – eine mit den Ernährungsgewohnheiten des Menschen nicht vergleichbare Situation.

In den letzten Jahren begann jedoch eine Neubewertung der gesundheitlichen Bedeutung vieler sekundärer Pflanzenstoffe (*Kühnau* 1976a und 1976b; *Newmark* 1984; *Rao* und *Kendall* 1986; *Wattenberg* 1990). Dies führte zur Identifizierung zahlreicher, bisher nicht beachteter Substanzen mit gesundheitsfördernder Wirkung und somit auch zu einer positiven Einschätzung früher als gesundheitsschädigend bezeichneter sekundärer Pflanzenstoffe.

Die Kenntnisse über die gesundheitsfördernden Wirkungen vieler sekundärer Pflanzenstoffe veranlaßten Ernährungswissenschaftler dazu, diese als *semi-essentiell* zu bezeichnen (*Kühnau* 1976a und 1976b; s. 4.2.1, S. 50). Aufgrund der gegenwärtigen Definition vom *Nährstoffbedarf* (lebens- und zufuhrnotwendig) gibt es jedoch für diese Substanzen rein theoretisch *keinen Bedarf*.

Allerdings findet sich in vielen nationalen und internationalen Empfehlungen für die Nährstoffzufuhr die Aussage, vermehrt Gemüse, v.a. aus der Familie der Kohlgewächse, zu verzehren. Den Grund hierfür liefern die Ergebnisse zahlreicher epidemiologischer und tierexperimenteller Studien, welche eine geringere Häufigkeit bestimmter Krebsarten bei erhöhtem Verzehr von Kohlgewächsen sowie anderen Gemüsen und Obst zeigten (*Ernährungsbericht* 1992, S. 259; *Watzl* und *Leitzmann* 1994). Daraus wurde abgeleitet, daß die regelmäßige Zufuhr bestimmter sekundärer Pflanzenstoffe eine wichtige Bedeutung für die Erhaltung von Gesundheit und Leistungsfähigkeit haben kann.

Der Versuch einer gesundheitlichen Bewertung von sekundären Pflanzenstoffen zeigt, wie ausgrenzend eine funktionelle Einteilung von Nahrungsinhaltsstoffen in essentielle (lebens- und zufuhrnotwendige) und nicht-essentielle (nach dieser Einteilung nicht zufuhrnotwendige) Stoffe ist (s. 4.2.1, S. 49). Eine zeitgemäße Bewertung müßte neben den essentiellen Funktionen von Nährstoffen zusätzlich biologische Wirkungen von Nahrungsinhaltsstoffen berücksichtigen, die definitionsgemäß nicht essentiell sind, jedoch eine Vielfalt von Schutzwirkungen ausüben können. Ein Beispiel hierfür sind die Carotinoide, die als Provitamin A eine essentielle Funktion haben, jedoch als Carotinoide unabhängig von ihrer Provitamin-A-Funktion bedeutende Schutzwirkungen für den Organismus erfüllen.

6.2.2 Gesundheitsfördernde Wirkungen

Die sekundären Pflanzenstoffe umfassen zahlreiche Substanzen mit unterschiedlichsten spezifischen Stoffwechselwirkungen (Tab. 6.4). Mit Ausnahme der Vitamine liegen gegenwärtig nur wenige wissenschaftliche Daten über die ernährungsphysiologische Bedeutung der sekundären Pflanzenstoffe vor.

Tab. 6.4: Gesundheitsfördernde Wirkungen von sekundären Pflanzenstoffen (*Watzl* und *Leitzmann* 1994)

– antikanzerogen	– blutdruckregulierend
– antioxidativ	– cholesterinspiegel- senkend
– antimikrobiell	– blutglucose-
– antithrombotisch	regulierend
– entzündungshemmend	– verdauungsfördernd
– immunmodulierend	

Viele der dargestellten Studien wurden an Tieren durchgeführt, so daß eine Übertragbarkeit auf den Menschen nur bedingt möglich ist. Die Ergebnisse epidemiologischer Studien lassen jedoch die Vermutung zu, daß die im Tierversuch erzielten Ergebnisse über die Wirkung der sekundären Pflanzenstoffe auch für den Menschen bedeutsam sind.

Nachfolgend werden die bisher bekannten gesundheitsfördernden Wirkungen der wichtigsten Gruppen der sekundären Pflanzenstoffe dargestellt.

Carotinoide

Grünblättriges Gemüse und viele farbige Früchte sind reich an Carotinoiden. Von über 600 natürlich vorkommenden Carotinoiden besitzen weniger als 10 % eine Provitamin-A-Wirkung. Daneben haben Carotinoide jedoch vielfältige Eigenschaften und Wirkungen, z.B. als Antioxidantien, Modulatoren des Immunsystems oder Antikanzerogene (*Bendich* und *Olson* 1989).

In zahlreichen epidemiologischen Studien wurde ein Zusammenhang zwischen einer hohen Zufuhr an carotinoidhaltigem Gemüse und Obst und einem niedrigen Lungenkrebsrisiko festgestellt, nicht jedoch zwischen Vitamin-A-Zufuhr und Lungenkrebsrisiko (*Ernährungsbericht* 1992, S. 252; *Watzl* und *Leitzmann* 1994). Diese Ergebnisse belegen, daß Carotinoide *selbst* als protektive Substanzen eine gesundheitsfördernde Wirkung besitzen und nicht erst zu Vitamin A umgewandelt werden müssen, um z.B. als Antikanzerogen wirksam zu sein.

Phytosterine

Fast alle Pflanzen enthalten Phytosterine, die dem tierischen Cholesterin in ihrer Struktur sehr ähnlich sind. Sie kommen mengenmäßig bis zu 1 % in unserer Ernährung vor (*Fiala* u.a. 1985) und wirken in erster Linie cholesterinspiegelsenkend (*Spiller* 1991). Die Wirkung beruht auf einer Verbindung zwischen Phytosterinen und Gallensäuren im Darmtrakt, die dazu führt, daß Gallensäuren nicht mehr rückresorbiert werden können und somit ausgeschieden werden. Als Folge muß der Körper für den Aufbau von cholesterinhaltigen Bausteinen wie Gallensäuren vermehrt auf selbst synthetisiertes Cholesterin zurückgreifen, was zu einer Senkung des Blutcholesteringehalts führt. Im Tierversuch zeigen Phytosterine auch antikanzerogene Wirkungen (*Fiala* u.a. 1985).

Saponine

Saponine kommen überwiegend in Hülsenfrüchten vor, wo sie bis zu 5 % der Inhaltsstoffe ausmachen können, sowie in Hafer und einigen Gemüsearten (*Oakenfull* und *Potter* 1986). Sie üben wachstumshemmende Wirkungen auf Bakterien und Viren sowie entzündungshemmende Wirkungen aus (*Kühnau* 1976a). Da Saponine jedoch nur in geringem Umfang resorbiert werden, liegt ihre Hauptwirkung im Darmtrakt, nämlich in der Hemmung der Gallensäure-Rückresorption. So können sie zu einer Reduzierung des Blutcholesteringehalts beitragen (*Rao* und *Kendall* 1986).

Des weiteren können Saponine eine verstärkende Wirkung auf Immunreaktionen ausüben (*Bomford* 1982; *Chavali* und *Campbell* 1987). Aufgrund unzureichender wissenschaftlicher Daten ist eine gesundheitliche Bewertung der Saponine diesbezüglich noch nicht möglich.

Flavonoide

Flavonoide befinden sich in fast allen Pflanzen und besitzen eine Vielfalt gesundheitsfördernder Wirkungen. Ihre Konzentration in Pflanzen wird u.a. durch die Anbaubedingungen beeinflußt. So weisen im Freiland angebaute Pflanzen höhere Flavonoidgehalte auf als im Gewächshaus gezogene (*Hermann* 1976). Durchschnittlich werden täglich etwa 1 g Flavonoide aufgenommen (*Kühnau* 1976b).

Zusätzlich zu ihren antimikrobiellen Aktivitäten besitzen bestimmte Flavonoide antikanzerogene Wirkungen. In Tierstudien konnte nachgewiesen werden, daß Flavonoide Enzyme aktivieren, die Karzinogene unwirksam machen können (*Sparnins* u.a. 1982), wenn sie gleichzeitig im Magen-Darm-Trakt vorhanden sind.

Im Reagenzglas-Versuch zeigen isolierte Flavonoide unter gewissen Bedingungen auch mutagene (erbgutverändernde) Wirkungen. Jedoch sprechen alle Daten aus Tierversuchen sowie aus epidemiologischen Studien gegen eine mutagene Aktivität, solange Flavonoide natürlich vorkommend als Bestandteil von Nahrungspflanzen aufgenommen werden (*Sugimura* und *Soto* 1983). Das weit verbreitete Vorkommen von Flavonoiden in Nahrungspflanzen läßt vermuten, daß sich während der Evolution des Menschen Methoden zur Neutralisation der mutagenen Wirkungen von Flavonoiden entwickelt haben (*Tamura* u.a. 1980).

Flavonoide zeigen außerdem entzündungshemmende sowie antioxidative Wirkungen (*Kühnau* 1976b). Bestimmte Isoflavonoide wirken beim Menschen wie Östrogene. Sie beeinflussen vermutlich Synthese und Stoffwechsel von Geschlechtshormonen und hemmen dadurch das Wachstum bestimmter Krebsarten (*Adlercreutz* 1990).

Protease-Inhibitoren

Proteasen sind u.a. im Magen-Darmtrakt vorkommende Enzyme, die Proteine in Aminosäuren aufspalten. In Nahrungspflanzen enthaltene Protease-Inhibitoren (z.B. in Hülsenfrüchten, Getreide, Nüssen und Kartoffeln) können die Aktivität dieser Enzyme hemmen. Lange wurden sie als ausschließlich gesundheitsschädlich angesehen; deshalb wurde empfohlen, diese Inhibitoren durch Erhitzen der Lebensmittel zu zerstören. In den letzten Jahren häufen sich jedoch wissenschaftliche Ergebnisse, die zeigen, daß Protease-Inhibitoren antikanzerogene Wirkungen besitzen und deshalb auch als gesundheitsfördernde Substanzen bezeichnet werden können. Protease-Inhibitoren in nicht toxischen Konzentrationen verhindern im Tierversuch u.a. das Wachstum chemisch induzierter Tumore (*Fiala* u.a. 1985; *Witschi* und *Kennedy* 1989; *St. Clair* u.a. 1990). Sehr geringe Mengen dieser Inhibitoren unterbinden im Reagenzglas die Umwandlung gesunder Zellen in Krebszellen (*Billings* u.a. 1987).

Schwefelhaltige sekundäre Pflanzenstoffe

Isothiozyanate (Senföle) sind sekundäre Pflanzenstoffe mit einem sehr breiten Wirkungsspektrum. Sie entstehen bei der Zerstörung von Pflanzengewebe und verleihen z.B. Meerrettich und Senf den brennenden, scharfen Geschmack. Isothiozyanate zeigen starke antimikrobielle Aktivitäten; bereits die Aufnahme von 10 g Meerrettich führt zu therapeutisch wirksamen Konzentrationen im Organismus (*Winter* 1959). Senföle besitzen auch die Eigenschaft, Entgiftungsenzyme für kanzerogene Stoffe zu aktivieren, wodurch es zu einem verringerten Wachstum chemisch induzierter Tumore kommt (*Bogaards* u.a. 1990; *Wattenberg* 1990).

Allicin aus Knoblauch besitzt eine sehr starke antimikrobielle Aktivität (*Jakobey* u.a. 1988a). Es hemmt noch in einer Verdünnung von 1 : 125 000 das Wachstum von Bakterien (*Reuter* 1986).

Frischer, unerhitzter Zwiebelsaft unterdrückt das Wachstum chemisch induzierter Tumore bei Tieren (*Ito* u.a. 1986). Vermutlich wirken mehrere organische Schwefelverbin-

dungen aus Zwiebelgewächsen dadurch antikanzerogen, daß sie im Organismus die Umwandlung von inaktiven Kanzerogenen in aktive Kanzerogene hemmen (*Wattenberg* 1990).

Außerdem kommen in Knoblauch sekundäre Pflanzenstoffe vor, die die Blutgerinnung hemmen, d.h. sie verringern das Zusammenlagern der Blutplättchen und senken somit das Risiko einer Thrombose (*Reuter* 1986).

Indole, die in allen Kohlarten vorkommen, zeigen in zahlreichen epidemiologischen und tierexperimentellen Studien eine krebsvorbeugende Wirkung (*Fiala* u.a. 1985; *Wattenberg* 1990). Das wegen seiner kropferzeugenden Wirkung (nur unter Extrembedingungen) bekannte Indol Goitrin ist einer der wichtigsten Bestandteile in Weißkohl, der im Tierversuch zelluläre Enzyme zur Neutralisation von Kanzerogenen aktiviert (*Chang* und *Bjeldanes* 1985; *Bogaards* u.a. 1990). Die Verfütterung von Weißkohl oder Rosenkohl führt bereits nach 4-6 Stunden zu einer Aktivierung dieser Enzyme in Dünndarm, Dickdarm und Leber (*McDanell* und *McLean* 1989).

Indole beeinflussen die Metabolisierung körpereigener Östrogene, deren Abbauprodukte die Brustkrebsentstehung fördern können. Indol-3-Carbinol stimuliert die Umwandlung von Östrogen zu neutralen Abbauprodukten, welche keinen fördernden Einfluß mehr auf die Brustkrebsentstehung besitzen (*Michnovicz* und *Bradlow* 1990). Untersuchungen am Menschen zeigen, daß die tägliche Aufnahme von 500 mg Indol-3-Carbinol (enthalten in etwa 400 g Weißkohl) nach einer Woche die Ausscheidung inaktiver Abbauprodukte sehr stark erhöht (*Michnovicz* und *Bradlow* 1990). Bei Mäusen führt die Aufnahme von Indol-3-Carbinol zu einem starken Rückgang von spontan auftretendem Brustkrebs (*Michnovicz* und *Bradlow* 1990). Indole können beim Erhitzen von Kohlgemüse teilweise inaktiviert werden (*Stoewsand* u.a. 1988).

Tab. 6.5: Gesundheitsfördernde Wirkungen schwefelhaltiger sekundärer Pflanzenstoffe
(*Fiala* u.a. 1985; *Reuter* 1986; *Jakobey* u.a. 1988a und 1988b; *Wattenberg* 1990)

Sekundäre Pflanzenstoffe	Wirkung	Vorkommen
Allicin	antimikrobiell	Knoblauch
Alkyl-Cysteinsulfoxide	antimikrobiell	Zwiebelgewächse
	cholesterinspiegelsenkend	alle Kohlarten
Methyl-Allyl-Trisulfid	gerinnungshemmend	Knoblauch
S-Methylmethionin	als Antiulkusfaktor	Weißkohl
Indole	antikanzerogen	alle Kohlarten
Isothiozyanate	antimikrobiell	Senf, Meerrettich
	antikanzerogen	Kresse, Kohlarten
Diallylsulfide	antikanzerogen	Zwiebelgewächse

Pflanzliche Lebensmittel aus der Familie der Kohl- und Zwiebelgewächse besitzen eine Vielfalt weiterer schwefelhaltiger sekundärer Pflanzenstoffe, auf die hier jedoch nicht weiter eingegangen werden soll (Tab. 6.5).

Phenolsäuren

Phenolsäuren kommen in fast allen Pflanzen vor, wo sie u.a. als Antioxidantien wirken. Durch die Verarbeitung der Pflanzen werden Phenolsäuren zerstört, so enthält z.B. ein frischer Apfel etwa 130 mg Chlorogensäure pro 100 g, die in pasteurisiertem Apfelsaft meist nicht mehr nachweisbar ist (*Newmark* 1984).

Phenolsäuren hemmen im Tierversuch das Wachstum chemisch induzierter Tumore (*Newmark* 1984). Im Reagenzglas-Versuch blockieren sie die mutagene Wirkung verschiedener Substanzen, wobei die hauptsächlich in Erdbeeren, Walnüssen und Trauben vorkommende Ellagsäure besonders wirksam ist (*Wood* u.a. 1982). Phenolsäuren, wie Gerbsäure aus frischen Erdbeeren, besitzen auch eine starke, gegen Viren gerichtete Aktivität (*Konowalchuk* und *Speirs* 1976).

Phenolsäuren werden im Körper schnell abgebaut; daher wird zum Schutz gegen die in der Nahrung ständig vorhandenen Kanzerogene empfohlen, Phenolsäuren täglich mit der Nahrung in Form von unerhitzter, pflanzlicher Frischkost aufzunehmen (*Newmark* 1984; s. 7.3, S. 101; s. 10.4.6, S. 166).

Monoterpene

Monoterpene, wie das **Limonen** aus Zitrusfrüchten und **Carvon** aus Kümmel, hemmen im Tierversuch die Krebsentstehung durch unterschiedliche Mechanismen. Sie blockieren zum einen die Aktivierung von inaktiven Kanzerogenen, zum anderen unterdrücken sie die Krebsentstehung, nachdem Kanzerogene bereits zu einer Zellschädigung geführt haben (*Wattenberg* 1990). Die Monoterpene zählen somit zum breiten Spektrum der sekundären Pflanzenstoffe mit antikanzerogener Wirkung (Tab. 6.6).

Tab. 6.6: Sekundäre Pflanzenstoffe mit antikanzerogener Wirkung
(*Fiala* u.a. 1985; *Wattenberg* 1990)

Sekundäre Pflanzenstoffe	Vorkommen
Carotinoide	Gemüse, Obst
Phytosterine *cholesterinsenkend*	Getreide, Gemüse, Obst
Flavonoide	Gemüse, Obst, Getreide
Protease-Inhibitoren	Hülsenfrüchte, Getreide, Kartoffeln
Isothiozyanate (Senföle)	alle Kohlarten, Zwiebelgewächse, Kresse, Meerrettich
Phenolsäuren	Kaffee, Tee, Obst, Getreide, Kartoffeln
Indole	alle Kohlarten
Monoterpene	Zitrusfrüchte, Kümmel

Weitere sekundäre Pflanzenstoffe

Weitere sekundäre Pflanzenstoffe mit gesundheitsfördernder Wirkung, für die bisher überwiegend Erfahrungsberichte, aber wenig exakte wissenschaftliche Daten vorliegen, sind beispielsweise die **Bitterstoffe** aus Chicorée, Artischocke oder Radicchio, die u.a. den Gallenfluß sowie den Verdauungsprozeß anregen (*Jakobey* u.a. 1988c). Zu diesen sekundären Pflanzenstoffen zählen auch die **ätherischen Öle**, die als Aromaträger bedeutend sind und antibiotisch (z.B. Karotten) oder verdauungsfördernd (z.B. Fenchel) wirken (*Jakobey* u.a. 1988c). **Tocotrienole**, die in der Fettfraktion von Getreiden vorkommen, wirken cholesterinspiegelsenkend (*Spiller* 1991).

Generell sind diese Effekte von sekundären Pflanzenstoffen wesentlich schwieriger zu quantifizieren als z.B. eine antikanzerogene Wirkung. Dies und die Tatsache, daß sie nicht protektiv gegen *schwerwiegende* Erkrankungen wie Krebs wirksam sind, erklärt zumindest teilweise das wissenschaftliche Desinteresse an diesen Substanzen. Damit ist aber ihre Bedeutung im Spektrum der gesundheitsfördernden Wirkungen nicht gering zu schätzen.

6.2.3 Schlußbemerkungen

Da in der Praxis nicht *einzelne, isolierte* sekundäre Pflanzenstoffe aufgenommen werden, sondern ganze Lebensmittel wie Gemüse, Obst, Getreide, Hülsenfrüchte und Nüsse, wirkt ständig eine Vielfalt von sekundären Pflanzenstoffen mit gesundheitsfördernden Wirkungen auf den Organismus ein. Welche synergistischen Wirkungen zwischen den einzelnen sekundären Pflanzenstoffen mit antikanzerogener Wirkung bestehen und in welchem Umfang dadurch eine krebsvorbeugende Wirkung möglich ist, kann gegenwärtig nicht „gemessen" werden. Diese Aussage gilt auch für die antimikrobiellen bzw. immunmodulatorischen Wirkungen dieser Substanzgruppe.

Die Hitzeempfindlichkeit vieler gesundheitsfördernder sekundärer Pflanzenstoffe sowie die ständige Anwesenheit von Kanzerogenen in der Nahrung machen deutlich, wie wichtig der tägliche Verzehr von unerhitzter pflanzlicher Frischkost ist.

Ungeklärt bleibt die Frage, *welche Mengen* dieser sekundären Pflanzenstoffe täglich zugeführt werden sollten, um eine optimale Wirkung zu erzielen. Zu bedenken ist auch, daß viele der vorliegenden Ergebnisse aus Tierversuchen stammen und eine Übertragbarkeit auf den Menschen nur mit Vorbehalten möglich ist.

Es soll noch einmal auf die eindeutig gesundheitsschädliche Wirkung bestimmter sekundärer Pflanzenstoffe, wie Blausäure und Hämagglutinine in unerhitzten Hülsenfrüchten sowie Solanin in den grünen Stellen von Kartoffeln, hingewiesen werden, die aber durch entsprechende Zubereitungsverfahren unschädlich gemacht werden können.

Zusammenfassend ist festzustellen, daß sekundäre Pflanzenstoffe in den Mengen, wie sie in den üblichen pflanzlichen Lebensmitteln vorkommen, vielfältige gesundheitsfördernde Wirkungen ausüben.

6.3 Proteinqualität

6.3.1 Proteinbedarf und Empfehlungen für die Proteinzufuhr

Proteine haben wichtige Funktionen im menschlichen Organismus, z.B. als Bausteine von Muskeln und Enzymen. Der experimentell ermittelte „durchschnittliche **Bedarf** an Proteinen hoher Qualität" wird von der Weltgesundheitsorganisation (WHO) für den Erwachsenen mit 0,6 g/kg Körpergewicht und Tag angegeben (*WHO* 1985, S. 79-81).

Unter Berücksichtigung individueller Bedarfsschwankungen und besonderer Umstände (z.B. Krankheit) sowie in Kenntnis der teilweise niedrigen Qualität der aufgenommenen Proteine ergibt sich die **Empfehlung** für die tägliche Proteinzufuhr von 0,8 g/kg Körpergewicht (*DGE* 1991, S. 25). Dies entspricht für Frauen durchschnittlich 48 g Protein pro Tag und für Männer 58 g (s. Tab. 15.3, S. 206). Durch die in den Empfehlungen enthaltenen Sicherheitszuschläge wird das Risiko einer unzureichenden Proteinzufuhr gering gehalten.

6.3.2 Gehalt an essentiellen Aminosäuren, Verdaulichkeit der Nahrungsproteine, Bioverfügbarkeit der Aminosäuren

Alle Lebensmittel, auch die pflanzlichen, enthalten die 8 essentiellen Aminosäuren (10 mit den als semi-essentiell geltenden Aminosäuren Histidin und Arginin), allerdings in unterschiedlichen Mengen. Lebensmittel pflanzlicher Herkunft weisen im allgemeinen einen geringeren **Gehalt an essentiellen Aminosäuren** auf als tierische Lebensmittel. Einige pflanzliche Erzeugnisse, z.B. Bohnen, erreichen oder übertreffen dagegen die Aminosäuregehalte von Lebensmitteln tierischer Herkunft.

Ein wichtiges Kriterium zur Beurteilung eines Lebensmittels ist seine **Nährstoffdichte**, d.h. sein Gehalt an Inhaltsstoffen pro Energieeinheit (s. 4.2.1, S. 50). Wenn die Gehalte essentieller Aminosäuren nicht auf das Gewicht, sondern auf den Energiegehalt (z.B. 1 000 kcal) eines Lebensmittels bezogen werden, verändert sich die ernährungsphysiologische Einschätzung. Sehr energiereiche Lebensmittel, wie fettes Schweinefleisch und fettreiche Nüsse, schneiden gegenüber fettarmen Lebensmitteln, wie Kartoffeln, ungünstiger ab.

Die **Verdaulichkeit der Nahrungsproteine** bezeichnet die Proteinmenge, die von den Verdauungsenzymen in einzelne Aminosäuren zerlegt werden kann, um resorbiert zu werden.

Tierische Proteine können nahezu vollständig verdaut werden, während die Verdaulichkeit pflanzlicher Proteine, besonders bei Frischkost, etwas geringer ist. Die Proteine befinden sich innerhalb der Zellen, die bei pflanzlicher Kost von zellulosehaltigen Zellwänden umgeben sind. Bei unzureichendem Zerkleinerungsgrad der Nahrung können die Verdauungsenzyme daher die Proteine in *pflanzlichen* Zellen nicht vollständig aufschließen. Diese Tatsache unterstreicht die Empfehlung des gründlichen Kauens, besonders von unerhitzter Frischkost.

Die **Bioverfügbarkeit der essentiellen Aminosäuren**, d.h. die Menge an essentiellen Aminosäuren, die dem Organismus nach der Resorption tatsächlich zur Verfügung stehen, kann durch die Art und Struktur des Proteins, durch antinutritive Faktoren und durch technologische Maßnahmen beeinflußt werden. Beispielsweise sind denaturierte Proteine für die Verdauungsenzyme schneller zugänglich. Durch hohe und lange Hitzeeinwirkung kann es zu erheblichen Veränderungen der Proteinstruktur und zu Bindungen mit anderen Inhaltsstoffen kommen, so daß die Aminosäuren dem Organismus nicht mehr vollständig zur Verfügung stehen. Ein Beispiel hierfür ist die sog. *Maillard-Reaktion*, bei der Kohlenhydrate besonders mit der oft limitierenden Aminosäure Lysin reagieren (*Elmadfa* und *Leitzmann* 1990, S. 156-157).

6.3.3 Biologische Wertigkeit von Proteinen

Neben der *Quantität* des aufgenommenen Nahrungsproteins ist auch dessen *Qualität* für die Proteinbedarfsdeckung bedeutsam. Die Qualität des Proteins hängt neben den vorher genannten Kriterien (s. 6.3.2, S. 81) vor allem vom Verhältnis der einzelnen essentiellen Aminosäuren zueinander ab. Je mehr

als Referenzgröße

dieses dem Bedarf des Menschen entspricht, um so höher ist die Proteinqualität. Ein Maß hierfür ist die *biologische Wertigkeit* (BW).

Nach der klassischen Definition aus der **Tierernährung** ist die *biologische Wertigkeit* die Körperproteinmenge in g, die durch 100 g des betreffenden resorbierten Nahrungsproteins ersetzt werden kann. Dementsprechend wird von einem Protein hoher biologischer Wertigkeit weniger zur Bedarfsdeckung benötigt als von einem Protein niedriger biologischer Wertigkeit.

Viele Berechnungen der biologischen Wertigkeit basieren auf Angaben von Stickstoff. Dieser ist Bestandteil aller Aminosäuren und somit aller Proteine; er weist einen relativ konstanten Anteil von 6,25 % auf. *Retinierter* Stickstoff ist der tatsächlich im Körper zurückgehaltene Stickstoff; von einem Protein niedriger biologischer Wertigkeit kann der Organismus weniger Stickstoff für die eigene Biosynthese von Proteinen nutzen, d.h. retinieren. Der *resorbierte* Stickstoff ist die Menge, die nach der Verdauung ins Blut aufgenommen wird. Folgende Formel gilt für die Berechnungen der biologischen Wertigkeit in der Tierernährung:

$$\frac{\text{Biologische}}{\text{Wertigkeit}} = \frac{\text{retinierter Stickstoff}}{\text{resorbierter Stickstoff}} \times 100$$

Für die **Ernährung des Menschen** wird die biologische Wertigkeit anders definiert. Für diese Zwecke wird die biologische Wertigkeit von Vollei (Eigelb plus Eiklar) gleich 100 gesetzt und alle anderen Proteine von Lebensmitteln darauf bezogen. Die Berechnung erfolgt für das Beispiel *Reis* nach folgender Formel, wobei der Minimalbedarf an Testprotein experimentell bestimmt wird:

$$BW = \frac{\text{Minimalbedarf an Volleiprotein} \ (0,5\ \text{g/kg KG/Tag})}{\text{Minimalbedarf an Testprotein} \ (\text{z.B. Reis } 0,62\ \text{g/kg KG/Tag})} \times 100 = 81$$

BW = biologische Wertigkeit
KG = Körpergewicht

Die biologische Wertigkeit der unterschiedlichen Lebensmittel wird in Relation zum Vollei-Standard bewertet (Tab. 6.7). Je höher die Qualität eines Proteins, desto niedriger ist die Proteinmenge, die zugeführt werden muß.

6.3.4 Aufwertungseffekte

Für die Ernährungspraxis ist die Aminosäurenzusammensetzung bzw. die biologische Wertigkeit *einzelner* Lebensmittel nicht allein entscheidend. Denn es werden fast immer *Gemische* aus verschiedenen pflanzlichen und/oder tierischen Lebensmitteln verzehrt. Durch diese Kombination verschiedener Proteine entstehen sog. **Aufwertungseffekte** (Ergänzungswerte). Die in *einem* Protein in geringer Konzentration vorhande-

Tab. 6.7: Biologische Wertigkeit ausgewählter Lebensmittel
(nach *Jekat* 1984, S. 182; nach *Kofrányi* und *Wirths* 1987, S. 74: Angaben für Roggen- und Weizenmehl)

Proteinträger	Biologische Wertigkeit	Proteinträger	Biologische Wertigkeit
Vollei (Bezugswert)	100	Roggen	83
Kartoffeln	86	Roggenmehl (82 % Ausmahlung)	76
Edamer Käse	85	Reis	83
Milch	84	Grünalgen	81
Soja	84	Mais	76
Schweizer Käse	83	Bohnen	73
Thunfisch	83	Weizen	58
Rindfleisch	83	Weizenmehl (83 % Ausmahlung)	56

nen essentiellen Aminosäuren können in einem *anderen* Protein in höherer Konzentration vorhanden sein und sich dadurch gegenseitig ergänzen – vorausgesetzt sie werden zur gleichen Mahlzeit verzehrt. Dabei ist es möglich, biologische Wertigkeiten von über 100 zu erreichen (Tab. 6.8).

Tab. 6.8: Biologische Wertigkeit günstiger Lebensmittelmischungen
(nach *Jekat* 1984, S. 182)

Proteinanteile der jeweiligen Lebensmittel		Biologische Wertigkeit
35 % Vollei	+ 65 % Kartoffeln	138
60 % Vollei	+ 40 % Soja	124
68 % Vollei	+ 32 % Weizen	118
36 % Vollei	+ 64 % Bohnen	108
75 % Milch	+ 25 % Weizen	106
56 % Milch	+ 44 % Roggen	101
52 % Bohnen	+ 48 % Mais	101
50 % Milch	+ 50 % Kartoffeln	92
77 % Rindfleisch	+ 23 % Kartoffeln	90

Vollei (Bezugswert)   *100*

Diese Aufwertungseffekte haben Konsequenzen für die notwendige Gesamtproteinaufnahme. Für Volleiprotein, das die höchste biologische Wertigkeit eines Lebensmittels aufweist, wird 0,5 g/kg Körpergewicht als täglicher Minimalbedarf angegeben (*Jekat* 1969). Bei der günstigsten Aufwertungsmischung zweier Proteine (Kartoffeln mit Ei, BW = 138; Tab. 6.8) wird der Proteinbedarf bereits mit weniger als 0,4 g/kg Körpergewicht gedeckt (nach *Kofrányi* 1967 und 1969).

Vorteilhaft sind auch Mischungen von Hülsenfrüchten und Getreide, z.B. Bohnen mit Mais. Keines der beiden Proteine dieser *pflanzlichen* Lebensmittel hat eine hohe biologische Wertigkeit, aber die günstigste Mischung davon erreicht den Wert von Hühnereiprotein. Diese Mischung liegt bei 52 % Bohnenprotein und 48 % Maisprotein, das bedeutet ein Gewichtsverhältnis der Rohware von etwa zwei Drittel Bohnen und einem Drittel Mais (*Kofrányi* 1969; Tab. 6.8).

Wichtig ist die Tatsache, daß Mischungen immer höherwertig sind als die einzelnen Proteinträger. Je günstiger dabei die gewählten Kombinationen, desto stärker sind die Aufwertungseffekte und desto weniger Gesamtprotein wird für die Bedarfsdeckung benötigt. Insofern ist auch mit einer vegetarischen Ernährung die Deckung des Proteinbedarfs problemlos möglich.

Die biologische Wertigkeit von Proteinen spielt bei der in Industrieländern meist überhöhten Proteinaufnahme praktisch keine Rolle, da eine möglicherweise vorhandene geringe biologische Wertigkeit durch die hohe Proteinzufuhr ausgeglichen wird. In Entwicklungsländern dagegen sind die möglichen Aufwertungseffekte äußerst bedeutsam, da bei knapper Proteinzufuhr der Bedarf mit günstigen Proteinkombinationen eher gedeckt werden kann.

6.3.5 Nachteile überhöhter Proteinzufuhr

Die Zellkerne pflanzlicher und tierischer Zellen enthalten das Erbmaterial, das u.a. aus Purinen besteht. Je nach Zellgröße sind pro Volumeneinheit viele oder wenige Purine in Lebensmitteln vorhanden. Der Verzehr von proteinreichen Lebensmitteln, besonders von Innereien, Fisch, Fleisch, Fleischwaren und Hülsenfrüchten, ist mit einem beachtlichen Gehalt an Purinen verbunden. Deren Abbau erhöht die Harnsäurekonzentration im Blut. Bei langandauernder überhöhter Proteinaufnahme kann dies zu **Gicht** führen, einer in Wohlstandsgesellschaften relativ häufig auftretenden ernährungsabhängigen Krankheit. Die Harnsäurekonzentration im Blut und in den extrazellulären Flüssigkeiten wird dabei über die Grenze der Löslichkeit hinaus erhöht (*Zöllner* 1977; s. 15.4.2, S. 207).

Auch durch eine purinfreie, aber proteinreiche Kost kommt es zu einem starken Anstieg der Harnsäureausscheidung, da verstärkt Purine im Körper synthetisiert werden (*Kasper* 1991, S. 390).

Also aus viel Eiweiß entstehen Purine im Körper, auch wenn die Eiweiße purinfrei sind

Es gibt mehrere Hinweise dafür, daß eine weit über den Empfehlungen liegende Proteinzufuhr an der Entstehung von **Osteoporose** und bestimmten **Nierensteinen** beteiligt ist (*Pellett* 1990). Durch zu hohe Proteinaufnahme kommt es zur Hypercalciurie (vermehrte Ausscheidung von Calcium über die Niere), die die Gefahr einer Osteoporose in sich birgt. Dabei ist eine veränderte Nierenfunktion zu beobachten, die die tubuläre Calcium-Rückresorption erniedrigt (*Schneider* und *Menden* 1988).

Von *Wendt* (1973) stammt eine bisher nicht allgemein anerkannte Theorie über **„Krankheiten verminderter Kapillarmembranpermeabilität (Hypoporopathien)"**. Nach *Wendt* entsteht diese nur bei kombinierter Energie- und Protein-Überernährung („Eiweißmast"). Da in diesem Fall überschüssige Proteine nicht zur Energieversorgung herangezogen werden, weist das Blut einen zu hohen Gehalt an physiologischen Plasma-Proteinen auf. Diese werden in die Kapillar-Basalmembran eingelagert, verdicken diese (elektronenmikroskopisch bei Adipösen und Diabetikern nachgewiesen) und vermindern ihre Permeabilität (Durchlässigkeit; elektronenmikroskopisch und klinisch nachgewiesen). Nach 3-5 Jahren hat die Permeabilitätsminderung der Basalmembran einen solchen Grad erreicht, daß Substanzen wie Glucose, Insulin, Wasser, Cholesterin und Harnsäure nicht mehr genügend ins Gewebe übertreten können. Der Blutspiegel dieser rückgestauten Substanzen steigt an (*Wendt* 1977a).

Entsprechend seiner Theorie führt dies zur Entstehung von Hyperglykämie, Hyperinsulinismus, Hypertonie, Hypercholesterinämie, Hyperlipidämie und Hyperurikämie. Nach Übersättigung der Basalmembran weitet sich die Proteinabscheidung auch auf die Arterien-Innenwand aus, was nach weiteren 5-10 Jahren zum Herzinfarkt führen kann (*Wendt* 1977b).

Der Autor weist ausdrücklich darauf hin, daß Hypoporopathien ausschließlich auf den Verzehr von zu viel *tierischem* Protein zurückzuführen sind. Mit pflanzlichem Protein tritt dieser Effekt nicht ein, wofür die Ursachen noch nicht geklärt sind (*Wendt* 1977b). Eine mögliche Erklärung ist, daß pflanzliches Protein aufgrund der höheren Sättigungswirkung pflanzlicher Lebensmittel durch die natürlicherweise vorhandenen Ballaststoffe nicht in zu hohen Mengen zugeführt werden kann.

Zur Klärung dieser Theorie sind weitere Forschungsarbeiten erforderlich (vgl. *Heine* 1991).

6.4 Ernährung und Mikroflora des Verdauungstrakts

6.4.1 Einleitung

Zum Verdauungstrakt zählen alle Körperorgane, die für die Aufnahme, Verdauung und Resorption der Nahrung sowie für die Ausscheidung unverdaulicher Nahrungsbestandteile nötig sind. Die Abschnitte des Verdauungstrakts gliedern sich in Mundhöhle, Magen, Dünndarm und Dickdarm. Mikroorganismen besiedeln natürlicherweise die Oberflächen aller Abschnitte.

Die Bakterien im Dickdarm bauen u.a. bestimmte Ballaststoffe zu kurzkettigen Fettsäuren ab (s. 6.1.3, S. 73). Durch ihre Stoffwechselprodukte erschweren bzw. verhindern sie das Ansiedeln unphysiologischer Mikroorganismen. Die Mikroflora des Verdauungstrakts ist jedoch auch an der Entstehung von Krankheiten wie Karies und Dickdarmkrebs beteiligt. Außerdem gilt die Darmflora als wichtiger Einflußfaktor auf die Entwicklung und Funktion des darmassoziierten Immunsystems.

Trotz intensiver Forschungsarbeiten liegen über Zusammensetzung und Funktionen der gastrointestinalen Mikroflora bisher nur unvollständige Informationen vor. Dies erklärt sich u.a. durch die Komplexität dieses mikrobiellen Ökosystems. Außerdem sind die meisten Abschnitte des Magen-Darmtrakts für Untersuchungen nur schwer zugänglich, weshalb aufwendige mikrobiologische Methoden und Analysetechniken erforderlich sind.

6.4.2 Mikroflora des Verdauungstrakts

Die verschiedenen Abschnitte des Verdauungstrakts sind aufgrund ihrer unterschiedlichen Milieufaktoren, z.B. des Nährstoffangebots, mit jeweils **spezifischen Mikrofloren** besiedelt. Die im menschlichen Verdauungstrakt schätzungsweise vorhandenen etwa 10^{14} Mikroorganismen (*Knoke* und *Bernhardt* 1986, S. 9) verteilen sich auf über 400 Spezies (*Linzenmeier* 1988, S. 12–13; *Haralambie* 1992, S. 29); insgesamt haben sie ein Gewicht von etwa 2-3 kg. Der Stoffwechsel der Darmbakterien ist um Größenordnungen schneller als der der Körperzellen.

Innerhalb dieses mikrobiellen Ökosystems sowie zwischen Mikroorganismen und Makroorganismus bestehen Wechselbeziehungen, die zu einem jeweils standortspezifischen ökologischen Gleichgewicht führen (*Knoke* und *Bernhardt* 1986, S. 19 ff.). Dieses ist für den einzelnen Menschen gekennzeichnet durch ein *relativ konstantes Verhältnis* verschiedener Mikroorganismengruppen zueinander, das jedoch von Mensch zu Mensch unterschiedlich ist. Endogene und exogene Regulationsfaktoren biologischer wie physikalisch-chemischer Art (z.B. Erkrankungen, Medikamente, z. T. auch Ernährung) beeinflussen diesen Zustand und können Störungen verursachen.

Innerhalb gewisser Grenzen wird die Zusammensetzung der Mikroflora durch allgemeine **Milieufaktoren**, wie Nährstoffangebot, Sauerstoffpartialdruck und pH-Wert, bestimmt. Spezielle Milieufaktoren, wie das Vorkommen antimikrobieller Stoffe und antagonistische bzw. synergistische Beziehungen zwischen den Mikroorganismen-Populationen, beeinflussen zusätzlich deren Zusammensetzung.

Die mikrobielle Besiedlung der **Mundhöhle**, insbesondere der Zahnoberflächen, wird direkt durch die Nahrungszufuhr, die Intensität und Dauer des Kauens und den damit verbundenen Speichelfluß sowie die Mund- bzw. Zahnpflege beeinflußt.

Die Salzsäure im **Magen** inaktiviert den größten Teil der Mikroorganismen des Speisebreis und reguliert gleichzeitig das lokale Keimspektrum.

Die Keimdichte nimmt im Verlauf des **Dünndarms** (Duodenum bis zum Ileum) mehr und mehr zu. Gleichzeitig vergrößert sich auch die Mikroorganismenvielfalt. Während die überwiegend aerobe (von Sauerstoff abhängige) Mikroflora am Beginn des Dünndarms der des Magens ähnelt, steigt zum Ende hin die Zahl der anaeroben (von Sauerstoff unabhängigen) Mikroorganismen stark an.

Die einzelnen Abschnitte des **Dickdarms** unterscheiden sich ebenfalls hinsichtlich der mikrobiellen Besiedlung. Die Stuhlflora spiegelt die Dickdarmflora weitgehend wieder. Das Stuhlvolumen besteht zu etwa 30-40 % aus Bakterienmasse.

Bisher vorliegende Erkenntnisse lassen den Schluß zu, daß die **Ernährung** die *Zusammensetzung* der Mikroflora des Verdauungstrakts nur wenig innerhalb gewisser Grenzen verändert, da ein relativ stabiles Gleichgewicht der einzelnen Mikroorganismengruppen zueinander vorliegt. Andererseits hängt aber die *Stoffwechselaktivität* der Mikroflora sehr stark von der zugeführten Kost ab.

6.4.3 Mikroflora und Krankheiten

Mikroflora und Karies

Die Mundmikroflora spielt eine wichtige Rolle bei der Kariesentstehung (s. 18.4.2, S. 234). So entstehen die Plaques auf den Zahnoberflächen durch einen Belag, der v.a. von Streptokokken (*Buddecke* 1985, S. 127-

128) und Candida (*Wetzel* und *Szigoleit* 1991) gebildet wird, wenn vergärbare Kohlenhydrate als Substrat vorhanden sind (*Kasper* 1991, S. 445-446). Diese Mikroorganismen nutzen Kohlenhydrate, wie Saccharose, Glucose, Fructose, Laktose und Maltose, als Energielieferanten und bilden kurzkettige Fettsäuren, z.B. Essig-, Milch- und Propionsäure. Bei unzureichender Zahnhygiene führen die Säuren in den Plaques zu einer Demineralisierung des Zahnschmelzes und leiten somit die Kariesentstehung ein.

Die Zufuhr von Mono- und Disacchariden korreliert mit der Plaque- und Kariesbildung. Stärkehaltige Lebensmittel sind bei der Kariesentstehung praktisch unbedeutend, da Stärke durch die Mundflora fast nicht abgebaut wird.

Entscheidend für die Kariogenität ist die Beschaffenheit der kohlenhydrathaltigen Nahrungsmittel. So wirken klebrige Kohlenhydrat-Lieferanten, wie zuckerhaltige Bonbons, nicht eingeweichtes Trockenobst und unverdünnter Honig, durch ihr Haftungsvermögen besonders kariogen (s. 18.4.2, S. 234).

Mikroflora und Krebs

Die Mikroflora des Verdauungstraktes ist an der endogenen Bildung von potentiell karzinogenen **Nitrosaminen** beteiligt. Das mit der Nahrung aufgenommene Nitrat (Trinkwasser, verschiedene nitratreiche Wurzel- und Blattgemüsearten, Pökelwaren, Käse) wird nach Resorption und Verteilung im Blut mit dem Speichel teilweise wieder in die Mundhöhle sezerniert und kann dort von der Mundflora z.T. zu Nitrit reduziert werden (*Elmadfa* und *Leitzmann* 1990, S. 349). Dieses wird mit dem Speichel geschluckt und dient im Magen wie exogenes oder dort gebildetes Nitrit als Ausgangssubstanz für die Synthese von Nitrosaminen.

Da beim Gesunden nur selten die notwendigen Bedingungen zur bakteriellen Nitratreduktion (pH-Wert von 4) und zur Nitrosamin-Synthese (pH-Wert von 1-3) gleichzeitig im Magen vorkommen, wird die *endogene* Nitrosamin-Produktion erschwert. Diese Bedingungen liegen möglicherweise direkt nach der Nahrungsaufnahme vor, die kurzfristig zum Anstieg des pH-Wertes führt und nach deren Beendigung die Wiederherstellung des sauren Milieus im Magen erfolgt.

Nitrosamine gelten als stark mutagen, karzinogen und z.T. teratogen und werden als Risikofaktor für die Entstehung von **Magenkarzinomen** angesehen. Der Prozeß der Nitrosamin-Synthese kann durch Alkohol gefördert oder durch die Vitamine C und E gehemmt werden (*Elmadfa* und *Leitzmann* 1990, S. 350).

Epidemiologische Studien belegen, daß eine fett- und fleischreiche, ballaststoffarme Ernährung das Risiko für **Dickdarmkrebs** erhöht (*Ernährungsbericht* 1992, S. 264). Hierbei ist jedoch zu berücksichtigen, daß diese Kost in der Regel gleichzeitig wenig protektive (schützende) Nahrungsbestandteile wie ß-Carotin, Vitamin C, Vitamin E und sekundäre Pflanzenstoffe enthält (s. 6.2, S. 74).

Die Art der zugeführten Nahrung bestimmt in begrenztem Umfang die Zusammensetzung der Darmflora. In erster Linie wird aber die Stoffwechselaktivität der Darmmikroorganismen beeinflußt, indem z. B. die Produktion entsprechender bakterieller Enzyme induziert wird. So ist bei Vegetariern, die eine niedrige Darmkrebshäufigkeit aufweisen (*Dwyer* 1991), die Zahl „günstiger" Mikroorganismen erhöht (z.B. Bifidobacterium-Spezies). Zusätzlich treten bestimmte Anaerobier, wie Clostridium- und Bacteroides-Spezies, die u.a. für die Produktion von karzinogenen Verbindungen verantwortlich sind, bei Vegetariern seltener auf (*Noack-Loebel* u.a. 1983).

Eine hohe **Fettzufuhr** bedingt eine erhöhte Sekretion von primären Gallensäuren in den Dickdarm und dadurch eine erhöhte Aktivität der zum Steroidabbau fähigen Enzyme der Darmmikroorganismen. Die primären Gallensäuren werden zu potentiellen Karzinogenen bzw. Kokarzinogenen (z.B. sekundären Gallensäuren) verstoffwechselt (*Berndt* 1982). Das gleichzeitig vermehrt aufgenommene Cholesterin gilt ebenfalls als Kokarzinogen.

Außerdem wurden in einigen Studien bei vegetarischer bzw. gemischter Ernährung Unterschiede auch hinsichtlich der Aktivität weiterer bakterieller Enzyme festgestellt, insbesondere im Bereich des Stoffwechsels von Stickstoff-Verbindungen (Nitro- und Azo-Verbindungen, Aminosäuren bzw. Proteinen) und Entgiftungsprodukten der Leber (*Goldin* u.a. 1980; *Ling* und *Hänninen* 1992).

Eine hohe **Ballaststoffzufuhr** wirkt über verschiedene Mechanismen antikanzerogen (*Elmadfa* und *Leitzmann* 1990, S. 454). Ballaststoffe verändern die Stoffwechselaktivität der Darmflora (z.B. Abbau von Ballaststoffen zu protektiven Substanzen wie kurzkettigen Fettsäuren), wodurch weniger Karzinogene mikrobiell synthetisiert werden. Außerdem können Ballaststoffe krebserzeugende Substanzen im Dünndarm teilweise adsorbieren, die damit der Resorption entzogen und ausgeschieden werden. Das erhöhte Stuhlvolumen bewirkt ferner eine Verdünnung potentieller Karzinogene und eine kürzere Kontaktzeit mit der Darmwand, da diese aufgrund der normalen Transitzeit nicht verzögert ausgeschieden werden (s. 6.1.3, S. 73).

Mikroflora und Abwehrsystem

Die physiologische Mikroflora des Verdauungstrakts spielt auch eine wichtige Rolle bei den nicht-immunologischen Abwehrmechanismen des Körpers, indem sie ein Eindringen potentieller Krankheitserreger erschwert bzw. verhindert. Dies erfolgt beispielsweise, indem die physiologischen Bakterien antagonistische Effekte auf eingedrungene Mikroorganismen ausüben, z.B. durch Nährstoffkonkurrenz, antibiotische Wirkstoffe und pH-Wert-Senkung infolge der Bildung

organischer Säuren (*Noack-Loebel* u.a. 1983).

Außerdem liefern die Nahrung und die Darmflora dem darmassoziierten lymphatischen Gewebe ständig Antigene (Proteine, Mikroorganismen usw.), so daß das Immunsystem permanent „trainiert" und damit gestärkt wird. Bei parenteraler Ernährung (künstlicher Ernährung über den Tropf) ist das Antigen-Angebot stark eingeschränkt und hat eine Rückbildung der physiologischen Darmflora zur Folge (*Watzl* und *Leitzmann* 1986). Hierdurch wird die Funktionsfähigkeit des lokalen Immunsystems beeinträchtigt, so daß potentielle Krankheitserreger die Darmbarriere leichter durchdringen können.

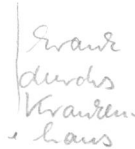

6.4.4 Schlußbemerkungen

Jede aufgenommene Nahrung kommt in Kontakt mit der im Verdauungstrakt vorhandenen Mikroflora und beeinflußt deren Milieu. Da die Mikroorganismen die Bedingungen für die Entstehung bestimmter ernährungsabhängiger Krankheiten, z.B. Karies und Krebs, beeinflussen, haben sie eine bedeutende Funktion in der Prophylaxe. Vor allem eine fettreiche und ballaststoffarme Ernährung fördert im Verdauungstrakt diejenigen Milieufaktoren, die als Voraussetzungen für die Entstehung dieser Krankheiten anzusehen sind. Dagegen führt eine Nahrung, die reich an komplexen Kohlenhydraten und Ballaststoffen ist, zu *physiologischen* Bedingungen für die Mikroflora des Verdauungstrakts.

6.5 Ernährung und Säure-Basen-Haushalt

6.5.1 Einleitung

Alle Lebensvorgänge im menschlichen Körper können nur störungsfrei ablaufen, wenn die Zusammensetzung des inneren Milieus aufrecht erhalten wird. Vielfältige Kontroll- und Regelmechanismen sorgen deshalb dafür, daß die für einen geordneten Stoffwechsel unerläßlichen Bedingungen in allen Lebenssituationen weitgehend konstant bleiben. Nur dadurch gelingt es dem Organismus, sich an wechselnde Nahrungsmengen oder -zusammensetzungen oder sonstige Veränderungen in der Lebensweise anzupassen.

Eines der Systeme, das die Grundvoraussetzungen für alle Stoffwechselprozesse schafft, ist der **Säure-Basen-Haushalt**. Er sorgt dafür, daß das Verhältnis von Säuren und Basen (Alkalien) im Organismus innerhalb enger Grenzen gehalten wird. Dies erfolgt trotz großer Schwankungen bei der Aufnahme sowie bei der körpereigenen Bildung und Ausscheidung von sauer oder basisch wirkenden Substanzen.

Als Maßzahl für den sauren oder basischen Charakter einer Lösung dient der **pH-Wert**. Er gibt das Verhältnis von Säuren (in Form von Wasserstoff-Protonen) zu Basen (in Form von Hydroxyl-Ionen) an und weist Werte zwischen 0 und 14 auf. Ein pH-Wert von 7 steht für eine neutrale Lösung, niedrigere Werte bedeuten ein zunehmend saures, höhere Werte ein zunehmend basisches Medium.

Zur Kontrolle des Säure-Basen-Haushalts wird u.a. der pH-Wert des **Blutes** herangezogen, da er mit einfachen Mitteln zu messen ist. Blut weist normalerweise einen pH-Wert von 7,4 auf, ist also leicht alkalisch. Sinkt der pH-Wert krankheitsbedingt unter 7,37, kommt es bereits zu deutlichen Stoffwechselstörungen durch Übersäuerung bzw. Basenmangel (Acidose). Schon oberhalb von 7,44 treten Störungen durch Basenüberschuß bzw. Säuremangel (Alkalose) auf; pH-Werte unter 6,8 bzw. über 7,7 führen schnell zum Tod (*Löffler* und *Petrides* 1988, S. 846).

In den **Körperzellen** liegt der pH-Wert niedriger als im Blut, nämlich zwischen 6,8 und 7,0. Die genauen Mechanismen, durch welche die Zellen ihren pH-Wert konstant halten, sind im einzelnen nicht bekannt. Unumstritten ist allerdings, daß die Körperzellen jeden Überschuß an Säuren oder Basen nach außen abgeben müssen.

Diese Überschüsse werden über das die Zellen umgebende **Bindegewebe** in die Lymphbahnen und letztlich ans Blut weitergegeben, das für ihren Abtransport, aber auch für ihren Austausch zwischen den Organen sorgt. Der pH-Wert des Bindegewebes liegt normalerweise im Bereich von 7,0-7,1.

Die Ausscheidung überschüssiger Säuren und Basen erfolgt über den **Urin**. Deshalb wird der pH-Wert des Urins als Indikator des Säure-Basen-Gleichgewichts herangezogen; diese Bewertung ist jedoch umstritten, da nur ein Teil der Säuren erfaßt wird (s. 6.5.5, S. 90).

6.5.2 Herkunft von Säuren und Basen im Stoffwechsel

Beim **Abbau der Nährstoffe** in den Körperzellen entstehen verschiedene Endprodukte, die neutralen, sauren oder basischen Charakter aufweisen und damit in die Säure-Basen-Bilanz des Organismus eingehen.

So fallen beim vollständigen Abbau aller kohlenstoffhaltigen Verbindungen, also Kohlenhydraten, Fetten und Proteinen, große Mengen an Kohlendioxid (CO_2) an. Weil das gasförmige Kohlendioxid im wäßrigen Milieu nur schwer löslich ist, verbindet es sich mit Wasser zu Kohlensäure und wirkt somit sauer. In dieser Form kann CO_2 in den Körperflüssigkeiten transportiert werden, gelangt zur Lunge und wird dort abgeatmet (*Löffler* und *Petrides* 1988, S. 844 ff.).

Endprodukt des in den Proteinen vorkommenden Stickstoffs ist zum größten Teil Harnstoff, der neutral reagiert. Ein kleiner Teil des Stickstoffs wird in der Niere in Form von alkalisch reagierendem Ammoniak freigesetzt und in dieser Form mit dem Urin ausgeschieden. Ammoniak wird dabei zusammen mit überschüssigen Protonen abgegeben und ist so bei der Ausscheidung von Säuren beteiligt.

Sog. *fixe* oder *ausscheidungspflichtige Säuren* entstehen beim Abbau schwefel- oder phosphorhaltiger Verbindungen. Schwefel findet sich als Bestandteil der Proteine, Phosphor kommt in einer Vielzahl von Lebensmitteln natürlicherweise vor und findet zudem in Form von Phosphat Anwendung als Zusatzstoff, z.B. in Fleisch- und Wurstwaren sowie Cola-Getränken.

Puffer sind Substanzen, die Protonen oder Hydroxyl-Ionen binden und dadurch neutralisieren können. Dies kann bereits in der Zelle erfolgen, wobei die genauen Mechanismen bisher nicht bekannt sind. Gesichert ist aber, daß dabei u.a. Proteine mitwirken (*Stumpe* u.a. 1977).

6.5.3 Säure-Basen-Gleichgewicht im Blut

Der pH-Wert des Blutes wird durch vielfältige Kontrollmechanismen unter Beteiligung verschiedener Puffersysteme innerhalb enger Grenzen gehalten. Im Gegensatz zu den Vorgängen in der Zelle sind die Mechanismen, die zur Pufferung im Blut dienen, sehr genau bekannt.

Die größte Bedeutung kommt dabei dem **Kohlensäure-Bikarbonat-Puffersystem** zu. Bikarbonat vermag Protonen abzufangen, während die Kohlensäure überschüssige Basen neutralisiert. Nieren und Lunge sorgen dafür, daß sich der Kohlensäure-Bikarbonat-Puffer regeneriert, d.h. seine Menge und damit die Relation seiner Bestandteile erhalten bleibt. Die Einbindung zweier Organsysteme in diesen Regulationsmechanismus ermöglicht eine Anpassung über einen sehr breiten Bereich; dies erfolgt u.a. durch Veränderungen der Atemfrequenz (*Berne* und *Levy* 1988).

Weitere Puffersysteme des Blutes sind beispielsweise Hämoglobin (der rote Blutfarbstoff), Proteine des Plasmas und Phosphate. Deren Regeneration, d.h. die Abgabe der abgefangenen Säuren und Basen, erfolgt wiederum in Verbindung mit dem Kohlensäure-Bikarbonat-System über Lunge und Nieren.

6.5.4 Bedeutung des Bindegewebes für den Säure-Basen-Haushalt

Das Bindegewebe stellt die verbindende und festigende Struktur zwischen den Körperzellen dar. Es macht fast ein Drittel des gesamten Organismus aus und sorgt für Zusammenhalt, Schutz und Strukturierung der Gewebe und Organe. Bindegewebe findet sich in allen Organen, ist Bestandteil von Gefäßen und Nerven und bildet u.a. Sehnen und Bänder.

Welche Rolle dem Bindegewebe bei der Regulation des Säure-Basen-Haushalts zukommt, ist noch weitgehend unbekannt. Verschiedene Beobachtungen deuten aber darauf hin, daß die Beschaffenheit des Bindegewebes mit dem Anfall von sauren und basischen Verbindungen im Organismus variiert. Eine große Zahl verschiedener Erkrankungen der Gefäße, aber auch rheumatische Beschwerden, sind auf eine Störung des Bindegewebsstoffwechsels zurückzuführen (*Löffler* und *Petrides* 1988, S. 882). Daraus erklärt sich auch das zunehmende Interesse an Veränderungen des Bindegewebes und die Suche nach Möglichkeiten, den Stoffwechsel des Bindegewebes zu beeinflussen.

Bisher hat die Medizin Störungen des Säure-Basen-Haushalts weitgehend an Veränderungen des *Blut*-pH-Werts ermittelt. Von einer Reihe naturheilkundlicher Mediziner und Ernährungswissenschaftler wird aber bezweifelt, ob dies ausreicht. Sie vertreten die Auffassung, daß verschiedene Zivilisationskrankheiten, wie Rheuma, Migräne, Schlaganfälle, Herzinfarkt u.a. auf eine Übersäuerung des Organismus zurückzuführen sind (*Kern* 1988).

Diese sog. **latente Acidose** (Gewebsacidose), die nicht ohne weiteres zu diagnostizieren ist, soll darauf zurückzuführen sein, daß überschüssige Säuren beim Transport von den Zellen zum Blut oder umgekehrt vorübergehend im Bindegewebe festgehalten werden. Dadurch können verschiedene Stoffwechselstörungen entstehen.

Die Vermutung, im Bindegewebe entstünde eine latente Acidose, die die Funktion dieses Gewebes negativ beeinflußt, wurde erstmals 1931 von *Schade* geäußert *(Sander* 1985). Heute wird sie besonders von den Mayr-Ärzten vertreten *(Rauch* 1991; *Rauch* und *Mayr* 1992). Diese Annahme ergibt sich aus der besonderen Lage und Beschaffenheit des Bindegewebes. Dessen Anordnung als verbindendes Element zwischen den Zellen führt dazu, daß auch die in den Zellen gebildeten Säuren ins Bindegewebe gelangen. Nach *Sander* (1985) sollen sie sich teilweise an die stark geladenen Proteinmoleküle des Bindegewebes heften und deshalb nicht ausgeschieden werden. Die Protonen sollen aber durch entsprechende Massagen des Bindegewebes herausgelöst und dann über Nieren und Lunge ausgeschieden werden können. Diese Behandlung wird mit offensichtlichem Erfolg praktiziert *(Collier* und *Königs* 1994).

Es wird derzeit noch darüber diskutiert, ob die latente Acidose in der dargestellten Form existiert und inwieweit sie bei der Entstehung von Krankheiten beteiligt ist. Nach Ansicht ihrer Vertreter kann sie durch eine entsprechende Ernährung verhindert oder zumindest abgeschwächt werden *(Bircher-Rey* o.J.; *Rauch* und *Mayr* 1992).

6.5.5 Einfluß der Ernährung auf den Säure-Basen-Haushalt

Bisher wurde der Einfluß von Lebensmitteln auf den Säure-Basen-Haushalt danach beurteilt, welchen Einfluß sie auf den **pH-Wert des Urins** ausüben. Als *säurebildend* werden danach diejenigen Lebensmittel bezeichnet, deren Verzehr eine Ansäuerung des Urins bewirkt; als *basenbildend* solche, deren Verzehr eine Alkalisierung hervorruft. Es gibt verschiedene, teilweise widersprüchliche Einteilungen einzelner Lebensmittel nach diesem Kriterium.

Widersprüche ergeben sich u.a. aus den Meßmethoden, aber auch durch den Einfluß von Anbauweise, Alter, Verarbeitung, Lagerung und Zubereitung der Lebensmittel. Deshalb ist nicht zu erwarten, daß jeweils exakt übereinstimmende Angaben ermittelt werden, da jedes Lebensmittel seine individuelle „Geschichte" hat. Die Daten sollten neben den pH-Werten des Urins den Mineralstoff- und Wassergehalt sowie die Zubereitungsart (roh/erhitzt) einbeziehen, ferner die Zusammensetzung der gesamten Kost. Obwohl recht unterschiedliche Angaben bezüglich *einzelner* Lebensmittel existieren, herrscht relative Einigkeit hinsichtlich der Wirkung der Lebensmittel*gruppen*; Wasser gilt als neutral (Tab. 6.9).

Säurebildend sind demnach vor allem proteinreiche, und von diesen wiederum besonders tierische Lebensmittel. Demgegenüber hat ein Großteil der pflanzlichen Nahrung, besonders Blattsalate, Gemüse und Obst, eine alkalisierende Wirkung auf den

Tab. 6.9: Einteilung der Lebensmittelgruppen in Säure- und Basenbildner
(Basis: Mineralstoff- und Wassergehalt, pH-Wert des Urins u.a. Kriterien; Zusammenstellung von Daten aus zahlreichen Quellen; *Dörries* 1992)

stark säurebildend	schwach säurebildend	schwach basenbildend	stark basenbildend
Fleisch, Wurst, Fisch	Quark	Milch	Blattsalate
Eier, Käse	Sahne	Trockenobst	Gemüse
Süßwaren, Weißmehlprodukte	Vollkornprodukte	Pilze	Obst
Alkohol, Kaffee	Nüsse	Hülsenfrüchte	Kartoffeln

Urin. Dies wird auf deren Gehalt an Kationen, wie Kalium, Calcium und Magnesium, zurückgeführt.

Die Verstoffwechselung der Nährstoffe zeigt allerdings, daß beim Abbau *jeglicher gemischter* Nahrung insgesamt ein Säureüberschuß entsteht, der in Form von Protonen in den Urin abgegeben werden muß. Die Schulmedizin vertritt die Ansicht, daß es selbst bei einer sehr einseitigen Ernährung nicht möglich ist, die Fähigkeit der Nieren auszuschöpfen, Protonen auszuscheiden (*Löffler* und *Petrides* 1988, S. 848). Der begrenzende Faktor ist aber nicht die Ausscheidungskapazität der Nieren, sondern die begrenzte Möglichkeit, Säuren aus dem Bindegewebe zu den Nieren abzutransportieren.

Angesichts der Bedeutung des Bindegewebes ist davon auszugehen, daß die Einteilung der Lebensmittel nach ihrer Wirkung auf den pH-Wert des *Urins* nicht ausreicht, um ihren Einfluß auf den Säure-Basen-Haushalt zu beurteilen. Gerade im Hinblick auf die vermutete latente Acidose ist es wichtig zu klären, worauf die Ansäuerung oder Alkalisierung des Urins durch bestimmte Lebensmittel beruht, wenn doch letztlich *jeder* Abbau der Nahrung mit der Bildung von Säuren verbunden sein sollte.

Unter der Annahme, daß der Organismus überschüssige Säuren teilweise im Bindegewebe ablagert, wäre es möglich und sogar wahrscheinlich, daß die Ablagerung dieser Säuren durch Lebensmittel beeinflußbar ist.

Allerdings führen Kaffee und schwarzer Tee zu einer Ansäuerung des Urins, obwohl sie praktisch keine Nährstoffe enthalten, bei deren Abbau Protonen freigesetzt werden könnten. Die „Säurebildung" durch diese Genußmittel könnte aber auf der Freisetzung und Ausscheidung von Protonen beruhen, die sich im Bindegewebe abgelagert haben. Das würde bedeuten, daß Kaffee und schwarzer Tee eine latente Acidose sogar abbauen helfen würden (was allerdings nicht zur Empfehlung dieser Getränke führt). Wenn dieses zutrifft, könnte ein saurer Urin ein Anzeichen dafür sein, daß besonders viele Säuren aus dem Bindegewebe ausgeschwemmt werden. Diese Interpretationsmöglichkeit verdeutlicht, daß die Mechanismen der Gewebsacidose noch nicht befriedigend geklärt sind.

Ebenso wie die Beurteilung des Säure-Basen-Haushalts anhand des pH-Wertes des Blutes spiegelt die herkömmliche Einteilung in säure- oder basenbildende Lebensmittel entsprechend dem pH-Wert des Urins nur einen Teilaspekt des komplexen Geschehens aus Säurebildung, -ablagerung und -ausscheidung wider. Es ist bekannt, daß die Säuren im Harn vorwiegend durch Puffer gebunden sind (= potentielle Acidität) und nur ein kleiner Teil in freier Form ausgeschieden wird (= aktuelle Acidität); nur diese *freien* Säuren werden mit Indikatorpapier erfaßt. Der *Gesamt*säuregehalt des Urins kann nur durch Titration bestimmt werden. Neben einer Titration des Urins müßten auch die Säuren im Stuhl und Schweiß erfaßt werden.

Der Urin-pH-Wert kann deshalb letztlich keine sichere Auskunft darüber geben, wieviel Säuren oder Basen im Stoffwechsel anfallen, ob sie eventuell im Bindegewebe abgelagert werden und in welchem Umfang und auf welchen Wegen sie zur Ausscheidung gelangen.

Um die wahren Stoffwechselvorgänge zu erkennen, müssen weitere Aspekte einbezogen werden, beispielsweise die Dissoziationskonstante pK und die Pufferkapazität der Nahrung (*Jörgensen* 1984; *Worlitschek* 1991). Nach diesen Vorstellungen sollten alle bisher eingesetzten Säure-Basen-Tabellen korrigiert werden, weil viele nur auf einem Parameter – dem pH-Wert des Urins oder dem Mineralstoffgehalt – beruhen. Offensichtlich führen diese zusätzlichen Aspekte aber kaum zu Veränderungen der Zuordnung der Lebensmittel*gruppen*, wie sie in Tab. 6.9 (S. 90) aufgeführt sind.

6.5.6 Schlußbemerkungen

In der Vollwert-Ernährung wurde der Frage des Säure-Basen-Gleichgewichts bislang keine besondere Beachtung geschenkt. Der hohe Stellenwert des Säure-Basen-Gleichgewichts in verschiedenen alternativen Ernährungsformen und in ganzheitlichen medizinischen Konzepten hat dieses Thema inzwischen verstärkt in die Diskussion der Vollwert-Ernährung hineingetragen. Obwohl der Einfluß der Lebensmittel auf den Säure-Basen-Haushalt keineswegs eindeutig und umfassend beurteilt werden kann, lassen sich doch einige grundsätzliche Hinweise geben.

Verschiedentlich wurde die Empfehlung, pflanzlichen Lebensmitteln und dabei besonders Vollgetreide einen hohen Stellenwert einzuräumen, überzogen interpretiert. Vollwert-Ernährung darf nicht mit einer *Vollkorn*-Ernährung verwechselt werden, in der *große* Mengen Getreide verzehrt werden. Dies soll bei Personen, die Verdauungsprobleme haben, zur Übersäuerung führen. Der Verzehr von Getreide sollte daher nicht in übertriebener Menge erfolgen.

Aus der Einteilung der Lebensmittel in Tab. 6.9 (S. 90) ist ersichtlich, daß bei Berücksichtigung der Empfehlungen der Vollwert-Ernährung überwiegend basenbildende und nur wenig stark säurebildende Lebensmittel verzehrt werden. Folglich braucht nicht gesondert auf die Betonung basenbildender Lebensmittel geachtet zu werden.

6.6 Allergenes Potential von Lebensmitteln

6.6.1 Einleitung

Jegliche Nahrung ist für den Körper primär ein „Fremdstoff", da sich die Lebensmittelinhaltsstoffe von den körpereigenen Substanzen in vielerlei Hinsicht unterscheiden. Das Immunsystem hat die Aufgabe, artfremde Substanzen im Körper zu erkennen und, wenn sie gesundheitsschädlich sind, zu eliminieren. Meist geht von Nahrungsinhaltsstoffen keine gesundheitliche Gefährdung aus, viele sind bekannterweise lebens- und zufuhrnotwendig (essentiell). Deshalb werden in der Regel körperfremde Bestandteile aus der Nahrung vom Immunsystem toleriert, wodurch eine Resorption und Verwertung dieser Substanzen ermöglicht wird.

Bei entsprechend veranlagten Menschen werden jedoch bestimmte, normalerweise ungefährliche Nahrungsinhaltsstoffe vom Immunsystem nicht toleriert. Diese sog. *Allergene* lösen eine immunologische bzw. allergische Reaktion aus. Unter **Lebensmittel-Allergie** wird somit eine Immunreaktion gegen bestimmte Bestandteile der Nahrung verstanden, bei der vermehrt Antikörper (überwiegend Immunglobulin E) gegen die Allergene gebildet werden. Der Kontakt eines solchen Allergen-Antikörper-Komplexes mit bestimmten Immunzellen der Haut oder der Schleimhäute – den Grenzflächen zwischen innen und außen – führt zur Freisetzung verschiedener Substanzen (z.B. Histamin), wodurch eine nicht-bakteriell bedingte allergische Entzündungsreaktion entsteht (*Thiel* 1988). Die Häufigkeit von Lebensmittel-Allergien in der Bevölkerung liegt bei 5-10 %, wobei etwa 3-5 % der Menschen klinisch bedeutsame Symptome einer Lebensmittel-Allergie aufweisen (*Thiel* 1988 und 1992).

Unter **Lebensmittel-Unverträglichkeit** werden u.a. pseudo-allergische Reaktionen, hauptsächlich auf bestimmte Lebensmittelzusatzstoffe, verstanden (*Wüthrich* 1986). Obwohl das klinische Erscheinungsbild hierbei dem einer Lebensmittel-Allergie entspricht, liegen keine immunologischen Mechanismen vor (Bildung von Allergen-Antikörper-Komplexen). Die Häufigkeit von Lebensmittel-Unverträglichkeiten ist geringer im Vergleich zu den klassischen Lebensmittel-Allergien; sie liegt bei 1-2 % der Gesamtbevölkerung (*Thiel* 1992). Jedoch nimmt ihre Bedeutung für die

Praxis zu, da immer mehr Menschen Unverträglichkeiten gegen Zusatzstoffe zeigen (*Foerste* 1988; s. 7.5, S. 103).

Die größte Bedeutung für die Entstehung einer Allergie besitzt eine erblich bedingte **Veranlagung**. Außerdem ist die **allergene Aggressivität** eines Lebensmittelinhaltsstoffes und die **Anzahl** möglicher Allergene in einem Lebensmittel zu nennen. Lebensmittel mit schwachen Allergenen sind beispielsweise Bananen oder Tomaten, deren Verzehr nur leichte Symptome auslösen kann. Lebensmittel mit allergisch sehr potenten Inhaltsstoffen sind u.a. Fische, Nüsse oder Sellerie (Tab. 6.10).

Ferner sind **Verzehrsmenge** und **Verzehrshäufigkeit** wichtige Faktoren zur Auslösung einer Allergie. Bei Grundnahrungsmitteln als Allergieauslöser können chronische Erkrankungen auftreten, wohingegen selten verzehrte Lebensmittel wie Schalentiere nur sporadische Allergiesymptome bewirken.

Schließlich ist auch die **Zubereitungsart** eines Lebensmittels – roh oder erhitzt – bedeutsam für dessen allergene Potenz. Lebensmittel, die roh verzehrt Allergien auslösen können, verlieren in der Regel durch Erhitzen teilweise oder ganz ihre potentiell allergene Wirkung (*Thiel* 1988). Beispiele dafür sind Hühnerei, Nüsse, Karotten und Sellerie. Die Aussage, daß das allergene Potential eines Lebensmittels um so höher ist, je natürlicher (weniger verarbeitet) ein Lebensmittel ist (*Thiel* 1988), muß relativiert werden, da nicht alle Allergene durch Hitze unwirksam werden (*Taylor* 1992).

6.6.2 Lebensmittel-Allergien und Lebensmittel-Unverträglichkeiten durch Vollwert-Ernährung?

Naturbelassenheit

Die Vollwert-Ernährung ist eine überwiegend pflanzliche Ernährungsweise mit einem hohen Anteil gering verarbeiteter Lebensmittel, etwa die Hälfte der Kost sollte als unerhitzte Frischkost verzehrt werden. Vollwert-Ernährung besitzt daher theoretisch ein höheres allergenes Potential als Kostformen mit einem geringeren Anteil an unerhitzter Frischkost. Entsprechend veranlagte Personen müssen – wie bei jeder Ernährungsweise – die spezifischen allergieauslösenden Lebensmittel herausfinden und deren Verzehr einschränken bzw. unterlassen.

Eine überwiegend vegetarische Kostform mit unerhitzter Frischkost wird jedoch von verschiedenen Institutionen zur Prävention ernährungsabhängiger Krankheiten, wie Übergewicht, Herz-Kreislauf-Erkrankungen und Krebs, empfohlen. Im Gegensatz zur weiten Verbreitung ernährungsabhängiger Krankheiten zeigen allerdings nur 3-5 % der Bevölkerung klinische Symptome einer Lebensmittel-Allergie. Aufgrund der wichtigen präventiven Bedeutung und der relativ geringen Häufigkeit klinischer Allergie-Symptome ist die Vollwert-Ernährung auch unter Berücksichtigung möglicher Lebensmittel-Allergien empfehlenswert – Allergiker müssen wie bei allen Kostformen die für ihre Allergie verantwortlichen Lebensmittel meiden.

Ein bedeutender Vorteil der Vollwert-Ernährung in bezug auf Lebensmittel-Allergi-

Tab. 6.10: Lebensmittel mit potentiell aggressiven Allergenen
(nach *Thiel* 1988)

Tierische Lebensmittel	Pflanzliche Lebensmittel
Fische	Nüsse und Samen (Haselnüsse, Walnüsse,
Schalentiere	Mandeln, Paranüsse, Erdnüsse, Sesam, Mohn)
Hühnerei	Stein- und Kernobst (Äpfel, Kirschen)
Innereien	Gemüse (Sellerie, Fenchel, Karotten), Hülsenfrüchte
	Gewürze (Fenchelsamen, Selleriesamen)

en und -Unverträglichkeiten ist dagegen gerade in der Naturbelassenheit bzw. im geringen Verarbeitungsgrad der verzehrten Lebensmittel zu sehen. Gering verarbeitete bzw. im Haushalt zubereitete Lebensmittel und Speisen ermöglichen nämlich die vollständige Kenntnis aller verwendeten Zutaten. Bei allergischen Reaktionen kann daher das allergieauslösende Lebensmittel relativ leicht identifiziert und gemieden werden. Hingegen enthält ein Großteil der industriell verarbeiteten Lebensmittel (z.B. Fertiggerichte) technische Hilfsstoffe wie Soja-, Milch- oder Hühnerprotein, die nicht in jedem Falle deklariert werden müssen (*Ernährungsbericht* 1992, S. 242). Daher ist es für Allergiker schwierig, diese Substanzen zu vermeiden.

Lebensmittel-Allergene können angesichts einer sich ständig ändernden Verarbeitungstechnologie, auch durch den zunehmenden Einsatz von Food Design und gentechnisch hergestellten Lebensmitteln (s. 7.6, S. 105), immer schwieriger identifiziert und vermieden werden.

Lebensmittelzusatzstoffe

In der Vollwert-Ernährung wird empfohlen, Nahrungsmittel mit Zusatzstoffen zu vermeiden (s. 7.5, S. 103). Lebensmittelzusatzstoffe sind häufig Auslöser pseudo-allergischer Reaktionen (*Thiel* 1992). Bei einem überwiegenden Verzehr industriell stark verarbeiteter Kost werden erhebliche Mengen davon aufgenommen (in den USA sind dies schätzungsweise 8,8 kg pro Person und Jahr; *Seba* u.a. 1987). Die technische Entwicklung in der Lebensmittelindustrie und die Einführung neuer Zusatzstoffe (z.B. partiell hydrolysierte Proteine als Geschmacksstoffe, Bindemittel oder Proteinsupplemente) macht es Allergikern immer schwieriger, die Aufnahme von Lebensmittel-Allergenen zu vermeiden (*Sampson* 1992). Zusatzstoffe können durch den Verzehr gering oder nicht verarbeiteter Lebensmittel bewußt vermieden werden.

Tierische Lebensmittel

Die tierischen Lebensmittel Fisch, Schalentiere und Eier enthalten potentiell aggressive Lebensmittel-Allergene (*Thiel* 1988). Da in der Vollwert-Ernährung nur ein geringer Verzehr tierischer Lebensmittel empfohlen wird, ist das Risiko einer durch diese Lebensmittel ausgelösten Allergie geringer als bei üblicher Ernährung.

Lebensmittel aus regionaler Herkunft

Ein weiterer Grundsatz der Vollwert-Ernährung ist, Lebensmittel aus regionaler Herkunft zu bevorzugen (s. 7.8, S. 118). Durch die Internationalisierung des Lebensmittelhandels werden heute zunehmend exotische Früchte (z.B. Avocados, Kiwis, Mangos) und Gemüse (z.B. Auberginen und Okras) verzehrt, die noch vor kurzer Zeit in der BRD unbekannt waren (*Thiel* 1988). Durch den Verzehr dieser Lebensmittel erhöht sich die Wahrscheinlichkeit, mit neuen Allergenen in Kontakt zu kommen.

6.6.3 Schlußbemerkungen

Die Aussage, Vollwert-Ernährung enthalte wegen der vorwiegend gering verarbeiteten Lebensmittel insgesamt ein hohes allergenes Potential, kann in dieser Form nicht aufrecht erhalten werden. Im Prinzip kann *jedes* Lebensmittel bei empfindlichen Personen eine Allergie auslösen – egal ob es im Rahmen üblicher Kostformen oder im Rahmen der Vollwert-Ernährung verzehrt wird. Selbstverständlich gilt es in jedem Fall, das allergene Lebensmittel herauszufinden und zu vermeiden, was innerhalb der Vollwert-Ernährung wesentlich einfacher ist. *Generelle Vorbehalte* gegen Vollwert-Ernährung – wegen eventuell vorhandener allergieauslösender Lebensmittel – können nicht abgeleitet werden.

Nur bei einem sehr geringen Teil der Bevölkerung (Getreidepollen-Allergiker) können *gelegentlich* allergische Symptome durch *übermäßigen* Verzehr von wenig verarbeitetem Getreide auftreten, wobei es v. a. zu Magen-Darm-Störungen kommt (*Thiel* 1988). Für eine weitere kleine Gruppe der Bevölkerung (Blütenstaub-Allergiker) kann eine lakto-vegetabile Ernährungsweise *gelegentlich* Probleme verursachen, z. B. Allergien gegen Kern- und Steinobst, Nüsse und verschiedene Gemüse (*Thiel* 1988). Dabei reicht oft ein kurzes Erhitzen dieser Lebensmittel, um sie verträglich zu machen.

Für den überwiegenden Teil der Bevölkerung kann jedoch Vollwert-Ernährung nicht nur eine Prävention gegen ernährungsabhängige Krankheiten, sondern auch gegen Lebensmittel-Allergien und Lebensmittel-Unverträglichkeiten darstellen.

7 GRUNDSÄTZE DER VOLLWERT-ERNÄHRUNG

Im Kap. 1 *Bedeutung der Ernährung für Mensch, Umwelt und Gesellschaft* (S. 19) wurden die **Ansprüche der Vollwert-Ernährung** dargestellt: Gesundheitsverträglichkeit, Umweltverträglichkeit und Sozialverträglichkeit (s. Tab. 1.1, S. 21). Auf dieser Basis und unter Berücksichtigung der daran anschließenden grundlegenden Ausführungen (Kap. 2-6) wurden die **12 Grundsätze der Vollwert-Ernährung** konzipiert, die im folgenden erläutert werden.

Diese Grundsätze sind eine Weiterentwicklung bisheriger Veröffentlichungen. Sie sind als Handlungsorientierung für das Ernährungsverhalten der Verbraucher konzipiert – soweit möglich in *positiv* formulierter Form, d.h. eher, wie der einzelne konkret handeln kann, und weniger, was er vermeiden sollte.

Neu ist ferner, daß die Grundsätze nicht wie bisher den Bereichen Gesundheits-, Umwelt- bzw. Sozialverträglichkeit zugeordnet sind, da sie vielfach zwei oder auch drei Bereiche betreffen. Trotzdem ist erkennbar, daß sich die ersten sechs Grundsätze *überwiegend* auf die Gesundheitsverträglichkeit beziehen, die Grundsätze 7 bis 10 *in erster Linie* auf die Umweltverträglichkeit (wenn auch hier Gesundheitsaspekte eine wichtige Rolle spielen) und die beiden letzten Grundsätze *vor allem* auf die Sozialverträglichkeit.

Einige Grundsätze sind ausführlicher dargestellt, weil bei ihnen eine besondere Aktualität und ein hoher Informationsbedarf vorhanden sind. Dies ist der Fall bei den Grundsätzen 6, 7 und 12; die verschieden langen Darstellungen bedeuten keine unterschiedlichen Prioritäten.

Eine Übersicht aller Grundsätze wird den Erläuterungen vorangestellt (S. 98).

7.1 Bevorzugung pflanzlicher Lebensmittel (überwiegend lakto-vegetabile Ernährungsweise)

Die derzeitige Ernährungssituation in der BRD ist einerseits durch eine zu hohe Fettzufuhr und eine sehr hohe Proteinaufnahme gekennzeichnet. Andererseits besteht eine zu niedrige Aufnahme an komplexen Kohlenhydraten und Ballaststoffen. Da Kohlenhydrate fast nur in pflanzlichen Lebensmitteln vorkommen, dagegen tierische Lebensmittel häufig viel Fett und Protein enthalten, ist die naheliegende Konsequenz, pflanzliche Lebensmittel in den Vordergrund zu stellen und den Verzehr tierischer Lebensmittel zu vermindern.

Auch die Umsetzung der *Empfehlungen für die Nährstoffzufuhr* der Deutschen Gesellschaft für Ernährung (etwa 60 % der Energiezufuhr als Kohlenhydrate, 25-30 % als Fett und etwa 10 % als Protein; berechnet nach *DGE* 1991, S. 17-39) erfordert eine Kost, die überwiegend pflanzliche und deutlich weniger tierische Lebensmittel enthält als derzeit üblich.

Pflanzliche Lebensmittel weisen in der Regel ein günstiges Verhältnis von essentiellen Nährstoffen zur Nahrungsenergie auf (**hohe Nährstoffdichte**; s. 4.2.1, S. 50; s. Tab. 4.1, S. 51). Mit relativ wenig Nahrungsenergie können damit reichlich essentielle Nährstoffe aufgenommen werden. Demgegenüber enthalten tierische Lebensmittel teilweise erhebliche Mengen unerwünschter Inhaltsstoffe, wie gesättigte Fettsäuren, Cholesterin und Purine.

Ferner befinden sich *einige* gesundheitsfördernde Inhaltsstoffe (Definition s. 4.2.1, S. 49) ausschließlich in pflanzlichen Lebensmitteln, nämlich *Ballaststoffe* (s. 6.1, S. 69) und *sekundäre Pflanzenstoffe* (s. 6.2, S. 74). Eine für die Gesunderhaltung wünschenswert hohe Zufuhr dieser Stoffe gelingt nur mit einer überwiegend pflanzlichen, möglichst gering verarbeiteten Kost.

Zahlreiche wissenschaftliche Studien sowie klinische Erfahrungen mit **Vegetariern** zeigen, daß ovo-lakto-vegetabile Kostformen (pflanzliche Kost mit Milchprodukten und Eiern) gesundheitlich vorteilhaft sind gegenüber einer Ernährung mit derzeit üblichen Mengen an Fleisch, Fleisch- und Wurstwaren (*Rottka* u.a. 1988 und 1989; *Schönhöfer-*

Grundsätze der Vollwert-Ernährung

1. Bevorzugung pflanzlicher Lebensmittel
   (überwiegend lakto-vegetabile Ernährungsweise)

2. Bevorzugung gering verarbeiteter Lebensmittel
   (Lebensmittel so natürlich wie möglich)

3. Reichlicher Verzehr unerhitzter Frischkost
   (etwa die Hälfte der Nahrungsmenge)

4. Zubereitung genußvoller Speisen aus frischen Lebensmitteln,
   schonend und mit wenig Fett

5. Vermeidung von Nahrungsmitteln mit Zusatzstoffen

6. Vermeidung von Nahrungsmitteln aus bestimmten Technologien
   (wie Gentechnik, Food Design, Lebensmittelbestrahlung)

7. Möglichst ausschließliche Verwendung von Erzeugnissen
   aus anerkannt ökologischer Landwirtschaft
   (nach den Rahmenrichtlinien der AGÖL bzw. IFOAM)

8. Bevorzugung von Erzeugnissen aus regionaler Herkunft
   und entsprechend der Jahreszeit

9. Bevorzugung unverpackter oder umweltschonend verpackter
   Lebensmittel

10. Vermeidung bzw. Verminderung der allgemeinen Schadstoff-
    emission und dadurch der Schadstoffaufnahme durch
    Verwendung umweltverträglicher Produkte und Technologien

11. Verminderung von Veredelungsverlusten durch geringeren
    Verzehr tierischer Lebensmittel

12. Bevorzugung landwirtschaftlicher Erzeugnisse, die unter
    sozialverträglichen Bedingungen erzeugt, verarbeitet und
    vermarktet werden
    (u.a. Fairer Handel mit Entwicklungsländern)

Rempt und *Leitzmann* 1989; *Chang-Claude* u.a. 1991; *Dwyer* 1991).

So weisen Vegetarier durchschnittlich ein geringeres Körpergewicht als die Allgemeinbevölkerung auf, ohne dabei untergewichtig zu sein. Der Blutdruck bei Vegetariern liegt im Normbereich und ist deutlich niedriger als bei Kontrollgruppen. Ovo-lakto-Vegetarier nehmen deutlich weniger Cholesterin auf als Mischköstler; die verschiedenen Fraktionen des Cholesterins, die als Risikofaktoren für Herz-Kreislauf-Erkrankungen gelten (s. 13.4.4, S. 190), sind geringer als bei der Durchschnittsbevölkerung.

Die bei Vegetariern als kritisch angesehenen Nährstoffe werden von *Ovo-lakto*-Vegetariern in ausreichender Menge aufgenommen. So ist die Aufnahme an **Protein** mehr als ausreichend, d.h. obwohl sie deutlich niedriger liegt als die überhöhte Zufuhr bei Mischköstlern, ist sie noch etwas höher als die Zufuhrempfehlung (s. 6.3.1, S. 80). **Calcium** wird in niedrigerer, aber ausreichender Menge zugeführt, weil durch die niedrige Proteinzufuhr weniger Calcium ausgeschieden wird. Auch **Eisen** wird in einer Menge zugeführt, die zwar etwas unter den Empfehlungen liegt, aber nach neuesten Erkenntnissen doch zu günstigen Konzentrationen im Blut führt (*Salonen* u.a. 1992). Die Zufuhr an **Vitamin B$_{12}$** liegt unter den Empfehlungen; trotzdem sind in der Regel keine Mangelsymptome festzustellen.

Als problematisch wird die Nährstoffversorgung bei *strengen* Vegetariern (*Veganern*) beurteilt, die jegliche Nahrung tierischer Herkunft meiden. Bei ihnen werden vereinzelt Mangelzustände festgestellt, obgleich viele Veganer gut versorgt sind und sich bester Gesundheit erfreuen. Eine gezielte Auswahl der Kost ist für sie besonders wichtig.

Klinische Befunde zeigen, daß Vegetarier weniger koronare Herzerkrankungen, Krankheiten des Verdauungstrakts, Gicht und Nierenfunktionsstörungen aufweisen. Diese günstige Situation ist auch auf andere Elemente vernünftiger Lebensführung zurück-

zuführen (vermehrte körperliche Aktivität, wenig oder gar nicht Rauchen, geringer Alkoholkonsum u.a.). Zusammenfassend läßt sich feststellen, daß eine vegetarische Ernährung eine bedeutsame Rolle in der Gesunderhaltung spielen kann und daß diese Ernährungsweise sehr empfehlenswert, aber nicht unbedingt notwendig ist.

Abgesehen von den gesundheitlichen Vorteilen begünstigt ein geringerer Verzehr tierischer Produkte die Lösung bestimmter **ökologischer** und **sozialer Probleme**. Dies gilt beispielsweise für die Realisierung der ökologischen Landwirtschaft (s. 7.7, S. 114), für die derzeitige Verschwendung von pflanzlichen Nahrungsressourcen bei der „Veredelung" zu tierischen Lebensmitteln (s. 7.11, S. 122) und für die Problematik des Futtermittelimports aus Entwicklungsländern (s. 7.12, S. 124).

7.2 Bevorzugung gering verarbeiteter Lebensmittel (Lebensmittel so natürlich wie möglich)

Dieser Grundsatz ist schon aus der Antike von *Hippokrates* überliefert und wurde in diesem Jahrhundert besonders von *Bircher-Benner* (1938), *Kollath* (1960, 1980 und 1983), *Bruker* (1976 und 1991) und *Anemueller* (1991 und 1993) vertreten. Die grundlegenden Arbeiten von *Kollath* beinhalten primär, daß bei wenig verarbeiteten Lebensmitteln die Wahrscheinlichkeit am größten ist, daß alle für Leben, Gesundheit und Wohlbefinden notwendigen Inhaltsstoffe noch in vollem Umfang enthalten sind. Denn bei den meisten Verfahren der **Lebensmittelverarbeitung** werden wertvolle Inhaltsstoffe vermindert, zerstört oder abgetrennt, d.h. die Nährstoffdichte wird herabgesetzt und die Energiedichte häufig erhöht.

Beispiele sind Vitaminverluste beim Erhitzen der Lebensmittel oder die Abtrennung essentieller Nährstoffe bei der Auszugsmehlherstellung. Dies betrifft außerdem die *Balaststoffe* (s. 6.1, S. 69) und die *sekundären Pflanzenstoffe* (s. 6.2, S. 74). Nur in Ausnahmefällen werden durch Verarbeitungsmaßnahmen ernährungsphysiologisch wünschenswerte Inhaltsstoffe *vermehrt*, z.B. beim Ankeimen von Samen (s. 9.4.6, S. 154) oder bei der Milchsäuregärung von Milch und Gemüse.

Folglich ist der Grad der Naturbelassenheit bzw. umgekehrt der **Verarbeitungsgrad** eines Lebensmittels ein geeigneter Maßstab für den Gesundheitswert (s. 4.2, S. 48). Dies trifft zumindest für den größten Teil der Nahrung zu. In diesem Sinne formulierte *Kollath* (1960, S. 29), der schon vor 40–50 Jahren die Grundzüge der Vollwert-Ernährung entwickelte, seine Kernaussage: „Laßt unsere Nahrung so natürlich wie möglich."

Die Orientierung an der Naturbelassenheit bzw. am Verarbeitungsgrad der Lebensmittel hat den entscheidenden Vorteil, daß Verbraucher dieses Prinzip leicht verstehen und anwenden können und somit in der Lage sind, sich ohne komplizierte Nährstoffberechnungen bedarfsgerecht zu ernähren (s. 8.1, S. 133). Dies führte zur Einteilung der Lebensmittel in Wertstufen (s. **Orientierungstabelle für die Vollwert-Ernährung** – Tab. 8.1, S. 136–137).

Der Verzehr möglichst naturbelassener Lebensmittel läßt sich auch damit begründen, daß sich die Verdauungsorgane und der Stoffwechsel des Menschen im Laufe der **Entwicklungsgeschichte** auf der Grundlage einer naturbelassenen Nahrung entwickelt haben (s. Kap. 3 *Entwicklungsgeschichte der Ernährung des Menschen*, S. 37). Gering verarbeitete Lebensmittel liefern Nährstoffe in einem natürlichen Verhältnis, auf das der Mensch sich im Verlauf seiner Entwicklungsgeschichte eingestellt hat – im Gegensatz z.B. zu reinen Kohlenhydrat-Lieferanten wie isolierten Zuckern. Daher ist es sinnvoll, sich bei der Nahrungsauswahl an eine artgerechte, d.h. möglichst gering verarbeitete Kost zu halten.

Die Forderung von *Kollath*, Lebensmittel so natürlich wie möglich zu belassen, ist auch Grundlage des Begriffs **„Vollwert-Ernährung"**; denn Lebensmittel, die möglichst wenig verarbeitet sind, besitzen noch den *vollen Wert* der natürlicherweise vorhandenen Inhaltsstoffe und werden deshalb als „vollwertig" bezeichnet.

Von anderer Seite, besonders von der DGE (1987), wird unter „vollwertig" etwas anderes verstanden, nämlich die bedarfsgerechte Zusammensetzung *einer ganzen Kostform* (oder zumindest einer Mahlzeit) im Sinne der DGE-Empfehlungen für die Nährstoffzufuhr (*DGE* 1991); hiermit ist demnach eigentlich „bedarfsgerecht" gemeint. Nach dieser Definition ist kein *einzelnes* Lebensmittel vollwertig, da in keinem einzelnen Lebensmittel alle essentiellen Nährstoffe in ausreichender Menge und im gewünschten Verhältnis vorhanden sind (außer in der Muttermilch für den Säugling im ersten Lebensjahr). Die Vollwert-Ernährung *als Ganzes* ist auch in *diesem* Sinne vollwertig.

Lebensmittel sollten nur in dem Maße verarbeitet werden, wie es zur Gewährleistung der gesundheitlichen Unbedenklichkeit sowie der Genußfähigkeit und Bekömmlichkeit erforderlich ist. So müssen beispielsweise Kartoffeln erhitzt werden, damit die Stärke verkleistert und verdaulich wird. Auch Hülsenfrüchte sollten erhitzt werden, um toxische Inhaltsstoffe zu zerstören. Viele Lebensmittel, vor allem die meisten pflanzlichen, lassen sich jedoch unverarbeitet oder wenig verarbeitet verzehren. Aus diesen Gründen hat *Kollath* (1960, S. 24) nicht formuliert: „Laßt unsere Nahrung natürlich", sondern „so natürlich *wie möglich*".

Unverarbeitete oder gering verarbeitete Lebensmittel enthalten häufig auch weniger Fett als verarbeitete Lebensmittel und insbesondere Fertigprodukte. Außerdem sind dabei keine Lebensmittelzusatzstoffe notwendig (s. 7.5, S. 103). Die geringere Lebensmittelverarbeitung erfüllt zusätzlich die Forderung nach einer Verminderung des Primärenergieverbrauchs (s. 7.10, S. 121).

7.3 Reichlicher Verzehr unerhitzter Frischkost (etwa die Hälfte der Nahrungsmenge)

Für *unerhitzte Frischkost* wurde und wird auch der Begriff „Rohkost" verwendet, da es sich um *rohe*, d.h. unerhitzte Kost handelt. Weil *roh* aber auch im negativen Sinne als rauh, hart, grob usw. verstanden werden kann, erscheint der Begriff „unerhitzte Frischkost" geeigneter. Außerdem wird hiermit betont, daß die verwendeten Lebensmittel *frisch*, d.h. nicht durch Lagerverluste in ihrem Wert gemindert sein sollten, was bei *rohen* Lebensmitteln nach längerer Lagerung nicht mehr der Fall ist.

Zur Frischkost zählen alle in unerhitzter Form verzehrsfähigen und genießbaren pflanzlichen und z.T. auch tierischen Lebensmittel. Als Orientierung gilt, daß etwa die Hälfte der Nahrungs*menge* als unerhitzte Frischkost verzehrt werden sollte. Für empfindliche oder ältere Menschen kann auch ein geringerer Frischkostanteil empfehlenswert sein (s. 8.3, S. 138). Der größte Teil hiervon sollte frisches Gemüse und Obst sein – eher mehr Gemüse als Obst (s. 10.4.6, S. 166), der verbleibende Teil unerhitztes Getreide (s. 9.4.6, S. 153), Keimlinge, Nüsse, Ölsamen, Ölfrüchte, kaltgepreßte, nicht raffinierte Öle, Kräuter, Vorzugsmilch, unerhitzte Sauermilchprodukte u.a. (Abb. 7.1).

Abb. 7.1:
Empfehlung zur Aufteilung von unerhitzter Frischkost und erhitzter Kost
(Gewichtsanteile an der Gesamtnahrung)

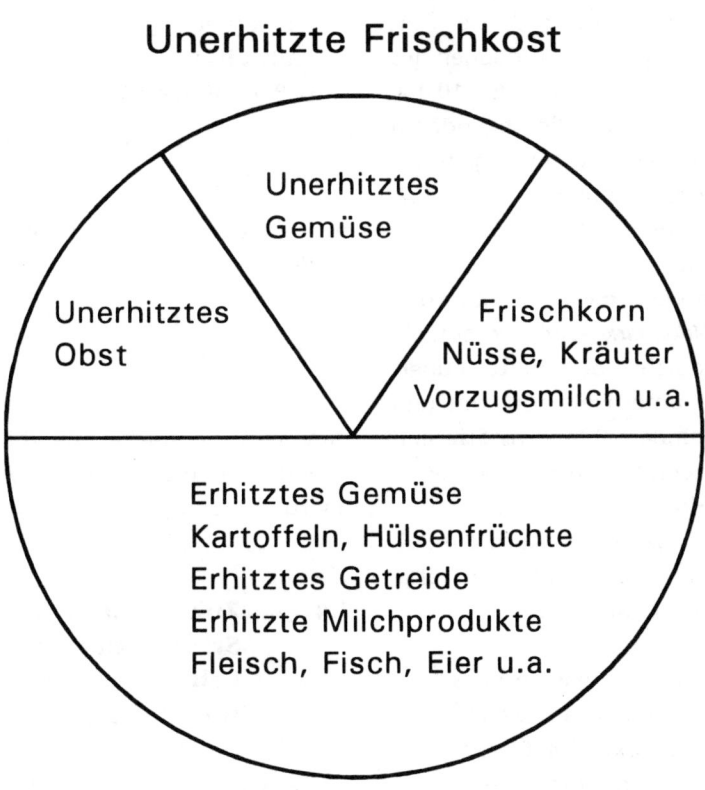

Unerhitzte Frischkost

Unerhitztes Gemüse

Unerhitztes Obst

Frischkorn Nüsse, Kräuter Vorzugsmilch u.a.

Erhitztes Gemüse
Kartoffeln, Hülsenfrüchte
Erhitztes Getreide
Erhitzte Milchprodukte
Fleisch, Fisch, Eier u.a.

Erhitzte Kost

Diese Empfehlung läßt sich umsetzen, indem z.B. morgens ein Frischkornmüsli mit Früchten, Nüssen und Samen sowie Vorzugsmilch verzehrt wird. Mittags und abends bieten sich Salate aus frischem Gemüse und Obst in allen Variationen an (auch in milchsaurer Form). Für Zwischenmahlzeiten eignen sich hervorragend frisches Obst und Gemüse sowie Nüsse.

Der Mensch ernährte sich den weitaus überwiegenden Teil seiner **Entwicklungsgeschichte** von unerhitzter Nahrung. Es wird angenommen, daß erst seit etwa 10 000 bis 60 000 Jahren ein regelmäßiger Feuereinsatz zur Nahrungszubereitung genutzt wird (*Teuteberg* 1990).

Unerhitzte Frischkost bietet gegenüber erhitzter Kost zahlreiche **Vorteile**. Mit unerhitzter Frischkost werden alle in den Lebensmitteln enthaltenen essentiellen und gesundheitsfördernden Inhaltsstoffe in ursprünglich vorhandener Menge zugeführt, da sie nicht durch Hitzeeinwirkung oder Auslaugen ins Kochwasser vermindert werden (s. 10.4.4, S. 163). Dies gilt auch für die sekundären Pflanzenstoffe, die teilweise flüchtig, hitzelabil oder oxidationsempfindlich sind (s. 6.2, S. 74). Unerhitzte Frischkost ist z.B. wegen des Gehalts an hitzeempfindlichen Phenolsäuren empfehlenswert, die antikanzerogen wirken können (*Newmark* 1984). Potentielle Gefährdungen durch bestimmte unerwünschte, infolge unterbliebener Erhitzung nicht zerstörte sekundäre Pflanzenstoffe sind bei üblichen Verzehrsmengen – abgesehen von rohen Hülsenfrüchten – nicht zu erwarten (s. 5.2, S. 63; s. 6.2, S. 74). Auch die Ballaststoffe haben in unerhitzter Form eine stärkere Wirksamkeit als nach Erhitzung (s. 6.1.3, S. 70).

Unerhitzte Frischkost intensiviert das Kauen, wirkt dadurch positiv auf Zähne und Zahnfleisch und verstärkt das Einspeicheln mit Verdauungsenzymen. Intensives Kauen führt auch zu einer höheren Sättigungswirkung, da im gleichen Zeitraum weniger Nah-

rungsenergie aufgenommen werden kann und die physiologischen Sättigungsmechanismen erst eine gewisse Zeit nach Verzehrsbeginn wirksam werden. Hungergefühle verschwinden, bevor zuviel Nahrung aufgenommen wurde. Gleichzeitig ist der Energiegehalt von Frischkost in der Regel deutlich niedriger als der anderer Mahlzeiten, womit die Gesamt-Energieaufnahme gesenkt werden kann (s. 3.5, S. 44). Günstig ist es daher, unerhitzte Frischkost als *Vorspeise* (oder auch als komplette Mahlzeit) zu verzehren. Besondere Vorteile bietet die höhere Sättigungswirkung der Frischkost für Übergewichtige zur Verminderung der Nahrungsaufnahme.

Neben den genannten unerwünschten Hitzeeinwirkungen gibt es auch **erwünschte Hitzeeinwirkungen**, beispielsweise

- Abtötung schädlicher Mikroorganismen (z.B. Salmonellen in Eiern oder Geflügelfleisch)

- Zerstörung gesundheitsschädlicher Inhaltsstoffe (z.B. in Hülsenfrüchten)

- Resorptionserhöhung einiger Nährstoffe (z.B. ß-Carotin)

- Veränderungen der Konsistenz (gar werden)

- Veränderungen des Geschmacks (z.B. Maillard-Produkte beim Brotbacken).

Aus diesen Gründen ist es sinnvoll, bestimmte Lebensmittel in erhitzter Form zu verzehren – etwa die (andere) Hälfte der Nahrungsmenge.

7.4 Zubereitung genußvoller Speisen aus frischen Lebensmitteln, schonend und mit wenig Fett

Der **Genuß** und die **Freude** am Essen stehen bei der Vollwert-Ernährung keineswegs im Widerspruch zu den gesundheitlichen, ökologischen und sozialen Ansprüchen. Im Gegenteil, es können sogar neue Geschmackserlebnisse entdeckt werden, beispielsweise durch bisher nicht verwendete oder in Vergessenheit geratene Getreidearten (wie Grünkern und Hirse), Gemüsearten (wie Kürbis und Pastinaken), Hülsenfrüchte oder Gewürze und Kräuter. Auch einige Zubereitungsarten dürften eine Erweiterung des Speiseangebots darstellen, z.B. Getreide-Gemüse-Aufläufe oder die Verwendung von geeigneten Gemüsearten als unerhitzte Frischkost.

Zur Zubereitung der Speisen sollten als Rohware **frische Lebensmittel** verwendet werden, um einen Wertverlust durch Konservierung zu vermeiden. Auch sachgerecht aufbewahrtes Lagergemüse bzw. Lagerobst zählen zu den frischen Lebensmitteln (s. 7.8, S. 118). Es ist allerdings bekannt, daß bei empfindlichen Gemüsearten durch eine unsachgemäße oder zu lange Lagerung teilweise größere Vitaminverluste auftreten können als bei gleich nach der Ernte tiefgekühltem Gemüse (*Bognár* 1988). Grundsätzlich ist aber wegen der geringeren Verarbeitung und dem damit verbundenen geringen Energieeinsatz die Verwendung von *frischen*, der Jahreszeit entsprechenden Lebensmitteln gegenüber vorverarbeiteten oder Fertig-Produkten (*Convenience-Produkten*) vorzuziehen.

Eine **schonende Zubereitung** der Speisen ist Voraussetzung für eine möglichst weitgehende Erhaltung des Eigengeschmacks und der wertgebenden Inhaltsstoffe. Die schonendste Zubereitungsart ist die rein mechanische Bearbeitung *ohne Hitzeanwendung* (Frischkost). Soll Gemüse gegart werden, führt möglichst kurzes Dünsten mit wenig Wasser zu den geringsten Nährstoffverlusten. Beim Kochen in viel Wasser werden Vitamine und Mineralstoffe ins Kochwasser ausgelaugt, im Schnellkochtopf zerkocht Gemüse leicht (*Bognár* 1988; s. 10.4.4, S. 163). Getreidekörner und Hülsenfrüchte sollten vor dem Kochen in Wasser eingeweicht werden, um die Garzeit erheblich zu verkürzen; zusätzlich bietet sich hierbei wegen der relativ langen Garzeit der Schnellkochtopf oder die traditionelle Kochkiste an.

Die Zubereitung der Speisen sollte **mit wenig Fett** erfolgen, um die Gesamtfettaufnahme niedrig zu halten (70-80 g pro Person und Tag; s. 13.1, S. 183). Für Salatsoßen bieten sich beispielsweise Dickmilch oder Joghurt statt saurer Sahne oder Öl an. Braten sollte, wenn überhaupt, nur mit wenig Fett erfolgen (s. 13.4.3, S. 189). Da Lebensmittel beim Braten viel Fett aufnehmen, sind andere Garmethoden vorzuziehen, z.B. Backen.

7.5 Vermeidung von Nahrungsmitteln mit Zusatzstoffen

Lebensmittelzusatzstoffe werden u.a. verwendet, um sensorische Eigenschaften von Lebensmitteln zu beeinflussen, den Gehalt an bestimmten Inhaltsstoffen (z.B. Vitaminen) zu erhöhen, die Haltbarkeit zu verlängern oder um technische Prozesse der Lebensmittelverarbeitung zu vereinfachen bzw. überhaupt erst zu ermöglichen.

Aufgrund teilweise festgestellter bzw. nicht auszuschließender gesundheitlicher Risiken unterliegt die Verwendung von Lebensmittelzusatzstoffen **gesetzlichen Regelungen**. Die *Zusatzstoff-Zulassungs-Verordnung von 1981* (1991) und die *Zusatzstoff-Verkehrs-Verordnung von 1984* (1991) wurden aufgrund des Lebensmittel- und Bedarfsgegenständegesetzes (LMBG) erlassen. Darin sind 11 Gruppen von Lebensmittelzusatzstoffen aufgeführt; alle nicht in den Verordnungen genannten Substanzen sind verboten (Tab. 7.1, S. 104). Nicht alle Zusatzstoffe unterliegen einer Kennzeichnungspflicht.

Die Verwendung von bestimmten Lebensmittelzusatzstoffen erhält voraussichtlich erheblichen Auftrieb durch deren billigere Herstellungsmöglichkeit mit Hilfe *gentechnisch veränderter Mikroorganismen* (s. 7.6.1, S. 105).

Tab. 7.1: Einteilung der Lebensmittelzusatz-stoffe in der BRD
(laut *Zusatzstoff-Zulassungs-Verordnung von 1981* (1991) und *Zusatzstoff-Verkehrs-Verordnung von 1984* (1991))

1. Farbstoffe
2. Konservierungsstoffe
3. Antioxidationsmittel
4. Emulgatoren, Stabilisatoren
5. Dickungsmittel, Geliermittel, modifizierte Stärke
6. Säuerungsmittel, Säureregulatoren
7. Trennmittel, Überzugsmittel, Tauchmassen
8. Geschmacksverstärker, einige Aromastoffe
9. Zuckeraustauschstoffe, künstliche Süßstoffe
10. Stoffe für sonstige technologische Zwecke
11. Stoffe für besondere Ernährungszwecke, Vitamine

Trotz der gesetzlichen Regelungen und der erforderlichen Zulassung durch das Bundesgesundheitsamt können **gesundheitliche Risiken** von Zusatzstoffen nicht ausgeschlossen werden. So wurden beispielsweise die Konservierungsstoffe Propionsäure, Salizylsäure, Borsäure und Hexamethylentetramin zunächst zugelassen und nach einigen Jahren aufgrund später festgestellter toxikologischer Wirkungen wieder verboten.

Die Unsicherheit bei der Bewertung von Lebensmittelzusatzstoffen ist auch daran erkennbar, daß bestimmte Zusatzstoffe in der BRD erlaubt, in anderen Ländern jedoch verboten sind – und umgekehrt. In Norwegen beispielsweise sind Farbstoffe grundsätzlich verboten; der Süßstoff Cyclamat ist derzeit in den USA verboten, in der BRD aber erlaubt.

Grundsätzliche Bedenken bestehen, weil die für Lebensmittelzusatzstoffe festgelegten **ADI-Werte** (duldbare Tagesaufnahme; s. 5.4, S. 67) nur jeweils für *einen einzelnen* Zusatzstoff gelten. Mögliche Auswirkungen durch die Wechselwirkungen mehrerer Zusatzstoffe untereinander sowie von Zusatzstoffen mit Schadstoffen sind nicht berücksichtigt. Im Zuge der Harmonisierung innerhalb der EU ist mit einer erhöhten Anzahl von zugelassenen Lebensmittelzusatzstoffen (auch von bisher in der BRD verbotenen) sowie mit einer Aus-

weitung des Anwendungsbereichs und der Höchstmengen zu rechnen (*Arbeitsgemeinschaft der Verbraucherverbände* 1992; s. 5.4, S. 66).

Durch bestimmte Farbstoffe, v.a. durch Azoverbindungen, können allergische Reaktionen hervorgerufen werden (*Günster* und *Henschel* 1986). Lebensmittelzusatzstoffe sind auch häufig Auslöser pseudoallergischer Reaktionen (*Thiel* 1992; s. 6.6.2, S. 93).

Prinzipiell stellt sich die Frage, ob Lebensmittelzusatzstoffe, insbesondere Farb- und Aromastoffe, überhaupt **„notwendig"** sind. Die Lebensmittelindustrie argumentiert, daß bestimmte Produkte, wie Schmelzkäse, Margarine und Limonade, ohne Zusatzstoffe nicht herstellbar sind. Fraglich ist, ob solche *Produkte* wirklich erforderlich sind.

Kritiker warnen dagegen vor einer möglichen Verbrauchertäuschung (*Katalyse* 1985; *Arbeitsgemeinschaft der Verbraucherverbände* 1992). Außerdem wird damit einer Entwicklung im Lebensmittelsektor unterstützt, die die „Verbrauchererwartung" derart normiert, daß jede Abweichung vom gewohnten Geschmack oder von einer Produktfarbe nicht mehr akzeptiert wird. Natürliche Lebensmittel werden teilweise so verfremdet, daß ihr Ursprung nicht mehr oder kaum noch erkennbar ist. Die vielfältigen Geschmackserlebnisse, die naturbelassene Nahrungsmittel bieten, werden verlernt und durch künstliche ersetzt. So wird „erwartet", daß Vanillepudding nach Vanillin schmeckt und gelb ist – obwohl Vanille nicht gelb, sondern schwarz ist.

Bei der modernen Lebensmittelverarbeitung kommt es häufig zu Farb- und Aromaverlusten – möglicherweise ist aber auch die Qualität der verwendeten Rohstoffe für die Verbraucher wenig attraktiv. Aus diesen Gründen werden Aromastoffe, Farbstoffe und Geschmacksverstärker (z.B. Glutamat) verwendet, um die unbefriedigende Qualität dieser Nahrungsmittel „aufzubessern" und sie dadurch für den Verzehr überhaupt erst ansprechend erscheinen zu lassen (s. 17.2, S. 222). So werden beispielsweise viele Fruchtjoghurts mit Aromastoffen hergestellt, weil die verwendeten Früchte offensichtlich nicht den gewünschten Geschmack·besitzen. In diesem Fall wäre das „ehrliche Produkt" ohne Zusatzstoffe (dann aber möglicherweise nicht verkäuflich) oder ganz ohne Früchte (Naturjoghurt). Ein weiteres Beispiel sind Fertigsuppen, die häufig mit Geschmacksverstärkern und Aromastoffen hergestellt werden.

Aus den genannten Gründen ist es empfehlenswert, Nahrungsmittel mit Zusatzstoffen zu vermeiden. Angesichts der Fremd- bzw. Schadstoffsituation sollten alle Quellen zusätzlicher, aber unnötiger möglicher Belastungen vermieden werden (s. 5.2, S. 63).

In der Vollwert-Ernährung ist die Verwendung von Lebensmittelzusatzstoffen nicht erforderlich, weil überwiegend frisch verarbeitete Grundnahrungsmittel und keine Fertigprodukte verwendet werden. Auch der Zusatz von physiologischen Substanzen, z.B. Vitamin C als Antioxidationsmittel, ist aus Sicht der Vollwert-Ernährung nicht empfehlenswert, da es sich um isolierte Substanzen handelt.

7.6 Vermeidung von Nahrungsmitteln aus bestimmten Technologien (wie Gentechnik, Food Design, Lebensmittelbestrahlung)

Gesa Maschkowski

Im Rahmen des Europäischen Binnenmarkts werden die Verbraucher zunehmend mit neuartigen Lebensmitteln und Lebensmittelzutaten konfrontiert. In erster Linie handelt es sich um:

● gentechnisch hergestellte Lebensmittelbestandteile und Hilfsstoffe

● gentechnisch veränderte Pflanzen und Tiere

● chemisch modifizierte oder neu synthetisierte Zutaten und Erzeugnisse (wie Fettersatzstoffe oder Einzellerprotein).

Derartige Produkte werden mit dem Begriff *Novel Food* zusammengefaßt (*EG-Kommission* 1992, S. 2).

Mit der steigenden Produktion und industriellen Verarbeitung von Novel Foods gewinnt eine neue Disziplin der Lebensmitteltechnologie an Bedeutung: das *Food Design*, d.h. die Komposition neuartiger Produkte aus isolierten pflanzlichen bzw. tierischen Rohstoffen sowie Hilfs- und Zusatzstoffen.

Außerdem wird innerhalb der Europäischen Union über eine Verordnung zur *Lebensmittelbestrahlung* diskutiert.

Die genannten Technologien werden zur Erzeugung oder Verarbeitung von Lebensmitteln in der Vollwert-Ernährung abgelehnt; denn ihr Nutzen ist fragwürdig, und die potentiellen Risiken ihrer Anwendung für Gesundheit, Umwelt und Gesellschaft sind noch nicht befriedigend geklärt.

Am Schluß dieses Unterkapitels erfolgt eine Stellungnahme zur *Mikrowellenerhitzung* (s. 7.6.4, S. 112).

7.6.1 Gentechnik

Die Gentechnik ist eine Weiterentwicklung der klassischen Biotechnologie. Diese entstand aus der systematischen Erforschung und züchterischen Verbesserung traditioneller Kulturtechniken, die die Stoffwechselleistung von Mikroorganismen nutzten, um beispielsweise Sauermilchprodukte, Sauerkraut, Brot, Bier oder Wein herzustellen.

Gentechnik ist der gezielte Einsatz technischer Mittel auf molekularer Ebene, um die Erbinformation von Mikroorganismen, pflanzlichem, tierischem oder menschlichem Gewebe im Sinne anthropozentrischer Ziele zu nutzen (*Faust* 1992).

Im **Agrar- und Lebensmittelsektor** hat die Gentechnik in folgenden Bereichen Eingang gefunden (*Jany* 1992):

● Mit Hilfe von gentechnisch veränderten Mikroorganismen und Zellen höherer Organismen können in großem Maßstab **Einzelsubstanzen** hergestellt werden (Enzyme, Lebensmittelzusatzstoffe, Futterzusatzstoffe, Pestizide u.a.).

● Gentechnisch modifizierte **Mikroorganismen** können in allen herkömmlichen Fermentationsverfahren eingesetzt werden (z.B. Braugewerbe, Fleisch- und Milchverarbeitung).

● **Transgene Pflanzen** (gentechnisch veränderte Pflanzen) werden entweder im Hinblick auf landwirtschaftliche Produktionseigenschaften „verbessert" (u.a. Einbringen von Resistenzen gegen Schädlinge oder gegen Pflanzenschutzmittel) oder mit lebensmitteltechnologisch bedeutsamen Eigenschaften ausgestattet (z.B. Einschleusen von Genen zur Produktion wünschenswerter Inhaltsstoffe oder Ausschalten von unerwünschten Eigenschaften).

● **Transgene Tiere** sollen beschleunigte Produktions- und Reproduktionsleistungen sowie erhöhte Krankheitsresistenz aufweisen oder wirtschaftlich bedeutsame Substanzen produzieren, wie Humanmilch oder Pharmazeutika.

● In der **Lebensmittelüberwachung** bieten gentechnische Verfahren neue Möglichkeiten der Qualitätskontrolle (z.B. Schnellnachweis von pathogenen Keimen).

Während transgene Tiere bisher (Stand Anfang 1994) noch nicht kommerziell genutzt werden, wurde in den USA im März 1994 der ersten gentechnisch veränderten Nutzpflanze *(FlavrSavr Tomate)* die Zulas-

sung erteilt. Am weitesten ist die Nutzung gentechnisch modifizierter Mikroorganismen gediehen, die seit 1982 weltweit kommerziell in der Großfermentation eingesetzt werden (*Enquete-Kommission „Chancen und Risiken der Gentechnologie"* 1987, S. 242). Gentechnisch veränderte Mikroorganismen dienen u.a. der Produktion von Pharmazeutika, Süßstoffen, Aminosäuren, Glucosesirup und Enzymen wie Labferment, Amylasen, Lipasen usw.

Gesetzliche Regelungen zu gentechnischen Arbeiten und Anlagen, zur Freisetzung gentechnisch veränderter Organismen sowie zum Inverkehrbringen von Produkten, die gentechnisch veränderte Organismen enthalten, finden sich in erster Linie in der novellierten Fassung des deutschen Gentechnikgesetzes vom 16.12.1993. Die mangelnde Vollständigkeit, die Genehmigungsverfahren sowie die Sicherheitsstandards dieses Gesetzes werden von den Verbraucher- und Umweltverbänden stark kritisiert (s.u. *Gesetzgebung und Verbraucherschutz*, S. 108). Bisher (Stand Anfang 1994) wurde jedoch in der BRD weder die kommerzielle Erzeugung noch die Verarbeitung von Lebensmitteln mit Hilfe gentechnischer Verfahren zugelassen.

Obwohl die Gentechnik im Bereich der Abfallverwertung, Schadstoffverringerung und -entsorgung sowie durch die Herstellung pharmazeutisch wirksamer Substanzen im ökologischen und medizinischen Sektor von Nutzen sein kann, ist ihre Anwendung bei der Produktion und Verarbeitung von Lebensmitteln in Frage zu stellen. Die gentechnische Erzeugung von Lebensmitteln und Lebensmittelbestandteilen erbringt keine lebensnotwendigen Verbesserungen für die Lebensmittelqualität (s. Kap. 4 *Lebensmittelqualität*, S. 47), sondern birgt vor allem eine Reihe ernstzunehmender und bisher ungeklärter Risiken.

Mögliche Auswirkungen auf die Gesundheit des Menschen

Die Neukombination genetischen Materials beinhaltet Gefahrenpotentiale, die zumeist nicht näher erforscht und daher nur schwer abzuschätzen sind. Das genetische Material, das infolge eines Gentransfers in Zellen eingebracht wird, ist zwar im Regelfall genau decodiert; nicht näher bekannt ist zumeist jedoch der genetische Hintergrund, d.h. das Erbmaterial des Zielorganismus, in den es eingebracht wird. Daher können durch den Geneingriff völlig neue, **unvorhergesehene Stoffwechselwege** induziert werden, so daß die Synthese gesundheitsschädlicher Substanzen generell möglich ist (*Conrad* 1988).

So gibt es wissenschaftliche Untersuchungen, die zeigen, daß die gleichen Gene an unterschiedlichen Integrationsorten des Erbguts verschiedene Wirkungen entfalten. Die Eigenschaften eines genetisch veränderten Organismus lassen sich auch nicht grundsätzlich aus den Eigenschaften der Ausgangskomponenten ableiten. Beispielsweise entstanden aus schwachpathogenen Keimen nach genetischer Veränderung unerwartet Erreger mit hoher Virulenz, obwohl dies aus dem Erbgut der ursprünglichen Organismen nicht zu ersehen war (*Küng V, Wessels H P, Amman D:* Grundlagen für die Risikobewertung gentechnischer Organismen in der Umwelt. Bundesamt für Umwelt, Wald und Landschaft, Zürich, 32–39, 1992).

Auch bei Nutzpflanzen können durch die Einführung Herbizidresistenz-verleihender Gene neue Stoffwechselprodukte auftreten. Aus Zeit- und Kostengründen ist es in der Regel jedoch nicht möglich, sämtliche Metabolite, die beim Herbizidabbau in gentechnisch veränderten Pflanzen entstehen, zu untersuchen (*Enquete-Kommission „Chancen und Risiken der Gentechnologie"* 1987, S. 64).

Gleichermaßen ist denkbar, daß durch **Genaustausch** zwischen „harmlosen" gentechnisch veränderten Mikroorganismen und Darmbakterien des Menschen toxische Stoffe oder pathogene Mikroorganismen entstehen könnten (*Hammes* u.a. 1991). Es bleibt fraglich, ob diese Risiken vorab durch Experimente unter Laborbedingungen kontrollierbar gemacht werden können.

Werden mit Hilfe genetisch veränderter Mikroorganismen isolierte Inhaltsstoffe (Enzyme, Aminosäuren u.a.) erzeugt, ist es möglich, daß außer den gewünschten Stoffen auch **toxische** oder **allergene Begleitstoffe** produziert werden, die nicht vollständig aus dem gewünschten Endprodukt entfernt werden können (*Tappeser* 1991). Dieses Beispiel macht u.a. deutlich, daß den Verbrauchern die konsequente Kennzeichnung sämtlicher gentechnisch hergestellter oder verarbeiteter Lebensmittel sowie aller gentechnisch erzeugten Hilfs- und Zusatzstoffe nicht vorenthalten werden darf (s.u. *Gesetzgebung und Verbraucherschutz,* S. 108).

Die Ausführungen zeigen, daß die Annahme nicht ausreicht, die zu erwartenden Effekte würden allein durch die *Summe* der alten und neu hinzugefügten Eigenschaften gebildet (*additives Risikomodell*). Vielmehr ist auch bei der Gentechnik davon auszugehen, daß beim Zusammentreffen verschiedener genetischer Komponenten mehr entstehen kann als die Summe der Einzelteile (*synergistische Risikoauffassung;* Potthast 1990; s. 5.4, S. 66).

Mögliche Auswirkungen auf die Umwelt

Die **Freisetzung veränderter Gene** in ein Ökosystem birgt ein nicht einschätzbares Potential für ungewollte und unkontrollierbare genetische Neukombinationen. Im Gegensatz zur Großfermentation gibt es für die Freisetzung genetisch veränderter Organismen keine langjährige oder übertragbare Sicherheitsforschung und -erfahrung und nur eine eingeschränkte Prognostizierbarkeit und Kontrollierbarkeit der Auswirkungen

(*Conrad* 1988). Die Rückholung einmal freigesetzter Gene ist praktisch unmöglich, zumal der Austausch von Genen in der Natur mit viel höherer Effizienz erfolgt als unter Laborbedingungen (*Hammes* u.a. 1991).

Probleme können dann auftreten, wenn beispielsweise genetisch veränderte Nutzpflanzen ihre Eigenschaften, wie Herbizidresistenz, auf Wildpflanzen oder Schädlinge übertragen. So können u.a. neue Unkräuter oder Schädlinge entstehen, die wiederum den Einsatz von neuen Pestiziden erforderlich machen (*Tappeser* 1991).

Auch bleibt umstritten, ob die Einführung der Herbizidresistenz bei Nutzpflanzen einen Rückgang der Herbizidanwendungen zur Folge hat. Das Spektrum der herbizidresistenten Pflanzen kann mittels der Gentechnik derart ausgeweitet werden, daß wesentlich mehr Unkrautvernichtungsmittel eingesetzt werden können als zuvor. Die Folge wäre eine weitere Verschärfung der Rückstandssituation in Lebensmitteln (*Lange* 1990).

Außerdem ist zu erwarten, daß die einseitige Ausrichtung der Zucht von Nutzpflanzen und Nutztieren auf Maximalleistung weiter zur **Verarmung der genetischen Vielfalt** beitragen wird. Gleichzeitig sinkt damit die Anpassungsfähigkeit der Organismen an nicht optimale Umweltverhältnisse (*Comberg* 1980, S. 293; *Deutscher Tierschutzbund* 1992, S. 8). Die Gefahr, daß einzelne Krankheitserreger große Tier- oder Pflanzenbestände vernichten können, nimmt daher zu.

Mögliche Auswirkungen auf die Gesellschaft

Die Forschungs- und Entwicklungsarbeit multinationaler Pharmakonzerne zielt u.a. darauf ab, die Produktion weltwirtschaftlich bedeutender Rohstoffe, wie Zucker oder Zuckeraustauschstoffe und Kakao, die traditionell in **Entwicklungsländern** erfolgt, durch gentechnische Produktionsverfahren in Industrieländern zu ersetzen (*Hobbelink* 1989, S.45). Die Folgen wären einschneidende

Einkommensverluste für die Länder der Dritten Welt und damit die Verschärfung der Schulden- und Armutskrise (s. 7.12, S. 124).

Häufig wird Gentechnik, ähnlich der *Grünen Revolution*, als Chance zur Bekämpfung von Hunger und Armut in der Dritten Welt dargestellt. Eine derartig technikzentrierte Perspektive lenkt jedoch von den eigentlichen sozioökonomischen und politischen Ursachen der Armut ab (*Conrad* 1988). Auch besteht der berechtigte Verdacht, daß die Einführung gentechnisch veränderter Pflanzen und Tiere in Entwicklungsländern ähnliche negative Folgen nach sich zieht wie die Grüne Revolution (Abhängigkeit der Landwirte von einer kostenintensiven Hochleistungstechnologie und somit von der chemischen Industrie, kaum abschätzbare soziale und ökologische Folgen; *Lange* 1990).

Aber auch die Landwirte in **Industrieländern** werden voraussichtlich weiter an Bedeutung verlieren und noch stärker als bisher in die Abhängigkeit der Saatgut-, Lebensmittel- und Pharmaindustrie geraten, wenn sie künftig Rohstoffe erzeugen, die auf gentechnischem Wege den Qualitätsansprüchen der Lebensmittelindustrie angepaßt werden (sog. *custom designed crops*).

Gesetzgebung und Verbraucherschutz

Die Anwendung der Gentechnik im Lebensmittelbereich ermöglicht eine rationellere, kostengünstigere und effektivere Lebensmittelerzeugung und -verarbeitung. Der Nutzen für die Verbraucher bleibt umstritten, da mit diesen Methoden keine wesentlichen Verbesserungen der Lebensmittelqualität erzielt werden. Angesichts des fragwürdigen Nutzens und der potentiellen Risiken der Gentechnik ist eine **prinzipielle Nichtanwendung gentechnischer Verfahren bei der Erzeugung und Verarbeitung von Lebensmitteln** zu fordern.

Da ein vollständiges Verbot der Gentechnik im Lebensmittelsektor aus politischen Gründen heute vermutlich nicht mehr durchsetzbar ist, stellt sich die Frage, wie eine sachlich angemessene, sozialverträgliche und dauerhafte **Risikokontrolle und -bewältigung** gewährleistet werden kann.

Nach Ansicht von Verbraucher- und Umweltverbänden sind die gesetzlichen Regelungen zu gentechnisch erzeugten Lebensmitteln und -zutaten völlig unzureichend (*Arbeitsgemeinschaft der Verbraucherverbände* 1992; *Deutscher Naturschutzring* 1992; *Katalyse* und *Buntstift* 1992, S.119 ff.; *Verbraucher Initiative* 1992):

Der **Geltungsbereich gesetzlicher Vorschriften** zur Anwendung der Gentechnik muß sich auf sämtliche Lebensmittel und Lebensmittelzutaten erstrecken, die auf gentechnischem Wege hergestellt werden (Produkte, die inaktivierte Mikroorganismen enthalten oder Einzelsubstanzen, die durch gentechnisch modifizierte Mikroorganismen gewonnen wurden, fielen bisher nicht in den Geltungsbereich des Gentechnikgesetzes).

Für alle Produkte, die mit Hilfe gentechnischer Verfahren hergestellt wurden, ist eine **Kennzeichnungspflicht** zu fordern.

Die **Freisetzung** genetisch veränderter Organismen sollte prinzipiell **untersagt** sein. Gentechnische Anlagen aller Sicherheitsstufen sollten die Auflage haben, genetisch veränderte Organismen und Nukleinsäuren zu inaktivieren, bevor sie in Abwässer oder Abluft gelangen, da sonst eine Freisetzung vorliegt.

Im Zusammenhang mit der **Sicherheit** und **Kontrolle** gentechnischer Verfahren und Vorhaben ist es notwendig, umfassende Umweltverträglichkeitsprüfungen und gentechnik-spezifische Gesundheitsverträglichkeitsprüfungen zu fordern. Sicherheitsforschung allein garantiert jedoch nicht die Glaubwürdigkeit der Anwender und Kontrollmöglichkeiten. Die Kontroll- und Entscheidungsinstanzen für die Zulassung gentechnischer Vorhaben, wie die *Zentrale Kommission für biologische Sicherheit* (ZKBS), sollten demokratisch gewählt und paritätisch durch Vertreter der Industrie sowie der Verbraucher- und Umweltverbände besetzt werden. Darüber hinaus ist zu fordern, daß nach dem Vorbild der USA alle Gutachten, Unterlagen und Bewertungen, die innerhalb eines Genehmigungsverfahrens eine Rolle spielen, öffentlich zugänglich gemacht werden.

Zu fordern ist außerdem eine **Produkt- und Anwenderhaftung** im Sinne des Verursacherprinzips mit Beweislast auf Seiten der Produzenten.

Generell sollte vor der Zulassung gentechnischer Verfahren bzw. möglichst schon vor deren Erforschung die Möglichkeit vorteilhafter **Alternativen** geprüft werden.

7.6.2 Food Design

Mit Hilfe von *Food Design* werden neuartige Produkte aus normierten pflanzlichen oder tierischen Rohstoffen zusammengestellt (*Katalyse* 1992, S. 26). Dabei werden Hilfs- und Zusatzstoffe so eingesetzt, daß durch die Komposition von optischen, Geschmacks- und Geruchsreizen, Temperatur- und Konsistenzeigenschaften bestimmte „Eßerlebnisse" beim Verbraucher ausgelöst werden (*Pollmer* 1991).

Die **Einsatzgebiete** für Food Design reichen vom Snack- und Süßwarenbereich (Chips, Kräcker, Riegel u.a.) über die Entwicklung von Diät- und „Light"-Produkten (Erfrischungsgetränke, Fruchtquarks u.a.) bis hin zur Herstellung von Milch-, Käse-, Butter- und Fleischimitaten (Kaffeeweißer, Formfleisch u.a.). Die Entwicklung der Gentechnik führt dazu, daß bestimmte Hilfs- und Zusatzstoffe billiger und in größerer Menge produziert werden können, wodurch sich der Food Design-Bereich weiter ausdehnen kann (s. 7.6.1., S. 105; s. 7.5, S. 103).

Eine weitere Anwendungsmöglichkeit des Food Design besteht darin, Produkte, die ursprünglich als Abfall entsorgt werden mußten, zu „hochwertigen" Nahrungsbestandteilen aufzuarbeiten. Als Ausgangssubstanzen können dafür ernährungsphysiologisch wertvolle Produkte wie Molke, aber auch

Schlachthofabfälle wie Blut, Federn, Borsten u.a. dienen (*Wirtz* 1987).

Es bestehen berechtigte Zweifel, ob Food Design zu einer Verbesserung der **Lebensmittelqualität** führt: Auch wenn bei neukonstruierten oder nachgemachten Produkten häufig mit einzelnen Gesundheitsaspekten geworben wird, ist der Gesundheitswert für Verbraucher kaum zu beurteilen, da es sich in der Regel um völlig neue Zusammensetzungen handelt. Im Falle der o.g. Imitate werden billigere Ersatzstoffe verwendet, die eine andere Nährstoffzusammensetzung aufweisen als das Originalprodukt. Food Design ist durch die Verwendung von Rohstoffen gekennzeichnet, die in der Regel hochverarbeitet sind, so daß essentielle Nährstoffe verändert werden oder verloren gehen (s. 7.2, S. 99).

Gleichzeitig ist davon auszugehen, daß bei bestimmten Produktgruppen eine große Anzahl von Zusatzstoffen und technischen Hilfsstoffen eingesetzt wird, die teilweise nicht in der Zutatenliste deklariert werden müssen (s. 7.5, S. 103), möglicherweise von Allergikern aber nicht vertragen werden (*Taschan* und *Muskat* 1992; s. 6.6, S. 92).

Durch Food Design wird eine Vielzahl neuer Produkte konzipiert, die weniger der Nährstoffbedarfsdeckung dienen, sondern vielmehr psychische Bedürfnisse des Verbrauchers ausnutzen. Dies (ver)führt zum Konsum über den eigentlichen physiologischen Nahrungsbedarf hinaus und damit zur Überernährung, der sog. *supermarket obesity*.

7.6.3 *Lebensmittelbestrahlung*

Die Bestrahlung von Lebensmitteln mit ionisierenden Strahlen ist ein physikalisches Verfahren zur Haltbarmachung von Lebensmitteln. Als Strahlungsquelle wird heute überwiegend das Radioisotop Kobalt-60 verwendet, das bei seinem radioaktiven Zerfall Gamma-Strahlen abgibt (*Ehlermann* 1990). Die Einheit der Strahlungsdosis ist definiert in Gray (1 Gy = 1 Joule pro kg bestrahlter Materie).

Je nach Strahlendosis sind unterschiedliche **Wirkungen** zu erzielen (*WHO* 1988, S. 19):

- Zwiebeln und Kartoffeln keimen nicht mehr aus

- Ausreifen und Verderb von Früchten wird verzögert

- lebensmittelschädliche Insekten, Parasiten und Mikroorganismen (Salmonellen u.a.) werden an der Entwicklung gehindert oder abgetötet

- technologische Eigenschaften von Lebensmitteln werden verbessert (z.B. höhere Saftausbeute bei Obst).

Die Lebensmittelbestrahlung ist gegenwärtig (Stand Anfang 1993) in 37 Staaten zugelassen. In der BRD gilt seit 1960 ein generelles **Verbot für die Bestrahlung von Lebensmitteln**. Davon ausgenommen ist der Einsatz ionisierender Strahlen zu Meß- und Regelzwecken. Auch der Export bestrahlter Lebensmittel ist zwar zugelassen, zur Zeit werden die bestehenden Bestrahlungsanlagen jedoch vornehmlich für medizinisch-pharmazeutische Zwecke genutzt.

Bis Anfang 1993 gab es in der Europäischen Union (EU) noch keine einheitlichen Bestimmungen zur Lebensmittelbestrahlung. Die Mitgliedsstaaten vertreten vor allem unterschiedliche Auffassungen darüber, welche Lebensmittel EU-weit zur Bestrahlung freizugeben sind und wie bestrahlte Lebensmittel und Lebensmittelbestandteile gekennzeichnet werden müssen. Bis zur Verabschiedung einer neuen einheitlichen europäischen Richtlinie ist in der BRD weiterhin die Bestrahlung von Lebensmitteln sowie der Import von bestrahlten **tierischen** Lebensmitteln, wie Geflügel oder Eiprodukte, untersagt. Bestrahlte **pflanzliche** Lebensmittel dürfen eingeführt werden, wenn die zuständigen deutschen Behörden die Produkte im Hinblick auf eine gesundheitliche Gefährdung überprüft haben und die Verkehrsfähigkeit der Erzeugnisse durch eine Allgemeinverfügung des Bundesgesundheitsministers im Bundesanzeiger bekanntgemacht worden ist. Dies ist bisher jedoch noch nicht erfolgt. Sollten bestrahlte Lebensmittel in Zukunft eingeführt werden, müssen sie in jedem Fall gekennzeichnet sein.

Nach Aussage der Weltgesundheitsorganisation sind Lebensmittel, die mit einer Strahlungsdosis von bis zu 10 kGy bestrahlt wurden, in toxikologischer, ernährungsphysiologischer und mikrobiologischer Hinsicht annehmbar (*WHO* 1988, S. 32).

Diese **gesundheitliche Bewertung** wird von verschiedenen Wissenschaftlern angezweifelt. *Eder* u.a. (1986, S. 121-122) fordern weitere Forschungen hinsichtlich der Mutagenität und Kanzerogenität bestrahlter Nahrung. *Pfeilsticker* (1985), *Murray* (1990, S.137-182) und *Tritsch* (1992) führen eine Vielzahl von wissenschaftlichen Untersuchungen an, die sowohl inhaltlich als auch methodisch die Aussagen und Begründungen der WHO in Frage stellen. Zu den Hauptkritikpunkten der Autoren zählt u.a. die Auffassung der WHO, daß das ADI-Prüfverfahren, das üblicherweise zur gesundheitlichen Beurteilung von Zusatzstoffen und Schadstoffen eingesetzt wird (s. 5.4, S. 66), bei der Lebensmittelbestrahlung nicht anwendbar sei. Nach *Pfeilsticker* (1985) sollten jedoch aktive radiolytische Produkte isoliert und nach dem ADI-Prüfverfahren getestet werden.

Nach *Elias* (1992) ist das ADI-Konzept allerdings bei bestrahlten Lebensmitteln nur unter großen Schwierigkeiten anzuwenden. Da eine Dosis ohne schädliche Wirkungen für eventuell vorhandene biologisch aktive radiolytische Produkte nicht bestimmbar ist, sind die Ergebnisse bisheriger Fütterungsversuche nur von bedingtem Wert (*Elias* 1992).

Die Lebensmittelbestrahlung soll insbesondere **mikrobielle Kontaminationen** beseitigen. Im Rahmen der zugelassenen niedrigen Bestrahlungsdosis erfolgt dies jedoch nur selektiv. Sporenbildner, und hier vor allem der Toxinbildner *Clostridium botulinum*, sind relativ strahlenresistent. So ist es durchaus möglich, daß sich *Clostridium botulinum* in bestrahlten Lebensmitteln weiter vermehrt und Toxine bildet, die Gefahr jedoch unerkannt bleibt, weil die übliche Verderbsflora vernichtet wurde (*Tritsch* 1992). Hinzu kommt, daß Salmonellen und Schimmelpilze durch Bestrahlung zwar abgetötet werden können, ihre hochgiftigen Ausscheidungsprodukte jedoch nicht zerstört werden (*Moseley* 1990).

Auch die **ernährungsphysiologische Qualität** der Lebensmittel leidet erheblich unter der Bestrahlung. Von den Nährstoffen sind es vor allem die Fette, die sowohl direkt nach der Bestrahlung, als auch während der Lagerung von freien Radikalen angegriffen werden. Dadurch werden einerseits ungesättigte Fettsäuren teilweise zerstört, andererseits wird der Lebensmittelverderb beschleunigt (*Murray* 1990, S.78-84).

Weitere Verluste durch Bestrahlung lassen sich bei den Vitaminen A, B_1, E und K nachweisen (*WHO* 1988, S. 29). Diese Verluste sind unterschiedlich hoch, u.a. abhängig vom Wassergehalt des Lebensmittels, der Anwesenheit von Sauerstoff bei der Bestrahlung und Lagerung sowie davon, ob die Analysen sofort nach der Bestrahlung oder erst nach einer Lagerungsperiode durchgeführt wurden (*Elias* 1992).

In der Literatur findet sich wiederholt die Aussage, daß die Vitaminverluste durch Bestrahlung denjenigen Verlusten entsprechen, die durch Konservierungsverfahren wie Hitzesterilisation oder Trocknen hervorgerufen werden (*Diehl* 1984; *Elias* 1992). Der Vergleich der Bestrahlung mit der Hitzesterilisation und dem Trocknen ist im Falle von Obst, Gemüse und Fleisch jedoch nicht sonderlich aussagekräftig: Alternativverfahren zur Bestrahlung von z.B. Gemüse oder Geflügel sind nicht die Hitzesterilisation oder die Trocknung, sondern beispielsweise hygienisch verbesserte Produktionsbedingungen und sachgerechte Lagerung, die in der Folge nicht zu den Vitaminverlusten führen, wie sie durch die Lebensmittelbestrahlung verursacht werden.

Auch darf nicht übersehen werden, daß vor allem bei Gemüse und Fleisch *zusätzlich* zu den Vitaminverlusten durch Bestrahlung noch die Verluste durch Lagerung oder Zubereitung (Erhitzung) berücksichtigt werden müssen (*WHO* 1988, S. 29). Von Bedeutung für die Vitaminversorgung der Bevölkerung wäre beispielsweise die signifikante Reduzierung des Vitamin B$_1$ in bestrahltem Fleisch, da Fleisch und Fleischprodukte bei der üblichen Ernährungsweise immer noch eine der Hauptquellen für Vitamin B$_1$ in der Nahrung darstellen (*Elias* 1992).

Auch die Funktionen aromatischer und schwefelhaltiger Aminosäuren, wie die essentiellen Aminosäuren Phenylalanin und Methionin, werden durch Bestrahlung beeinträchtigt (*Murray* 1990, S. 100-105).

Die Möglichkeiten der **Verbrauchertäuschung** durch die Lebensmittelbestrahlung sind vielfältig. Die Verbraucher können über die Frische und den Gesundheitswert von Obst, Gemüse oder Fleisch getäuscht werden.

Durch die Anwendung der Lebensmittelbestrahlung kann die Produktions- und Verarbeitungshygiene z.T. vernachlässigt werden. Der Nutzen der Bestrahlung ist aus diesem Grunde fragwürdig.

Gleichermaßen ist die **Notwendigkeit** der Bestrahlung **umstritten**, da es kein Anwendungsgebiet gibt, das nicht durch *andere* Maßnahmen ersetzt werden könnte, die darüber hinaus in der Regel weitaus kostengünstiger sind (*Pfeilsticker* 1985). Auch hinsichtlich der Bestrahlung von Gewürzen und Trockengemüsen, die noch 1983 vom Bundesgesundheitsrat empfohlen wurde, kann von einer technologischen Notwendigkeit nicht mehr die Rede sein, da in den letzten Jahren einsatzfähige Alternativverfahren entwickelt wurden (*Bögl* u.a. 1992; s. 17.4.2, S. 223).

Aus ökologischer Sicht sollte nicht übersehen werden, daß durch die Nutzung des Ra-

dioisotops Kobalt-60 als Strahlenquelle die **radioaktive Belastung der Umwelt** unnötigerweise zunimmt (Herstellung, Transport, Zwischen- und Endlagerung).

7.6.4 Stellungnahme zur Mikrowellenerhitzung

Bei der Mikrowellenerhitzung wird durch Einstrahlung und Absorption von elektromagnetischen Wellen im Inneren eines Produkts Wärme erzeugt. Bei Haushaltsgeräten, die mit Mikrowellen arbeiten, wird vor allem die Frequenz von 2450 MHz (2,45 GHz) genutzt (*Spieß* u.a. 1991).

Im Jahre 1991 besaßen 30 % aller bundesdeutschen Haushalte ein Mikrowellen-Gargerät (*Bundesgesundheitsamt* 1991). Der Grund für die zunehmende Verbreitung ist die Zeitersparnis bei der Zubereitung der Nahrung. Aber auch ein niedriger Energieverbrauch und die Schonung wertvoller Nährstoffe werden als positive Argumente angeführt. Abhängig von der Menge und Qualität des Garguts treffen derartige Aussagen jedoch nur bedingt zu.

Umfangreiche Untersuchungen haben ergeben, daß die Mikrowellenerhitzung hinsichtlich der **Nährstofferhaltung** keine generelle Überlegenheit im Vergleich zu konventionellen Erhitzungsverfahren aufweist. Unterschiede im Vitamingehalt ergeben sich primär durch unterschiedliche Auslaugungsverluste. Auch beim Wiedererwärmen bereits zubereiteter Speisen mittels Mikrowellen zeigen sich im Vergleich mit anderen Erhitzungsmethoden keine relevanten Differenzen im Vitamingehalt (*Pichert* 1989; *Dehne* und *Bögl* 1990).

Lediglich das Auftauen von Gemüse und Obst im Mikrowellen-Gargerät ist vitaminschonender und geschmacklich anderen Methoden überlegen. Dies gilt jedoch nicht für das Auftauen von Brot und nur bedingt für Fleisch (*Dehne* und *Bögl* 1990).

Hinsichtlich der Nährstoffzufuhr ist auch der zunehmende Verzehr mikrowellengeeigneter **Fertiggerichte** kritisch zu bewerten. Bei der Vorverarbeitung mikrowellengeeigneter Menüs gehen bereits wertgebende Nährstoffe verloren. Auch die Zusammensetzung derartiger Gerichte ist häufig aus ernährungsphysiologischen Gründen zu bemängeln, da sie in der Regel zu hohe Anteile an Fett und Kochsalz enthalten und meistens mit Zusatzstoffen versehen werden.

Außerdem werden mikrowellenspezifische Zusatzstoffe entwickelt, um Aromen nachzuahmen, die üblicherweise nur bei konventionellem Kochen oder Backen entstehen (*Rosenberg* und *Bögl* 1985).

Noch nicht gelöst sind **Probleme hygienischer Art**, die aus der Mikrowellenanwendung resultieren. Die Erhitzung von Gerichten durch Mikrowelle erfolgt zwar sehr schnell, aber oft ungleichmäßig. Damit besteht die Möglichkeit, daß Krankheitserreger wie Salmonellen oder Listerien an nicht ausreichend erhitzten Stellen überleben können (*Bundesgesundheitsamt* 1991). Durch Addition verschiedener Risikofaktoren können demnach Lebensmittelinfektionen und -intoxikationen zunehmen (*Drews* 1989).

Das *Bundesgesundheitsamt* (1991) empfiehlt daher, gefährdete Lebensmittel 10 Minuten auf mindestens 70 °C zu erhitzen. Dies ist jedoch wegen der inhomogenen Temperaturverteilung in Mikrowellen-Gargeräten nicht leicht zu kontrollieren und führt gegebenenfalls durch eine verlängerte Gardauer zur zusätzlichen Verminderung des Vitamingehaltes.

Bekannte Probleme bei der Mikrowellenerhitzung beruhen auf **Bedienungsfehlern**, z. B. die Explosion von Eiern oder die Überhitzung von Milch in Babyflaschen.

Eine Ersparnis von **Zeit** und **Energie** ermöglichen reine Mikrowellen-Gargeräte (Sologeräte) *nur* bei kleinen und mittleren Portionen (bis zu 500 g) und dies auch nicht bei allen Lebensmitteln. Abhängig von der Art des Lebensmittels (Getreide, Teigwaren, faserreichere Gemüse) können auch schon bei kleinen Portionen vergleichsweise lange Garzeiten erforderlich sein. Wird die Mikrowelle in Kombinationsgeräten zusammen mit konventioneller Hitze genutzt, ergibt sich zwar bei großen Portionen eine verkürzte Gardauer im Vergleich zu konventioneller Erhitzung, der Energiebedarf ist jedoch nur teilweise geringer (*Pichert* 1989).

Aber nicht nur der Energieverbrauch während des Erhitzens ist in Betracht zu ziehen, denn der Einsatz von Mikrowellen-Gargeräten fördert den Verbrauch von **Tiefkühlkost**. Das Vorgaren und Einfrieren, die Aufrechterhaltung der Kühlkette und das Auftauen der gefrorenen Nahrungsmittel erfordert insgesamt einen weitaus höheren Energieverbrauch als die Zubereitung von Frischwaren mittels konventioneller Methoden (s. 10.5, S. 170).

Der Kauf eines Mikrowellen-Kombinationsgerätes stellt in der Regel die Anschaffung eines „Zweitbackofens" dar, da in den meisten Haushalten ein konventioneller Backofen bereits vorhanden ist. Dies erhöht den Verbrauch wertvoller Rohstoffe und verstärkt die **Umweltbelastung** durch Produktion und Entsorgung von Haushaltsgeräten. Ökologisch bedenklich ist zusätzlich der Anstieg des Verpackungsmülls durch die Verwendung von Mikrowellen-Fertigmenüs, die oft aufwendig verpackt sind (*Maier-Spohler* 1989; s. 7.9, S. 120).

Unabhängig von der Erwärmungswirkung der Mikrowellen gibt es biologische Effekte, die nur durch extrem schwache Mikrowellenschwingungen ausgelöst werden, sog. **athermische Wirkungen** (*Matthes* 1992). Der Grenzwert für Leckstrahlung bei Mikrowellenherden gilt nur für die thermischen Wirkungen der Mikrowellen, unberücksichtigt bleibt die Möglichkeit, daß durch sehr schwache Leckstrahlung im Umkreis der Mikrowellenherde auch athermische Wirkungen erzeugt werden könnten.

Beispielsweise wird durch elektromagnetische Strahlung in einem weiten Frequenzbereich der Calcium-Ausstrom aus Gehirnzellen bei einer Strahlungsdichte von nur 10^{-9} mW/cm^2 verändert (der derzeitige Grenzwert für Mikrowellenherde liegt mit 2,5 mW/cm^2 um viele Größenordnungen darüber). Bei sehr kleinen Strahlungsleistungen von 1–10 µW/cm^2 zeigte sich eine ausgeprägte, frequenzabhängige Beeinflussung der Wachstumsrate von Hefezellen (*Käs* 1991).

Diese und weitere Ergebnisse (*Kühne* 1989, S. 35-43) zeigen, daß es prinzipiell nicht möglich ist, aus einer Nichtreaktion bei einem relativ *hohen* Bestrahlungspegel zu folgern, daß auch bei darunterliegenden, kleineren Pegeln keine spezifischen biologischen Effekte zu erwarten sind (*Käs* 1991). Um mögliche athermische Wirkungen von Mikrowellen zu vermeiden, ist es daher vorerst ratsam, sich nicht in unmittelbarer Nähe eines im Betrieb befindlichen Mikrowellenherdes aufzuhalten.

Auch sollten derartige Forschungsergebnisse Eingang in die **Grenzwert-Diskussion** finden, zumal bekannt ist, daß die Grenzwerte in osteuropäischen Staaten wegen der Berücksichtigung athermischer Wirkungen von Mikrowellen um einige Zehnerpotenzen niedriger liegen als im Westen. Solange die Bedeutung athermischer Wirkungen für den Menschen noch nicht geklärt ist, steht eine endgültige Risikobewertung von Mikrowellen-Gargeräten noch aus.

7.6.5   Schlußbemerkungen

Von den dargestellten Technologien zählt die *Mikrowellenerhitzung* offensichtlich zu den risikoärmeren. Ohne Zweifel verstärkt der Gebrauch von Mikrowellen-Gargeräten bestimmte, negativ zu bewertende Ernährungstrends und beinhaltet gewisse Risiken. Dies liegt jedoch nicht an der Technologie selbst,

sondern am Umgang damit und läßt sich mit entsprechendem Fachwissen vermeiden.

Anders ist die Situation bei *Food Design* und *Lebensmittelbestrahlung*. Diese beiden Technologien führen zu Lebensmitteln, deren Qualität in verschiedener Hinsicht zu bemängeln ist, was aber Verbraucher nicht unbedingt erkennen können. Darum sollten derartige Lebensmittel gemieden werden, wenn sie überhaupt zu identifizieren sind.

Gentechnik schließlich birgt Risiken für alle Verbraucher, unabhängig davon, ob sie gentechnisch erzeugte Produkte kaufen oder nicht. Außerdem können unnötige Belastungen für die Umwelt und für die Gesellschaft entstehen. Aus diesen Gründen sollte Gentechnik nicht zur Erzeugung oder Verarbeitung von Lebensmitteln eingesetzt werden.

7.7   Möglichst ausschließliche Verwendung von Erzeugnissen aus anerkannt ökologischer Landwirtschaft (nach den Rahmenrichtlinien der AGÖL bzw. IFOAM)

Dieser Grundsatz bezieht sich in erster Linie auf die Probleme der Umweltbelastung durch die konventionelle Landwirtschaft in Industrie- und Entwicklungsländern (z.B. Schadstoffeintrag in Boden, Luft und Wasser, Erosion und Verdichtung der Böden, Artendezimierung bei Pflanzen und Tieren, Unterbrechung natürlicher Kreisläufe, hoher Energie- und Ressourcenverbrauch). Hinzu kommt der mögliche Schadstoffeintrag in Lebensmittel (z.B. Rückstände von Pestiziden, Wachstumsregulatoren und Tierarzneimitteln, Nitratbelastung im Trinkwasser; s. 5.2, S. 63).

Doch nicht „nur" die mangelnde Umwelt- und Gesundheitsverträglichkeit vieler konventionell erzeugter Lebensmittel trifft verstärkt auf Kritik. Manche dieser Produkte, z.B. einige Tomaten- und Gurkensorten, haben wenig Eigengeschmack. Die ökologische Landwirtschaft bietet für die genannten Probleme eine vernünftige Alternative.

7.7.1 Prinzipien und Richtlinien der ökologischen Landwirtschaft

Oberstes Prinzip der ökologischen Landwirtschaft ist das **Denken und Handeln in Stoffkreisläufen**. Beispielsweise liefert der Ackerbau neben Lebensmitteln für den Menschen auch Futter für das Vieh, während die Tierhaltung außer tierischen Lebensmitteln auch Mist und Jauche als Dünger für den Pflanzenbau liefert (*Koepf* u.a. 1980; *Brugger* 1990; *Herrmann* und *Plakolm* 1991; *Vogtmann* 1992a).

Ein Sondergutachten des *Rates von Sachverständigen für Umweltfragen* (1985) bescheinigt der ökologischen Landwirtschaft, daß sie im Vergleich zu anderen Landwirtschaftsformen mit der Natur „am wenigsten gewaltsam" umgeht, was sich beispielhaft an einigen Punkten aufzeigen läßt:

- Durch den Verzicht auf chemisch-synthetische Pestizide wird die Artenvielfalt weniger beeinträchtigt. Der ökologische Landbau versucht zur Schädlingsabwehr vielmehr, durch geeignete Maßnahmen Nützlinge zu fördern (z.B. Pflanzung bzw. Erhalten von Hecken).

- Durch bodenschützende Fruchtfolgen wird der Erosionsgefahr begegnet.

- Der Verzicht auf mineralischen Stickstoffdünger und die Begrenzung des Viehbesatzes pro Flächeneinheit vermindert die Gefahr der Auswaschung von Nitrat ins Grund- bzw. Trinkwasser.

In der BRD gibt es zur Zeit sieben Verbände der ökologischen Landwirtschaft, die in der *Arbeitsgemeinschaft Ökologischer Landbau* (AGÖL) organisiert sind. Gemeinsame Grundlage der AGÖL-Mitgliedsverbände sind die **„Rahmenrichtlinien zum ökologischen Landbau"** (*Arbeitsgemeinschaft Ökologischer Landbau* 1991). Die einzelnen Verbände haben darüber hinaus eigene Erzeugungsrichtlinien, die teilweise noch strenger

gefaßt sind. Auf internationaler Ebene gibt es Richtlinien, die von der IFOAM – *International Federation of Organic Agriculture Movements* (1993) herausgegeben werden.

Die Richtlinien verbieten auf der *gesamten* Fläche eines ökologisch bewirtschafteten Betriebes u.a. die Verwendung von (nach *Arbeitsgemeinschaft Ökologischer Landbau* 1991; nach *Hermanowski* und *Roehl* 1991, S. 5-13):

- chemisch-synthetischen Pestiziden (Herbiziden, Insektiziden, Fungiziden usw. (s. 5.2, S. 62)

- mineralischen Stickstoffdüngern und sonstigen leicht löslichen Mineraldüngern

- chemisch-synthetischen Wachstumsregulatoren

- Futtermitteln aus Entwicklungsländern (s. 7.12.2, S. 125)

- Tierarzneimitteln als Futterzusatzstoffe

- Tieren mit genmanipuliertem Erbgut (auch Embryonentransfer).

Weitere Grundsätze der ökologischen Landwirtschaft sind u.a. (nach *Arbeitsgemeinschaft Ökologischer Landbau* 1991; nach *Hermanowski* und *Roehl* 1991, S. 5-13):

- Erhaltung und Förderung der Bodenfruchtbarkeit mit organischem Düngematerial aus dem Betrieb

- Auswahl standortangepaßter Arten und Sorten

- vielseitige Fruchtfolge

- Erzeugung gesunder Pflanzen- und Tierbestände (artgerechte Tierhaltung)

- an die Betriebsfläche gebundener Nutztierbestand

- geringstmöglicher Verbrauch nicht erneuerbarer Energie- und Rohstoffvorräte (s. 7.10, S. 121; s. Abb. 7.4, S. 123)

- Pflege und Erhaltung der Kulturlandschaft.

Die Einhaltung der genannten Richtlinien wird in jedem Betrieb verbandsintern überprüft. Nur wenn alle Vorschriften eingehalten werden, darf ein ökologisch bewirtschafteter Betrieb seine Produkte unter dem geschützten Warenzeichen vermarkten (Abb. 7.2, S. 117; *Hamm* 1992). Dadurch soll der Verbraucher die Sicherheit bekommen, daß es sich tatsächlich um ein Erzeugnis aus ökologischer Landwirtschaft handelt. Dies gilt auch für verarbeitete Produkte, da die Verbände der ökologischen Landwirtschaft auch die Weiterverarbeitung ihrer Erzeugnisse regeln und kontrollieren.

Seit 1991 existiert eine gesetzliche Regelung, die **EU-Öko-Kennzeichnungs-Verordnung** (*EG* 1991), die für den Bereich der Europäischen Union definiert, unter welchen Bedingungen ein landwirtschaftliches Erzeugnis produziert und kontrolliert werden muß, damit es z.B. als *„Erzeugnis aus ökologischem Landbau"* angeboten werden darf. Seit 1.1.1993 ist die Verordnung in Kraft; sie umfaßt allerdings bisher nur pflanzliche Produkte, so daß bei tierischen Erzeugnissen und verarbeiteten Produkten mit tierischem Anteil (z.B. Fruchtjoghurt) weiterhin Unsicherheit besteht, ob es sich dabei wirklich um Erzeugnisse aus ökologischer Landwirtschaft handelt – es sei denn, sie sind mit einem der geschützten Warenzeichen versehen (Abb. 7.2, S. 117).

Da die BRD in großem Maße ökologisch erzeugte Produkte importiert, ist zu begrüßen, daß diese Verordnung in der gesamten EU gilt, so daß die Kontrollen auch im Ausland auf gleicher rechtlicher Grundlage durchgeführt werden müssen.

Die Anforderungen der Arbeitsgemeinschaft Ökologischer Landbau (AGÖL) gehen bezüglich der *Gesamt*betriebsumstellung und der Einbeziehung der tierischen Erzeugung deutlich über die Anforderungen der EU-Öko-Verordnung hinaus. Ferner sorgen die langjährigen Erfahrungen und der Aufbau eines weitgehend eigenen Beratungs-

netzes für eine konsequente ökologische Landbewirtschaftung. Mit einer Einbindung in Fragen z.B. des Erhalts der Kulturlandschaft und der Welternährung leisten die AGÖL-Verbände mit ökologischer Landwirtschaft mehr als nur den Verzicht auf chemische Hilfsmittel.

7.7.2 Bewertung ökologisch erzeugter Lebensmittel

Hinsichtlich des **Nährstoffgehalts** läßt sich nicht pauschal aussagen, ob ökologisch erzeugte Produkte eine bessere Qualität aufweisen als konventionelle (*Hermanowski* 1989, S. 10-13). Unterschiede in den Nährstoffgehalten von landwirtschaftlichen Erzeugnissen hängen nicht nur von der Anbauweise, sondern auch von der Sorte sowie vom Standort, Witterungsverlauf und Erntezeitpunkt ab.

Wegen der allgemeinen **Schadstoffsituation** kann nicht verhindert werden, daß auch ökologisch erzeugte Produkte Umweltkontaminanten (z.B. Schwermetalle, Schwefeldioxid, Radioaktivität) aus der Luft oder dem Regenwasser aufnehmen oder daß Pestizide von benachbarten Äckern auf ökologisch bewirtschaftete Flächen verwehen. Zumindest werden aber keine chemischen Substanzen eingesetzt, die zu Rückstandsbelastungen führen können.

In Untersuchungen des *Regierungspräsidiums Stuttgart* (1987, S. 8) wurden geringere **Nitratbelastungen** in ökologisch erzeugten Produkten im Vergleich zu konventionell erzeugten festgestellt, im Durchschnitt um mehr als ein Viertel niedriger.

Der **Geschmack** von Produkten aus ökologischer Landwirtschaft wird im Vergleich zu konventionell erzeugten unterschiedlich bewertet. Wenn konventionelle Erzeugnisse mit relativ wenig Stickstoffdünger, mit geeignetem Saatgut und jahreszeitengemäß angebaut und reif geerntet werden, können diese gut schmecken. Entsprechende Voraus-

ARBEITSGEMEINSCHAFT ÖKOLOGISCHER LANDBAU

Baumschulenweg 11 · D - 64295 Darmstadt
Telefon: 06155/2081 · Telefax: 06155/5774

Abb. 7.2:
Anerkannte Verbände der ökologischen Landwirtschaft in der BRD
(aus *Arbeitsgemeinschaft Ökologischer Landbau – AGÖL* 1994)

Schutzzeichen der Mitgliedsverbände	Gründungs-jahr	Anbaufläche in Hektar (Stand: 1.1.94)	Anzahl der Betriebe (Stand: 1.1.94)	Adresse
demeter	1924	34.745	1.123	Forschungsring für Biologisch-Dynamische Wirtschaftsweise e.V. Baumschulenweg 11 64295 Darmstadt Telefon: 06155/2674 Telefax: 06155/5774
Bioland	1971	76.522	2.548	Bioland - Verband für organisch-biologischen Landbau e.V. Barbarossastraße 14 73066 Uhingen Telefon: 07161/31012 Telefax: 07161/37819
BIO KREIS e.V.	1979	2.260	148	Biokreis Ostbayern e.V. Theresienstr. 36 94032 Passau Telefon: 0851/31696 Telefax: 0851/32332
Naturland	1982	25.116	647	Naturland - Verband für naturgemäßen Landbau e.V. Kleinhaderner Weg 1 82166 Gräfelfing Telefon: 089/8545071 Telefax: 089/855974
ANOG	1962	3.266	90	ANOG - AG für naturna-hen Obst-, Gemüse- und Feldfruchtanbau e.V. Josef-Schell-Str. 17 53121 Bonn Telefon: 0228/627591 Telefax: 0228/616170
ECO VIN	1985	975	234	Bundesverband Ökologischer Weinbau e.V. (BÖW) Obergasse 9 67308 Ottersheim Telefon: 06355/1285 Telefax: 06355/1529
Gäa	1989	17.887	134	Gäa e.V. - Vereinigung ökologischer Landbau Plauenscher Ring 40 01187 Dresden Telefon und Telefax: 0351/4012389
ÖKOSIEGEL	1988	958	17	Ökosiegel e.V. Fischerweg 8 31787 Hameln Telefon und Telefax: 05151/959699

setzungen für eine hohe Geschmacksqualität sind jedoch bei „Öko-Produkten" durch Richtlinien gewährleistet.

Die Fleischproduktion erfolgt in der anerkannt ökologischen Landwirtschaft nach Richtlinien für artgerechte Tierhaltung sowie für geeignetes Futter und weniger intensive Mast. Auf diese Weise läßt sich Fleisch erzeugen, das gut schmeckt und in der Pfanne nicht so stark schrumpft oder zäh wird.

7.7.3 Schlußbemerkungen

Abschließend ist festzustellen, daß es nicht nur aus individuell motivierten gesundheitlichen oder geschmacklichen Gründen sinnvoll ist, Erzeugnisse aus anerkannt ökologischer Landwirtschaft zu kaufen – gleichzeitig wird mit dem Kauf der Produkte ein Beitrag zum Erhalt bzw. Aufbau einer umweltverträglichen und sozialverträglichen Landwirtschaft geleistet. Die ökologische Wirtschaftsweise bietet eher eine Existenzgrundlage für vielfältiger strukturierte Landwirtschaftsbetriebe (s. 7.12.3, S. 128).

7.8 Bevorzugung von Erzeugnissen aus regionaler Herkunft und entsprechend der Jahreszeit

Lebensmittel, die heute in Supermärkten angeboten werden, stammen großenteils

nicht mehr aus der umliegenden Region und entsprechen auch nicht mehr der jeweiligen Jahreszeit. So sind beispielsweise Bananen aus Südamerika, Kiwis aus Neuseeland oder grüner Salat aus Treibhausanbau im Winter längst die Regel. Am Angebot von Gemüse und Obst ist kaum mehr zu erkennen, welche Jahreszeit gerade herrscht.

Zur Versorgung der Bevölkerung mit Lebensmitteln erfolgen heute umfangreiche **Transporte**. Die weitaus größte Menge der Lebens- und Futtermittel wird in der BRD mit LKWs transportiert (etwa 80 %), lediglich 6 % mit der Bahn und 13 % mit dem Schiff. Ähnliches gilt für die *Verkehrsleistung* im Nahrungsmittelbereich, die in transportierter Menge multipliziert mit der Transportweite angegeben wird (Tab. 7.2; Abb. 7.3, S. 119). Während beim Gesamt-Güterverkehr die Bahn im Jahre 1970 noch deutlich vor den LKWs „rangierte" (etwa 70 zu 42 Mrd. tkm), war ihr Anteil 1990 nur noch halb so hoch (etwa 60 gegenüber 120 Mrd. tkm; Tab. 7.2).

Transporte erfordern große Mengen an Energie (nicht nur Kraftstoff bzw. Strom zur Fortbewegung, sondern auch für z.T. notwendige Kühlung der Lebensmittel) und verursachen Schadstoffemissionen und Lärmbelastungen sowie zusätzliche Kosten. Dabei ist der Gütertransport mit der Bahn wesentlich weniger energieaufwendig und mit viel geringeren Emissionen verbunden als der Gü-

Tab. 7.2: Transport von Lebensmitteln innerhalb der BRD
(alte Bundesländer; nach *Bundesminister für Verkehr* 1991, S. 354-359 und 378-385)

	Jahr	Bahn	LKW	Schiff	gesamt
Transportmenge Nahrungs- und Futtermittel (Mio. t)	1970	8,6	29,2	6,9	44,7
	1990	5,9	79,7	12,9	98,5
Mittlere Transportweite Nahrungs- und Genußmittel (km)	1970	229	252	303	252
	1990	263	278	376	284
Verkehrsleistung Nahrungs- und Genußmittel (Mrd. tkm)	1970	4,8	7,5	2,8	15,1
	1990	2,3	22,8	3,1	28,2
Verkehrsleistung aller Güter (Mrd. tkm)	1970	69,9	41,9	48,8	177,5
	1990	60,7	120,4	54,8	249,4

tkm = Tonnenkilometer

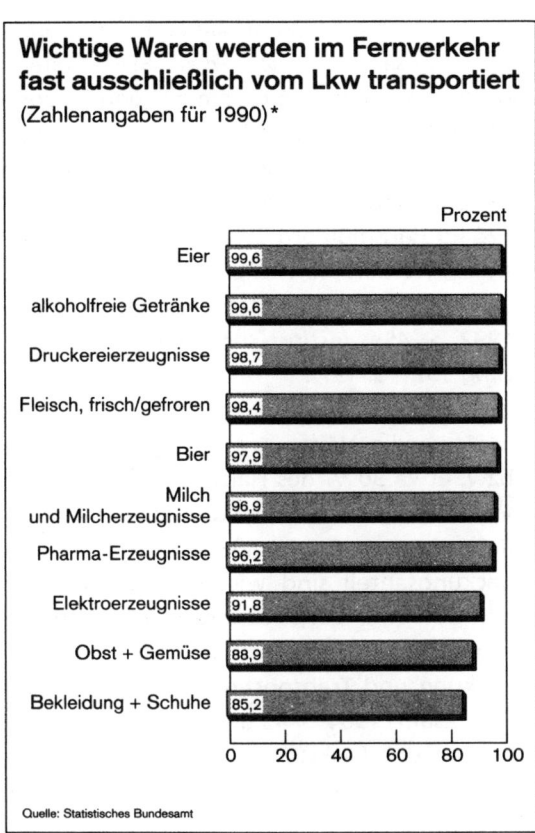

Wichtige Waren werden im Fernverkehr fast ausschließlich vom Lkw transportiert
(Zahlenangaben für 1990)*

Prozent

Eier	99,6
alkoholfreie Getränke	99,6
Druckereierzeugnisse	98,7
Fleisch, frisch/gefroren	98,4
Bier	97,9
Milch und Milcherzeugnisse	96,9
Pharma-Erzeugnisse	96,2
Elektroerzeugnisse	91,8
Obst + Gemüse	88,9
Bekleidung + Schuhe	85,2

0   20   40   60   80   100

Quelle: Statistisches Bundesamt

Abb. 7.3:
Gütertransport mit LKWs in der BRD
(aus *Verband der Automobilindustrie* 1992)

tertransport mit LKWs. Ungünstigerweise werden trotzdem immer mehr Transporte auf die Straße verlagert (*Seifried* 1991, S. 16-17, 34-35 und 50-51), u.a. weil die Aufwendungen für dadurch verursachte Umweltschäden bisher nicht bei den (zu geringen) Transportkosten berücksichtigt werden.

Ökologisch unsinnig ist es, beispielsweise Joghurt oder Bier aus Schleswig-Holstein nach Bayern zu transportieren und umgekehrt, wie es vielfach der Fall ist. Im Durchschnitt wird jedes Lebens- und Genußmittel innerhalb der BRD 284 km weit transportiert (Tab. 7.2, S. 118), bei Importen aus anderen Ländern entsprechend noch wesentlich weiter. Die zur Zeit schon umfangreichen Transporte von Lebensmitteln über große Entfernungen nehmen durch die Öffnung des EU-Binnenmarktes noch weiter zu (*Seifried* 1991, S. 38-39).

Zur Verminderung dieser Transporte sollten **Lebensmittel aus regionalen Anbaugebieten** bevorzugt werden gegenüber Produkten von weit her, z.T. von anderen Kontinenten. Gemüse und Obst, das in derjenigen Region wächst, in der es auch verzehrt wird, kann voll ausreifen, da es nur kurze Transportwege zu überstehen braucht und nicht vorzeitig in unreifem Zustand geerntet werden muß. Ausgereifte Erzeugnisse schmecken in der Regel besser und weisen höhere Gehalte an wertgebenden Inhaltsstoffen auf.

Außerdem trägt die Direktvermarktung (vom Erzeuger ohne Zwischenhandel direkt zu den Verbrauchern, evtl. über gemeinsame Marktstände mehrerer Bauern) zur Existenzsicherung heimischer kleiner und mittlerer landwirtschaftlicher Betriebe und damit zur Erhaltung der bäuerlich geprägten Kulturlandschaft sowie zur Müllvermeidung bei.

Die Auswahl von Gemüse und Obst entsprechend der jeweiligen **Jahreszeit** bedeutet, im Winter beispielsweise keinen grünen Salat und keine Tomaten aus Treibhausanbau zu kaufen, weil dafür ein hoher Energieeinsatz zum Heizen erforderlich ist. Außerdem entstehen große Mengen an Müll (z.B. Plastikfolien und Basaltwolle, auf der teilweise das Gemüse kultiviert wird).

Ferner weisen Erzeugnisse aus Treibhaus- oder Folienanbau wegen mangelnder Sonnenlichteinstrahlung höhere Nitratgehalte auf als saisongerecht im Freiland gereiftes Gemüse und Obst (s. 10.4.7, S. 167). Darüberhinaus ist wegen der intensiven Anbauform teilweise ein vermehrter Pestizideinsatz erforderlich. „Bei saisongerechter Ernährung kann die Aufnahme von Rückständen von Pflanzenschutzmitteln über die Nahrung wesentlich gesenkt werden" (*Umweltbundesamt* 1992, S. 541).

Der Grundsatz „Einkaufen entsprechend der Jahreszeit" sollte allerdings nicht dahingehend mißverstanden werden, daß Lebensmittel aus fernen Ländern importiert werden, in denen auch während unseres Winters Gemüse und Obst *im Freiland* wächst.

Im Winter sollten deshalb winterharte Gemüse wie Feldsalat oder Grünkohl, sowie lagerfähige Gemüse- und Obstsorten bevorzugt werden, z.B. Kohl, Möhren, Rote Bete, Lauch, Sellerie und Sauerkraut bzw. Äpfel und Birnen.

7.9 Bevorzugung unverpackter oder umweltschonend verpackter Lebensmittel

Ein Teil der Umweltprobleme ergeben sich aus den großen Mengen an Hausmüll. Pro Einwohner wurden im Jahre 1987 in der BRD (alte Bundesländer) 375 kg Hausmüll eingesammelt (einschließlich hausmüllähnlichen Gewerbeabfällen und Sperrmüll; *Umweltbundesamt* 1992, S. 459). Damit hat sich die Müllmenge seit den 1950er Jahren verdoppelt, das Müllvolumen sogar versechsfacht (*Katalyse* 1991, S. 13).

In den neuen Bundesländern fallen nach dem Zusammenbruch des SERO-Systems (flächendeckendes Einsammeln und Wiederverwerten von „Sekundär-Rohstoffen") sogar noch größere Müllmengen an: In Schwerin beispielsweise, wo zur Zeit der früheren DDR 175 kg Hausmüll pro Einwohner und Jahr anfielen, werden inzwischen jährlich 425 kg pro Person eingesammelt (*Umweltbundesamt* 1992, S. 459; *Institut für ökologisches Recycling* 1991, S. 197).

Etwa die Hälfte des Hausmüll-*Volumens* bzw. etwa 30 % des Hausmüll-*Gewichts* sind Verpackungen (*Umweltbundesamt* 1986; *Rummler* und *Schutt* 1991, S.13). Vom Verpackungsanteil sind wiederum etwa 90 % des Gewichts **Verpackungen von Lebensmitteln** (Verkaufsverpackung, Umverpackung und Transportverpackung; *Umweltbundesamt* 1984, S. 43 und 1989, S. 79).

Von den Packstoffen im Lebensmittelsektor nimmt Glas mit etwa 60 % des Gesamtgewichts den ersten Rang ein, gefolgt von Papier und Pappe (knapp 20 %), Metallen außer Aluminium (9 %), Kunststoffen (7 %), Verbundmaterialien (5 %) und Aluminium (1,4 %). Den größten Anteil am Verpackungsaufwand erfordern Getränke (53 % der gesamten Verpackungen; v.a. Glas) sowie Obst und Gemüse (knapp 20 %), danach Milch(-erzeugnisse; 9 %) sowie Fleisch und Fisch (6 %; *Umweltbundesamt* 1989, S. 81).

Die **Deponien** können die anfallenden Müllmengen nicht mehr unbegrenzt aufnehmen. Deshalb sollen zu den derzeit in der BRD vorhandenen etwa 50 **Müllverbrennungsanlagen**, deren Betrieb wegen Schadstoffemissionen problematisch ist, in den nächsten 10 Jahren knapp 100 neue hinzukommen (*Institut für ökologisches Recycling* 1990, S. 145-147; *Michelsen* und *Öko-Institut Freiburg* 1991, S. 187), wenn politisch kein Umdenken erfolgt. Durch die Verbrennung kann in der Praxis eine nur etwa 50prozentige Gewichtsverringerung der zu deponierenden Stoffe erreicht werden (*Young* 1991,

S. 98), die Deponierung wird folglich nicht überflüssig.

Auch die Möglichkeiten zur **Wiederverwertung** (Recycling) von Müll sind begrenzt und funktionieren bisher nicht befriedigend. Außerdem können Verpackungen aus Plastik und Verbundmaterialien bei der Wiederverwertung in der Regel nur zu qualitativ minderwertigem Material verarbeitet werden.

Weder durch Deponieren, noch durch Verbrennen oder Wiederverwerten des Mülls wird die Ressourcenverschwendung bei der Herstellung von Verpackungen unterbunden; vielmehr sollte ein Anreiz zur **Müllvermeidung** bzw. zum vermehrten Einsatz von Mehrwegverpackungen geschaffen werden.

Ein wichtiger Beitrag zur Abfallvermeidung bzw. -verminderung ist folglich, Lebensmittel ohne oder nur mit möglichst geringem Verpackungsaufwand anzubieten bzw. zu kaufen. Diese Verpackungen sollten umweltschonend produziert werden und im Mehrwegsystem verwendbar sein. Die besonders materialaufwendigen Klein- und Kleinstpackungen – beispielsweise in der Gastronomie – sollten vermieden werden.

Die in der Vollwert-Ernährung bevorzugten Lebensmittel können großenteils unverpackt oder ohne aufwendige Verpackungen gehandelt werden. Beispiele hierfür sind Getreide, Gemüse, Obst, Kartoffeln, Hülsenfrüchte in mehrfach verwendbaren Tüten oder Säcken sowie Milchprodukte in Pfandgläsern.

7.10 Vermeidung bzw. Verminderung der allgemeinen Schadstoffemission und dadurch der Schadstoffaufnahme durch Verwendung umweltverträglicher Produkte und Technologien

Um das Problem der kontinuierlichen Schadstoffaufnahme grundlegend zu lösen, muß eine **Vermeidung bzw. Verminderung der allgemeinen Umweltbelastung** durch Emissionen in allen gesellschaftlichen Bereichen angestrebt werden, d.h. in Haushalten, Verkehr, Handwerk, Industrie und Landwirtschaft. Die an die Umwelt abgegebenen Substanzen finden sich teilweise als *Umweltkontaminanten* in der Luft, in Lebens- und Futtermitteln sowie im Trinkwasser wieder und können auf diese Weise zu einer gesundheitlichen Gefährdung für Pflanzen, Tiere und Menschen und damit zu einer Gefahr für alle Ökosysteme werden. Insofern betrifft dieser Grundsatz nicht nur den Ernährungsbereich (weitere Ausführungen s. Kap. 5 *Fremd- bzw. Schadstoffe in Lebensmitteln*, S. 61). Zusätzlich zur Schadstoffverminderung wird die Eindämmung der Energie- und Rohstoffverschwendung angestrebt.

Jeder Verbraucher kann sich zum Kauf von **umweltfreundlichen Produkten** entscheiden, um auf diese Weise mitzubestimmen, daß Produkte mit möglichst wenig Energie- und Rohstoffaufwand sowie geringen Schadstoffemissionen hergestellt werden. Beispiele hierfür sind Mehrwegverpackungen, Umweltschutzpapier und umweltverträgliche Waschmittel. Entsprechendes gilt für den Kauf von Haushaltsgeräten usw. (beispielsweise möglichst niedriger Energie- und Wasserverbrauch von Waschmaschinen).

Die bereits entwickelten **umweltverträglichen Technologien** (z.B. Wasser- und Windmühlen zum Getreidemahlen, Solartechnik zur Wärme- und Energieerzeugung, Gütertransporte und Personenverkehr mit der Bahn, Müllvermeidungskonzepte) sollten flächendeckend eingesetzt werden. Wenn ökologisch verträgliche Verfahren noch fehlen, ist deren Entwicklung mit hoher Priorität zu fördern.

Bezogen auf unsere Ernährungsweise sollte eine möglichst energiesparende und ressourcenschonende Erzeugung, Verarbeitung und Zubereitung der Lebensmittel erfolgen.

Bei der **landwirtschaftlichen Produktion** erfolgt in verschiedenen Bereichen der

Einsatz von Primärenergie, z.B. in Form von Erdöl, Braunkohle oder auch Strom, der in Primärenergie umgerechnet wird. Zu nennen sind beispielsweise Kraftstoff, Herstellung und Reparatur von Maschinen, Transport, Herstellung von mineralischen Düngern und Pestiziden, eventuell Trocknung von Lebensmitteln oder Heizen von Treibhäusern.

Der notwendige Einsatz an Primärenergie ist bei der Erzeugung tierischer Produkte in der Regel wesentlich höher als die darin enthaltene, für den Menschen nutzbare Nahrungsenergie; sie ist beispielsweise bei intensiver Milchwirtschaft 10mal so hoch, bei intensiver Mastviehhaltung bis 35mal und bei der Hochseefischerei bis 250mal so hoch. Bei pflanzlichen Lebensmitteln ist dagegen häufig umgekehrt der Nahrungsenergiegehalt höher als der Primärenergieaufwand. Die konventionelle Landwirtschaft verbraucht erheblich mehr Primärenergie als die ökologische, bei Weizen z.B. fast das Doppelte (*Lünzer* 1992a, S. 277-301; Abb. 7.4, S. 123).

Die konventionelle Nahrungsproduktion, insbesondere die von tierischen Erzeugnissen, stellt folglich ein „Verlustgeschäft" an Energie dar, das ökologisch nicht zu verantworten ist – wo doch Nahrungserzeugung eigentlich einen Energie*gewinn* aus Sonnenenergie darstellen sollte.

Im Bereich der **Lebensmittelverarbeitung** weist die Zucker- und Süßwarenindustrie den weitaus höchsten Primärenergieverbrauch im produzierenden Ernährungsge-

werbe auf (*Statist. Jahrbuch ELF* 1991, S. 249-250; s. 18.5, S. 236). Energie- und rohstoffaufwendige Verfahren, wie die Hitze- und Gefrierkonservierung, sollten sparsam eingesetzt werden. Erhitzungsprozesse bei der Verarbeitung und Zubereitung der Lebensmittel sollten zur Energieeinsparung möglichst kurz erfolgen.

7.11 Verminderung von Veredelungsverlusten durch geringeren Verzehr tierischer Lebensmittel

In der Tierfütterung werden heute zur Produktion von Fleisch, Milch und Eiern Nahrungsmittel eingesetzt, die direkt der menschlichen Ernährung dienen könnten (z.B. Getreide und Hülsenfrüchte, besonders Sojabohnen). So werden etwa 64 % des in der BRD geernteten Getreides in der Tierfütterung verwendet (*Statist. Jahrbuch ELF* 1991, S. 187). Dies ist als große Verschwendung anzusehen und besonders gegenüber den zahlreichen hungernden Menschen in Entwicklungsländern nicht zu verantworten (s. 7.12, S. 124).

Durchschnittlich gehen 65-90 % der Nahrungsenergie und des Proteins pflanzlicher Futtermittel bei der **Umwandlung zu tierischen Produkten** verloren, d.h. nur etwa 10-35 % der eingesetzten Futtermittel bleiben in Form tierischer Erzeugnisse „erhal-

Tab. 7.3: Einsatz pflanzlicher Futtermittel zur Erzeugung tierischer Produkte
(Berechnung für Weizen als Futtermittel bei Intensiv-Tierhaltung; *Strahm* 1985, S. 46-47: Nahrungsenergie; *Pimentel* und *Pimentel* 1977, S. 17-18: Nahrungsprotein)

| | Input im Futter zu Output im tierischen Erzeugnis | |
	Nahrungsenergie	Nahrungsprotein
Schweinefleisch	3:1	–
Rindfleisch	10:1	17:1
Hühnerfleisch[1]	4:1	–
Eier	4:1	4:1
Milch	5:1	3:1
Durchschnitt	7:1	7:1

[1] bei reiner Geflügelmast ohne Eierproduktion
– keine Angabe

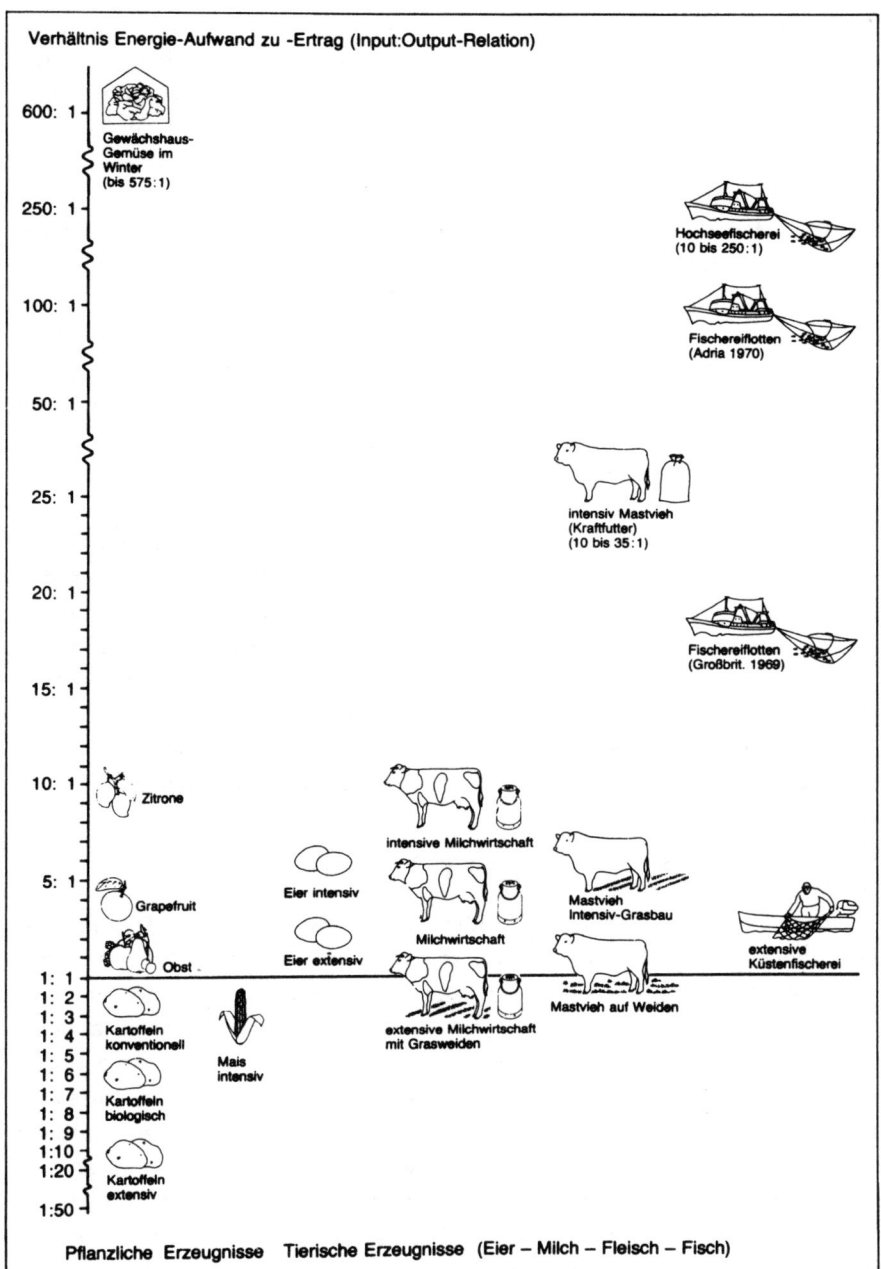

Verhältnis Energie-Aufwand zu -Ertrag (Input:Output-Relation)

600 : 1 — Gewächshaus-Gemüse im Winter (bis 575:1)

250 : 1 — Hochseefischerei (10 bis 250:1)

100 : 1 — Fischereiflotten (Adria 1970)

50 : 1

25 : 1 — intensiv Mastvieh (Kraftfutter) (10 bis 35:1)

20 : 1 — Fischereiflotten (Großbrit. 1969)

15 : 1

10 : 1 — Zitrone — intensive Milchwirtschaft

5 : 1 — Grapefruit — Eier intensiv — Milchwirtschaft — Mastvieh Intensiv-Grasbau — extensive Küstenfischerei

Obst — Eier extensiv

1 : 1
1 : 2
1 : 3
1 : 4 — Kartoffeln konventionell — extensive Milchwirtschaft mit Grasweiden — Mastvieh auf Weiden
1 : 5
1 : 6 — Mais intensiv
1 : 7 — Kartoffeln biologisch
1 : 8
1 : 9
1:10
1:20 — Kartoffeln extensiv
1:50

Pflanzliche Erzeugnisse   Tierische Erzeugnisse (Eier – Milch – Fleisch – Fisch)

ten". Das Tier benötigt den größten Teil der Nahrungsenergie für den eigenen Stoffwechsel sowie für den Aufbau nicht-fleischliefernder Gewebe (*Strahm* 1985, S. 46-47; Tab. 7.3).

Von der gleichen Ackerfläche könnten folglich sehr viel mehr Menschen ernährt werden, wenn die darauf angebaute Nahrung nicht für die Erzeugung tierischer Produkte ver(sch)wendet würde. Eine Lösung des Welternährungsproblems ist folglich bei einem hohen Anteil tierischer Lebensmittel praktisch nicht möglich. Parallel mit einer Verringerung des Verzehrs tierischer Lebensmittel müssen politische und ökonomische Maßnahmen ergriffen werden, die darauf abzielen, daß die Menschen in Entwicklungsländern die dort angebauten Lebensmittel zu bezahlbaren Preisen erwerben können (s. 7.12, S. 124).

Das Beispiel der **Volksrepublik China**, die auf 8 % der Weltackerfläche mit sehr geringen Lebensmittelimporten 22 % der Weltbevölkerung ernährt, verdeutlicht, daß bei Vermeidung des hohen Fleischkonsums (in China durchschnittlich etwa 10 kg Fleischwaren pro Person und Jahr) die Ernährungsgrundlage und die Gesundheit der Bevölkerung sichergestellt werden kann.

Außer den beschriebenen sozialen Problemen durch Veredelungsverluste treten auch **Umweltprobleme bei der Massentierhaltung** auf, z.B. die Beseitigung der Gülle, die Geruchsbelästigung und die vermeintliche Notwendigkeit zum noch intensiveren Futtermittelanbau. Ein geringerer Bedarf an Futtermitteln infolge geringerem Verzehr tierischer Produkte würde einen weniger intensiven, d.h. ökologisch verträglichen Anbau ermöglichen.

„Die Landwirtschaft trägt weltweit und zum Teil in erheblichem Umfang zur Emission von treibhauswirksamen Spurengasen bei", v.a. Methan, Distickstoffoxid und Kohlendioxid. In erster Linie ist daran neben Naßreisanbau und Biomasse-Verbrennung

die **Tierhaltung** beteiligt. „Intensive (Massen-)Tierhaltung mit entsprechend energiereicher Nahrung hat maximale Methanbildungsraten zur Folge. In Energiebilanzmessungen wurde festgestellt, daß bis zu 12 % der Futterenergie in Form von Methan verloren gingen. In der Bundesrepublik Deutschland liegen in der Anpassung der Tierfütterung, der Verringerung der Stückzahlen und der Massentierhaltung Ansatzpunkte für eine Reduzierung der Methan-Emissionen" (*Enquete-Kommission „Schutz der Erdatmosphäre"* 1992, S. 79-83).

7.12 Bevorzugung landwirtschaftlicher Erzeugnisse, die unter sozialverträglichen Bedingungen produziert, verarbeitet und vermarktet werden (u.a. Fairer Handel mit Entwicklungsländern)

7.12.1 Einleitung

Mit landwirtschaftlichen Erzeugnissen wird seit langem weltweiter Handel getrieben. Der internationale Im- und Export von Lebens- und Futtermitteln sowie anderen landwirtschaftlichen Produkten wird primär mit dem sog. *komparativen Kostenvorteil* begründet. Dieser wirtschaftswissenschaftliche Begriff besagt, daß Güter jeweils an den Standorten produziert werden sollten, wo sie durch bestimmte Boden- und Klimaverhältnisse oder durch niedrige Lohnkosten und Steuern am billigsten zu produzieren sind. Der komparative Kostenvorteil setzt im Idealfall einen freien Weltmarkt voraus; jedoch entsprechen die derzeit praktizierten Mechanismen des Welthandels nicht dem Freihandelsprinzip (*Nohlen* und *Nuscheler* 1992, S. 51), weil Subventionen, Zölle und andere protektionistische Maßnahmen weit verbreitet sind. Allerdings würde ein wirklich freier Welthandel aufgrund der bestehenden ungleichen Machtverhältnisse die ohnehin hierarchisch strukturierte Weltwirtschaft noch verstärken.

Boden- und Klimaverhältnisse sind Standortfaktoren, die kaum beeinflußbar sind. Die Lohnkosten dagegen sind weltweit extrem unterschiedlich. Menschen in Entwicklungsländern erhalten bei gleichem Zeiteinsatz nur einen Bruchteil der Löhne der Bevölkerung von Industrieländern. Diese niedrigen Löhne sind (schon seit Beginn des Kolonialismus) ein charakteristisches Merkmal der sog. *internationalen Arbeitsteilung*, die sich für die meisten Menschen in Entwicklungsländern sozial sehr ungünstig auswirkt.

Die sozialen Nachteile entstehen durch Bedingungen, die bei der Produktion, Verarbeitung und Vermarktung von Lebensmitteln und anderen landwirtschaftlichen Rohprodukten derzeit üblich sind und die auf allen Ebenen durch die Machtposition wohlhabender Staaten unterstützt werden. Folglich tragen die Industrieländer, aber auch die einzelnen Verbraucher, eine Mitverantwortung für die Situation der Menschen in Entwicklungsländern. Daher wird im Rahmen der Vollwert-Ernährung empfohlen, landwirtschaftliche Erzeugnisse zu bevorzugen, die unter sozialverträglichen Bedingungen produziert, verarbeitet und vermarktet werden.

Diese Zusammenhänge werden im weiteren exemplarisch anhand der EU-Agrarpolitik und deren möglichen sozialen Folgen dargestellt. Ähnliche Merkmale der Agrarpolitik ließen sich auch z.B. für die USA und andere Staaten aufzeigen. Dieser Politik werden die Grundsätze des sog. *Fairen Handels* gegenübergestellt. Er bietet den Produzenten in Entwicklungsländern faire Bedingungen und den Verbrauchern in Industrieländern gewisse, wenn auch derzeit noch sehr begrenzte Handlungsmöglichkeiten.

Die Aspekte der Sozialverträglichkeit des Ernährungssystems betreffen auch Vorgänge in den Industrieländern *selbst*, z.B. die soziale Situation der Bauern in der EU – im folgenden wird jedoch der Schwerpunkt auf die Entwicklungsländer gelegt.

Die gesamte Thematik der Sozialverträglichkeit, insbesondere bezüglich der weltweiten Zusammenhänge, ist sehr komplex und muß differenziert betrachtet werden – hier geht es in erster Linie um ein Aufzeigen der Problematik.

7.12.2 Die EU-Agrarpolitik

Im Mittelpunkt der Agrarpolitik der Europäischen Union (EU) stehen **Marktordnungen** mit ihren Regelinstrumenten zur Beeinflussung und Lenkung von Angebot, Nachfrage und Preisentwicklung (*v. Blankenburg* 1991, S. 73). Die EU schützt dabei die Produktion ihrer Mitgliedsländer und greift damit massiv in die Weltmärkte ein (*Michelsen* u.a. 1991, S. 28). So sind die Agrareinfuhren aus der Dritten Welt fast ausschließlich an den Produktions- und Vermarktungsinteressen der EU ausgerichtet (*Diermann* 1987), abgesehen von Sonderregelungen, wie sie z.B. für einige Produkte mit den AKP-Staaten (den ehemaligen Kolonien Großbritanniens und Frankreichs in **A**frika, der **K**aribik und dem **P**azifik) vereinbart werden.

Die **Importe billiger Futtermittel** aus Überseeländern führten beispielsweise dazu, daß die Massentierhaltung in der EU rentabel wurde und stark expandierte. Auch in der BRD haben viele Betriebe in küstennahen Regionen auf Massentierhaltung umgestellt – nunmehr unabhängig von der ansonsten pro Tier zur Futtererzeugung notwendigen Ackerfläche. Die wichtigsten Futtermittelproduzenten für den Weltmarkt sind neben den USA Entwicklungsländer wie Brasilien, Argentinien, die Philippinen und Thailand.

In der EU betrug der Anteil der *importierten* Futtermittel am Gesamtfuttermittelverbrauch (Eigenproduktion plus Importe) im Jahre 1986 etwa 15 % (*Bundesministerium für Ernährung, Landwirtschaft und Forsten*

1986, S. 371). Von den *Importen* stammt der größere Anteil, nämlich rund 60 %, aus Entwicklungsländern; nur 40 % kommen aus Industrieländern (*Eurostat* 1986). Vom *Gesamt*-futtermittelverbrauch der EU stammen demnach etwa 10 % aus Entwicklungsländern (60 % von 15 %). Somit kommt rechnerisch jedes zehnte Schnitzel und jeder zehnte Liter Milch eigentlich aus Entwicklungsländern. Diese Berechnung erfolgte auf der Basis von Nahrungs*energie*; auf *Protein*basis bezogen werden etwa 12 % der Futtermittel aus Entwicklungsländern in die EU eingeführt (*Thie-de* 1982, S. 240; vgl. *Glasauer* u.a. 1986, S. 24-26).

Neben Futtermitteln exportieren Entwicklungsländer eine Vielzahl von Lebens- und Genußmitteln sowie landwirtschaftlichen Rohprodukten in reiche Länder (Südfrüchte, Gemüse, Ölfrüchte, Kaffee, Tee, Kakao, Tabak, Baumwolle, Blumen u.a.).

Eine Abschätzung der ernährungswirtschaftlichen Nettoeinfuhren aus Entwicklungsländern in die BRD ergibt, daß sich die für die bundesdeutsche Bevölkerung zur Verfügung stehende landwirtschaftliche Ackerfläche (gemessen an der Ackerfläche der alten Bundesländer) durch diese Importe um etwa 70 % vergrößert (bei Zugrundelegung des niedrigen Produktionsniveaus der Entwicklungsländer). Theoretisch würde die Vergrößerung bei 40 % liegen, wenn diese Flächen mit der hohen Produktionsintensität der Industrieländer bewirtschaftet würden (*Vogtmann* 1992b).

Die **Exportproduktion** einzelner Entwicklungsländer trägt teilweise erheblich zu deren Deviseneinkommen bei. Beispielsweise liegt der Anteil der Deviseneinkommen für tropische Produkte (Kakao, Kaffee, Bananen) für eine Reihe von Ländern deutlich über 50 %, teilweise bis zu 90 % (*Onimode* 1988, S. 180; *Lipper* 1992, S. 10). In Schwarzafrika sind 15 Länder zu 70 % und mehr von der Ausfuhr nur eines Rohstoffes abhängig (*Michler* 1991, S. 126). Die Länder der Dritten Welt benötigen die Deviseneinnahmen zum

großen Teil für Zinszahlungen an die Kreditgeber aus den Industrieländern bzw. zur Abzahlung ihrer Schulden. Die Einkommen aus der Exportproduktion stehen somit häufig nicht für die Entwicklung dieser Länder bereit. Auf die Verschuldungskrise der Entwicklungsländer und deren Zusammenhänge soll an dieser Stelle nicht weiter eingegangen werden (s. hierzu *Michler* 1991, S. 421-261; *Sangmeister* 1992, S. 328-357).

Die Exportproduktion kann zur Verdrängung der kleinbäuerlichen Erzeuger und der inländischen Nahrungsmittelproduktion für die einheimische Bevölkerung führen. Dabei geht es nicht nur um eine Flächenkonkurrenz, sondern auch um die einseitige Bevorzugung des Exportsektors durch staatliche Förderungen (*Diermann* 1987), wie dies im Süden Brasiliens zu beobachten ist (*Pater* und *Terpinc* 1987, S. 68-94). Diese Entwicklung trägt zur Landflucht und damit zum Wachstum von Slums sowie zur Verstädterung bei.

Die Gewinne aus der Exportproduktion erzielen zum großen Teil multinationale Unternehmen. Diese gehen dazu über, den Handel und das Produktionswissen zu kontrollieren, während das Risiko der Produktion (z.B. Ernteausfälle bei ungünstiger Witterung) oft von den einheimischen Bauern getragen wird (*Michler* 1991, S. 413). Nach Schätzungen der *FAO* werden etwa 80 % der Agrarexporte der Dritten Welt von multinationalen Konzernen abgewickelt (*Bunzenthal* 1987).

Der EU-Zuckermarkt

Die Auswirkungen der EU-Agrarpolitik auf die Entwicklungsländer sind vielschichtig und verstärken die vorhandenen Abhängigkeiten. Besonders deutlich wird die EU-Agrarpolitik am Beispiel des Zuckerhandels (*Engel* 1992), denn hierbei besteht eine direkte Konkurrenz zwischen den Erzeugern in Industrie- und Entwicklungsländern. Die EU zählt inzwischen sowohl zu den größten Importeuren als auch zu den größten Exporteuren von Zucker mit einem Welthandelsanteil

Tab. 7.4: Die EU-Marktordnung für Zucker
(nach *Engel* 1992)

Regelinstrument	Bedeutung
Abschöpfung	Zuckerimporte in die EU aus Nicht-EU-Staaten werden mit einem Zoll belegt, damit sie nicht zu einem niedrigeren Preis als dem Marktpreis der EU angeboten werden können (Ausnahmeregelung: z.B. Zuckerprotokoll im Rahmen der Lomé-Verträge)
Exportsubventionen bzw. Exporterstattungen	Den Exporteuren der EU wird die Differenz zwischen dem Marktpreis der EU und dem aktuellen Weltmarktpreis erstattet, um die Zuckerüberschüsse auf dem Weltmarkt absetzen zu können
Quoten- und Garantiepreis-regelungen	Es wird ein garantierter Preis für bestimmte Quoten gezahlt, die von der EU-Kommission an die einzelnen Mitgliedsstaaten und von ihnen an die zuckerverarbeitenden Unternehmen verteilt werden; die Zuckerfabriken schließen daraufhin feste Verträge mit den landwirtschaftlichen Betrieben

von 20-25 %. Diese Ausmaße konnten nur durch ein Marktordnungssystem für Zucker (Tab. 7.4) erreicht werden, denn die Produktion von Rübenzucker in der EU ist wesentlich teurer als die von Rohrzucker in Entwicklungsländern.

Die Exportsubventionen der EU fördern den Preisverfall auf dem Zuckermarkt, was besonders die Produzenten in Entwicklungsländern zu spüren bekommen. Während die Landwirte in der EU vor den starken Schwankungen der Zuckerpreise auf dem Weltmarkt geschützt sind, wirken sich die Exportsubventionen sehr nachteilig für die Länder aus, die große Mengen Zucker exportieren (z.B. die Philippinen, Thailand, Brasilien und die Karibik-Länder), sofern sie nicht aufgrund von Ausnahmeregelungen eine gesicherte Menge absetzen können. Beispielsweise fielen auf den Philippinen die Einnahmen von 1980 bis 1985 um 61 % (von 624 auf 246 Mio. US-Dollar). Folgen sind neben der Vernichtung von Arbeitsplätzen eine massive Verschlechterung der Arbeitsbedingungen für die Menschen, die noch auf den Plantagen arbeiten.

Der EU-Bananenmarkt

In einigen Ländern der Dritten Welt sind kleinbäuerliche Betriebe vollkommen von der Produktion für den Export abhängig, so daß eine Beendigung der Exportlandwirtschaft ihre Lebensgrundlage zerstören wür-

de. Notwendige Veränderungen der Produktions- und Handelsstrukturen dürfen daher nicht zu schnell erfolgen, sondern erfordern langfristige Anpassungshilfen. Diese Problematik soll am Beispiel des Bananenexportes in die EU dargestellt werden.

Von den Obsteinfuhren der BRD aus Entwicklungsländern fällt wertmäßig mehr als die Hälfte auf Bananen (*v. Urff* 1992). Der Bananenverbrauch der Deutschen liegt derzeit bei 14 kg pro Person und Jahr in den alten Bundesländern und 27 kg in den neuen Bundesländern (*Pfeifer* 1992). Die BRD ist das einzige EU-Land, das seine Bananen noch zollfrei importiert (*Anonymus* 1992a). Ansonsten galt bisher ein Außenzollsatz von 20 % für Importe aus Nicht-EU-Staaten mit folgenden Ausnahmeregelungen (*Wick* und *Morazán* 1992):

● Bananen aus EU-internen Gebieten unterliegen der Zollfreiheit (z.B. Kanaren)

● Bananen aus den AKP-Staaten (den ehemaligen Kolonien Großbritanniens und Frankreichs in **A**frika, der **K**aribik und dem **P**azifik) werden aufgrund eines Assoziierungsabkommens ebenfalls zollfrei gehandelt.

Die EU ist weltweit der wichtigste Absatzmarkt für Bananen. Im Jahre 1990 stammten 60 % der in die EU importierten Bananen aus Mittel- und Südamerika, die restlichen 40 %

wurden je etwa zur Hälfte aus EU-eigener Produktion bzw. aus den AKP-Staaten gedeckt (*Anonymus* 1992a).

Der Bananenanbau in **Mittel- und Südamerika** erfolgt überwiegend auf jeweils mehreren Tausend Hektar großen Plantagen, die meist den multinationalen Unternehmen gehören. Häufig stellen Bananen das wichtigste Exportprodukt für die Länder Mittel- und Südamerikas dar.

Ein typisches Beispiel für die Plantagenwirtschaft ist Costa Rica (*Möller* 1992). Die Bananenproduktion erfordert großflächige Waldrodungen und die Verwendung von Agrochemikalien. Meldungen über Gesundheitsschäden durch den Pestizideinsatz sind keine Seltenheit (*Anonymus* 1992b). Die multinationalen Unternehmen umgehen oft die Arbeits- und Sozialgesetze, indem sie die überwiegende Anzahl der Arbeiter nicht fest anstellt. Etwa 40 % der Arbeiter auf Bananenplantagen in Costa Rica erhalten Verträge mit einer Laufzeit von unter 10 Wochen (*Wick* und *Morazán* 1992); die Löhne sind extrem niedrig. Die Regierung Costa Ricas unterstützt den großflächigen Bananenanbau, während die Produktion von Grundnahrungsmitteln für die einheimische Bevölkerung hauptsächlich in kleinen und mittleren landwirtschaftlichen Betrieben erfolgt, die vom eigenen Staat vernachlässigt werden. Ein Großteil der Gewinne aus dem Bananenverkauf verbleibt jedoch bei den multinationalen Konzernen, während Costa Rica zur Versorgung seiner Bevölkerung Grundnahrungsmittel wie Reis und Bohnen importieren muß.

Der Bananenanbau in der **Karibik** unterscheidet sich erheblich vom Anbau in Mittel- und Südamerika. Die Bananen werden überwiegend in kleinbäuerlichen Familienbetrieben mit oft weniger als einem Hektar Land angebaut. Die Produktionskosten sind dementsprechend höher als bei den Großplantagen in Mittel- und Südamerika. Trotz einer Zollbegünstigung von 20 % ist es für

AKP-Staaten schon jetzt schwierig, dagegen zu konkurrieren. Die Volkswirtschaften dieser Länder sind inzwischen ebenfalls stark vom Bananenexport abhängig (*Pfeifer* 1992).

Im Februar 1993 beschloß der EG-Ministerrat eine *Gemeinsame Marktordnung* für Bananen, die zu heftigen Auseinandersetzungen führte. Besonders die lateinamerikanischen Länder fühlen sich durch die Verkaufsmengenbegrenzungen benachteiligt.

Das Beispiel des EU-Bananenmarktes verdeutlicht, daß bei der Veränderung von Produktions- und Handelsstrukturen begleitende Maßnahmen wie Diversifizierung (Anbau mehrerer Produkte und deren Verarbeitung) durchgeführt werden müssen, um die Existenz kleiner Betriebe und der Landarbeiter zu sichern.

7.12.3 Folgen der EU-Agrarpolitik

Die EU-Agrarpolitik mit ihrem „Agrarsubventionismus" verursacht einerseits **hohe Kosten** für die europäischen Konsumenten: 1989 wurden 54 Mrd. US-Dollar an Subventionen aus Steuergeldern bezahlt (*Kaiser* und *Wagner* 1991, S. 330).

Andererseits entstehen erhebliche **Produktionsüberschüsse** bei Getreide und anderen Erzeugnissen wie Rindfleisch, Milch und Butter (*v. Blanckenburg* 1991, S.75). So wächst die Agrarproduktion in der EU momentan doppelt so schnell wie die Nachfrage nach Nahrungsmitteln (*Zurek* 1992, S. 52). Die produzierten Überschüsse werden von der EU mit Steuergeldern aufgekauft und entweder gelagert, an Tiere verfüttert, auf dem Weltmarkt zu Dumpingpreisen verkauft oder der Nahrungsmittelhilfe zugeführt, teilweise aber auch vernichtet (besonders bei Obst und Gemüse; *Zurek* 1992, S. 52). Gerade die Länder der Dritten Welt können bei diesem „Subventions-Wettlauf" nicht mithalten, was der EU dabei hilft, neue Absatzmärkte und Weltmarktanteile zu gewinnen (*Borchert* 1987, S. 156; *Michelsen* u.a. 1991, S. 29). Auch wenn etwa zwei Drittel des gesamten Welthandels innerhalb der Industriestaaten erfolgt (*Michler* 1991, S. 404), haben Dumpingpreise gravierende Folgen für die Länder, deren Deviseneinkommen von einem oder wenigen Produkten abhängt (z.B. für die Philippinen infolge niedriger Weltmarktpreise für Zucker). Außerdem behindern die durch Dumping-Exporte der Industrieländer gedrückten Weltmarktpreise in vielen Ländern der Dritten Welt gerade den Aufbau einer konkurrenzfähigen Grundnahrungsmittelproduktion (*Hein* 1991, S. 103). Auf diese Weise wächst die Abhängigkeit der Dritten Welt von den Industrieländern.

Ein gewisser Teil der Überschüsse wird im Rahmen der **Nahrungsmittelhilfe** entweder als Geschenk, gegen Bezahlung in Landeswährung oder zu „weichen" Bedingungen vergeben (z.B. zu günstigeren Bedingungen als auf dem normalen Kreditmarkt; *Glasauer* und *Friedrich-Kaiser* 1990, S. 72). Von der EU werden hauptsächlich Getreide (v.a. Weizen), Milchpulver und Butteröle geliefert (*Michelsen* u.a. 1991, S. 90), also Nahrungsmittel, die in Entwicklungsländern eher untypisch sind. Bei der Nahrungsmittelhilfe lassen sich drei Vergabeformen unterscheiden: Die Katastrophenhilfe mit einem Anteil von 10 %, die projektgebundene Hilfe mit etwa 20 % und die Nahrungsmittelhilfe in Form von Massenlieferungen mit 70 % (*Glasauer* und *Friedrich-Kaiser* 1990, S. 72). Abgesehen von der Katastrophenhilfe, die als humanitäre Verpflichtung allgemein anerkannt ist, zählt die Nahrungsmittelhilfe zu den sehr umstrittenen Instrumenten der Entwicklungshilfe (*Klemp* 1988, S. 120). Als negative Folgen in Entwicklungsländern gelten eintretende Veränderungen der Konsumgewohnheiten, Produktionsrückgang in der Landwirtschaft, Verhinderung notwendiger Strukturreformen und erhöhte Auslandsabhängigkeit (*Klemp* 1988, S. 120-130; *Michelsen* u.a. 1991, S. 94-95).

Der von der EU-Agrarpolitik geförderte Einbau der bäuerlichen Landwirtschaft in die moderne Industrie- und Dienstleistungsgesellschaft führte zu einer **Industrialisierung und Konzentrierung der Landwirtschaft**. In **Europa** konnten kleine und mittlere Betriebe dabei häufig nicht mithalten. Seit 1949 fielen beispielsweise in der BRD dem sog. „Hofsterben" bzw. dem „Strukturwandel" über eine Mio. der ursprünglich 1,65 Mio. Betriebe zum Opfer (*Statist. Jahrbuch ELF* 1991, S. 31). Dieser Trend setzt sich fort, so daß immer weniger und nur die größeren und stärker technisierten Betriebe den Verdrängungswettbewerb innerhalb der EU überleben (*Bechmann* 1987, S. 27). Diese Existenzvernichtung infolge von Industrialisierung und Konzentrierung in der Landwirtschaft ist sozial unverträglich. Die sozialen Folgen betreffen nicht nur die einzelnen Landwirte und deren Familien, sondern führen auch zu finanziellen Belastungen der Gesellschaft.

Auch in den Ländern der **Dritten Welt** finden Strukturveränderungen statt. Die von den nationalen Regierungen häufig auf internationalen Druck geförderte Exportlandwirtschaft verdrängt zunehmend die kleinbäuerlichen Erzeuger, die beim Modernisierungsprozeß nicht mithalten können und unterstützt damit die industrielle Landwirtschaft und das internationale Agrobusiness (*Diermann* 1987). Die sozialen Folgen sind gravierend. Die Strukturen der ländlichen Beschäftigung und des Landbesitzes sowie die Sozialstruktur der ländlichen Gesellschaft verschlechtern sich. Es kommt zu Arbeitslosigkeit, Verarmung der ländlichen Bevölkerung und Landflucht (*Arroyo* u.a. 1987, S. 5 und 26).

Die Zunahme der Agroindustrie *kann* zu einer Erhöhung der Produktion an Grundnahrungsmitteln führen – dieses ist aber nicht immer der Fall. Auch bei höheren Erträgen sind gerade Staaten mit einer ausgeprägten Exportproduktion gezwungen, Grundnahrungsmittel zu importieren, was am Beispiel Costa Ricas aufgezeigt wurde. Eine detaillierte Darstellung dieser Zusammenhänge sowie die Verflechtungen von multinationalen Unternehmen und der Landwirtschaft können am Beispiel Lateinamerikas nachgelesen werden (*Arroyo* u.a. 1987).

Auf die **negativen ökologischen Folgen** des Agrobusiness wird im Unterkapitel 7.7 (S. 114) eingegangen.

7.12.4 Fairer Handel mit Entwicklungsländern

Das Wohlstandsgefälle zwischen Industrie- und Entwicklungsländern wird immer größer, was vor allem auf die vorhandenen unfairen Handelsstrukturen zurückzuführen ist. Betroffen sind v.a. die Kleinbauern und Kleinproduzenten in der Dritten Welt (*Bernd* 1992). Kritische Verbraucher können fast nur durch gezielte **Boykotte** bestimmter Waren oder Produzenten auf die ungerechten Handelsstrukturen reagieren (z.B. Boykott der Produkte von Herstellern industrieller Säuglingsnahrung mit unlauteren Werbemethoden). Verbraucher haben sonst kaum Gelegenheit, durch ihr Konsumverhalten konstruktiv in das Wirtschaftsgeschehen einzugreifen.

Eine Alternative zu Boykottmaßnahmen bietet der sog. **Faire Handel mit Entwicklungsländern**. Das Ziel dabei ist, besonders die Kleinbauern und Kleinproduzenten in Entwicklungsländern zu unterstützen (*Bernd* 1992). Langfristig sollen auf diese Weise die Lebensbedingungen in der Dritten Welt verbessert werden, wozu einerseits die soziale Situation, andererseits aber auch eine Verbesserung der ökologischen Bedingungen zählen; die Bedeutung des ökologischen Anbaus im Rahmen des Fairen Handels ist bei *Bernd* (1992) dargestellt. Ein weiteres Ziel des Fairen Handels ist es, die Menschen in Industrieländern auf die ungerechten Praktiken des derzeitigen Weltmarktes aufmerksam zu machen. Der Absatz erfolgt hauptsächlich über sog. (*Dritte-*)*Welt-Läden* und entsprechende Aktionsgruppen.

Der Faire Handel unterscheidet sich grundsätzlich vom derzeit üblichen Handel, u.a. in folgenden Aspekten (*Bernd* 1992; *Laden im Dritte Welt Haus* o.J., S. 11):

● **Produktionsbedingungen in der Dritten Welt:** Für den Fairen Handel werden Produzentengruppen bevorzugt, die in den nationalen Wirtschaftssystemen benachteiligt werden (also v.a. Kleinbauern) und die sich in gemeinschaftlichen und demokratischen Strukturen um die Verbesserung ihrer Lebenssituation und um Selbstbestimmung bemühen. Für die Anerkennung von Produkten im Fairen Handel sind neben den Arbeitsbedingungen der beschäftigten Menschen auch die Anwendung von angepaßter Technologie, der Gebrauch lokalen Materials und die Vermeidung von negativen Umwelteinflüssen entscheidend.

● **Austauschbeziehungen zwischen Produzenten und Importeuren:** Es werden faire, mindestens kostendeckende Preise und langfristige Abnahmevereinbarungen garantiert, die den teilnehmenden Produzenten Sicherheit und höhere Löhne bieten. Ein Zwischenhandel wird soweit wie möglich vermieden.

● **Vertrieb:** Der Faire Handel ist auf Kostendeckung angelegt und nicht gewinnorientiert. Beim Vertrieb wird besonders darauf geachtet, daß neben dem Verkauf auch Informations- und Aufklärungsarbeit geleistet wird.

● **Transparenz:** Verbraucher können sich über die Zusammensetzung des Verkaufspreises und darüber, wieviel Geld tatsächlich bei den Produzenten ankommt, informieren.

Weltweit arbeiten etwa 60 Organisationen des Fairen Handels in den industrialisierten Ländern mit über 1000 Produzentengruppen oder Vereinigungen von Produzentengruppen in den Entwicklungsländern zusammen (*Bernd* 1992). Mit einem Jahresumsatz von etwa 70 Mio. DM für das Geschäftsjahr 1991 ist der alternative Dritte-Welt-Importhandel allerdings noch keine ins Gewicht fallende Größe innerhalb des bundesdeutschen Entwicklungsländer-Imports (*Engels* 1992). Jedoch bietet er derzeit für viele Kleinproduzenten in der Dritten Welt oft die einzige Alternative.

7.12.5 Solidarisches und vorbildliches Verhalten

Mit den Grundsätzen der Vollwert-Ernährung wird nicht der Anspruch erhoben, die Ernährungsprobleme in der Dritten Welt lösen zu können; um langfristig die Situation und besonders die Ernährungslage der Menschen in Entwicklungsländern zu verbessern, müssen ökonomische, politische und gesetzliche Maßnahmen durchgeführt werden. Jedoch wird versucht, einen Beitrag zu mehr weltweiter sozialer Gerechtigkeit zu leisten. Es geht darum, daß die Menschen in Industrieländern bestehende Vorteile aufgeben, die sich zwar durch politische, technische und ökonomische Entwicklungen ergeben haben, aber aus ethischen Gründen nicht zu rechtfertigen sind. Dabei ist jeder einzelne gefordert, durch **solidarisches Verhalten** Zeichen zu setzen. Dies kann durch bewußten Verzicht auf bestimmte Nahrungs- und Konsumgüter erfolgen. Es wird beispielsweise empfohlen, den Verzehr von Fleisch und Eiern aus Massentierhaltung deutlich einzuschränken, für deren Produktion Futtermittel aus der Dritten Welt eingesetzt werden. In der anerkannt ökologischen Landwirtschaft ist durch Richtlinien die Verwendung von Futtermitteln aus Entwicklungsländern ausgeschlossen (s. 7.7.1, S. 115). Außerdem sollten regional nicht verfügbare Produkte wie tropische Früchte und Genußmittel (Kaffee, schwarzer Tee, Kakao u.a.), wenn überhaupt, aus (Dritte-)Welt-Läden oder Naturkostläden bezogen werden (vgl. *Anonymus* 1992c; s. 7.8, S. 118).

Eine weitere Möglichkeit für Menschen in Industrieländern, zur langfristigen Verbesserung der Lage in Entwicklungsländern beizutragen, ist die Bewußtseinsbildung für die Folgen ihrer **Vorbildfunktion**, die sie – unverdienterweise – für viele Menschen in der Dritten Welt ausüben. Positive Vorbildfunktionen können und müssen dabei nicht nur einzelne Menschen, sondern auch Organisationen und Firmen übernehmen.

In den letzten Jahrzehnten konnten trotz erheblicher finanzieller Anstrengungen, kreativer Vorschläge und praktischer Maßnahmen die ungerechten sozialen Bedingungen in der Welt, die sich besonders deutlich am Hunger- und Armutsproblem zeigen, nicht nachhaltig verbessert werden. Deshalb ist **solidarisches und vorbildliches Verhalten** ein wichtiger Mosaikstein für eine langfristige Verbesserung. Dazu wird die Sensibilisierung und die Förderung für ein entsprechendes Verständnis durch weitreichende Aufklärung erforderlich sein. Viele Menschen unterstützen mit ihren oft unreflektierten Handlungen die ungerechten Bedingungen, könnten aber durch eine bewußtere Lebensweise mit gezielten Entscheidungen zur Überwindung der Not beitragen.

Sozial gerechtere Bedingungen sind aber nur begrenzt vom Verhalten *einzelner* Personen abhängig, vielmehr erfordern sie Veränderungen auf verschiedenen Ebenen in unserer Gesellschaft. Diese Maßnahmen benötigen eine deutliche Veränderung der bisherigen Prioritäten unseres derzeitigen Weltwirtschaftssystems, mit mehr Solidarität und wirkungsvoller Unterstützung benachteiligter Menschen. Die neuen Prioritäten können auf der fast gleichlautenden Forderung aller Weltreligionen basieren, allen Menschen gegenüber gerecht zu sein.

In Tab. 7.5 (S. 132) wird der Versuch unternommen, diese komplexe Thematik abschließend zusammenzufassen.

Tab. 7.5: Mögliche Beiträge zu mehr sozialer Gerechtigkeit durch solidarisches und vorbildliches Verhalten
(nach *Leitzmann* 1986)

Gesellschaftliche Ebenen Verzicht auf . . . (Beispiele)	Neue Prioritäten (Beispiele)	Vorbildfunktionen (Beispiele)
1. Internationale Organisationen (z.B. UN, OECD, Weltbank)		
Symptombehandlung	Ursachenbehandlung	Politische
Isolierte Strategien	Vernetzte Strategien	Unabhängigkeit
Kulturkolonialismus	Kulturelle Identität	Lernbereitschaft
2. Nationale Regierungen (auch EU u.ä.)		
Prestige-Projekte	Grundbedürfnisse	Solidarität
Militarisierung	Abrüstung	Gleichberechtigung
Rüstungsexporte	Friedensexporte	
Lieferbedingungen	Selbstentscheidung	
3. Multinationale Unternehmen		
Ausplünderung (Rohstoffe)	Gerechte Kompensation	Partnerschaft
Hohe Gewinne	Gewinnverteilung	
Umweltzerstörung	Umwelterhaltung	
4. Politische Parteien, Gewerkschaften		
Kurzfristige Vorteile	Langfristige Ziele	Zusammenarbeit
Politik von oben	Politik von unten	
Verschleierung	Ehrlichkeit	
5. Nicht-Regierungsorganisationen		
Abhängigkeit von politischen Entscheidungen	Orientierung an Bedürftigkeit	Kooperation
Selbstzweck	Hilfe zur Selbsthilfe	
6. Landwirtschaft		
Futtermittelimporte	Ökologischer Landbau	Landschaftspflege
Maximal-Erträge	Optimal-Erträge	Bodenpflege
Zuviel „Chemie"	Mehr „Biologie"	Artenschutz
7. Ausbildungsstätten (Schulen, Universitäten, Erwachsenenbildung)		
Lehrinhalte:		
– Nationale Überheblichkeit	Verständigung	Lehrkräfte als
– Selbstgerechtigkeit	Menschenwürde	Vorbilder
– Lineare Ursachen	Vernetzung der Systeme	
Elitenförderung	Volksbildung	
8. Medien		
Sensationsmache	Redliche Berichterstattung	Sachlichkeit
9. Einzelpersonen		
Arroganz	Verständnis	Vernünftiges Konsum-,
Eigeninteressen	Uneigennützigkeit	Ernährungs- und
Luxus (bestimmte Produkte)	Notwendigkeiten	Gesundheitsverhalten

8 ALLGEMEINE EMPFEHLUNGEN FÜR DIE VOLLWERT-ERNÄHRUNG

Die für die Vollwert-Ernährung gegebenen Empfehlungen zur Auswahl und Zubereitung der Lebensmittel dienen als Orientierungshilfe für Verbraucher. Individuelle Präferenzen und Verträglichkeiten können und sollten dabei berücksichtigt werden. Diese liberale Gestaltung ist ein Kennzeichen der Vollwert-Ernährung und trägt zu deren hoher Akzeptanz bei.

8.1 Empfehlungen für die Lebensmittelauswahl

An dieser Stelle wird ein Überblick über die Empfehlungen gegeben, Einzelheiten und Begründungen folgen bei der Darstellung der einzelnen Lebensmittelgruppen im Teil II des vorliegenden Buches (ab S. 141).

Wie aus den Grundsätzen der Vollwert-Ernährung (s. Kap. 7, S. 97) erkennbar ist, steht bei den Empfehlungen die Auswahl bestimmter Lebensmittelgruppen und Lebensmittel im Vordergrund. Die Ernährungsempfehlungen werden demnach nicht in Form einer Mindest- oder Höchstzufuhr für einzelne Nährstoffe angegeben. Dies bietet den Verbrauchern einen großen Vorteil: die Empfehlungen sind praxisnah, leicht nachzuvollziehen und direkt umsetzbar. Dadurch wird ein einfacher und praktikabler Einstieg in die Vollwert-Ernährung ermöglicht.
Die Umsetzung dieser Empfehlungen führt aber dennoch dazu, daß die *Empfehlungen für die Nährstoffzufuhr* der Deutschen Gesellschaft für Ernährung (*DGE* 1991) ohne komplizierte Berechnungen erfüllt werden können.

Ganz bewußt werden für die Vollwert-Ernährung **keine Verbote** ausgesprochen, um dem einzelnen die Verantwortung für sein Verhalten nicht abzunehmen. Gelegentliche Ausnahmen führen im allgemeinen nicht zu Gesundheitsschäden. Wichtig ist die *prinzipielle* Berücksichtigung der Empfehlungen – jeglicher Dogmatismus ist unangebracht und führt meist in die falsche Richtung, d.h. weg von der Möglichkeit, sich frei und unabhängig zu entscheiden.

Die folgenden Empfehlungen gelten für **gesunde Erwachsene**. Für Säuglinge, Kinder, Schwangere, Stillende und Kranke müssen sie mehr oder weniger abgewandelt werden. Fast alle Prinzipien der Vollwert-Ernährung sind jedoch auch in diesen Bevölkerungsgruppen anwendbar. Zahlreiche ernährungsabhängige Krankheiten lassen sich nach Ausschalten der ernährungsbezogenen Ursachen, beispielsweise nach Umstellung auf Vollwert-Ernährung, vermeiden bzw. verbessern (s. 1.1, S. 22). Die therapeutischen Empfehlungen sind jedoch nicht Gegenstand dieses Buches; hierzu wird auf spezielle Literatur verwiesen (z.B. *Teuscher* 1992; *Anemueller* 1993).

Im einzelnen wird empfohlen
(Zusammenfassung):

- Getreide und Getreideprodukte aus Vollkorn zu bevorzugen und Nicht-Vollkornprodukte, d.h. Produkte aus Auszugsmehlen oder nur teilweise ausgemahlenen Mehlen, nur selten zu verwenden

- Gemüse und Obst reichlich zu verzehren, einen großen Teil davon als unerhitzte Frischkost

- Kartoffeln und Hülsenfrüchte in den Speiseplan einzubeziehen

- die Gesamtfettaufnahme einzuschränken und qualitativ hochwertige Fette und Öle zu verwenden, z.B. kaltgepreßte, nicht raffinierte Speiseöle, Butter oder ungehärtete Pflanzenmargarinen mit hohem Anteil an Kaltpreßöl

- Vorzugsmilch, pasteurisierte Vollmilch oder Milchprodukte ohne Zutaten zu bevorzugen

- Fleisch, Fisch und Eier, wenn überhaupt gewünscht, nur gelegentlich zu verwenden

- ungechlortes Trinkwasser, kontrolliertes Quellwasser, natürliches Mineralwasser oder ungesüßte Kräuter- und Früchtetees zum Durstlöschen zu bevorzugen

- Gewürze und Kräuter reichlich zur Geschmacksverfeinerung zu verwenden, Salz dagegen sparsam einzusetzen (als jodiertes Salz)

- zum Süßen frisches, süßes Obst, nicht wärmegeschädigten Honig oder ungeschwefeltes, eingeweichtes Trockenobst o.ä. (jeweils nur in geringen Mengen und nicht in konzentrierter Form) zu bevorzugen, dagegen isolierte Zucker und Süßstoffe sowie damit hergestellte Produkte zu meiden

- möglichst ausschließlich Erzeugnisse aus anerkannt ökologischer Landwirtschaft zu verwenden; es sollten Lebensmittel regionaler Herkunft und entsprechend der Jahreszeit bevorzugt werden.

Zur besseren Übersicht bei der Lebensmittelauswahl dient die **„Orientierungstabelle für die Vollwert-Ernährung"** (*Männle* u.a. 1993), in der die Lebensmittel in mehrere Wertstufen eingeteilt sind (Tab. 8.1, S. 136–137). Die Übergänge zwischen den Spalten sind teilweise fließend, es kommt dabei vor allem auf das Prinzip der Bewertung an.

Einteilungen von Lebensmitteln in Wertstufen haben eine lange Geschichte; eine der ersten Tabellen dieser Art stammt von *Kollath* (1942 bzw. 1960, S. 50-51; „Die Ordnung unserer Nahrung"). Schon bei ihm stand der **Verarbeitungsgrad** als Kriterium für die Einteilung im Vordergrund, denn die meisten Verfahren der Lebensmittelverarbeitung

führen zu einer Reduktion essentieller oder gesundheitsfördernder Inhaltsstoffe (z.B. Erhitzungsverfahren oder die Herstellung von Auszugsmehl). Dies verursacht eine Verminderung der Nährstoffdichte und damit eine Herabsetzung des ernährungsphysiologischen Wertes (Gesundheitswert; s. 4.2, S. 48; s. 7.2, S. 99).

Eine Weiterentwicklung der sechsspaltigen Tabelle von *Kollath* führte zu einer fünfspaltigen Version (*Männle* u.a. 1981 und 1984). Die Veränderungen wurden notwendig, da weitere lebensmittelverarbeitende Verfahren hinzukamen, die im Entstehungszeitraum von *Kollaths* Tabelle noch nicht üblich waren. Außerdem sind ernährungsphysiologische Kriterien stärker berücksichtigt, die sich nicht immer *allein* aus dem Verarbeitungsgrad ergeben. So wurde die Spalte „Fermentativ veränderte Lebensmittel" aufgehoben und die darin enthaltenen Lebensmittel wegen ihres hohen ernährungsphysiologischen Wertes der zweiten Spalte zugeordnet.

Inzwischen erfolgte eine weitere Modifizierung zur vierspaltigen Tabelle (Tab. 8.1, S. 136–137). Die Wertstufen 1 und 2 der früheren fünfspaltigen Version wurden zu einer Spalte zusammengefaßt, um eine noch einfachere und praxisnähere Handhabung zu ermöglichen. Als Einteilungskriterien dienen – anders als bei *Kollath* – neben dem **Verarbeitungsgrad** (bzw. **ernährungsphysiologischen Kriterien**) auch **ökologische** und **soziale Aspekte**.

Die Nahrung sollte **etwa je zur Hälfte aus der 1. Spalte** (Nicht/gering verarbeitete Lebensmittel – sehr empfehlenswert) **und der 2. Spalte** (Mäßig verarbeitete Lebensmittel – sehr empfehlenswert) ausgewählt werden. Es ist anzuraten, nur selten Lebensmittel aus Spalte 3 (Stark verarbeitete Lebensmittel – weniger empfehlenswert) zu verzehren. Produkte aus Spalte 4 (Übertrieben verarbeitete Lebensmittel und Isolate/Präparate – nicht empfehlenswert) sind möglichst zu meiden.

Die Spalten 1 und 2 sind *beide* mit „sehr empfehlenswert" überschrieben, weil sich die *nicht bzw. gering verarbeiteten* (unerhitzten) Lebensmittel einerseits und die *mäßig verarbeiteten* (vor allem erhitzten) Lebensmittel andererseits optimal ergänzen und daher beide ernährungsphysiologisch gleich wichtig sind. Das bedeutet, daß im allgemeinen weder ausschließlich unerhitzte Frischkost, noch ausschließlich Kochkost auf Dauer zu empfehlen ist. Die Aufteilung der „sehr empfehlenswerten" Lebensmittel auf zwei Spalten ist dennoch sinnvoll, um die Auswahl *je etwa zur Hälfte* zu erleichtern.

Innerhalb der Wertstufen sollten weiter oben aufgeführte, d.h. **pflanzliche Lebensmittel**, gegenüber den weiter unten stehenden tierischen Lebensmitteln **bevorzugt** werden (s. 7.1, S. 97). Hierbei gilt, daß möglichst ausschließlich Erzeugnisse aus anerkannt ökologischer Landwirtschaft verwendet werden (s. 7.7, S. 114), am besten aus regionaler Herkunft und entsprechend der Jahreszeit (s. 7.8, S. 118). Lebensmittel, die besonders mit Schadstoffen belastet sind, sollten gemieden werden (z.B. Innereien und Wildpilze), außerdem unnötig verpackte Lebensmittel.

Neu ist die Kennzeichnung von bestimmten, eigentlich sehr empfehlenswerten **Lebensmitteln mit einem Sternchen (*)**, die **mäßig verwendet** werden sollten. Dies sind v.a. fettreiche Lebensmittel. Da eine mengenmäßige Verzehrseinschränkung in den Spalten 3 und 4 durch die Überschrift gegeben ist, wird sie dort nicht nochmals mit * vermerkt.

Die Einteilung der Lebensmittel nach Wertstufen ist eine Hilfe für Verbraucher zur Orientierung beim Einkauf und Verzehr. Neuerungen in der Lebensmittelverarbeitung und zusätzliche Erkenntnisse der Ernährungswissenschaft müssen auch in Zukunft in die Weiterentwicklung der Tabelle einfließen. Allerdings sollte die ursprüngliche Idee bei Diskussionen über detaillierte Zuordnungen nicht verloren gehen.

8.2 Empfehlungen für das Eßverhalten

Bezüglich des Eßverhaltens gibt es im Rahmen der Vollwert-Ernährung einige allgemeine Empfehlungen.

Bei mehreren Gängen einer Mahlzeit sollte **erst die unerhitzte und dann die erhitzte Nahrung** verzehrt werden. Die Frischkost trägt mit ihren unerhitzten Ballaststoffen zu einer hohen Sättigung bei. Deshalb ist es sinnvoll, von der relativ energiearmen, aber gut sättigenden Frischkost reichlich als Vorspeise zu essen, bevor mit der Hauptspeise viel Nahrungsenergie aufgenommen wird. Das beim Verzehr von Frischkost notwendige gründliche Kauen führt durch den erhöhten Speichelfluß zu einer besseren Bekömmlichkeit (Verträglichkeit) und einer höheren Verdaulichkeit der Nahrung (s. 4.2.3, S. 53; s. 7.3, S. 101; s. 10.4.6, S. 166).

Die Lebenserhaltung ist der physiologische Grund, weshalb Nahrung aufgenommen wird; dies wird durch Hunger und Sättigung reguliert. Es ist empfehlenswert, **nur zu essen, wenn Hunger vorhanden ist**, damit die Hunger- und Sättigungsregulation nicht gestört wird und möglicherweise Übergewicht entsteht (s. 7.3, S. 101).

Die Empfehlung, **nicht zu heiß und nicht zu kalt** zu essen und zu trinken, wirkt zunächst selbstverständlich. Trotzdem gibt es auch hier Verhaltensmöglichkeiten, die sich in Problemen der Bekömmlichkeit äußern können, z.B. das Trinken eiskalter Getränke. Die Zufuhr sehr heißer Speisen und Getränke verursacht eine Schädigung der Speiseröhrenschleimhaut, durch die ein vermehrtes Wachstum der Schleimhaut ausgelöst werden kann (*Ernährungsbericht* 1992, S. 260).

Sich Zeit zum Essen zu nehmen und gründlich zu kauen, ist eine weitere Empfehlung für das Eßverhalten. Die Ruhe und

Tab. 8.1: Orientierungstabelle für die Vollwert-Ernährung – Empfehlungen für die Lebensmittelauswahl gesunder Erwachsener

Autoren: *Thomas Männle, Karl v. Koerber, Claus Leitzmann, Ingrid Hoffmann, Anke v. Hollen 1993; in Anlehnung an Kollath 1960*

1. Für die Einteilung der Lebensmittel in diese Tabelle werden gesundheitliche/ernährungsphysiologische sowie ökologische und soziale Aspekte berücksichtigt. Von besonderer Bedeutung sind Art und Ausmaß der Lebensmittelverarbeitung, da diese die Nährstoffdichte stark beeinflußt. Die Übergänge zwischen den Spalten sind teilweise fließend.

2. Die Nahrung sollte etwa je zur Hälfte aus der 1. und 2. Spalte ausgewählt werden. Lebensmittel aus Spalte 3 sollten nur selten verzehrt, aus Spalte 4 möglichst vermieden werden. Ein Stern (*) bedeutet, daß diese Lebensmittel mäßig verwendet werden sollten; diese mengenmäßige Einschränkung ist in den Spalten 3 und 4 durch die Überschrift gegeben und darum nicht nochmals vermerkt.

3. Weiter oben aufgeführte, d.h. pflanzliche Lebensmittel sollten gegenüber tierischen Lebensmitteln bevorzugt werden.

4. Es sollten möglichst ausschließlich Erzeugnisse aus anerkannt ökologischer Landwirtschaft verwendet werden; diese sind teilweise günstiger als konventionell erzeugte einzustufen. Außerdem sollten Erzeugnisse aus regionaler Herkunft und entsprechend der Jahreszeit bevorzugt werden.

5. Lebensmittel, die besonders schadstoffbelastet sind (z.B. Innereien und Wildpilze), sollten gemieden werden, außerdem Nahrungsmittel mit Zusatzstoffen sowie unnötig verpackte Lebensmittel.

Wertstufen	1	2	3	4
	Sehr empfehlenswert	**Sehr empfehlenswert**	**Weniger empfehlenswert**	**Nicht empfehlenswert**
Verarbeitungs-grad	**Nicht/gering verarbeitete Lebensmittel** (unerhitzt)	**Mäßig verarbeitete Lebensmittel** (vor allem erhitzt)	**Stark verarbeitete Lebensmittel** (vor allem konserviert)	**Übertrieben verarbeitete Lebensmittel** und Isolate/Präparate
Mengen-empfehlung	Etwa die Hälfte der Nahrungsmenge	Etwa die Hälfte der Nahrungsmenge	Nur selten verzehren	Möglichst meiden
	Die Übergänge zwischen den Spalten sind teilweise fließend		*Die Übergänge zwischen den Spalten sind teilweise fließend*	
Getreide	Gekeimtes Getreide Vollkornschrot (z.B. Frischkornmüsli) Frisch gequetschte Flocken	Vollkornprodukte (z.B. Vollkornbrot, -nudeln, -flocken, -feinbackwaren) Vollkorngerichte	Nicht-Vollkornprodukte (z.B. Weißbrot, Graubrot, weiße Nudeln, Cornflakes, Auszugsmehl-Feinbackwaren) Geschälter (weißer) Reis	Getreidestärke (z.B. Maisstärke) Ballaststoffpräparate
Gemüse Obst	Frischgemüse Milchsaures Gemüse Frischobst	Erhitztes Gemüse, auch milchsaures Gemüse Erhitztes Obst Tiefkühlgemüse*, -obst*	Gemüsekonserven (z.B. Tomaten in Dosen) Obstkonserven (z.B. Kirschen in Gläsern)	Vitaminpräparate Mineralstoffpräparate Tiefkühlfertiggerichte
Kartoffeln		Gekochte Kartoffeln (mögl. Pellkartoffeln)	Fertigmischungen (z.B. Knödelmischung)	Pommes frites, Chips Kartoffelstärke

Hülsenfrüchte	Gekeimte, blanchierte Hülsenfrüchte Erhitzte Hülsenfrüchte		"Sojamilch", Tofu Fertigmischungen (z.B. Bratlingsmischung)	"Sojafleisch" (TVP) Sojaprotein Sojalezithin
Nüsse Fette Öle	Nüsse*, Mandeln* Ölsamen* (z.B. Sonnenblumenkerne, Sesam) Ölfrüchte* (z.B. Oliven)	Geröstete Nüsse*, Nußmuse* Kaltgepreßte, nicht raffinierte Öle* Ungehärtete Pflanzenmargarinen mit hohem Anteil an Kaltpreßöl* Butter*	Gesalzene Nüsse Extrahierte, raffinierte Fette und Öle Ungehärtete Pflanzen-× margarinen Kokosfett, Palmkernfett Butterschmalz	Nuß(-Nougat)-Creme Gehärtete Margarinen
Milch Milchprodukte	Vorzugsmilch	Pasteurisierte Vollmilch Milchprodukte (ohne Zutaten) Käse* (ohne Zusatzstoffe)	H-Milch(-produkte) Milchprodukte (mit Zutaten) Käse (mit Zusatzstoffen)	Sterilmilch, Kondensmilch Milchpulver, Milchzucker Milch-, Molkenprotein Milch- und Käse-Imitate Schmelzkäse
Fleisch Fisch Eier	Fleisch* (bis 2x/Woche) Fisch* (bis 1x/Woche) Eier* (bis 2/Woche)		Fleischwaren, -konserven Wurstwaren, -konserven Fischwaren, -konserven	Innereien Ei-Pulver
Getränke	Ungechlortes Trinkwasser Kontroll. Quellwasser Natürliches Mineralwasser	Kräuter-, Früchtetees Verdünnte Fruchtsäfte Verdünnte Gemüsesäfte* Getreidekaffee*	Tafelwasser Fruchtnektare Kakao Bohnenkaffee, Schwarzer Tee Bier, Wein	Limonaden, Cola-Getränke Fruchtsaftgetränke Instant-Kakao Instant-, Sportlergetränke Spirituosen
Gewürze Kräuter Salz	Ganze oder frisch gemahlene Gewürze Getrocknete Kräuter Frische Kräuter		Kräutersalz Meersalz, Kochsalz	Aromastoffe (natürliche, naturidentische, synthetische) Geschmacksverstärker (Glutamat)
Süßungs-mittel	Frisches, süßes Obst	Honig* (nicht wärme-geschädigt, verdünnt) Trockenobst* (unge-schwefelt, eingeweicht)	Honig (wärmegeschädigt) Trockenobst (geschwefelt) Apfel-, Birnendicksaft Vollrohrzucker, Ahornsirup Zuckerrübensirup	Isolierte Zucker (z.B. Haushalts-, Trauben-, Fruchtzucker, brauner Zucker) Süßwaren, Süßigkeiten Süßstoffe

× das sind keine kaltgepressten Öle, sondern raffiniert, aber nicht gehärtet.

* mäßig zu verwenden

Diese Tabelle ist auch als farbiges Poster im Format A2 exclusiv bei den Herausgebern zu beziehen.
Herausgeber: – Verbraucher-Zentrale NRW e.V., Mintropstr. 27, 40215 Düsseldorf und
                          – Verband für Unabhängige Gesundheitsberatung e.V. – Deutschland (UGB), Keplerstr. 1, 35390 Gießen
Bezugsadressen: – Verbraucher-Zentrale NRW e.V. (Broschürenversand), Adersstr. 78, 40215 Düsseldorf und
                          – Verband für Unabhängige Gesundheitsberatung e.V. – Deutschland (UGB), Keplerstr. 1, 35390 Gießen (Mindestbestellwert beim UGB DM 50,–).

© UGB-Beratungs- und Verlags-GmbH, Gießen, 3. Aufl, 1993 – der Abdruck erfolgt mit freundlicher Genehmigung.

Muße beim Essen hat Vorteile für Psyche und Wohlbefinden mit wiederum positiven Folgewirkungen auf den Stoffwechsel. Wird die Regel des gründlichen Kauens beherzigt, ergeben sich Vorteile für Zähne, Zahnfleisch, Mundmikroflora, Verdauungsorgane und Stoffwechsel.

Insgesamt wird empfohlen, **einfach und mäßig zu essen**. Es ist nicht erforderlich, aufwendige Mahlzeiten zusammenzustellen – auch mit einfachen, aber ausgewählten Zutaten läßt sich das Essen genußvoll und abwechslungsreich gestalten.

8.3 Empfehlungen für die Ernährungsumstellung

Physiologisch stellt jede Nahrungsaufnahme eine Anforderung an den Organismus dar, d.h. eine Anstrengung für Verdauung, Resorption, Transport, Stoffwechsel und Abwehrsystem. Dabei ist es wichtig, die physiologischen Systeme weder zu unterfordern noch zu überfordern, sondern zu kräftigen.

Physiologische Unterforderungen („Schonung" der Systeme) über längere Zeiträume (Monate) schwächen den Organismus. Beispielsweise unterfordert eine ballaststoffarme Schonkost bei Gesunden sowohl das Gebiß als auch die Darmmuskulatur. Diese erschlafft, mit der möglichen Folge einer nahrungsbedingten Stuhlverstopfung. Insgesamt bedeutet dies eine Destabilisierung des Systems.

Physiologische Überforderungen sollten für den Organismus generell vermieden werden, wie die *plötzliche* Umstellung auf ballaststoffreiche Kostformen nach langen Zeiten geringer Ballaststoffaufnahme. Solche physiologischen Überforderungen belasten den Organismus. Bekömmlichkeitsprobleme oder Stoffwechselstörungen können die Folge sein.

Manche Menschen, meist jüngere, haben bei einer kurzfristigen Ernährungsumstellung keine Probleme. Empfindliche Personen sollten sich für eine Ernährungsumstellung evtl. mehrere Monate Zeit lassen. Patienten ist generell zu raten, sich mit ihrem Arzt in Verbindung zu setzen, weil Ernährungsveränderungen im Krankheitsfall besondere Belastungen darstellen und die medikamentöse Therapie beeinflussen können.

Menschen mit Kauproblemen können unerhitzte Frischkost auch in sehr fein geriebener bis pürierter Form verzehren, damit auf die Vorteile dieser Lebensmittel nicht verzichtet werden muß.

Um eine Ernährungsumstellung einzuleiten, empfiehlt es sich besonders für empfindliche Menschen, in kleinen Schritten vorzugehen. An dieser Stelle werden **Vorschläge für Teilmaßnahmen** genannt; sie dienen der Orientierung und können je nach Bekömmlichkeit und Wohlbefinden individuell abgewandelt und im eigenen Tempo vollzogen werden.

Im einzelnen hat sich in der Praxis die folgende Reihung bewährt:

- Erhöhung des Anteils an Salaten aus Gemüse und/oder Obst
- Verminderung der Gesamtfettaufnahme (auf etwa 70–80 g pro Tag)
- Erhöhung des Anteils an Vollkornprodukten bei gleichzeitiger Verminderung des Verzehrs an isolierten Zuckern und damit hergestellten Produkten
- Verringerung des Anteils an tierischen Lebensmitteln
- Einbeziehung einer Frischkornmahlzeit in den Speiseplan.

Eine erleichternde Möglichkeit der Ernährungsumstellung auf Vollwert-Ernährung ist das **Fasten**. Im Gegensatz zum Heilfasten unter Arztbetreuung über mehrere Wochen ist das Fasten für Gesunde in der Regel kürzer, z.B. eine Woche. Ohne feste Nahrung werden täglich etwa drei Liter Flüssigkeit durch Trinken von Wasser, Kräutertee, Gemüsebrühe sowie Gemüse- und Obstsäften aufgenommen. Für Schwangere und Kinder ist Fasten nicht angebracht (*Lützner u.a. 1992*).

Für viele Menschen ist das Fasten zur Ernährungsumstellung deshalb gut geeignet, weil danach weniger Bekömmlichkeitsprobleme auftreten und damit ein Einstieg in die Vollwert-Ernährung erleichtert wird.

Unterstützende Maßnahmen bei einer Ernährungsumstellung sind **Entlastungstage**, z.B. Obst- oder Reis-Tage. Auf diese Weise kann langsam auf Vollwert-Ernährung umgestellt werden.

Weiterhin wird der Stoffwechsel durch **Bewegung**, z.B. Ausdauer-Sportarten und Funktionsgymnastik, angeregt und gefördert. Wer sich viel bewegt und gesundheitssportlich aktiv ist, kann seine Ernährungsumstellung deutlich erleichtern.

8.4 Kosten und Zeitaufwand für Vollwert-Ernährung

Im Zusammenhang mit der Umsetzung der Vollwert-Ernährung werden häufig Bedenken geäußert, daß sowohl die Kosten, als auch der Zeitaufwand zu hoch seien. Hier sollen einige Überlegungen dargelegt werden, um diese Bedenken zu relativieren (s. 4.3, S. 54).

Um die **Kosten** beim Einkauf insgesamt zu erfassen, werden die realen Verteuerungen den Einsparungen gegenübergestellt. Vollwert-Ernährung ist im Vergleich zur Durchschnittskost teurer beim Einkauf von Vollkornbrot, Vollkornbackwaren, Vorzugsmilch, Kaltpreßölen u.a.; außerdem entstehen höhere Kosten, weil die Rohstoffe aus anerkannt ökologischer Landwirtschaft stammen sollten. Demgegenüber verbilligt sich der Einkauf durch den deutlich geringeren Verzehr an Fleisch, Eiern, Kaffee, alkoholischen Getränken, Süßigkeiten u.a. Da etwa die Hälfte der Gesamtnahrungsmenge in frischer, unerhitzter Form verzehrt werden soll-

te und Frischkost stärker sättigt, vermindert sich die einzukaufende Lebensmittelmenge.

Berechnungen zeigen, daß eine ovo-lakto-vegetabile Ernährung – *ohne* Lebensmittel aus anerkannt ökologischer Landwirtschaft – deutlich billiger ist als die Durchschnittskost (*Karg u.a.* 1984).

Ein Vergleich *einzelner* Lebensmittel zeigt, daß ökologische Erzeugnisse teurer sind als konventionelle. Die höheren Kosten liegen in komplexen Zusammenhängen begründet: Der Preisanstieg für Lebensmittel in der Zeit nach dem 2. Weltkrieg war u.a. deshalb relativ niedrig – gemessen an den sonstigen Steigerungen der Lebenshaltungskosten – weil eine Industrialisierung der landwirtschaftlichen Produktion massiv vorangetrieben wurde, die *ökonomischen* Zielsetzungen den Vorrang vor allen anderen Zielen einräumte (u.a. Erhaltung bäuerlicher Existenzen, Erhaltung stabiler Ökosysteme, Vermeidung von Schadstoffeintrag, artgerechte Tierhaltung). Wenn heute die Betriebe der anerkannt ökologischen Landwirtschaft nicht nach einseitigen ökonomischen Zielsetzungen wirtschaften, können die Preise für die Erzeugnisse nicht genauso niedrig wie in der konventionellen Landwirtschaft sein. Beispielsweise ist durch den Wegfall der chemischen Schädlingsbekämpfung der Arbeitsaufwand höher – damit steigen die Personalkosten und der Verkaufspreis. Ferner ist zu berücksichtigen, daß die Kosten für Umweltschäden durch die konventionelle Landwirtschaft nicht auf deren Erzeugnisse (Verkaufspreise) aufgeschlagen werden, sondern die Allgemeinheit über die Steuern belasten. Insofern sind die konventionell erzeugten Produkte insgesamt eigentlich wesentlich teurer, obwohl ihr Verkaufspreis niedrig ist (s. 7.7, S. 114).

Eine Studie zur ökonomischen Analyse des Einkaufsverhaltens bei einer Ernährung *mit* bzw. *ohne* Produkte des ökologischen Landbaus kam zu folgendem Ergebnis: Sog. „Bio-Haushalte" gaben für Lebensmittel aus anerkannt ökologischer Landwirtschaft durchschnittlich etwa 40 % mehr aus als für die entsprechenden konventionellen Erzeugnisse, wobei der Großteil der eingekauften Lebensmittel aus ökologischer Produktion stammte. Da die „Bio-Haushalte" jedoch deutlich weniger für Fleisch, Süßigkeiten, alkoholische Getränke, Genußmittel usw. ausgaben, lagen ihre *Gesamt*kosten für Nahrungs- und Genußmittel sogar niedriger (*Brombacher* 1992, S. 119 und 152). Zusammenfassend wird in dieser Studie festgestellt, „daß der Kauf von Produkten aus ökologischem Landbau im Zusammenhang mit einer Ernährungsumstellung keine höheren Ausgaben verursacht als eine Ernährung mit konventionellen Produkten" (*Brombacher* 1992, S. 161).

Der **Zeitaufwand** kann in die Bereiche Einkauf, Zubereitung und Verzehr unterteilt werden. Beim Einkauf von ökologischen Erzeugnissen oder speziellen vollwertigen Lebensmitteln müssen häufig längere Wege hingenommen werden, da sie nicht in allen Lebensmittelgeschäften erhältlich sind. Dies liegt an den besonderen Absatzwegen, z.B. Naturkostladen, Reformhaus, Vollkornbäckerei oder Direktvermarktung. Der Einkauf erfordert mehr Zeit, zumal viele Lebensmittel frisch und somit häufiger eingekauft werden.

Bei der Zubereitung ist ein vermehrter Zeitaufwand erforderlich, da überwiegend frische Lebensmittel und keine Convenience-Produkte zur Speisenzubereitung verwendet werden.

Der Verzehr der Lebensmittel wird aufgrund des vermehrten Frischkost- und Vollkornanteils auch etwas länger dauern, da mehr Kauaufwand erforderlich ist.

Obwohl der Zeitaufwand für Vollwert-Ernährung insgesamt etwas höher ist als bei herkömmlicher Kost, ist diese Zeitinvestition in die eigene Gesundheit sicherlich sinnvoll und notwendig.

TEIL II: LEBENSMITTELGRUPPEN

Nach Darstellung der *Grundlagen* der Vollwert-Ernährung und den *Allgemeinen Empfehlungen* werden im Teil II dieses Buches die einzelnen *Lebensmittelgruppen* beschrieben. Die Reihenfolge der Kapitel entspricht – nach Wichtigkeit geordnet – der Reihenfolge der Lebensmittelgruppen in der „Orientierungstabelle für die Vollwert-Ernährung" (Tab. 8.1, S. 136–137).

Innerhalb der einzelnen Kapitel erfolgt die Darstellung systematisch: vorangestellt sind jeweils die *Empfehlungen für die Vollwert-Ernährung*; nach *allgemeinen*, teilweise warenkundlichen *Aspekten* folgen Angaben zu den *Änderungen des Lebensmittelverbrauchs*. Der Hauptteil umfaßt jeweils die *gesundheitlichen Aspekte*; abschließend werden teilweise *ökologische* und/oder *soziale Aspekte* angesprochen.

9 GETREIDE

9.1   Empfehlungen für die Vollwert-Ernährung

Für die Vollwert-Ernährung wird **empfohlen**, Vollkornprodukte zu bevorzugen, d.h. Produkte aus vollständigen (gemahlenen, geschroteten oder unzerkleinerten) Getreidekörnern. Das Getreide sollte aus anerkannt ökologischer Landwirtschaft stammen. Zu den Vollkornprodukten zählen:

● Frischkornmahlzeiten (z.B. Frischkornmüsli) aus unerhitztem Vollkorn (frisch geschrotet oder gequetscht und eingeweicht – oder auch angekeimt) mit frischem Obst und Milch(-produkten), evtl. statt Obst auch mit Gemüse und Kräutern (s. 9.4.6, S. 153)

● Gerichte aus erhitztem Vollkorn, z.B. Aufläufe, Bratlinge oder als ganzes Korn gekocht *nicht so gut*

● Vollkornbrote und -brötchen verschiedener Sorten

● andere Produkte aus vollem Korn, z.B. Vollkorn-Nudeln, Vollkorn-Flocken, Vollkorn-Feinbackwaren und Vollkorn-Grieß.

Weniger empfehlenswert sind Nicht-Vollkornprodukte aus Auszugsmehlen oder nur teilweise ausgemahlenen Mehlen. Dazu zählen:

● Weißbrot, weiße Brötchen, Graubrot, Mischbrot und Toastbrot (sofern es sich nicht um Vollkorntoast handelt)

● geschälter (weißer) Reis, auch Parboiledreis, Graupen

● andere Produkte aus Auszugsmehlen oder teilweise ausgemahlenen Mehlen, z.B. Nudeln, Cornflakes, Feinbackwaren und Grieß.

Nicht empfehlenswert sind isolierte Produkte wie Getreidestärke (z.B. in Pudding) und Ballaststoffpräparate (z.B. Kleie).

9.2   Allgemeines

Für den größten Teil der Menschheit bilden Getreide und Getreideerzeugnisse seit Jahrtausenden die **wichtigste Nahrungsgrundlage**. Vom weltweit verzehrten Protein stammen 45 % aus Getreide; von den Kohlenhydraten liefert Getreide 64 %, vom Fett 9 % und von der insgesamt aufgenommenen Energie 50 % (*FAO* 1980). In Deutschland wurden um 1800 schätzungsweise 52 % der Nahrungsenergie durch Getreide geliefert (*Lemnitzer* 1977, S. 68), zu Beginn des 20. Jahrhunderts waren es noch 35 % (*Wirths* 1977, S. 9). Im Jahre 1989 betrug die Energiebereitstellung durch Getreideprodukte nur noch 22 % (*Ernährungsbericht* 1992, S. 28).

Die sieben **Getreidearten** sind Weizen, Roggen, Hafer, Gerste, Reis, Mais und Hirse. Dinkel ist die Ursprungsform des Weizens, Grünkern ist in der Milchreife geernteter und gedarrter Dinkel. Buchweizen zählt nicht zu den Getreidearten sondern zu den Knöterichgewächsen, wird aber wie Getreide verwendet. Quinoa und Amaranth sind Körnerfrüchte (kein Getreide sondern Melden- bzw. Fuchsschwanzgewächse) und zeichnen sich durch einen etwas höheren Gehalt an Protein und einigen Mineralstoffen (Calcium, Magnesium und Eisen) gegenüber heimischen Getreidearten aus. Sie sollten bevorzugt in ihren Anbauländern (Südamerika) verwendet werden (s. 9.5, S. 158).

Die überragende **Bedeutung der Getreideerzeugnisse** für die Ernährung ist einerseits *ernährungswirtschaftlich* zu begründen, da Getreideerzeugnisse zu den preiswertesten und selbst in Mangelzeiten relativ gut verfügbaren Lebensmitteln zählen. Sie sind gut lager- und transportfähig. Andererseits sind Getreideerzeugnisse aus Vollkorn *ernährungsphysiologisch* sehr wertvoll. Von den Nährstoffen, die der Mensch benötigt, fehlen im Getreidekorn nur wenige (z.B. Vitamin C) oder sind nur in sehr geringer Menge vorhanden (z.B. Calcium). Getreide ist daher nicht nur ein bedeutender Kohlenhydratlieferant, sondern weltweit einer der wichtigsten Proteinlieferanten und ist außerdem reich an Ballaststoffen, wichtigen Mineralstoffen und Vitaminen, besonders den Vitaminen der B-Gruppe. So liefert es weltweit fast 40 % des Nahrungseisens und über 40 % der Vitamine B_1 und Niacin (*FAO* 1980). Aus ernährungswirtschaftlichen und ernährungsphysiologischen Gründen ist es daher sinnvoll, das Getreide als wichtigste Nahrungsgrundlage in der seit Jahrtausenden bewährten Form, d.h. als Vollkorn, beizubehalten bzw. es wieder zur Geltung zu bringen.

Im Zuge der **Industrialisierung** und der Entstehung von Ballungsräumen wurde das Getreide nicht mehr in den zahlreichen und weitverbreiteten Kleinmüllereien gemahlen, sondern in zentralen Großmühlenbetrieben. Als Folge davon mußte das Mehl vor der Weiterverarbeitung über größere Entfernungen transportiert und über längere Zeiträume gelagert werden. Das Problem, daß Vollkornmehl im Gegensatz zu ganzen Getreidekörnern nicht lange haltbar ist, wurde gelöst durch teilweise oder vollständige Abtrennung der leicht verderblichen Bestandteile des Getreidekorns (v.a. des Keims). Damit wurde eine Konservierungsmöglichkeit ohne Kühlung erreicht, d.h. ein für lange Zeit lagerfähiges, helles Mehl (Auszugs-, Fein- oder Weißmehl).

Ein weiterer Grund für den Rückgang des Verbrauchs von Vollkornmehl war, daß Auszugsmehlprodukte aufgrund der früher schwierigen und teuren Herstellung vornehmlich von der wohlhabenden Bevölkerungsschicht verzehrt wurden und somit Statussymbol eines höheren Lebensstandards waren. Seit der Verbreitung der modernen Mühlentechnik konnten sich alle Menschen das damals hochgeschätzte, weiße Mehl „leisten". Gleichzeitig unterstützte die Ernährungswissenschaft diese Entwicklung, indem sie verkündete, die unverdaulichen Rand-

schichten des Getreidekorns (Kleie) seien überflüssiger Ballast: Das „alte Verfahren, Korn in einer einzigen Prozedur mitsamt der *Kleie* zu vermahlen, sollte ganz aufgehoben werden" (*Rubner* 1904, S. 66). Durch die Abtrennung der verderblichen und unverdaulichen Teile werden jedoch dem Menschen ernährungsphysiologisch wichtige Substanzen vorenthalten.

Für die ernährungsphysiologische Bewertung ist die Unterscheidung der Mehle nach ihrem Ausmahlungsgrad bzw. den Mehltypen wesentlich. Der **Ausmahlungsgrad** bezeichnet den Gewichtsanteil des beim Vermahlen von Getreide anfallenden Mehles (in % des Getreideausgangsgewichts). Fällt z.B. drei Viertel des Getreideausgangsgewichts als Mehl an, beträgt der Ausmahlungsgrad 75 %. Vollkornmehl hat einen Ausmahlungsgrad von 100 %. Wenn ein hoher Anteil des Ausgangsgetreides als Mehl anfällt, wird von *hochausgemahlenem Mehl* gesprochen, z.B. Vollkornmehl, im Gegensatz zu *niedrigausgemahlenem Mehl* bei Auszugs-, Fein- oder Weißmehl (der Begriff *ausgemahlenes Mehl* im Sinne von niedrigausgemahlenem Mehl ist daher falsch).

Die **Mehltypen** geben den mittleren Mineralstoffgehalt in mg pro 100 g Mehl-Trockensubstanz an. Die Mehltype 405 hat demnach einen mittleren Mineralstoffgehalt von 405 mg pro 100 g Mehl-Trockensubstanz. Die Mehltypen stehen in Beziehung zum Ausmahlungsgrad. Je höher der Ausmahlungsgrad, desto mehr mineralstoffreiche Randschichten enthält das Mehl, um so höher ist der Mineralstoffgehalt und damit die Mehltype und desto dunkler ist die Farbe. Die Mehltypenbezeichnung ist gesetzlich vorgeschrieben, wobei bestimmte Schwankungsbreiten des Mineralstoffgehalts zulässig sind (Tab. 9.1, S. 145).

Vollkornmehl und **Vollkornschrot** haben keine Typenbezeichnung, da aufgrund der Sorte, der Bodenmineralien, der Witterungsbedingungen und der Pflanzenbehand-

Tab. 9.1: Gesetzliche Mehltypenbezeichnung in der BRD seit 1992
(DIN-Norm 10355; nach *Arens* 1991)

Mahlerzeugnis	Benennung	Type	Mineralstoffgehalt in g/100 g Trockenmasse	
			Mindestwert	Höchstwert
Mehl	Weizenmehl	405	–	0,50
		550	0,51	0,63
		812	0,64	0,90
		1050	0,91	1,20
		1600	1,21	1,80
	Durumweizenmehl	1600	1,55	1,85
	Roggenmehl	815	–	0,90
		997	0,91	1,10
		1150	1,11	1,30
		1370	1,31	1,60
		1740	1,61	1,80
Backschrot	Weizenbackschrot	1700	–	2,10
	Roggenbackschrot	1800	–	2,20
Vollkornmehl[1]	Weizenvollkornmehl	–	–	–
	Roggenvollkornmehl	–	–	–
Vollkornschrot[1]	Weizenvollkornschrot	–	–	–
	Roggenvollkornschrot	–	–	–

[1] Vollkornmehl und Vollkornschrot müssen die gesamten Bestandteile der gereinigten Körner einschließlich des Keimlings enthalten; sie haben keine Typenbezeichnung. Die Körner dürfen vor der Verarbeitung von der äußeren Fruchtschale befreit sein.
– kein Wert bzw. keine Typenbezeichnung festgelegt

lung der Mineralstoffgehalt schwanken kann. Zwischen Vollkorn*mehl* und Vollkorn*schrot* besteht somit lediglich ein Unterschied im Feinheitsgrad, nicht im Ausmahlungsgrad.

Bei der Herstellung von Vollkornmehl muß eine Reinigung der Kornoberfläche (*Weißreinigung*) aus mikrobiologisch-hygienischen Gründen erfolgen. Dabei kommt es nicht nur zu einer Reduktion der auf der Kornoberfläche haftenden Schmutzteile, sondern auch der dort befindlichen Schadstoffe (*Rabe* und *Seibel* 1990). Bei dieser Abtrennung der äußeren Fruchtschale gehen weniger als 1 % der Ballaststoffe verloren; es darf weiterhin als „Vollkornmehl" bezeichnet werden.

Bei der Herstellung von **Backschrot** aus Weizen und Roggen wird im Gegensatz zu Vollkornschrot der wertvolle Keim abgetrennt, um eine längere Haltbarkeit zu erzielen. Backschrot ist also *kein* Vollkornschrot –

trotzdem ist nicht auszuschließen, daß im Handel Brot aus Backschrot als „Vollkornbrot" angeboten wird, statt unter der richtigen Bezeichnung „Schrotbrot".

Bei der Herstellung von **Vollkornbrot** ist ein 10prozentiger Zusatz von niedrigeren, helleren Mehltypen und/oder Restbrot (Altbrot) erlaubt, d.h. der Vollkornanteil beträgt mindestens 90 % (*Rabe* und *Seibel* 1990). Für **Vollkornbrötchen** beinhalten die DLG-Prüfbestimmungen ebenfalls einen Mindest-Vollkornanteil von 90 % (*Deutsche Landwirtschaftsgesellschaft* 1992, S. 7) – dies ist aber nicht gesetzlich vorgeschrieben und auch noch nicht allgemein üblich (neue Leitsätze des Deutschen Lebensmittelhandbuches sind in Arbeit; bisher beträgt der vorgeschriebene Mindest-Vollkornanteil für sog. „Vollkornbrötchen" nur 30 %). Spezielle Vollkornbäckereien stellen Brot, Brötchen, Kuchen usw. aus 100 % Vollkornanteil her.

9.3 Änderungen des Verbrauchs

In den letzten 100 Jahren ist ein starker Rückgang des **Gesamt-Getreideverbrauchs** festzustellen. So ist der Verbrauch an Roggenmehl auf etwa ein Sechstel gefallen (Abb. 9.1). Der Verbrauch an Weizenmehl stieg dagegen zunächst auf das Doppelte im Jahr 1948/49 und fiel seitdem etwa auf das Ausgangsniveau zurück, wobei in den letzten 20 Jahren wieder ein leichter Anstieg zu verzeichnen ist. Insgesamt erfolgte ein Rückgang des Getreideverbrauchs auf knapp 60 % (s. Tab. 3.2, S. 42).

Die **Anteile der einzelnen Mehltypen** an der gesamten Mehlherstellung haben sich seit Ende des 2. Weltkriegs wesentlich verändert (Abb. 9.2, S. 147). Vor Beginn der Industrialisierung lag der Vollkornanteil bei annähernd 100 %. Bei Weizen nahmen hochausgemahlene Mehle kontinuierlich ab, dagegen traten niedrigausgemahlene Mehle

immer mehr in den Vordergrund: 1989/90 bestand etwa 65 % des insgesamt verwendeten Mehls aus den Typen 405 und 550. Bei Roggen blieben die hochausgemahlenen Mehle etwa konstant, jedoch rückten auch hier die niedriger ausgemahlenen Typen in den Mittelpunkt.

Die **gegenwärtige Bedeutung** des Getreides in der BRD (alte Bundesländer) wird durch folgende Angaben deutlich: Der Anteil aller Getreideprodukte an der Energiezufuhr beträgt im Durchschnitt etwa 22 %. Von allen Getreideprodukten werden noch etwa 13 % aus hochausgemahlenen Mehlen (Typen über 1600) hergestellt, dagegen etwa 61 % aus niedrigausgemahlenen (Typen unter 550 und polierter Reis) und etwa 26 % aus mittelausgemahlenen. Somit werden über 85 % der Getreideprodukte aus ernährungsphysiologisch weniger wertvollen Mehlen hergestellt – dies entspricht etwa 19 % der täglichen Gesamt-Energiezufuhr (nach

Abb. 9.1:
Verbrauchsentwicklung von Weizen- und Roggenmehl in Deutschland (ab 1950/51: BRD – alte Bundesländer; kg pro Person und Jahr; nach *Ernährungsbericht* 1969, S. 36: Angaben für 1909/13 und 1948/50; nach *Thomas* und *Rienermann* 1976: Angaben für 1879/81 und 1925/27; nach *Statist. Jahrbüchern ELF* 1962, S. 158-154; 1973, S. 162; 1980, S. 169; 1982, S. 167; 1991, S. 177-178: Angaben ab 1935/38; eigene Zeichnung)

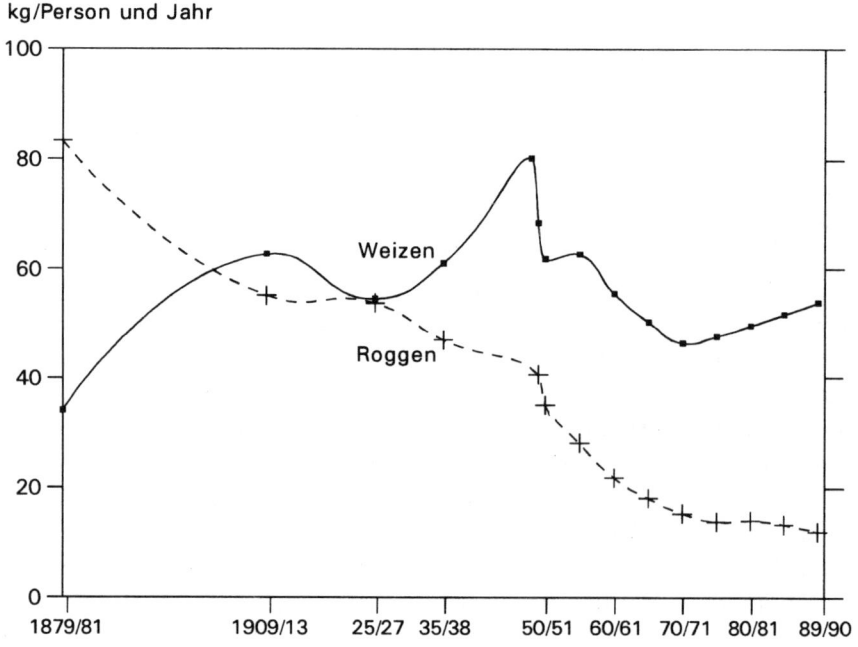

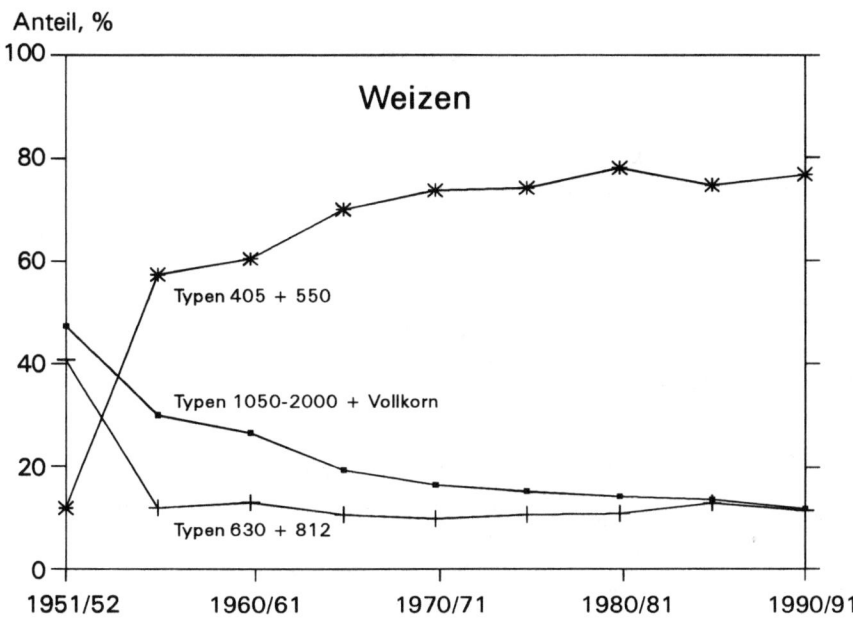

Anteil, %

Weizen

Typen 405 + 550

Typen 1050-2000 + Vollkorn

Typen 630 + 812

1951/52   1960/61   1970/71   1980/81   1990/91

Abb. 9.2:
Entwicklung des prozentualen Anteils der Mehltypen an der gesamten Mehlherstellung in Deutschland
(alte Bundesländer; nach *Statist. Jahrbüchern ELF* 1956, S. 152; 1960, S. 160; 1962, S. 162; 1970, S. 168; 1973, S. 172; 1980, S. 179; 1983, S. 179; 1988, S. 185; 1991, S. 187; eigene Zeichnung; teilweise gab es früher andere Mehltypen-Bezeichnungen)

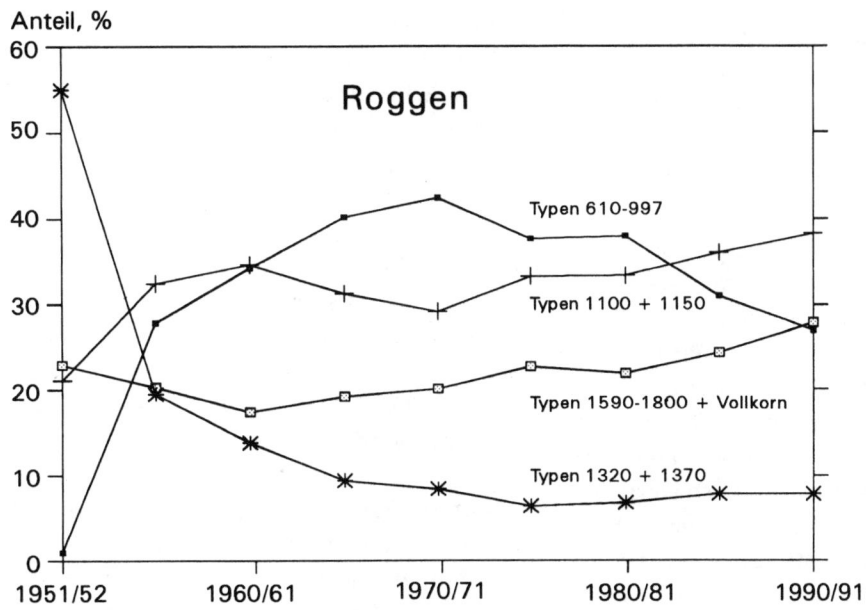

Anteil, %

Roggen

Typen 610-997

Typen 1100 + 1150

Typen 1590-1800 + Vollkorn

Typen 1320 + 1370

1951/52   1960/61   1970/71   1980/81   1990/91

Ernährungsbericht 1992, S. 28; nach *Statist. Jahrbuch ELF* 1990, S. 170 und 185).

Die ernährungsphysiologischen Konsequenzen, die sich durch diese Entwicklungen ergeben, sollen im folgenden hinsichtlich der einzelnen Inhaltsstoffe des Getreides dargestellt werden.

9.4 Gesundheitliche Aspekte

Bei der ernährungsphysiologischen Beurteilung geht es hauptsächlich um den Beitrag, den Getreide bzw. Getreideprodukte zur Versorgung mit essentiellen Nährstoffen leisten. Die Inhaltsstoffe des Getreidekorns sind nicht gleichmäßig im ganzen Korn verteilt, sondern kommen im weißen Mehlkörper (Endosperm), im Keim (Embryo und Scutellum) und in den dunkleren Randschichten (Frucht- und Samenschale, Aleuronschicht u.a.) in unterschiedlichen Mengen vor. Der gewichtsmäßig größte Anteil am Korn ist der Mehlkörper. Er enthält v.a. Stärke und speziell beim Weizen und Dinkel das für den Backprozeß wichtige, ernährungsphysiologisch allerdings weniger wertvolle Kleberprotein. Der Keim und die Randschichten sind reich an Vitaminen und Mineralstoffen, sie enthalten Fettsäuren, einschließlich der essentiellen Linolsäure, und hochwertiges Protein. Die Randschichten enthalten darüber hinaus große Mengen unverdaulicher Ballaststoffe. Der Keim und die Randschichten, die vorwiegend die ernährungsphysiologisch wertvollen Inhaltsstoffe liefern, umfassen etwa 20 % des gesamten Korngewichts und werden als Kleie bei der Herstellung von hellen Mehlen entfernt (*Thomas* 1986, S. 21).

9.4.1 Vitamine

Das Getreide stellt eine wesentliche Quelle für die Vitaminversorgung dar, insbesondere enthält es – hauptsächlich in den Rand-schichten und im Keim – Vitamine der B-Gruppe, Vitamin E und geringe Mengen an ß-Carotin. Der Vitamingehalt der einzelnen Getreidearten ist naturgemäß recht unterschiedlich. Auch innerhalb einer Getreideart gibt es große Schwankungsbreiten durch Sorte, Standort, Anbau, ökologische Bedingungen, Lagerung usw. Beispielsweise wird der Vitamin B_1-Gehalt von Weizen im Mittel mit 480 µg/100 g angegeben, er schwankt jedoch zwischen 140 und 1080 µg/100 g (*Souci* u.a. 1989).

Durch die **niedrige Ausmahlung** tritt eine Wertminderung in bezug auf den Vitamingehalt ein (Tab. 9.2 und Abb. 9.3, S. 149). Auffallend sind die teilweise starken Vitaminverluste schon bei der Type 1050 und der sehr niedrige Gehalt an den meisten Vitaminen bei den Typen 550 und 405.

Nicht nur durch das Abtrennen der gesundheitlich wertvollen Getreidebestandteile, sondern auch beim Backprozeß oder anderen **Erhitzungsverfahren** wird der Vitamingehalt reduziert.

Neben den Vitaminen B_1 und E ist auch Folsäure empfindlich gegen Hitze; die Verluste sind abhängig von Grad und Dauer der Hitzeeinwirkung sowie u.a. vom Feuchtigkeitsgehalt. Sie sind in der Kruste erheblich höher als in der Krume und bei langer Backzeit höher als bei kurzer (*Elmadfa* und *Leitzmann* 1990, S. 275). Da Vollkornbrot länger gebacken wird und dabei eine dickere Kruste erhält, sind die Verluste zwar größer als bei Weißbrot (Tab. 9.3, S. 150), aber wegen der höheren Ausgangswerte verbleibt im Vollkornbrot dennoch eine höhere Vitaminkonzentration: 250 µg Vitamin B_1 pro 100 g bei Weizenvollkornbrot bzw. 86 µg pro 100 g bei Weißbrot (*Souci* u.a. 1989).

Nicht zuletzt wegen der Vitaminverluste durch Erhitzen empfiehlt sich zusätzlich zum Vollkornbrot und zu erhitzten Vollkorngerichten der Verzehr einer Frischkornmahlzeit mit *unerhitztem* Getreide (s. 9.4.6, S. 153).

Tab. 9.2: Vitamingehalt von Weizen und Weizenmehlen Type 1050 und 405
(µg/100 g; *Souci* u.a. 1989; falls hierin keine Angabe: *Bundeslebensmittelschlüssel* 1989)

	Weizen ganzes Korn	Weizenmehl Type 1050	Verlust %	Weizenmehl Type 405	Verlust %
Vitamin E_2	1400[1]	600[1]	57	400[1]	71
Vitamin B_1	480	430	10	60	87
Vitamin B_2	140	70	50	30	79
Niacinäquivalent	5100	1420	72	700	86
Pantothensäure	1180	630	47	210	82
Vitamin B_6	440	280	36	180	59
Folsäure	49	22	55	10	80
Biotin	6,0	2,9	52	1,5	75

[1] aus *Bundeslebensmittelschlüssel* 1989
[2] Gesamt-Tocopherol

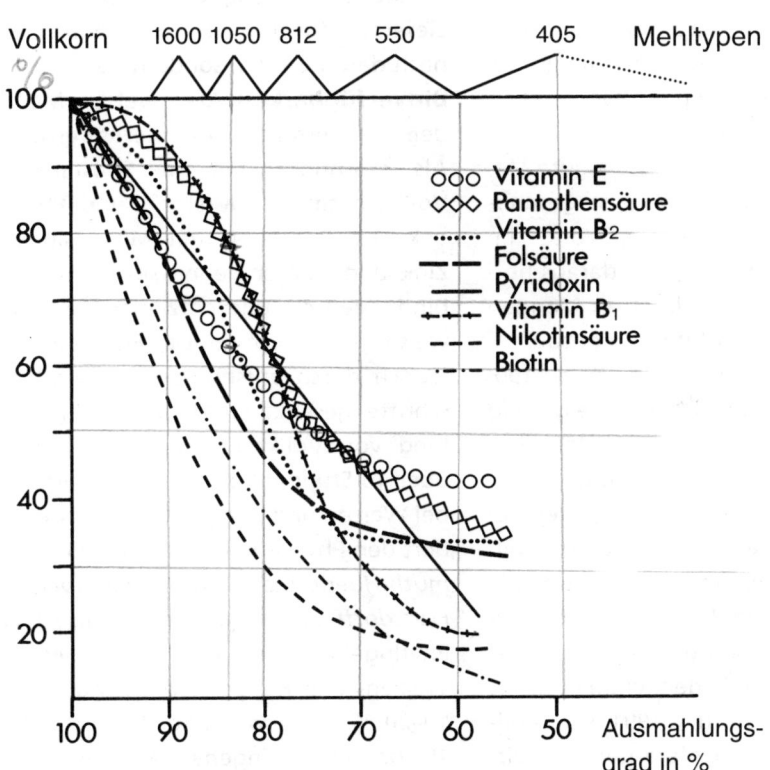

Abb. 9.3: Vitamingehalt von Weizenmehlen in Abhängigkeit vom Ausmahlungsgrad
(% des Ausgangsgehalts von Vollkornmehl; *Thomas* 1986, S. 191; die Angaben für den Zusammenhang zwischen Ausmahlungsgrad und Mehltypen sind theoretische Schwankungsbereiche, sie wurden aktualisiert)

Vitamin B_1 spielt als Coenzym im Stoffwechsel eine zentrale Rolle, besonders beim Kohlenhydratabbau. Die frühere Annahme, daß mit steigendem Kohlenhydratverzehr auch der Bedarf an Vitamin B_1 zunimmt, läßt sich biochemisch nicht begründen, denn Coenzyme werden bei der von ihnen geförderten Reaktion nicht verbraucht (*Elmadfa* und *Leitzmann* 1990, S. 279).

Die Ergebnisse einer repräsentativen Studie über die Vitaminversorgung der Gesamt-

Tab. 9.3: Verlust an den Vitaminen B₁ und E durch den Backprozeß
(% des Ausgangsgehalts; nach *Wirths* 1977, S. 21).

Vitamin B₁ Kruste und Krume	%	Vitamin E Kruste und Krume	%
Weißbrot	10-20	Weißbrot	5
Mischbrot	20-30	Mischbrot	5-15
Vollkornbrot	30	Schrotbrot	5-15
Pumpernickel	> 75	Pumpernickel	20-30
Knäckebrot	10-50	Knäckebrot	40-50
Zwieback	40-50		

bevölkerung der BRD (alte Bundesländer) zeigen, daß sich die Vitaminversorgung in den letzten Jahren generell verbessert hat. Trotzdem findet sich bei mehr als 5 % der Männer und Frauen mittleren Alters der biochemische Kontrollwert von Vitamin B₁ im kritischen Bereich (*Heseker* u.a. 1991).

Schweinefleisch wird häufig als gute Vitamin-B₁-Quelle genannt. Wegen gesundheitsbedenklicher Inhaltsstoffe, die im Schweinefleisch und vor allem in daraus hergestellten Wurstwaren in größeren Mengen vorkommen, wie gesättigten Fettsäuren, Cholesterin und Purinen (s. 13.4.4, S. 190; s. 6.3.5, S. 83), ist eine Verzehrssteigerung dieser Vitamin-B₁-reichen Lebensmittel allerdings abzulehnen. Das Fehlen dieser unerwünschten Inhaltsstoffe und die allgemein hohe Nährstoffdichte prädestinieren Vollkornprodukte als optimale Lebensmittelgruppe für die Vitamin-B₁-Zufuhr. Auch wegen der kritischen Versorgungslage verschiedener Altersgruppen mit den Vitaminen B₂, B₆ und Folsäure (*Heseker* u.a. 1991) sind Vollkornprodukte wichtige Lieferanten für Vitamine.

9.4.2 Mineralstoffe

Vollkorn ist wegen seiner hohen Nährstoffdichte für Mineralstoffe eine wichtige Quelle v.a. für Kalium, Magnesium, Eisen, Zink, Kupfer, Mangan und Chrom (s. Tab. 4.1,

S. 51). Der Gehalt ist bei den einzelnen Getreidearten unterschiedlich, aber auch innerhalb einer Getreideart schwankt der Gesamtgehalt an Mineralstoffen, beispielsweise beim Weizen von 1,38 bis 2,50 g/100 g (*Souci* u.a. 1989). Da die Mineralstoffe – wie die Vitamine – vorwiegend in den Randschichten und im Keim des Getreidekorns lokalisiert sind, treten bei einem niedrigen Ausmahlungsgrad ähnlich starke Verluste auf (Tab. 9.4 und Abb. 9.4, S. 151). Zu nennen sind die teilweise stark verminderten Werte schon bei der Type 1050 und der niedrige Gehalt an den meisten Mineralstoffen bei den Typen 550 und 405.

Die Beurteilung eines Lebensmittels als Lieferant für Nährstoffe erfolgt nicht nur nach deren Gehalt, sondern auch nach deren **Bioverfügbarkeit**, d.h. welche Menge aus dem Lebensmittel resorbiert werden kann. Als resorptionshemmende Substanzen beim Vollkorn sind Ballaststoffe und Phytinsäure bekannt. Besonders mit Magnesium, Eisen, Zink und Kupfer gehen sie leicht Komplexbindungen ein und entziehen sie damit teilweise der Resorption. Der Phytingehalt kann jedoch durch entsprechende Verarbeitungsschritte gesenkt werden. Sowohl die Quellung von Vollkornschrot (z.B. bei Roggen über 10 Stunden) als auch die Keimung (z.B. bei Weizen und Roggen über 4 Tage) vermindert den Phytinsäuregehalt um 25-55 % (*Harmuth-Hoene* u.a. 1987; *Meier-Ploeger* 1990; *Fretzdorff* 1993). Dagegen reduziert sich der Phytingehalt in 16 Stunden gequollenen Weizen- und Roggen*körnern* nur mäßig um 10–20 % (*Fretzdorff* und *Weipert* 1986; *Jany* 1992). Der Phytingehalt wird außerdem bei der Brotherstellung während der Sauerteigführung um 80-90 % abgebaut (*Fretzdorff* 1993).

Auf die Resorptionsrate wirken jedoch auch andere Faktoren, z.B. die gegenseitige Beeinflussung von Inhaltsstoffen mit hemmender und fördernder Wirkung. Die Eisenresorption wird u.a. durch den Phosphat-, Calcium- oder Zinkgehalt der Nahrung sowie

Tab. 9.4: Mineralstoffgehalt von Weizen und Weizenmehlen Type 1050 und 405
(mg/100 g; *Souci* u.a. 1989; falls hierin keine Angabe: *Bundeslebensmittelschlüssel* 1989)

	Weizen ganzes Korn	Weizenmehl Type 1050	Verlust %	Weizenmehl Type 405	Verlust %	
Kalium	502	203	60	108	78	76
Calcium	44	14	68	15	66	50
Magnesium	147	53	64	20[1]	86	52
Eisen	3,3	2,8	15	1,9	42	84
Zink	4,1	1,3[2]	68	1,1	73	

[1] aus *Bundeslebensmittelschlüssel* 1989
[2] Wert für Type 1700

Ø 53%   Ø 69%

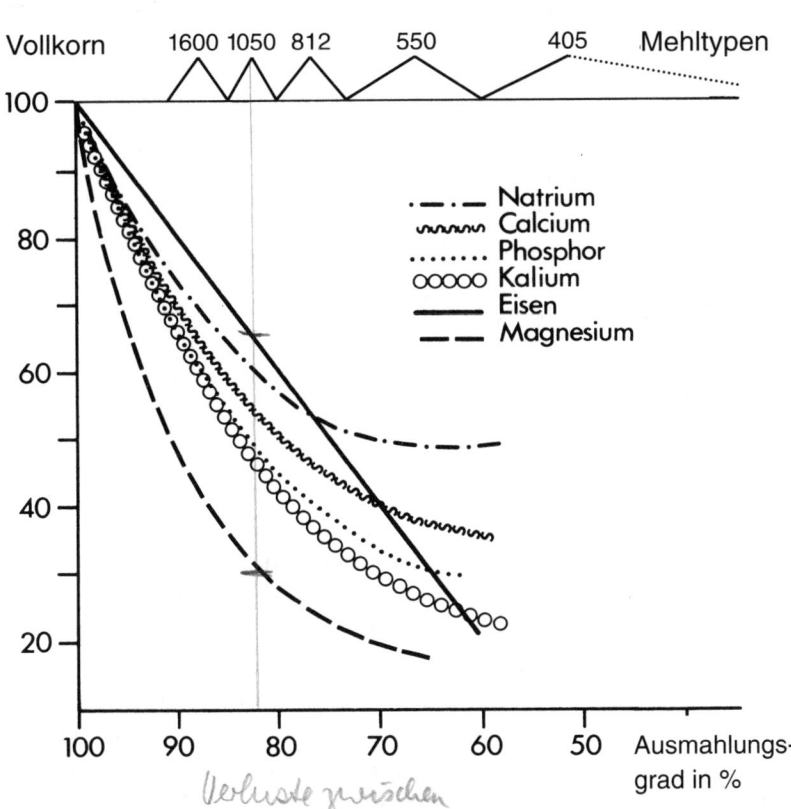

Abb. 9.4: Mineralstoffgehalt von Weizenmehlen in Abhängigkeit vom Ausmahlungsgrad
(% des Ausgangsgehalts von Vollkornmehl; *Thomas* 1986, S. 192; die Angaben für den Zusammenhang zwischen Ausmahlungsgrad und Mehltypen sind theoretische Schwankungsbereiche, sie wurden aktualisiert)

Verluste zwischen 30 u. 68%

durch Gerbsäuren in Kaffee und schwarzem Tee beeinträchtigt. Die Anwesenheit von Vitamin C steigert dagegen die Resorptionsrate. Bei der Zinkresorption wirken ein hoher Calcium- und Eisengehalt negativ, bestimmte Aminosäuren dagegen positiv (*Elmadfa* und *Leitzmann* 1990, S. 198-204).

Neben der Beeinflussung durch einzelne Inhaltsstoffe hat die **Gewöhnung** an eine ballaststoffreiche Kost einen Einfluß auf die Resorption. Für die Zinkresorption wird eine Adaptation von Vegetariern über längere Zeit für wahrscheinlich gehalten, wodurch die Beeinträchtigung der Resorption durch Ballaststoffe und Phytinsäure reduziert oder sogar aufgehoben wird (*Freeland-Graves* 1988; *Kelsay* u.a. 1988). Darüber hinaus zeigen Bilanzstudien keinen negativen Einfluß einer erhöhten Ballaststoffaufnahme auf den Mineralstoffstatus, was u.a. mit dem höheren Mineralstoffgehalt einer kohlenhydrat- und ballaststoffreichen Kost begründet wird (v. Dokkum u.a. 1986; Kelsay u.a. 1988; Wisker u.a. 1991).

9.4.3   Ballaststoffe

Vollkorn ist eine sehr wichtige Quelle für Ballaststoffe (Zellulose, Hemizellulose, Pentosane und Schleimstoffe). Bei den einzelnen Getreidearten liegt ihr Anteil zwischen 5 und 10 %. Da sich die Ballaststoffe hauptsächlich in den Randschichten befinden, hängt ihr Gehalt im Mehl entscheidend vom Ausmahlungsgrad ab. So enthält das helle Weizenmehl (Type 405) nur noch etwa 15 % der Ballaststoffe des ganzen Getreidekorns, das helle Roggenmehl (Type 815) noch etwa 20 % (Souci u.a. 1989).

Eine ausführliche Darstellung über die Bedeutung und Funktion der Ballaststoffe findet sich im Unterkapitel 6.1 (S. 69).

9.4.4   Hauptnährstoffe

Der **Proteingehalt** der einzelnen Getreidearten ist mit etwa 7-13 % relativ hoch (Tab. 9.5).

Durch niedriges Ausmahlen wird die Proteinmenge um etwa 10 % herabgesetzt, weil der Proteingehalt zur Kornmitte hin abnimmt. Gleichzeitig wird auch die biologische Wertigkeit (s. 6.3.3, S. 81) vermindert, da der prozentuale Lysinanteil (die limitierende Aminosäure des Getreides) gegen die Kornmitte hin fast nur halb so hoch ist wie im Keim und in der Kleie. Im Inneren des Weizens (d.h. auch im weißen Mehl) befindet sich hauptsächlich das für die Backqualität wichtige Kleberprotein, das ernährungsphysiologisch weniger wertvoll ist. Zwar wird ein Teil des Proteins aus den ballaststoffreichen

Randschichten schlechter ausgenutzt, da aber ihr Proteingehalt höher ist, bleibt die verfügbare Proteinmenge bei hochausgemahlenen Mehlen größer (und biologisch höherwertig) als bei niedrigausgemahlenen Mehlen.

Tab. 9.5: Proteingehalt und biologische Wertigkeit verschiedener Getreidearten (Souci u.a. 1989: Proteingehalt; FAO 1970 und Jekat 1984, S. 182: biologische Wertigkeit; s. Tab. 6.7, S. 82).

Getreide	Proteingehalt (g/100 g)	Biologische Wertigkeit
Reis (spelzfrei)	7,2	83[2]
Mais	8,5	76[2]
Roggen	8,8	83[2]
Buchweizen (kein Getreide)	9,1	75[1]
Gerste (spelzfrei)	9,8	–
Hirse (Sorghum, spelzfrei)	9,8	73[1]
Weizen	11,7	58[2]
Hafer (spelzfrei)	11,7	65[1]

[1] nach FAO 1970
[2] nach Jekat 1984
– keine Angabe

Der **Fettgehalt** von Weizen, Roggen, Gerste, Reis, Grünkern und Buchweizen beträgt etwa 2 %, von Mais und Hirse knapp 4 % und von Hafer über 7 % (Souci u.a. 1989). Etwa jeweils die Hälfte der Fettsäuren besteht aus der essentiellen Linolsäure. Als Träger der fettlöslichen Vitamine hat das Fett ebenfalls Bedeutung. Es befindet sich bei Weizen und Roggen hauptsächlich im Keim und in der Schale (Thomas 1986, S. 48).

Bei niedrigem Ausmahlen treten daher Verluste an Fett, essentieller Linolsäure und fettlöslichen Vitaminen auf. Dadurch wird zwar eine verlängerte Lagerungsfähigkeit von Auszugsmehlen erreicht, gleichzeitig sind die Verluste jedoch ernährungsphysiologisch nachteilig.

Der größte Teil der **Kohlenhydrate** besteht bei allen Getreidearten aus Stärke. Zusätzlich enthält Getreide verschiedene Zucker (u.a. Saccharose, Glucose, Fructose, Maltose, Dextrine, Fructosane und Raffinose) sowie unverdauliche Kohlenhydrate (Ballaststoffe; *Belitz* und *Grosch* 1992, S. 631-633).

Stärke im Weißbrot hat eine höhere Blutzuckerwirksamkeit als Stärke im natürlichen Verband des Vollkornbrots (s. 6.1.3, S. 71).

Die Aufforderung, Brote wegen ihres Kohlenhydratgehalts stark zu reduzieren oder völlig zu meiden (*Atkins* 1974; *Lutz* 1981) ist nach zahlreichen vorliegenden Erfahrungen und wissenschaftlichen Erkenntnissen nicht haltbar (*Thomas* und *v. Koerber* 1983).

9.4.5 Sekundäre Pflanzenstoffe

Vollkorn ist reich an sekundären Pflanzenstoffen. Hierzu zählen beispielsweise Phytosterine in Weizen- und Maiskeimen sowie Tocotrienole in Keimen von Gerste, Hafer, Weizen und anderen Getreidearten (cholesterinsenkender Effekt), außerdem Saponine u.a. im Hafer (Einfluß auf die Gallensäureausscheidung).

Die Bedeutung und Funktion der sekundären Pflanzenstoffe ist im Unterkapitel 6.2 (S. 74) ausführlich dargestellt.

9.4.6 Frischkornmahlzeit

Die Zubereitung einer Speise aus entspelzten ganzen oder grob zerkleinerten Getreidekörnern – mit oder ohne Erhitzen – zählt zu den einfachsten, ältesten und am meisten verbreiteten Formen der Getreidezubereitung. Eine unerhitzte Frischkornmahlzeit (z.B. Frischkornmüsli) wird u.a. mit Weizen, Roggen, Gerste oder Hafer zubereitet und eignet sich als Frühstücks-, Zwischen- oder Abendmahlzeit – entweder als süße Geschmacksvariante mit Obst oder pikant mit Gemüse.

Eine mögliche Zubereitungsmethode ist, das Getreide zu schroten oder zu quetschen und bei Weizen, Roggen und Gerste für 8-12 Stunden in Wasser oder *Sauer*milchprodukten einzuweichen. Haferschrot bzw. -flocken benötigen keine Einweichzeit, da Hafer wesentlich weicher ist als die anderen Getreidearten; außerdem kann Hafer aufgrund des hohen Fettgehalts beim Einweichen bitter werden. Eine andere Zubereitungsmethode ist das Ankeimen der Getreidekörner, wobei sie nach 2-3 Tagen genußfertig sind. Die Keimlinge sollten nur 1-2 mm lang sein und nicht, wie bei Kresse, auskeimen. Im Handel erhältliche Getreideflocken werden bei der Herstellung erhitzt und bieten somit im Gegensatz zu frisch gequetschten Flocken nicht die Vorteile des *unerhitzten* Vollkorns; sie sind jedoch für viele ein Einstieg in die spätere Frischkornmahlzeit.

Unmittelbar vor dem Verzehr wird das Getreide mit Obst oder Gemüse der Jahreszeit sowie mit Milch oder Milchprodukten zubereitet. Nüsse, Ölsamen, eingeweichtes Trockenobst sowie Gewürze können die Frischkornmahlzeit geschmacklich abrunden.

Unerhitzte Getreidemahlzeiten bieten eine Reihe von Vorteilen. Beim Erhitzen auftretende **Inhaltsstoffverluste**, besonders bei hitzeempfindlichen Vitaminen, Aminosäuren und sekundären Pflanzenstoffen, werden vermieden (s. 6.2, S. 74; s. 9.4.1, S. 148).

Physikalische Veränderungen der Ballaststoffe treten ebenfalls nicht auf, wodurch die volle Wirksamkeit erhalten bleibt. So ist das Wasserbindungsvermögen bei unerhitzten Ballaststoffen größer, d.h. die Darmperistaltik wird stärker unterstützt.

Unerhitztes Getreideschrot bewirkt im Vergleich zu anderen kohlenhydrathaltigen Lebensmitteln einen wesentlich langsameren und niedrigeren **Anstieg der Blutzuckerkurve**. Dies ist physiologisch wünschenswert und trägt zur länger anhaltenden Sättigungswirkung der unerhitzten Frischkornmahlzeit bei – ohne den Magen unangenehm zu belasten.

Besondere Vorteile bieten die niedrigen

Blutzuckeranstiege für Diabetiker. In einer Studie mit Typ-I- und Typ-II-Diabetikern wurde ein Frischkornmüsli mit einem Diabetiker-Standardfrühstück verglichen (gleicher Energiegehalt und gleiche Nährstoffrelation: 60 % Kohlenhydrate, 28 % Fett, 12 % Protein; Zutaten für das Standardfrühstück waren Graubrot mit Belag und ein Apfel). Als Vergleich diente das jeweilige gewohnte Frühstück der Probanden. Das Frischkornmüsli bewirkte einen deutlich niedrigeren und gleichmäßigeren Blutzuckerverlauf als das Standardfrühstück und das gewohnte Frühstück (*Sichert-Oevermann* u.a. 1987; *v. Koerber* 1989; Abb. 9.5; s. Abb. 6.1, S. 72).

Während des Keimens von Getreidekörnern wurde eine **Neusynthese von Vitaminen** festgestellt (Tab. 9.6, S. 155). Bei eingeweichtem Vollkornschrot blieb dagegen der Vitamin-B_2-Gehalt unverändert, im Fall von Vitamin B_1 erfolgte sogar eine vorübergehende Abnahme. Nach einer Einweichzeit

von neun Stunden (20 °C) wurde etwa der Ausgangswert wieder erreicht (*Watzl* und *Leitzmann* 1984). Dies ist deshalb bedeutsam, weil bei fast allen anderen Methoden der Nahrungszubereitung Vitamin-B_1-Verluste, meist durch Erhitzung, entstehen. Bemerkenswert ist der Anstieg des Vitamin-C-Gehalts von annähernd null auf 12 mg/100 g Frischsubstanz (*Harmuth-Hoene* u.a. 1987).

Frischkornmahlzeiten sind aufgrund der **Proteingehalte** und der **biologischen Wertigkeit** der Proteine sehr günstig, da sich die Aminosäuren von Getreide und Milchprodukten (zusätzlich evtl. diejenigen von Nüssen) in nahezu idealer Weise zu einem hochwertigen Proteingemisch ergänzen (s. 6.3.4, S. 82).

Die hohe biologische Wertigkeit von Frischkornmahlzeiten verbessert sich nochmals, wenn angekeimte Getreidekörner verwendet werden. So fanden *Jahn-Deesbach* und *Schipper* (1991) eine starke enzymatische

Abb. 9.5:
Blutzuckeränderung nach Frischkornmüsli, Standardfrühstück und gewohntem Frühstück bei Typ-II-Diabetikern (*v. Koerber* 1989, S. 115; ähnliche Befunde ergaben sich auch bei Typ-I-Diabetikern)

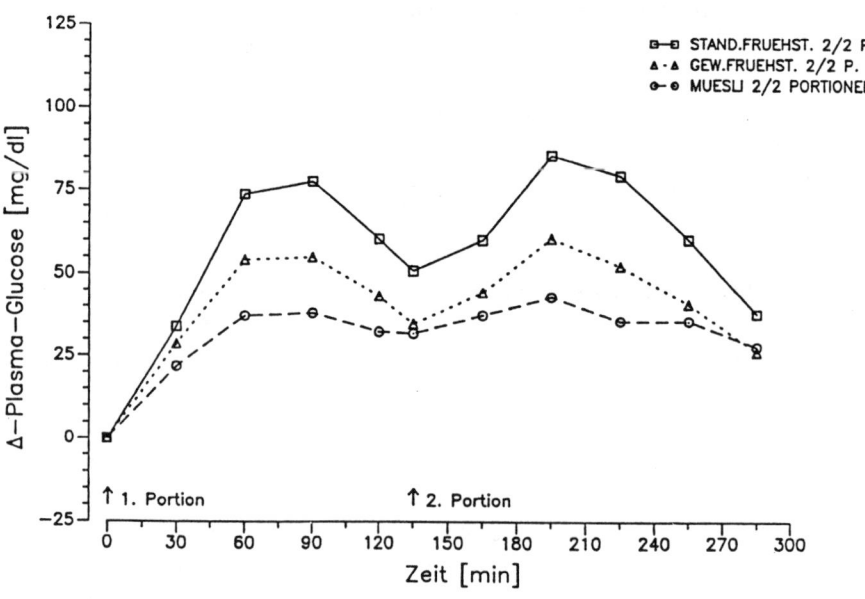

Tab. 9.6: Erhöhung des Vitamingehalts während des Keimens von Weizen
(% des Ausgangsgehalts)

	Finney 1978	Batscheider und Bernasek 1980	Watzl und Leitzmann 1984	Harmuth -Hoene u.a. 1987	Steger und Wallnöfer 1991
Temperatur	unter- schiedlich	30 °C	20 °C	22-42 °C	–
Dauer		12 Std.	3 Tage	4 Tage	4 Tage
Vitamin B$_1$	–	50[1]	0	9	7
Vitamin B$_2$	300	65	54	363	–
Vitamin B$_6$	200	48	–	92	–
Niacin	10-25	10	–	–	–
Pantothen- säure	40-50	–	–	–	–
ß-Carotin	225	190[2]	–	–	–
Biotin	–	14	–	–	–
Vitamin E	–	116[2]	–	46	–

[1] Dauer: 6 Std.
[2] Dauer: 20 Std.
– keine Angabe

Neusynthese essentieller Aminosäuren aus nicht-essentiellen Aminosäuren während des Keimvorgangs. Bei Weizen stieg nach drei Tagen Keimdauer bei 25 °C am stärksten der Gehalt an Lysin (um 38 %) und an Threonin (um 37 %); die hohe Zunahme an Lysin ist bedeutsam, da es die limitierende Aminosäure des Weizenproteins ist.

Eine plötzliche Umstellung auf Frischkornmahlzeiten kann möglicherweise problematisch sein, da sich die Darmflora langsam anpassen muß. Der Gehalt an Ballaststoffen und unerhitzter Stärke kann bei empfindlichen Personen zu Bekömmlichkeitsproblemen führen (s. 4.2.3, S. 54; s. 8.3, S. 138).

Mikrobielle Aspekte

Auf Getreidekörnern befindet sich natürlicherweise eine Mikroflora aus Bakterien und Pilzen. Die Gesamtkeimzahl von Weizen beispielsweise liegt bei 10^5-10^6/g (*Harmuth-Hoene* und *Bognár* 1988).

Das Einweichen von Getreideschrot und der Keimprozeß von Getreidekörnern bietet den Mikroorganismen günstige Wachstumsbedingungen. Die Ausgangskeimzahl, die Temperatur und der Feuchtigkeitsgehalt sind Hauptfaktoren für den Anstieg der Keimbelastung. In Untersuchungen wurde gezeigt, daß Einweichen von **Getreidekörnern und -schrot** in Wasser bei 20 °C für 18 Stunden zu einem Anstieg des Keimgehalts von 3 x 10^6/g auf 2 x 10^7/g Getreide führte (*Spicher* 1980 und 1982). Die Produktion von Mykotoxinen, d.h. von Schimmelpilzgiften, ist bei einer Einweichzeit von 12-20 Stunden bei 20-30 °C auszuschließen (*Untermann* 1979). Wird die Temperatur auf 5 °C gesenkt, kann die Vermehrung der Mikroorganismen für 18 Stunden unterbunden werden. Das Einweichen des Schrotes in *Sauer*milcherzeugnissen führt selbst bei Temperaturen von 20 °C zu einer Verhinderung des Wachstums der meisten Mikroorganismen. Fäkale Streptokokken vermehren sich in Sauermilchprodukten nur sehr begrenzt, während Schimmelpilze gelegentlich stärker hervortreten als beim Einweichen in Leitungswasser (*Spicher* 1980 und 1982).

Das Einweichen von Getreideschrot bis zu 10 Stunden führt bei normalem Ausgangskeimgehalt zu keinem gesundheitlichen Risiko, selbst wenn es bei Zimmertemperatur von 20 °C und in Leitungswasser vorgenommen wird. Bei hohen Außentemperaturen sollte das Einweichen jedoch im Kühlschrank erfolgen; auch die Verwendung von *Sauer-*milchprodukten zum Einweichen kann empfohlen werden. Zur Verbesserung der Verträglichkeit sollten Getreideschrot und frisch gequetschte Flocken mindestens 3-4 Stunden eingeweicht werden (Hafer ausgenommen, s.o., S. 153).

Untersuchungen zur mikrobiologischen Qualität von **gekeimtem Weizen** ergaben eine Keimbelastung von 10^8-10^9 Bakterien pro g Saatgut nach 4 Tagen Keimung. Spülen mit Leitungswasser bzw. 60 °C warmem Wasser führte zu keiner nennenswerten Verminderung der mikrobiellen Belastung, während Übergießen mit 90 °C heißem Wasser die Keimzahl auf 10^6-10^7/g Saatgut reduzierte. Der Vitamin-C-Gehalt, der bei gekeimtem Weizen als Indikator für andere hitzeempfindliche Inhaltsstoffe bestimmt wurde, ging dabei bis zu 20 % zurück (*Bomar* 1987; *Harmuth-Hoene* und *Bognár* 1988).

Eine Keimzahl von 10^8/g Saatgut stellt die Obergrenze einer tolerierbaren mikrobiellen Belastung dar, wobei ein gesundheitliches Risiko davon abhängt, ob pathogene Mikroorganismen vorhanden sind. Dies wurde bei Untersuchungen bisher nicht festgestellt, ist jedoch nicht völlig auszuschließen. Blanchieren (Übergießen mit kochendem Wasser) ist eine Möglichkeit zur Verminderung der Keimzahl, wobei kein nennenswerter Einfluß auf den ernährungsphysiologischen Wert angenommen wird (*Bomar* 1987; *Harmuth-Hoene* und *Bognár* 1988).

Zusätzlich ist für eine Gesamtbeurteilung auch der üblicherweise geringe Anteil von Keimlingen an der täglichen Kost zu berücksichtigen, wodurch sich eine mögliche bakterielle Belastung relativiert.

9.4.7 Haltbarkeit von Vollkornmehl und -schrot

Untersuchungen zur Bestimmung der Frische bzw. des Verderbs von Vollkornmehl und -schrot zeigen die Abhängigkeit uner-wünschter Veränderungen vom Feuchtigkeitsgehalt des Mahlguts. Getreide weist mit 12-15 % einen niedrigen Wassergehalt im Vergleich zu anderen Lebensmitteln auf. Die Verwendung gut getrockneten Getreides als Ausgangsmaterial oder die schonende Nachtrocknung auf höchstens 12 % Wasser, wie es für die Müllereitechnik üblich ist, verhelfen zu einer Haltbarkeit von Vollkornmehl und -schrot von mehreren Monaten bei trockener, kühler und dunkler Lagerung, ohne daß sich der empfindlichste Meßparameter (Glutaminsäure-Decarboxylase) verändert. Dagegen können bei Temperaturen über 25 °C und hoher Luftfeuchtigkeit Vollkornmehle in geöffneten Packungen nur maximal einen Tag ohne Veränderungen des Geschmacks und Geruchs sowie ohne Abbauprozesse von Fett- und Aminosäuren gelagert werden (*Münzing* 1987).

Je feiner das Mahlerzeugnis, desto wahrscheinlicher sind unerwünschte Veränderungen. Vollkornmehl weist demnach generell eine geringere Haltbarkeit auf als Vollkornschrot.

Grundsätzlich sollte der **Aufbewahrungsort** von Vollkornmehl und -schrot trocken, kühl und dunkel sein. Temperaturschwankungen sind möglichst zu vermeiden, ebenso Temperaturen über 20 °C, eine Luftfeuchtigkeit über 65 % und eine geruchsintensive Umgebung. So lassen sich *unter optimalen Bedingungen* Aufbewahrungszeiten von mehreren Monaten ohne nennenswerte Beeinträchtigungen des Mahlgutes erreichen (*Münzing* 1987). Da diese Bedingungen – v. a. im Privathaushalt – häufig nicht erfüllt sind und sekundäre Pflanzenstoffe, z.B. Aromastoffe, verloren gehen können, empfiehlt es sich, Vollkornmehl und -schrot so kurz wie möglich vor der Weiterverwendung herzustellen.

Die **beim Mahlprozeß entstehende Wärme** spielt ebenfalls eine Rolle für die Haltbarkeit. Bei Walzenstühlen in Großmühlen erreicht sie etwa 30 °C, bei Haushaltsmühlen mit Stein- oder Stahlkegelmahlwerken 40-50 °C, je nach Feinheitsgrad und Dauer des Mahlprozesses (*Burggrabe* und *Gronau* 1987, S. 109-110). Im Getreide natürlicherweise vorhandene Antioxidantien, wie Vitamin E und Peroxidase, sind hitzeempfindlich und werden bei höheren Temperaturen (ab 40 °C) während des Mahlvorgangs in größerem Ausmaß zerstört. Daher ist bei im Haushalt hergestellten Mehlen der Schutz vor oxidativen Veränderungen nicht mehr optimal gewährleistet. Da jedoch der Feuchtigkeitsgehalt und davon abhängige Abbauprozesse bedeutender für die Haltbarkeit sind, muß den Lagerbedingungen – trocken, kühl und dunkel – größtes Augenmerk gelten (*Münzing* 1987).

9.4.8 Anthropogene Schadstoffe

Seit 1975 führt die Bundesanstalt für Getreide-, Kartoffel- und Fettforschung in Detmold Untersuchungen über **Pestizidrückstände** durch. Bei mittlerweile mehreren Tausend Getreide- und Brotproben konnten Rückstände von Pestiziden entweder nicht nachgewiesen werden oder die Werte lagen erheblich unter den Toleranzwerten. Die Organohalogenverbindungen (z.B. DDT, Lindan) belasten zwar immer noch trotz langjährigem Verbot die Biosphäre, sind aber in konventionell und anerkannt ökologisch angebautem Getreide nur in sehr geringen Mengen nachzuweisen. Insgesamt wird von *Ocker* und *Brüggemann* (1991) und von *Ocker* (1992, S. 70-78) die Rückstandsbelastung bei Getreide mit Pflanzenbehandlungs- und Vorratsschutzmitteln als gesundheitlich unbedenklich bewertet.

Zu den **Umweltkontaminanten** zählen u.a. polychlorierte Biphenyle (PCBs), polyzyklische aromatische Kohlenwasserstoffe (PAKs) und Substanzen wie Dioxine und Furane. Während bei den PCBs ein deutlicher Rückgang der Belastung in Getreideproben seit 1980 festzustellen ist und seit 1985 nur noch wenige Proben einen positiven Nachweis ergeben, ist die Situation bei den PAKs abhängig vom Standort. Industrieferne Standorte führen zu niedrigeren PAK-Gehalten als industrienahe (*Ocker* und *Brüggemann* 1991; *Ocker* 1992, S. 103-110). Die geringe Zahl an Meßwerten für Dioxine und Furane erlaubt bisher keine gesicherte Aussage.

Die ubiquitäre bzw. standortabhängige Belastung mit Umweltkontaminanten hat zur Folge, daß deren Gehalt nicht durch unterschiedliche Anbaumethoden beeinflußt werden kann. Insgesamt ist für diese meist kanzerogenen Substanzen keine „Unbedenklichkeitserklärung" auszusprechen, weshalb auch keine Grenzwerte existieren (s. 5.4, S. 66). Vom Tier stammende Lebensmittel sind wegen des Anreicherungseffekts über die Nahrungsketten und wegen der Fettlöslichkeit vieler Schadstoffe meist stärker belastet, so daß pflanzliche Lebensmittel diesbezüglich besser zu bewerten sind (*Ocker* und *Brüggemann* 1991).

Auch über den Gehalt an den toxischen **Schwermetallen** Blei und Cadmium, die entweder über die Luft (Blei, auch Cadmium) oder über den Boden und die Wurzeln (Cadmium) die Pflanze erreichen, entscheidet eher die Lage des Getreidefelds als die Anbaumethode. Eine Ausnahme ist die Klärschlammdüngung, durch die die Böden teilweise massiv mit Cadmium kontaminiert wurden. Sie ist im anerkannt ökologischen Anbau ausgeschlossen und findet auch im konventionellen Landbau heute kaum noch Anwendung. Nach vielen Jahren einer unveränderten Rückstandssituation bei Blei und Cadmium scheint sich jedoch für Blei seit 1989/90 eine Abnahme anzuzeigen (*Ocker* 1992, S. 13).

Blei befindet sich im Roggen in einem höheren Anteil als im Weizen (0,07 bzw. 0,04 mg/kg), Cadmium ist im Weizen in drei- bis vierfacher Menge im Vergleich zu Roggen enthalten, doch alle Durchschnittsgehalte liegen unterhalb der Richtwerte des Bundesgesundheitsamts (Blei: 0,4 mg/kg für Roggen, 0,3 mg/kg für Weizen; Cadmium: 0,1 mg/kg für Roggen und Weizen; *Ocker* und *Brügge-*

mann 1988; *Ocker* 1992, S. 13 und 18). Die sog. *WHO-Auslastungs-Werte* dienen als Kriterium zur Beurteilung der wöchentlichen Gesamtaufnahme an Schwermetallen durch den Lebensmittelverzehr. Der *Provisional-Tolerable-Weekly-Intake*-Wert wird durch die wichtigsten Brotsorten für Cadmium zu 4-10 %, für Blei zu 1-4 % ausgelastet (*Ocker* und *Brüggemann* 1988). Die niedrigeren Werte für Blei beruhen u.a. darauf, daß das vorwiegend an der Oberfläche, d.h. den Randschichten, haftende Blei durch müllereitechnische Bearbeitung reduziert werden kann, während sich Cadmium nur zu weniger als 10 % entfernen läßt. Vollkornerzeugnisse weisen demnach leicht höhere Blei- und Cadmium-Auslastungswerte auf, da die Randschichten nicht bzw. weniger entfernt werden.

Eine Warnung vor dem Verzehr von Vollkornprodukten und statt dessen eine Bevorzugung von Auszugsmehlprodukten läßt sich aus diesen Befunden nicht ableiten. Die beschriebenen Vorteile des Vollkornverzehrs relativieren den möglichen Nachteil. Außerdem ist eine eventuelle Verminderung der Schadstoffresorption durch die Bindung an Ballaststoffe des Vollkornmehls zu berücksichtigen.

Auch wenn sich akut toxische Wirkungen einzelner Fremd- bzw. Schadstoffe durch Höchstmengenbegrenzungen vermeiden lassen, muß das gesamte Konzept der Grenzwerte wegen synergistischer und/oder chronischer Auswirkungen in Frage gestellt werden. Nur durch eine konsequente Reduzierung und möglichst Vermeidung aller Schadstoffemissionen kann die Situation verbessert werden (s. 5.4, S. 66; s. 7.10, S. 121).

9.5 Soziale Aspekte

Beim Vermahlen von 100 kg Weizen zu Auszugsmehl ergibt sich eine Mehlausbeute von etwa 75 kg (*Thomas* 1986, S. 245). Der

„Abfall" geht in die Tierfütterung, wo er mit einer Effektivität von 10-35 % in tierische Lebensmittel umgewandelt wird.

Bei den Vitaminen und Mineralstoffen ist die Verschwendung noch offensichtlicher: z.B. liefern 100 g Weizen als Vollkorn 480 µg Vitamin B_1, 100 g Weizen zu Auszugsmehl verarbeitet (Ausbeute etwa 75 g) aber nur noch etwa 45 µg Vitamin B_1, das sind knapp 10 % des Ausgangsgehalts (berechnet nach *Souci* u.a. 1989).

Auch durch die sog. **„Veredelung"** treten Verluste auf, wenn Getreide nicht direkt für die menschliche Ernährung genutzt wird, sondern auf dem Umweg der Erzeugung tierischer Lebensmittel „veredelt" wird. Im Jahre 1989/90 wurden 60 % des in der BRD (alte Bundesländer) verwendeten Getreides an Tiere verfüttert. Zusätzlich gingen 11 % in die Industrie für Nicht-Nahrungszwecke, so daß nur 23 % des Getreides für die direkte menschliche Ernährung genutzt wurden (zusätzlich 3 % für Saatgut und 3 % Verluste; *Statist. Jahrbuch ELF* 1991, S. 183; s. 7.11, S. 122).

Die Körnerfrüchte **Quinoa** und **Amaranth**, die in den Anden Südamerikas beheimatet sind, stellen für die dortige Bevölkerung wertvolle Lebensmittel dar. Der inzwischen stattfindende Export dieser Früchte nach Europa trägt hier nicht zur besseren oder gar notwendigen Nahrungsversorgung bei, sondern erweitert lediglich das bereits reichliche Angebot. Es wäre wesentlich sinnvoller, den Anbau für den lokalen Verzehr zu fördern, damit die Nahrungsversorgung in diesen Ländern verbessert wird (s. 7.12, S. 124).

9.6 Schlußbemerkungen

Vollkorn-Getreide ist seit Jahrtausenden die wichtigste Nahrungsgrundlage des Menschen. In den letzten 100-200 Jahren sind erhebliche Änderungen des Getreideverzehrs eingetreten, die durch die Industrialisierung unterstützt oder erst ermöglicht wurden. Die wichtigsten negativen gesundheitlichen Konsequenzen zog die Verzehrsänderung von hoch- zu niedrigausgemahlenen Getreideprodukten nach sich, nämlich die Abtrennung erheblicher Mengen an Vitaminen, Mineral- und Ballaststoffen, Protein, Fett sowie sekundären Pflanzenstoffen. Nach allen vorliegenden Kenntnissen ist es am sinnvollsten, Vollkorn und Vollkornprodukte zu verzehren – und nicht *isolierte* Bestandteile, wie Auszugsmehle und Ballaststoffpräparate. Wird ein Teil des Vollkorns in unerhitzter und ein

Teil in erhitzter Form verzehrt, kann das volle Spektrum der Nährstoffe und physiologischen Wirkungen optimal genutzt werden.

Es ist in jedem Falle ungünstig, auf Vollkorn-Getreide als Grundnahrungsmittel zu verzichten, weil sonst die Bedarfsdeckung an essentiellen Nährstoffen durch andere Lebensmittel sichergestellt werden müßte. Das ist aber, wenn überhaupt, nur schwer realisierbar, weil andere Lebensmittel meist Nachteile aufweisen, beispielsweise einen hohen Energiegehalt, eine geringe Nährstoffdichte, einen mangelnden Ballaststoffgehalt oder problematische Inhaltsstoffe.

10 GEMÜSE UND OBST

10.1 Empfehlungen für die Vollwert-Ernährung

Für die Vollwert-Ernährung wird **empfohlen**, reichlich Gemüse und Obst zu verzehren, einen großen Teil davon als unerhitzte Frischkost (Rohkost – auch in milchsaurer Form; s. 7.3, S. 101; s. Abb. 7.1, S. 101). Der Verzehr von Gemüse und Obst sollte vielseitig sein – eher mehr Gemüse als Obst – und sich nach dem jahreszeitlichen Angebot richten. Die Erzeugnisse sollten aus anerkannt ökologischer Landwirtschaft stammen.

Tiefkühlgemüse und -obst sollte nicht täglich, sondern nur gelegentlich verwendet werden.

Weniger empfehlenswert sind Gemüse- und Obstkonserven in Dosen oder Gläsern.

Nicht empfehlenswert sind Tiefkühlfertiggerichte.

10.2 Allgemeines

Gemüse ist ein Sammelbegriff für alle Pflanzenteile, die unerhitzt oder erhitzt zur menschlichen Ernährung geeignet sind – mit Ausnahme der Früchte mehrjähriger Pflanzen (meist Gehölze), die als *Obst* bezeichnet werden. Die Einteilung der Gemüsearten richtet sich meist nach dem jeweiligen Pflanzenteil: z.B. Wurzelgemüse, Blattgemüse, Stengel- und Sproßgemüse, Blütengemüse, Zwiebelgemüse.

Trockene Samen zählen nicht zum Gemüse, d.h. Erbsen, Bohnen, Linsen u.a. werden zu einer eigenständigen Gruppe der *Hülsenfrüchte* zusammengefaßt (s. Kap. 12 *Hülsenfrüchte*, S. 177). *Kartoffeln* zählen bei dieser botanischen Einteilung zu den Sproßknollen, *Kräuter* zu den Gewürzgemüsen. Um ihre Besonderheiten aufzuzeigen und ihren Stellenwert innerhalb der Vollwert-Ernährung hervorzuheben, wurden ihnen eigenständige Kapitel gewidmet (s. Kap. 11 *Kartoffeln*, S. 173; s. Kap. 17 *Gewürze, Kräuter und Salz*, S. 221).

10.3 Änderungen des Verbrauchs

Gemüse und Obst stehen den Menschen seit Millionen von Jahren als Nahrung zur Verfügung. Dabei ist zu bedenken, daß fast alle Gemüse- und Obstarten, wie wir sie heute kennen, erst seit kurzer Zeit verzehrt werden. Seit der Industrialisierung haben sich beim Verbrauch von Gemüse und Obst wesentliche Veränderungen ergeben (Tab. 10.1, S. 162). Erfreulicherweise hat sich der bis zu den 1960er Jahren rückläufige Trend beim Gemüseverbrauch nicht fortgesetzt, sondern weist wieder deutlich steigende Verbrauchszahlen auf (*Ernährungsbericht* 1992, S. 20). Dazu trägt auch der ständig steigende Anteil industriell verarbeiteter Produkte am Gesamtverbrauch von Gemüse bei. Der Obstverbrauch weist fast durchgängig eine steigende Tendenz auf (*Statist. Jahrbuch ELF* 1991, S. 164-203).

Beim Gemüse- und Obstverbrauch von 1850 (Tab. 10.1, S. 162) wurde der Anteil der Produktion im eigenen Garten statistisch nicht erfaßt, weil diese Erzeugnisse nicht auf dem Markt gehandelt wurden. Da die Eigenproduktion früher weit höher lag als heute, hat der Gemüseverbrauch vermutlich anfangs noch deutlicher abgenommen, der Obstverbrauch dagegen nur dem Anschein nach zugenommen (*Thomas* und *Rienermann* 1976).

10.4 Gesundheitliche Aspekte

10.4.1 Essentielle Nährstoffe

Gemüse und Obst weisen im Vergleich zu anderen Lebensmittelgruppen aufgrund ihres geringen Energiegehalts sehr hohe

Tab. 10.1: **Verbrauchsentwicklung von Gemüse und Obst in Deutschland**[1]
(kg pro Person und Jahr; nach *Teuteberg* und *Wiegelmann* 1986, S. 236-237: Angaben bis 1900; *Statist. Jahrbücher ELF* 1962, S. 173-175; 1973, S. 159-184; 1984, S. 168-195; 1991, S. 173, 203: Zahlen ab 1950/51)

	1850	1900	50/51	60/61	70/71	80/81	89/90
Frischgemüse	37	61	50	49	64	64	83
Gemüsekonserven	–	–	–	6	12	15	14
Tiefkühlgemüse[2]	–	–	–	–	1	2	3
Frischobst	15	43	41	81	93	84	124
Obstkonserven	–	–	–	3	7	9	8
Tiefkühlobst[2]	–	–	–	–	0,1	0,2	0,2
Trockenobst	–	–	2	2	1	1	2

[1] ab 1950/51 BRD (alte Bundesländer)
[2] berechnet nach *Statist. Jahrbüchern ELF* (s.o.)
– keine Angabe

Nährstoffdichten für zahlreiche **Vitamine** und **Mineralstoffe** auf (s. Tab. 4.1, S. 51). Gemüse und Obst leisten einen wesentlichen Beitrag für die Versorgung mit Vitamin C, Folsäure, ß-Carotin, Magnesium und Ballaststoffen. Auch für die Vitamine B_1, B_6 und Niacin sowie für die Mineralstoffe Kalium, Eisen und Zink sind Gemüse und Obst wichtige Quellen. Gerade für ß-Carotin, Folsäure, Vitamin B_1 und B_6 wurde für spezielle Altersgruppen eine kritische Nährstoffversorgung festgestellt (*Heseker* u.a. 1991). Aus diesem Grunde kommt Gemüse und Obst ernährungsphysiologisch ein besonderer Stellenwert zu.

Beurteilt nach der Nährstoffdichte ergibt sich für Gemüse eine günstigere Beurteilung als für Obst (s. Tab. 4.1, S. 51); darauf beruht die Empfehlung, eher mehr Gemüse als Obst zu verzehren.

Gemüse und Obst nehmen auch deshalb eine Sonderstellung ein, da der größte Teil in frischer, d.h. roher, nicht erhitzter Form verzehrt werden kann – im Gegensatz zu anderen Lebensmittelgruppen, wie Kartoffeln, Hülsenfrüchten, Fleisch, Fisch und Eiern. Beim Rohverzehr entfällt der Verlust an Inhaltsstoffen durch Verarbeitung, d.h. diese Lebensmittel ermöglichen die praktisch vollständige Zufuhr ihrer natürlicherweise enthaltenen Inhaltsstoffe (s. 10.4.6, S. 166).

10.4.2 Sekundäre Pflanzenstoffe

Neben der hohen Nährstoffdichte für Vitamine und Mineralstoffe enthalten alle Gemüse- und Obstarten sekundäre Pflanzenstoffe, beispielsweise Geschmacks- und Geruchsstoffe. Hingewiesen sei z.B. auf Bitterstoffe in Chicorée, Endivie, Löwenzahn und Artischocke (Stimulation der Magensaftproduktion und gallentreibende Wirkung), krampflösende ätherische Öle in Fenchelgemüse und antikanzerogene Indole in Kohlgemüse (*Jakobey* u.a. 1988a, b, c).

Die Empfehlung für *unerhitzte* Frischkost hat bezüglich der sekundären Pflanzenstoffe eine besondere Bedeutung. Nur durch die weitgehende Vermeidung von Verarbeitungsprozessen wird die Zufuhr und Wirksamkeit sekundärer Pflanzenstoffe nicht beeinträchtigt, da sie teilweise hitzelabil und leicht flüchtig sind.

Eine ausführliche Darstellung der sekundären Pflanzenstoffe erfolgt im Unterkapitel 6.2 (S. 74).

10.4.3 Natürlich vorkommende gesundheitsschädliche Inhaltsstoffe

In zahlreichen Veröffentlichungen wird immer wieder auf natürliche Gifte in Gemüsen hingewiesen. Jedoch sind neben den in Kartoffeln und Hülsenfrüchten vorkommenden gesundheitsschädlichen Substanzen (s. 11.4.3, S. 174; s. 12.4.2, S. 178) nur die strumigenen, d.h. kropffördernden Inhaltsstoffe in Kohlgemüsen zu nennen. Ihre schädigende Wirkung kommt erst bei einem täglichen Verzehr von 0,4-2,5 kg Weißkohl über mehrere Monate und gleichzeitigem Jodmangel zum Tragen. Vom Rohverzehr grüner Bohnen ist abzuraten, weil der in den Samen enthaltene Giftstoff Phasin nur durch Garen der Bohnen zerstört wird.

10.4.4 Nährstoffverluste durch Zubereitung

Bei den verschiedenen Zubereitungsverfahren treten je nach mechanischen und thermischen Einflüssen Verluste an wasserlöslichen, oxidations- oder wärmeempfindlichen Nährstoffen und sekundären Pflanzenstoffen auf (*Bognár* 1988). Allerdings gibt es bei den Erhitzungsverfahren auch positive Wirkungen, z.B. die Zerstörung unerwünschter Inhaltsstoffe, eine Änderung des Geschmacks der Lebensmittel und eine bessere Ausnutzbarkeit bestimmter Nährstoffe.

Das **Schälen** von Gemüse und Obst bewirkt ein teilweises Entfernen von Vitaminen und Mineralstoffen. Bei vielen Früchten (z.B. Kernobst) ist der größte Teil der Vitamine dicht unterhalb der Schale lokalisiert, so daß diese beim Schälen zwangsläufig abgetrennt werden (*Wirths* 1972). Durch Schälen gehen außerdem erwünschte Ballaststoffe verloren. Zur optimalen Erhaltung der Inhaltsstoffe sollten deshalb nur die nicht zum Verzehr geeigneten Bestandteile abgetrennt werden.

Durch gründliches **Waschen** von Obst und unzerkleinertem Gemüse wird ein großer Teil der außen haftenden Schadstoffe entfernt. Dadurch reduziert sich der Nährstoffgehalt kaum, während Wässern zu beträchtlichen Verlusten an wasserlöslichen Vitaminen und Mineralstoffen führt (*Bognár* 1988).

Durch **Zerkleinern** (mechanische Strukturveränderungen) kommt es nur zu einer geringen Abnahme von Vitamin C (2-9 %; Vitamin C dient als Indikatorsubstanz für andere empfindliche Vitamine). Besonders niedrig sind die Verluste, wenn das zerkleinerte Gemüse sofort weiterverarbeitet, z.B. mit Salatsoße gemischt wird. Bei längerem Stehenlassen (zwei Stunden) wurden Oxidationsverluste bis zu 30 % festgestellt (*Bognár* 1988).

Die **Garverfahren** bei Gemüse reduzieren mehr oder weniger stark den Gehalt an essentiellen Nährstoffen. Das Ausmaß der Verluste hängt von folgenden Faktoren ab:

- Garmethode: Kochen, Dünsten (= mit wenig Wasser), Dampfdrucktopf, Mikrowelle
- Gemüseart
- erwünschter Garzustand
- Eigenschaften der Inhaltsstoffe.

Zahlreiche Untersuchungen des Einflusses verschiedener Garverfahren bei Gemüse auf ausgewählte Vitamine und Mineralstoffe zeigen, daß Dünsten günstiger ist als Kochen, es sei denn, die Garflüssigkeit wird mitverzehrt (Tab. 10.2 und 10.3, S. 164). Der Dampfdrucktopf bietet keine Vorteile für die Nährstofferhaltung. Hierbei ist genau auf die Garzeiten zu achten, da bei der durch Druck erhöhten Temperatur Nährstoffverluste infolge zu langer Garzeit sehr schnell eintreten. Auch das Garen im Mikrowellenherd ist bezüglich des Nährstofferhalts nicht günstiger als Dünsten (*Bognár* 1988; s. 7.6.4, S. 112).

Vitamingehalte werden in starkem Maß auch durch lange **Warmhaltezeiten** bzw. Aufbewahren bereits gegarter Speisen reduziert (Tab. 10.4, S. 164).

10.4.5 Nährstoffverluste durch Konservierung

Zu den Konservierungsmethoden von Gemüse und Obst zählen u.a. Hitzekonservierung, Tiefkühlung und Trocknung. Allen Ver-

Tab. 10.2: Einfluß der Garverfahren auf den Gehalt an den Vitaminen C und B$_1$ in ausgewählten Gemüsen
(durchschnittliche Änderungen in % des Ausgangsgehalts; nach *Bognár* 1988; verändert nach persönlicher Mitteilung von *Bognár* 1994)

	Vitamin C			Vitamin B$_1$			
	Kochen	Druck-dämpfen	Dünsten[1]	Kochen	Druck-dämpfen	Dünsten[1]	Mikro-welle
Blumenkohl							
Gargut	−42	−23	−18	−46	−22	−18	−
Garflüss.[2]	+27	+6		+34	− 6		−
Weißkohl							
Gargut	−52	−28	−28	−46	−22	−19	−38
Garflüss.[2]	+21	−		+33	+ 3		+24
Grüne Erbsen							
Gargut	−44	−29	−20	−32	−6	−7	−7
Garflüss.[2]	+32	−		+18	−		−
Karotten							
Gargut	−37	−21	−28	−40	−14	−14	−
Garflüss.[2]	−			+1	−		−

[1] beim Dünsten verbleibt keine Garflüssigkeit
[2] Zunahmen in der Garflüssigkeit entstehen durch Auslaugen des Garguts
− keine Angabe

Tab. 10.3: Einfluß der Garverfahren auf den Gehalt an wichtigen Mineralstoffen in ausgewählten Gemüsen
(durchschnittliche Änderungen in % des Ausgangsgehalts; nach *Bognár* 1988)

	Kalium		Magnesium		Eisen	
	Kochen	Dämpfen	Kochen	Dämpfen	Kochen	Dämpfen
Blumenkohl	−44	− 4	−	−	−13	−10
grüne Bohnen	−30	− 5	−10	− 2	−15	−15
Karotten	−45	± 0	−42	−13	−14	− 3
Spinat	−72	−36	−48	−18	−51	−55

− keine Angabe

Tab. 10.4: Vitaminverlust beim Warmhalten, Kühlen und Tiefgefrieren von Speisen
(% des Ausgangsgehalts; nach *Bognár* 1988)

	Dauer	Vitamin C		Vitamin B$_1$		Vitamin B$_2$	
		MW	SB	MW	SB	MW	SB
Warmhalten	1 Std.	8	4–17	5	1– 9	3	0–11
70 bis 80 °C	3 Std.	22	11–51	14	3–27	8	1–33
Kühlen	1 Tag	7	5–11	2	1– 5	2	1– 3
+2 bis +4 °C	3 Tage	20	15–33	6	3–15	6	3– 9
Tiefgefrieren	1 Mon.	6	2–11	3	0– 5	2	0– 5
−18 bis −25 °C	6 Mon.	37	14–64	20	2–27	12	2–28

MW = Mittelwert
SB = Schwankungsbreite

fahren ist gemeinsam, daß die Haltbarmachung zu einem Verlust an essentiellen und gesundheitsfördernden Inhaltsstoffen führt.

Bei der **Hitzekonservierung** von Gemüse kommt es wegen der relativ langen Einkochdauer und dem Auslaugen (Aufgußflüssigkeit) zu Verlusten bis zu 60 % der ursprünglichen Menge an den Vitaminen C, B$_1$ und B$_6$, die sich nach zwölfmonatiger Lagerung nochmals um etwa 10 % verringert (bezogen auf den Gehalt in frisch eingekochtem Gemüse; *Bognár* 1991). Wird die Aufgußflüssigkeit aus den Dosen bzw. Gläsern mitverwendet, sind die Verluste geringer; der teilweise hohe Kochsalzzusatz bei Gemüsekonserven spricht jedoch *gegen* den Mitverzehr der Aufgußflüssigkeit.

Bei Obstkonserven betragen die Verluste der B-Vitamine wie bei Gemüsekonserven bis zu 60 %, die Vitamin-C-Verluste können jedoch 80 % erreichen (*Bognár* 1991). Außerdem verringert ein Zusatz von isolierten Zuckern die Nährstoffdichte.

Die **Tiefkühlung** bewirkt Verluste bei den unterschiedlichen Zubereitungsschritten (Blanchieren, Lagerung, Auftauen). Beim Wasserblanchieren von *Gemüse* liegen die Nährstoffverluste (20-25 % des Vitamin C) höher als beim Dampfblanchieren (15-20 % des Vitamin C); sie nehmen ebenfalls zu, wenn die Gemüse stärker zerkleinert sind (*Väth* u.a. 1990). Nach dreimonatiger Lagerung hat sich der Vitamin-C-Gehalt auf 60-70 % des Ausgangsgehalts reduziert (einschließlich der Verluste beim Blanchieren; *Bognár* 1991).

Die Vitaminverluste beim *Obst* sind geringer, da der Blanchiervorgang meist nicht nötig ist und die enthaltenen Fruchtsäuren die Vitamine schützen. Es treten somit beim Obst während einer zwölfmonatigen Gefrierlagerung kaum Vitaminverluste auf (*Bognár* 1991).

Wird der Auftauprozeß beschleunigt, z.B. Obst in etwa 15 °C warmem Wasser oder Gemüse direkt im heißen Kochtopf, sind die Vitaminverluste beim Auftauen gering (*Bognár* 1991).

Obgleich die Tiefkühlung aus ernährungsphysiologischer Sicht eine recht günstige Konservierungsmethode ist, wird die Empfehlung für Tiefkühlkost zurückhaltend gegeben. Dieses beruht primär auf dem hohen Energieeinsatz bei der Herstellung der Ware und bei der weiteren Tiefkühlkette (mehrfache Lagerungen und Transporte; s. 10.5, S. 170). Es erscheint daher sinnvoll, *Tiefkühlgemüse und -obst* aus dem Lebensmittelhandel nur gelegentlich zu verwenden. Für die Lagerhaltung von selbst angebautem Gemüse und Obst sowie für auf Vorrat zubereitete Mahlzeiten bietet sich die Tiefkühlung zur schonenden Konservierung an. In der Gemeinschaftsverpflegung sind tiefgekühlte Lebensmittel wegen deutlich geringerer Personalkosten heute billiger als Frischware. Nicht empfehlenswert sind dagegen *Tiefkühlfertiggerichte*, weil sie häufig ernährungsphysiologisch ungünstig zu bewertende Zutaten und Zusatzstoffe enthalten (s. 7.6.4, S. 112).

Bei der **Trocknung** von Gemüse und Obst führt die Verminderung des Wassergehalts zur Reduktion oder zum vollständigen Erliegen des Wachstums von Mikroorganismen und somit zur Verlängerung der Haltbarkeit. Zur Enzyminaktivierung wird in der Lebensmittelindustrie das geputzte und zerkleinerte *Gemüse* 2-7 Minuten blanchiert, eine Schwefelung kann sich anschließen. Der Trocknungsprozeß z.B. für Suppengemüse erfolgt durch technologisch unterschiedliche Verfahren und führt zu licht-, luft- und feuchtigkeitsempfindlichen Produkten, die eine aufwendige Verpackung erfordern. Blanchieren und Trocknen führen zu Verlusten bei zahlreichen Inhaltsstoffen, besonders den Vitaminen (z.B. Vitamin-C-Verluste bis 60 %; *Heiss* und *Eichner* 1990; *Väth* u.a. 1990). Durch Verluste und Veränderungen des Aromas kommt es zusätzlich zu starken Qualitätseinbußen.

Als Vorbehandlung von *Obst* wird eine Erhitzung (Pflaumen) oder Schwefelung (Apfelringe, Aprikosen) durchgeführt, um die Farbe zu erhalten. Vitamin B_1 wird durch Schwefelung weitgehend zerstört (*Belitz* und *Grosch* 1992, S. 409). Beim Trocknungsprozeß von Früchten verringert sich der Vitamin-C-Gehalt vorwiegend durch Luft- und Wärmezufuhr um durchschnittlich 80 % (berechnet nach *Souci* u.a. 1989).

Die Konservierung von Gemüse und Obst erfordert im Vergleich zur Zubereitung von Frischware zusätzliche Verarbeitung und führt dadurch zu unterschiedlich hohen Verlusten an wertgebenden Inhaltsstoffen. Werden frische Produkte jedoch zu lange und unter ungünstigen Bedingungen gelagert, können die Nährstoffverluste größer sein als durch schnelle und sachgerechte Konservierung, wie im Falle der Tiefkühlung. Unter dem Aspekt der Nährstofferhaltung ist der direkte Verbrauch frischer Ware der konservierten Kost, auch der Tiefkühlkost, vorzuziehen. Hitzekonservierte Nahrungsmittel (in Dosen oder Gläsern) weisen die größten Nährstoffverluste auf.

Im Gegensatz zu den bisher genannten Konservierungsmethoden bleiben bei der **Milchsäuregärung** die wertgebenden Inhaltsstoffe weitgehend erhalten. Die Haltbarmachung von Gemüse durch Gärung (unter Ausschluß von Sauerstoff) ist eine der ältesten Konservierungsmethoden; ein Beispiel ist die Sauerkrautherstellung. Dabei bauen vorwiegend Milchsäurebakterien Kohlenhydrate zu organischen Säuren ab, hauptsächlich zu Milchsäure, Essigsäure und Kohlensäure. Durch Einsalzen (z.B. 1,5–2,5 g Salz pro 100 g Weißkohl) werden die mikrobiellen Vorgänge in der Regel so beeinflußt, daß unerwünschte Mikroorganismen in ihrer Entwicklung unterdrückt werden. Das gesäuerte Produkt muß stets von Lake (Flüssigkeit) bedeckt, d.h. vor Sauerstoff geschützt sein, wodurch bei Kühlhaltung eine Lagerfähigkeit über mehrere Monate erreicht wird (*Belitz* und *Grosch* 1992, S. 718-719).

Die Vitamine und Mineralstoffe bleiben durch den Ausschluß von Sauerstoff und Hit-

ze weitgehend erhalten. Der Säuregehalt (etwa pH 3,6 bei Sauerkraut) führt zur Reduktion von dreiwertigem zu besser resorbierbarem zweiwertigem Eisen und übt außerdem einen Schutz auf den Erhalt von Vitamin C aus.

Zur Erhöhung der Lagerzeit wird bei im Handel befindlichen Erzeugnissen meistens eine Pasteurisierung oder Sterilisierung vorgenommen, wodurch das Gärgemüse seinen Frischkost-Charakter verliert. Beim Dünsten von Sauerkraut werden etwa 40-50 % des Vitamin C zerstört (*Bognár* 1988).

Schon seit langem sind ernährungsphysiologisch günstige Eigenschaften milchsauer vergorener Gemüse aus der Erfahrungsheilkunde bekannt. Neuere Studien über den Einfluß fermentierter Lebensmittel zeigen, daß Milchsäurebakterien die Aktivität einiger bakterieller Enzyme im Darm hemmen, die die Umwandlung von Prokarzinogenen zu Karzinogenen vermitteln. Somit kann durch den Verzehr milchsauer vergorener Lebensmittel dazu beigetragen werden, das Risiko der Kolonkarzinomentstehung zu senken (*Goldin* und *Gorbach* 1984; *Michel* und *Leitzmann* 1993).

10.4.6 *Unerhitzte Frischkost*

Für *unerhitzte Frischkost* steht häufig auch der Begriff *Rohkost*; in der Vollwert-Ernährung wird jedoch der Begriff *unerhitzte Frischkost* bevorzugt (s. 7.3, S. 101).

Unerhitzte Frischkost umfaßt nicht nur Gemüse und Obst (einschließlich milchsauer vergorenem Gemüse), sondern auch unerhitztes Getreide, unerhitzte Nüsse, Ölsamen, Ölfrüchte, kaltgepreßte, unraffinierte Öle, Keimlinge und Kräuter, im erweiterten Sinne auch unerhitzte tierische Lebensmittel, z.B. Vorzugsmilch und unerhitzte Sauermilchprodukte (s. 7.3, S. 101).

Bestimmte Gemüsearten, wie Auberginen, sind in unerhitzter Form für den Verzehr nicht geeignet. Hülsenfrüchte sollten nicht roh gegessen werden, weil erst durch das Erhitzen bestimmte gesundheitsschädliche Inhaltsstoffe zerstört werden (d.h. Keimlinge von Hülsenfrüchten blanchieren; s. 12.4.4, S. 179).

Ein **Vorteil** von Frischkost ist ihr Nährstoffreichtum, der nicht durch Hitzeschädigung vermindert wird (s. 10.4.4, S. 163). Die Nährstoffresorption aus gegarter Kost ist im Vergleich zur unerhitzten Frischkost allerdings erleichtert, weil durch den Kochprozeß Pflanzenzellen zerstört und aufgeschlossen werden. Dagegen entfalten die in unerhitzter Frischkost in großer Menge vorhandenen Ballaststoffe und sekundären Pflanzenstoffe ihre physiologischen Wirkungen uneingeschränkt; die vollständig erhaltenen Farb-, Geruchs- und Geschmacksstoffe erhöhen daher den Genuß (s. 6.1, S. 69; s. 6.2, S. 74).

Neben der Vielfalt an Inhaltsstoffen hat Frischkost meist eine niedrige Energiedichte – vorausgesetzt, weitere Zutaten sind nicht fettreich (z.B. in der Salatsoße). Durch längeres Kauen und intensives Einspeicheln sowie durch eine große Magenfüllung wird ein höherer Sättigungswert erreicht als beim Verzehr der gleichen Lebensmittel in erhitzter Form. Daher kann unerhitzte Frischkost zur Regulation des Körpergewichts langfristig von erheblichem Nutzen sein (s. 7.3, S. 101).

Schon *Bircher-Benner* (1938, S. 68-82) behandelte seine Patienten um die Jahrhundertwende erfolgreich mit unerhitzter Frischkost, wobei seine *Ordnungstherapie* nicht ausschließlich aus einer Ernährungsumstellung auf Frischkost bestand, sondern auch die Ordnung aller anderen Lebensbereiche beinhaltete.

10.4.7 Anthropogene Schadstoffe

Zur Einschätzung der Schadstoffbelastung bei Gemüse und Obst muß besonders der Gehalt an Nitrat, Schwermetallen und Pestiziden beachtet werden.

Nitrat

Nitrat in Lebensmitteln und Trinkwasser ist hauptsächlich aus zwei Gründen unerwünscht. Erstens können **Nitrosamine** entstehen, indem sich Nitrit, das aus dem aufgenommenen Nitrat bakteriell entsteht, mit sekundären Aminen oder Amiden aus dem Nahrungsprotein verbindet. Nitrosamine sind stark kanzerogene Substanzen. Die Nitrosaminbildung wird u.a. durch die Vitamine C und E gehemmt (*Elmadfa* und *Leitzmann* 1990, S. 347-350).

Zweitens sind durch eine endogene (im Körper stattfindende) bakterielle Umwandlung des Nitrats in Nitrit Säuglinge gefährdet, da der Sauerstofftransport des Blutes durch eine Reaktion von Nitrit mit Hämoglobin beeinträchtigt wird. Im schlimmsten Fall kann die entstehende **Blausucht** (Methämoglobinämie) zu innerem Ersticken führen. Für Säuglinge und Kleinkinder bestehen deshalb für die Nitrataufnahme strengere Richtwerte. Bei Erwachsenen besteht ein enzymatischer Schutzmechanismus, der bei Säuglingen noch nicht ausreichend entwickelt ist (s. 16.4.2, S. 214).

Die häufigsten **Quellen** für die Aufnahme von Nitrat und Nitrit in der BRD (alte Bundesländer) sind Gemüse (zu etwa 70 %), Trinkwasser (zu etwa 20 %; s. 16.4.2, S. 213) und vorwiegend gepökelte tierische Lebensmittel (< 10 %; *Thomas* und *Vögel* 1989). Die durchschnittliche tägliche Aufnahme liegt bei etwa 130 mg Nitrat pro Person, wobei je nach Verzehrsgewohnheiten und Trinkwasserqualität große individuelle Unterschiede bestehen (*Scharpf* und *Wehrmann* 1991). Die WHO hat einen Grenzwert von 220 mg Nitrat pro Tag für Erwachsene festgelegt.

Nitrat wird von der Pflanze aus dem Boden als Stickstoffquelle zur Bildung von Protein resorbiert. Für diesen komplexen Aufbau ist eine intensive Photosynthese der Pflanze notwendig. Zahlreiche Einflüsse wirken hierbei auf den Nitratgehalt der Pflanzen, wobei v.a. die Pflanzenart, aber auch die Höhe der Stickstoffdüngung und die Intensität der Sonneneinstrahlung zu nennen sind. Zwischen verschiedenen Gemüsearten bestehen natürlicherweise große Unterschiede, die zu einer Einteilung in nitratarme und nitratreiche Gemüse führen (Tab. 10.5).

Auch innerhalb einer Gemüseart können **Sorteneigenschaften** zu einer deutlich unterschiedlichen Anreicherung von Nitrat führen. Bei unterschiedlichen Kopfsalatsorten schwanken bei gleicher Stickstoffdüngung und Sonneneinstrahlung die Nitratgehalte um mehr als 25 % (*Prugar* u.a. 1990 und 1991).

In den **Pflanzenorganen** ist die Nitratverteilung nicht gleichmäßig. Da Nitrat über die Wurzel aufgenommen wird, reichert es sich besonders im Transportsystem (Stiel, Blattspreite) und den stoffwechselaktiven Teilen an (äußere grüne Blätter; *Prugar* und *Prugarová* 1991; *Scharpf* und *Wehrmann* 1991).

Eine steigende **Stickstoffdüngung** verursacht bei den meisten Pflanzen eine Er-

höhung des Nitratgehalts (Tab. 10.6). Es werden Werte erreicht, die bei entsprechenden Verzehrsgewohnheiten und in Kombination mit einem hohen Nitratgehalt im Trinkwasser den WHO-Grenzwert für die Nitrataufnahme (220 mg/Tag) erreichen oder überschreiten (*Scharpf* und *Wehrmann* 1991).

Obwohl theoretisch auch mit organischen Düngern (z.B. Mist und Jauche) überdüngt werden kann, weisen Erzeugnisse aus anerkannt ökologischem Anbau geringere Nitratgehalte auf (*Regierungspräsidium Stuttgart* 1987, S. 8; s. 7.7.2, S. 116).

Der Umbau von Nitrat zu Pflanzenprotein erfordert Energie, die die Pflanze aus dem **Sonnenlicht** bezieht. Hohe Nitratgehalte können somit auch auf mangelnde Belichtung zurückgeführt werden. Die in der sonnenlichtarmen Zeit (Herbst, Winter, Frühjahr) im Treibhaus- oder Folienanbau produzierten Gemüse weisen deshalb höhere Nitratgehalte auf als saisongerecht im Freiland gereiftes

Tab. 10.5: Einteilung von Gemüse nach dem durchschnittlichen Nitratgehalt
(mg/kg Frischsubstanz; nach *Scharpf* und *Wehrmann* 1984 und 1991)

Nitratgehalt	hoch 1000-4000 mg/kg	mittel 500-1000 mg/kg	niedrig 0-500 mg/kg
Blattgemüse	Kopfsalat, Fenchel Stielmangold, Feldsalat, Spinat		
Kohlgemüse	Grünkohl, Weißkohl Wirsing-, Chinakohl	Blumenkohl Kohlrabi	Rosenkohl
Wurzelgemüse	Rote Bete Radieschen, Rettich	Sellerie Möhren	Kartoffeln
Zwiebelgemüse		Lauch	Knoblauch Zwiebeln
Fruchtgemüse		Auberginen Zucchini	Grüne Bohnen Gurken, Tomaten, Paprika

Tab. 10.6: Einfluß der Stickstoffdüngung auf den Nitratgehalt ausgewählter Gemüsearten
(mg/kg Frischsubstanz; nach *Scharpf* und *Wehrmann* 1991)

Düngung kg N/ha	Blumenkohl	Kohlrabi	Kopfsalat	Möhren
ungedüngt	26–154	47– 307	150– 718	104–335
75–100	–	122– 627	490–1980	220–540
150	–	–	884–2199	–
200–400	109–549	381–1117	–	251–613

N/ha = Stickstoff pro Hektar
– keine Angabe

Gemüse und Obst (*Scharpf* und *Wehrmann* 1991). Auch den Treibhausgemüsen aus anerkannt ökologischem Anbau fehlt ausreichende Sonneneinstrahlung, so daß unerwünscht hohe Nitratgehalte erreicht werden.

Ein weiterer Einfluß besteht darin, daß mit zunehmender **Reife** der Nitratspeicher der Pflanze abnimmt, junges Gemüse hat dagegen eingelagertes Nitrat noch nicht zu Protein umgebaut. Eine Verschiebung des Erntetermins kann somit die Nitratgehalte vermindern. Generell enthält ausgereiftes Gemüse weniger Nitrat (*Scharpf* und *Wehrmann* 1991).

Durch die Bevorzugung von Gemüse und Salat aus saisonalem Angebot läßt sich der Verzehr von Produkten aus Folien- oder Treibhausanbau deutlich reduzieren. Es sollten im Freiland ausgereifte Gemüse aus regionalem Anbau gewählt werden (s. 7.8, S. 118). Küchentechnisch empfiehlt sich bei Blatt- und Kohlgemüsen, die äußeren Blätter zu entfernen sowie Stiele und Blattrippen auszuschneiden. Da es beim Aufbewahren und Aufwärmen von Resten nitratreicher Gemüse zur Umwandlung von Nitrat zu dem wesentlich reaktionsfreudigeren Nitrit kommt, sollten Reste vermieden und nicht von Säuglingen und Kleinkindern gegessen werden.

Schwermetalle

Schwermetalle wie Blei und Cadmium gelangen vorwiegend über Industrie- und Autoabgase in die Nahrungsketten. Ablagerungen auf Gemüse und Obst über Staubniederschläge und Aufnahme über die Wurzel (besonders bei Cadmium) führen zu Belastungen, die je nach regionalen Bedingungen stark schwanken können. Beispiele für erhöhte Schwermetallbelastungen sind Äcker und Hausgärten mit früherer oder noch andauernder Klärschlammdüngung sowie die Nähe zu industriellen Schwermetall-Emittenten oder stark befahrenen Straßen (*Ewers* 1990).

Seit 1979 wurde für die Bleigehalte der meisten Lebensmittel pflanzlicher Herkunft ein geringfügiger Rückgang verzeichnet, die Cadmiumgehalte blieben dagegen unverändert. Für Blei wird durch eine durchschnittliche wöchentliche Nahrungszufuhr eine prozentuale Auslastung des WHO-Richtwerts (s. 9.4.8, S. 157) von 25-30 % erreicht, bei Cadmium liegt die Auslastung bei 34-37 % (für Erwachsene; *Ernährungsbericht* 1988, S. 72-76; *Ernährungsbericht* 1992, S. 131).

Bedingt durch die Art der Belastung läßt sich die ubiquitäre Ausbreitung der Schwermetalle auch in der anerkannt ökologischen Landwirtschaft nicht beeinflussen. Die Schwermetallbelastungen pflanzlicher Erzeugnisse können somit kaum geringer als bei konventioneller Landwirtschaft sein (s. 7.7.2, S.116).

Frisches Gemüse und Obst sollte so gründlich wie jeweils möglich gewaschen und abgerieben werden, was bei rauher oder gekräuselter Oberfläche nur mit Sorgfalt gelingt (z.B. bei Pfirsichen, Wirsingkohl, Himbeeren). Äußere Blätter sollten nicht verwendet werden.

Pestizide

Untersuchungen der amtlichen Lebensmittelkontrollen ergaben Höchstmengenüberschreitungen an Pestiziden bei 0,7 % der Obststichproben und 1,5 % der Gemüsestichproben, wobei ausländische Ware meist deutlichere Überschreitungen aufweist (3 % bzw. 7,2 %; *Ernährungsbericht* 1992, S. 117). Obgleich die Anwendung bestimmter Pestizide in der BRD verboten ist, werden diese hier weiterhin produziert und in Ländern eingesetzt, die Gemüse und Obst nach Deutschland importieren. Auf diese Weise gelangen Rückstände zur Aufnahme, die vermeidbar sind.

Bei Gemüse und Obst aus anerkannt ökologischem Anbau lassen sich aufgrund nicht vergleichbarer Studienbedingungen keine eindeutigen Aussagen zu Rückständen von

Pflanzenschutzmitteln machen (*Hermanows-ki* 1989, S. 13).

Gründliches Waschen ist empfehlenswert, jedoch haften die Schadstoffe teilweise so fest an der Schale bzw. am Blatt, daß erst kräftiges Abreiben, unter Umständen auch Schälen (z.B. Gurke) zu Verminderungen führt.

Schlußfolgerungen

Generell kann die Festlegung von Grenzwerten bzw. Höchstmengen für einzelne Schadstoffe nur akute Toxizitäten ausschließen. Synergistische Wirkungen der Schadstoffe oder ihrer Abbauprodukte untereinander sind in der Regel unbekannt und auch wegen ihrer Komplexität analytisch nicht nachvollziehbar. Dies trifft auch für die chronischen Wirkungen geringer Aufnahmemengen zu. Auswirkungen auf individuell erhöhte Streß- bzw. Allergieanfälligkeit oder Interaktionen mit Medikamenten sind kaum zu erfassen.

Im Hinblick auf die allgemeine Schadstoffbelastung sollte das Ziel eine Vermeidung bzw. Verminderung der Anwendung und Emission problematischer Substanzen sein (s. Kap. 5 *Fremd- bzw. Schadstoffe in Lebensmitteln*, S. 61; s. 7.10, S. 121).

10.5   Ökologische Aspekte

Bei der Bewertung von Gemüse und Obst müssen neben den gesundheitlichen Aspekten besonders die ökologischen Rahmenbedingungen bedacht werden.

So erscheint die Beurteilung von **Tiefkühlgemüse und -obst** unter *gesundheitlichen* Aspekten recht günstig (s. 10.4.5, S. 165). Der *Energieaufwand* für den Gefrierprozeß sowie die Lagerung im Großhandel, Einzelhandel und privaten Haushalt verursacht eine ungünstigere Energiebilanz tiefgekühlter Ware im Vergleich zu sterilisierten Produkten. Durch zentralisierte Verarbeitung muß

der Energieverbrauch für den Transport hinzugerechnet werden (*Ahlert* 1991).

Darüber hinaus besteht der Anreiz, nicht nur tiefgekühlte Rohware, sondern auch tiefgekühlte Fertiggerichte zu kaufen, was durch die zunehmende Verbreitung von Mikrowellengeräten im Trend unterstützt wird und die Ernährungsgewohnheiten ungünstig beeinflussen kann (*Ahlert* 1991; s. 7.6.4, S. 112).

Treibhausgemüse ist nicht nur wegen des höheren Nitratgehalts zu meiden, auch hier steht der Energieaufwand für die Produktion in einem deutlichen Mißverhältnis zum Nahrungsenergiegehalt des Endprodukts.

Im Vergleich zu Sterilkonserven, die meist in **Verpackungen** aus Glas oder Metall angeboten werden, können die Folien- und Kartonverpackungen der Tiefkühlware mit geringerem Energieeinsatz hergestellt werden (*Ahlert* 1991). Das Recycling dieser Materialien ist jedoch im Vergleich zu Glas oder Blechdosen als ungünstig zu beurteilen.

Die **Transportwege** von den Produzenten zu den Verarbeitern und dann erst zu den Verbrauchern nehmen nicht nur durch die steigende Zentralisierung der verarbeitenden Nahrungsmittelbetriebe und Großhandelsketten zu. Auch die Erwartungshaltung vieler Verbraucher für Frischgemüse und -obst außerhalb der Erntezeit, für Angebotsvielfalt und für exotische Früchte führt zu einem Wachstum der Transportmenge (*Brendle* 1991). Diese wird durch die zukünftige Intensivierung des europäischen und weltweiten Warenaustauschs noch steigen. Die Umweltschäden durch das Verkehrsaufkommen, insbesondere die Abgas- und Lärmbelastung, werden entsprechend größer (s. 7.8, S. 118).

Eine Möglichkeit für Verbraucher, diese Sachverhalte in den eigenen Entscheidungsrahmen einzubeziehen, ist eine **Änderung ihres Kaufverhaltens**. Vor allem aus ökologischen Gründen wird in der Vollwert-Ernährung der Einkauf von frischem Gemüse und Obst aus regionaler und saisonaler Erzeugung empfohlen (s. 7.8, S. 118).

10.6   Schlußbemerkungen

Gemüse und Obst haben den Menschen seit Millionen von Jahren als Nahrung gedient (s. 3.1, S. 37). Der Aufbau und die Funktionen seines Verdauungssystems wurden demnach entscheidend durch Wildgemüse, Wurzeln und Beeren geprägt. Sie entsprechen daher einer artgerechten Ernährung und sollten auch aus diesem Grunde in der täglichen Ernährung ihren Platz finden bzw. beibehalten.

Gemüse und Obst weisen eine hohe Dichte von essentiellen Nährstoffen sowie von Ballaststoffen und sekundären Pflanzenstoffen auf, die sich in unterschiedlichem Maße bei zunehmender Verarbeitung verringert (außer bei der Milchsäuregärung). Die Empfehlung, einen großen Anteil von Gemüse und Obst frisch und unerhitzt zu verzehren, hat zum Ziel, dem Körper möglichst viele wertvolle Nahrungsbestandteile zuzuführen. Unerhitzte Frischkost sollte, wie alle Lebensmittel, gründlich gekaut werden, um die positiven Wirkungen der Inhaltsstoffe voll zu nutzen und um das Verdauungssystem zu unterstützen (s. 8.2, S. 135). Zum Garen ist bezüglich der Nährstofferhaltung das Dünsten mit wenig Wasser die beste Methode.

Für die Zubereitung von frischen Salaten und anderen Gemüsegerichten ist die Verwendung von Gewürzen und Kräutern zu empfehlen, da sie wegen ihrer anregenden Wirkung auf den Geschmacks- und Geruchssinn sowie die Verdauungsorgane den Genuß und die Bekömmlichkeit erhöhen (s. 17.4.1, S. 222).

11 KARTOFFELN

11.1 Empfehlungen für die Vollwert-Ernährung

Für die Vollwert-Ernährung wird der Verzehr von Kartoffeln **empfohlen**. Pellkartoffeln sollten gegenüber geschälten Kartoffeln (Salzkartoffeln) bevorzugt werden. Sie sollten nach den Richtlinien der anerkannt ökologischen Landwirtschaft angebaut worden sein.

Weniger empfehlenswert sind Kartoffel-Fertigmischungen, beispielsweise zur Herstellung von Püree und Knödeln.

Nicht empfehlenswert sind fettreiche Kartoffelerzeugnisse, wie Pommes frites und Chips sowie isolierte Kartoffelstärke.

11.2 Allgemeines

Die Kartoffelknolle entsteht als verdickter Sproßabschnitt unterirdischer Ausläufer der Kartoffelpflanze, die zu den Nachtschattengewächsen zählt. Anfang des 17. Jahrhunderts wurde sie von Südamerika nach Europa gebracht und fand erst Mitte bis Ende des 18. Jahrhunderts weite Verbreitung als Grundnahrungsmittel. Je nach Verwendungszweck werden Speise-, Salat-, Futter- und Saatkartoffeln unterschieden; weitere Einteilungskriterien sind Reife- und Erntezeitpunkt (z.B. Früh- oder Spätkartoffeln) und das Kochverhalten (z.B. fest- oder mehligkochend).

Auch wenn die Kartoffel häufig zu den Gemüsen gezählt wird, soll ihr besonderer Stellenwert in der Vollwert-Ernährung mit einem eigenständigen Kapitel unterstrichen werden.

11.3 Änderungen des Verbrauchs

Der seit Mitte des 20. Jahrhunderts rückläufige Verbrauch von Speisekartoffeln hält weiterhin an. Dabei nimmt der Anteil unverarbeiteter Kartoffeln an der Gesamtmenge deutlich ab, der Verzehr von Kartoffelerzeugnissen (z.B. Püree, Knödel, Pommes frites und Chips) nimmt dagegen stark zu. Der Anteil dieser sog. „Veredelungsprodukte" beträgt mittlerweile über 40 % des Marktanteils des gesamten Kartoffelverbrauchs (Tab. 11.1). Mit steigendem Wohlstand und durch ein unbegründetes, schlechtes Image als „Dickmacher" wurde die Kartoffel immer mehr vom Speiseplan verdrängt.

11.4 Gesundheitliche Aspekte

11.4.1 Hauptnährstoffe und essentielle Nährstoffe

Kartoffeln zählen zu den stärkereichen Lebensmitteln (15-20 %), sind beinahe fettfrei und haben einen hohen Wassergehalt. Für einige Nährstoffe weisen sie eine hohe Nährstoffdichte auf, z.B. für die Vitamine C,

Tab. 11.1: Verbrauchsentwicklung von Kartoffeln und Kartoffelerzeugnissen in Deutschland[1]
(kg pro Person und Jahr; nach *Teuteberg* und *Wiegelmann* 1986, S. 236-237: Zahlen bis 1900; *Statist. Jahrbücher ELF* 1962, S. 165; 1977, S. 162; 1986, S. 190; 1991, S. 192: Zahlen ab 1950/51)

	1850	1900	50/51	60/61	70/71	80/81	89/90
Kartoffeln, gesamt	138	271	186	132	102	81	72
davon Kartoffelerzeugnisse	–	–	–	–	–	22	30

[1] ab 1950/51 BRD (alte Bundesländer)
– keine Angabe

B₁ und Niacin sowie für die Mineralstoffe Magnesium, Kalium und Eisen (s. Tab. 4.1, S. 51).

Das menschliche Verdauungssystem kann rohe Kartoffelstärke so gut wie nicht verwerten, u.a. deshalb sollten Kartoffeln trotz der dadurch entstehenden Nährstoffverluste erhitzt werden. Wie beim Gemüse führt das Kochen in wenig Wasser bzw. Dämpfen zu den geringsten **Vitamin- und Mineralstoffverlusten** (*Bognár* 1988). Durch die Zubereitung als Pellkartoffeln können zusätzliche Verluste durch Schälen und Auslaugen vermieden werden, die bei der Zubereitung von geschälten Kartoffeln (Salzkartoffeln) entstehen.

Die Nährstoffdichte verschlechtert sich bei gebratenen oder fritierten Kartoffelerzeugnissen deutlich, z.B. bei Pommes frites und Chips, da der Fettanteil auf bis zu 40% des Gewichts bzw. 60% der Energie ansteigen kann.

Der **Proteingehalt** ist mit etwa 2 g/100 g Kartoffeln zwar gering, wegen des großen Anteils essentieller Aminosäuren ist die biologische Wertigkeit jedoch hoch. Die Kombination von Ei (ein Drittel des Proteins) mit Kartoffeln (zwei Drittel des Proteins), d.h. auf ein Ei etwa 700 g Kartoffeln, erreicht durch den Ergänzungseffekt sogar die höchstmögliche biologische Wertigkeit (138) von zwei kombinierten Proteinquellen (*Jekat* 1984; s. 6.3.4, S. 82). Diese Kombination wird als „Kartoffel-Ei-Diät" bei der Ernährung Nierenkranker genutzt.

11.4.2 Ballaststoffe

Der Ballaststoffgehalt von 2,5 g/100 g ist vergleichbar mit den meisten Gemüsearten (*Souci* u.a. 1989). Durch den hohen Gesamtverzehr war die Kartoffel früher eine wichtige Ballaststoffquelle. Der Rückgang des Kartoffelverzehrs trägt zu einer deutlichen Reduktion der Ballaststoffaufnahme in den letzten 100 Jahren bei (*Thomas* und *Riener-*

mann 1976; s. 6.1.2, S. 70). Eine Steigerung des Kartoffelverzehrs könnte somit die wünschenswerte Erhöhung der Ballaststoffzufuhr unterstützen.

11.4.3 Natürlich vorkommende gesundheitsschädliche Inhaltsstoffe

Unreife Kartoffeln und besonders durch Lichteinwirkung ergrünte Teile enthalten das Steroidalkaloid **Solanin**. Kopfschmerzen, Erbrechen und Durchfälle sind gesundheitliche Störungen, die nach der Aufnahme ungewöhnlich hoher Mengen von Solanin auftreten können. Die grünen Stellen an Kartoffeln sollten deshalb entfernt werden (s. 6.2.1, S. 75).

11.4.4 Anthropogene Schadstoffe

Auch wenn Kartoffeln zu den nitratarmen Lebensmitteln zählen (s. 10.4.7, S. 167, s. Tab. 10.5, S. 168), kann die Gesamtverzehrsmenge möglicherweise zu einer beachtlichen **Nitrataufnahme** führen. Untersuchungen über die Verminderung des Nitratgehalts durch küchentechnische Zubereitung ergaben, daß diejenigen Kochverfahren, die zu den größten Nährstoffverlusten führen, gleichzeitig die Nitratgehalte am stärksten reduzieren: Schälen und Kochen in viel Wasser ergibt eine Nitratreduktion um 60-65 %, die nährstoffschonende Zubereitung als Pellkartoffel bringt dagegen nur eine Reduzierung von 0-12 %. Spätkartoffeln (Ernte von September bis Oktober) weisen meist niedrigere Nitratgehalte auf als Frühkartoffeln (Ernte im Juni; *Bergthaller* und *Ocker* 1985). Kartoffeln aus anerkannt ökologischem Anbau enthalten weniger Nitrat als konventionell erzeugte (*Hermanowski* 1989, S. 12).

Mit der Einkaufsentscheidung für lagerfähige Spätkartoffeln aus anerkannt ökologischem Anbau wird die Nitratzufuhr aus dem Kartoffelverzehr deutlich reduziert.

Der Einsatz von **Pestiziden**, und zwar Herbiziden, Fungiziden und Insektiziden, ist im heute verbreiteten Großanbau von Kartoffeln fast überall anzutreffen. Bei Herbiziden werden im Vergleich zu anderen Pflanzenkulturen Höchstdosierungen gespritzt. Wegen eventuell anhaftender Rückstände sollte bei konventionell angebauten Kartoffeln die Schale vor dem Verzehr entfernt werden (*Katalyse* 1990a, S. 114-116).

11.5 Ökologische Aspekte

Der steigende Konsum stark verarbeiteter Kartoffelerzeugnisse erhöht den **Energieverbrauch** bei der Herstellung, Verpackung und Lagerung dieser Produkte. Als Konservierungsverfahren können bei Kartoffeln das Sterilisieren (z.B. Salzkartoffeln in Gläsern oder Dosen), Trocknen (Püree, Knödel) und das Tiefgefrieren (z.B. Pommes frites) zur Anwendung kommen. Wie bereits bei den Gemüsen beschrieben (s.10.5, S. 170), sind Gläser und Dosen die energieaufwendigsten Verpackungsmaterialien, gefolgt von aluminiumbeschichteten Beuteln und Kartons. Papierbeutel verbrauchen zu ihrer Herstellung am wenigsten Energie (*Khaladj-Nia* und *List* 1982).

Obwohl das Trocknen von allen Konservierungsverfahren den höchsten Energieaufwand erfordert, übersteigt der Energieverbrauch für das Verpackungsmaterial sterilisierter Erzeugnisse und der Energieverbrauch bei der Lagerung von Tiefkühlprodukten den Gesamtenergieverbrauch getrockneter Produkte (*Khaladj-Nia* und *List* 1982). Sterilisierte Kartoffeln im Glas haben insgesamt (für Verarbeitung, Verpackung, Transport, Lagerung und Abfallbeseitigung) einen dreifach höheren, tiefgekühlte Produkte einen 2,4fach höheren Energieverbrauch als getrocknete Kartoffelerzeugnisse im Papierbeutel. Insgesamt bewegt sich der Primärenergieverbrauch der verarbeiteten Produkte zwischen 2300 und 6800 kcal pro kg Produkt (*Khaladj-Nia* und *List* 1982) – bei einem *Nahrungs*energiegehalt von 700 kcal/kg (Kartoffeln im Glas) bis 3200 kcal/kg (Kartoffelpüree-Trockenprodukt; *Souci* u.a. 1989). Bei der Zubereitung von Pellkartoffeln für den Direktverzehr ist der größte Teil dieses Energieaufwands nicht erforderlich.

11.6 Schlußbemerkungen

Mit steigendem Lebensstandard ging der Kartoffelverbrauch in der zweiten Hälfte dieses Jahrhunderts stark zurück. Wegen ihrer Funktion als Stärkelieferanten sowie aufgrund ihres geringen Fettgehalts und somit ihrer hohen Nährstoffdichte, sollte der Verzehr von wenig verarbeiteten Kartoffeln (Pellkartoffeln) erhöht werden. Dagegen sind fettreiche Kartoffelerzeugnisse nicht empfehlenswert.

Bei den meisten Kartoffelerzeugnissen ist der hohe Primärenergieverbrauch bei Herstellung, Lagerung und Verpackung problematisch.

12 HÜLSENFRÜCHTE

12.1 Empfehlungen für die Vollwert-Ernährung

Für die Vollwert-Ernährung wird der Verzehr von Hülsenfrüchten **empfohlen**, vor allem Bohnen, Erbsen, Linsen und Kichererbsen. Als gekochte Samen oder blanchierte Keimlinge sind sie eine oft zu wenig verwendete Lebensmittelgruppe. Die Hülsenfrüchte sollten aus anerkannt ökologischer Erzeugung kommen.

Weniger empfehlenswert sind traditionelle Sojaprodukte (z.B. „Sojamilch" und Tofu) sowie Fertigmischungen (z.B. Bratlingsmischungen).

Nicht empfehlenswert sind Produkte aus stark verarbeitetem, besonders texturiertem, Sojaprotein (z.B. „Sojafleisch" – TVP).

12.2 Allgemeines

Zu den Hülsenfrüchten zählen botanisch die reifen, trockenen Samen von Pflanzen mit zweischaligen Hülsen aus der Familie der Schmetterlingsblütler (Leguminosen). Dazu gehören Bohnen, Erbsen, Linsen, aber auch Kichererbsen und Erdnüsse. Neben der botanischen Einteilung werden die Erdnüsse jedoch meist den Schalenobstarten (Nüssen) zugerechnet. Die halbreifen grünen Bohnen und Erbsen zählen zum Gemüse.

Von den etwa 850 000 t Hülsenfrüchten, die 1989/90 in der BRD (alte Bundesländer)

verbraucht wurden, kamen 70 % aus dem Ausland. Nur etwa 4 % der gesamten Inlandsverwendung diente der menschlichen Ernährung, der weitaus überwiegende Teil wurde als Tierfutter eingesetzt.

12.3 Änderungen des Verbrauchs

Hülsenfrüchte haben noch deutlicher als Kartoffeln ihre Rolle als Grundnahrungsmittel verloren (Tab. 12.1). Während Kartoffeln erst vor knapp 400 Jahren nach Europa eingeführt und vor etwa 200 Jahren zum Grundnahrungsmittel wurden, zählen Hülsenfrüchte schon seit Jahrtausenden zu den Feldfrüchten des Menschen. Verbesserte Konservierungsmethoden für proteinreiche Lebensmittel tierischer Herkunft und deren höheres Prestige verdrängten die Hülsenfrüchte mehr und mehr vom Speiseplan der Mittel- und Nordeuropäer.

12.4 Gesundheitliche Aspekte

12.4.1 Wertgebende Inhaltsstoffe

Hülsenfrüchte weisen von allen Lebensmitteln den höchsten **Proteingehalt** auf, der zwischen 15 % (Erdnuß) und 35-40 % (Sojabohne) liegt. Die biologische Wertigkeit des Proteins von Hülsenfrüchten wird durch die Kombination mit Getreide, Ei oder Milchprodukten deutlich erhöht (*Jekat* 1984; s. 6.3.4, S. 82).

Mit Ausnahme der Sojabohnen und Erd-

Tab. 12.1: Verbrauchsentwicklung von Hülsenfrüchten in Deutschland[1]
(kg pro Person und Jahr; nach *Teuteberg* und *Wiegelmann* 1986, S. 236–237: Angaben bis 1900; *Statist. Jahrbücher ELF* 1962, S. 165; 1973, S. 155; 1984, S. 167; 1991, S. 191: Angaben ab 1950/51)

	1850	1900	50/51	60/61	70/71	80/81	89/90
Hülsenfrüchte	20,7	4,3	1,7	1,5	1,1	1,0	0,6

[1] ab 1950/51 BRD (alte Bundesländer)

nüsse liefern Hülsenfrüchte zum größten Teil komplexe **Kohlenhydrate** in Form von Stärke und fast kein **Fett**. Dies macht sie bei den heutigen Ernährungsfehlern – zu viel Fett, zu wenig komplexe Kohlenhydrate – zu einem optimalen Lebensmittel. Der geringe Fettanteil bei Erbsen, Linsen und Bohnen ergibt eine hohe Nährstoffdichte für zahlreiche Vitamine und Mineralstoffe. Hier sind besonders die B-Vitamine sowie Magnesium, Phosphor, Kalium und Eisen zu nennen.

Hinzu kommt der hohe Gehalt an **Ballaststoffen**, der bei Bohnen, Erbsen, Kichererbsen und Linsen zwischen 10 und 18 % liegt. Die bereits sprichwörtlichen Verträglichkeitsprobleme nach Verzehr von Hülsenfrüchten sind u.a. ein Grund für den abnehmenden Verzehr. Für eine normale Darmtätigkeit ist eine ballaststoffreiche Kost jedoch erforderlich (s. 6.1.3, S. 70). Um der Darmflora eine Anpassungsphase zu gewähren, sollte die Gewöhnung an Hülsenfrüchte langsam erfolgen (s. 8.3, S. 138).

Für **Diabetiker** sind Hülsenfrüchte besonders geeignet, da der Blutzuckerspiegel nach Verzehr von Hülsenfrüchten sehr langsam und leicht ansteigt, was für die diabetische Stoffwechselsituation günstig ist. Anders als noch vielfach üblich, müssen deshalb Hülsenfrüchte in verzehrsüblichen Mengen bei den blutzuckerwirksamen Kohlenhydraten nicht angerechnet werden (*Berger* und *Jörgens* 1986, S. 106; *v. Koerber* u.a. 1991; s. Abb. 6.1, S. 72).

Sojabohnen nehmen wegen ihres Fettanteils von etwa 20 % und ihres Proteingehalts von bis zu 40 % eine Sonderstellung ein. Sie dienen hauptsächlich der Speiseölgewinnung und als Futtermittel in Form von proteinreichem Sojaschrot. In Asien und zunehmend auch in Europa werden Sojabohnen als Ausgangsbasis für zahlreiche verarbeitete Lebensmittel verwendet, wie Tofu und Sojasoße. In westlichen Ländern dienen sie auch als Ausgangssubstanz von texturierten Sojaprodukten (s. 12.4.5, S. 179; s. 12.4.6, S. 180).

Auch **Erdnüsse** sind nährstoffreich, weisen jedoch wegen ihres Fettgehalts von 25 % einen hohen Energiegehalt auf und ähneln damit, wie der Name bereits sagt, den Nüssen. In vielen Anbauländern wird das Öl der Erdnüsse zur Speisenzubereitung verwendet (Afrika, Asien, USA).

12.4.2 Natürlich vorkommende gesundheitsschädliche Inhaltsstoffe

Hülsenfrüchte enthalten eine Reihe von Substanzen, die sich beim Verzehr in unerhitzter Form gesundheitsschädlich auswirken. Zu diesen Inhaltsstoffen zählen Hämagglutinine und blausäurehaltige Verbindungen.

Hämagglutinine (oder Lektine) sind Proteine, die sich u.a. an rote Blutkörperchen (Erythrozyten) binden, wodurch diese verkleben und die Funktion des Sauerstofftransports nicht mehr übernehmen können. Es ist jedoch nicht klar, ob die Toxizität allein auf dieser Eigenschaft beruht. Beim Keimvorgang werden die Hämagglutinine nach 4–5 Tagen zu 70–80 % abgebaut (*Chen* u.a. 1977; s. 12.4.4, S. 179). Beim Erhitzen werden sie fast vollständig zerstört (*Meier-Ploeger* 1988).

Blausäure ist in Hülsenfrüchten, besonders in Limabohnen, in Verbindung mit Zuckermolekülen (Glykosiden) enthalten. Blausäure wirkt hemmend auf Enzyme der Endoxidation, d.h. die innere Atmung des Stoffwechsels wird blockiert. Die intakten Glykoside sind ungiftig, die hochtoxische Blausäure wird jedoch nach dem Einweichen und der Zellzerstörung beim Kauen durch spezielle Enzyme freigesetzt. Deshalb sollten Hülsenfrüchte (besonders Limabohnen) ausreichend gekocht werden, da beim Erhitzen die Enzyme inaktiviert werden und sich eventuell entstandene Blausäure verflüchtigt.

Obwohl die bei uns üblicherweise verzehrten Bohnen und Erbsen (heimische und importierte) nur sehr geringe Mengen blausäurehaltiger Glykoside aufweisen, sollten diese nur gegart – bzw. als Keimlinge blanchiert (s. 12.4.4, S. 179) – verzehrt werden.

Protease-Inhibitoren, die meist als gesundheitsschädlich beschrieben werden (*Ernährungsbericht* 1988, S. 112), besitzen nach neuesten Untersuchungsergebnissen in den natürlicherweise in Lebensmitteln vorkommenden Konzentrationen eher gesundheitsfördernde Eigenschaften (s. 6.2.2, S. 77).

Phytinsäure wird hier erwähnt, obwohl sie nicht als gesundheitsschädlich bezeichnet werden kann. Ihre hemmende Wirkung auf die Resorption von Mineralstoffen unterliegt zahlreichen Einflüssen und wird u.a. durch Keimung oder Erhitzung deutlich reduziert (*Fretzdorff* und *Weipert* 1986; *Meier-Ploeger* 1988). Der Phytinsäuregehalt reduziert sich z.B. bei 12 Stunden gequollenen und 15 Minuten im Dampfdrucktopf gegarten Mungbohnen um 25 %. Durch den Keimprozeß über 2½ *Tage* konnten 38 % der Phytinsäure abgebaut werden (*Kataria* u.a. 1989a); in anderen Studien werden Reduzierungen von 30-50 % angegeben (*El-Shimi* und *Damir* 1984; *Kataria* u.a. 1989b; s. 9.4.2, S. 150).

12.4.3 Nährstoffverluste durch Kochen

Beim Kochen von Hülsenfrüchten liegen die Vitaminverluste zwischen 20 und 30 %, mit Ausnahme der Folsäure (40-50 %). Die Auslaugungsverluste an Mineralstoffen erreichen Werte von 10-25 % (*Bognár* 1988). Ist zum Garzeitpunkt die Flüssigkeit vollständig aufgesogen oder wird sie, wie bei Eintöpfen und Suppen, mitverzehrt, werden die Mineralstoffverluste vollständig vermieden (*Bognár* 1988). Mit einer Einweichzeit von etwa 12 Stunden läßt sich die Kochzeit deutlich verringern. Beim Kochen sollte kein Salz zugegeben werden, da hierdurch das Weichwerden erschwert, eventuell sogar verhindert wird.

12.4.4 Keimlinge

Das Keimen ist eine empfehlenswerte Möglichkeit, Hülsenfrüchte ohne bzw. mit nur geringer Hitzeeinwirkung (Blanchieren) zu verzehren. Neben dem Reichtum an Stärke, Ballaststoffen und Protein ist der hohe Gehalt an Vitaminen und Mineralstoffen wichtig. Durch enzymatische Vorgänge nimmt während des Keimprozesses der Gehalt an den blähend wirkenden Kohlenhydraten Stachyose und Raffinose um etwa 80 % ab (*Boese* u.a. 1986).

Wegen des verbleibenden Gehalts an **gesundheitsschädlichen Substanzen**, wie Hämagglutininen (s. 12.4.2, S. 178), und einer möglichen mikrobiellen Kontamination bei unsachgemäßer Handhabung ist es empfehlenswert, die Keimlinge von Hülsenfrüchten zu blanchieren. Im Vergleich zur für Hülsenfrüchte üblichen Kochzeit von einer halben Stunde bis mehreren Stunden sind die Vitaminverluste durch Blanchieren gering (*Harmuth-Hoene* und *Bognár* 1988).

Um den Nitratgehalt der Keimlinge niedrig zu halten, ist zu beachten, daß es in den ersten Keimtagen zu einem Anstieg kommt. Der Nitratgehalt läßt sich jedoch durch bestimmte Anzuchtmethoden, wie verlängerte Keimdauer (4-6 Tage) und erhöhte Lichtintensität nach dem 2. Keimtag, stark reduzieren (*Boese* u.a. 1986).

12.4.5 Traditionelle Sojaprodukte

China gilt als Ursprungsland der Sojabohne; im asiatischen Raum ist sie seit Jahrtausenden eine der wichtigsten Nahrungspflanzen. In der westlichen Welt werden Sojabohnen vorwiegend zur Ölgewinnung genutzt und der proteinreiche Preßrückstand als Tierfutter eingesetzt. Aus Sojabohnen lassen sich zahlreiche Gerichte und Produkte herstellen. Durch teilweise arbeits- und zeitaufwendige Zubereitungsmethoden entstehen traditionelle Produkte, wie Sojasprossen, Sojamilch, Tofu, Sojasoße und Miso.

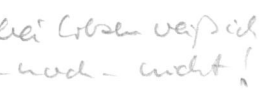

Sojamilch ist ein wässriger Sojabohnen-extrakt, der aus gequollenen Bohnen herge-stellt wird. Sie werden gemahlen und in ei-nem Wasserüberschuß (10:1) 15-20 Minuten gekocht, anschließend wird der Überstand mit einem Tuch abgetrennt (*Belitz* und *Grosch* 1992, S. 688). Die so gewonnene Soja-milch dient in asiatischen Ländern vor allem für die Weiterverarbeitung zu Tofu.

Zur Herstellung von **Tofu** wird das in der Sojamilch enthaltene Protein bei etwa 70 °C unter Zugabe von Nigari (Gerinnungssalz aus Meerwasser) oder von Calciumsulfat (indu-strielles Fällungsmittel) zur Gerinnung ge-bracht. Das entstandene Gel wird durch Pres-sen von der wässrigen Phase getrennt, wobei das fertige Produkt noch zu über 80 % aus Wasser besteht. Der Proteingehalt liegt zwi-schen 8 und 11 %, der Fettanteil beträgt et-wa 5 %, während der Kohlenhydratgehalt mit 1-2 % gering ist. Je nach Fällungsmittel und Weiterverarbeitung werden zahlreiche Tofusorten unterschieden: gewürzt, fermen-tiert, gebacken, gegrillt oder geräuchert. Mit diesen traditionellen Tofu-Zubereitungen wird in vielen asiatischen Ländern ein Groß-teil des Proteinbedarfs gedeckt. Tofu als Be-standteil von Bratlingen, Füllungen oder in Aufläufen fand in den letzten Jahren auch in westlichen Ländern stärkere Verbreitung.

Sojasoße ist als Würzmittel aus der asiati-schen Küche bekannt. Die traditionelle Her-stellung umfaßt einen langwierigen Fermen-tationsprozeß. Sojamehl und gerösteter, ge-quetschter Weizen im Verhältnis 1:1 bis 1:4 werden eingeweicht, erhitzt und mit Schim-melpilzkulturen beimpft. Nach drei Tagen wird eine Salzlösung, Milchsäurebakterien und Hefe zugegeben. Der anschließende Fer-mentationsprozeß dauert mindestens sechs Monate bei unterschiedlichen Temperaturen. Wertvolle Sojasoßen reifen mehrere Jahre.
Heute wird die Herstellungsmethode meist deutlich verkürzt, indem Sojamehl und Wei-zen durch 8-10stündige Säurehydrolyse aufge-schlossen werden (*Belitz* und *Grosch* 1992,

S. 688–689). Aromen, Farb- und andere Zusatzstoffe werden hinzugefügt, können die in langer Fermentation entstandene Ge-schmacksvielfalt aber nur schwer ersetzen.

Als Ausgangsprodukt für **Miso** dient er-hitzter Reis, dem nach etwa zwei Tagen Fer-mentation mit Schimmelpilzen gekochte So-jabohnen und Salz zugegeben werden. Die Mischung gärt einige Monate. Endprodukt ist eine dunkle Paste, die je nach Herstel-lungsweise und -dauer in Farbe und Aroma variiert.

Die Herstellung traditioneller Sojaproduk-te beruht auf alten Rezepturen und erfordert handwerkliche Erfahrungen. In zahlreichen asiatischen Ländern sind sie durch Klima und Kultur fest verwurzelte Grundnahrungsmittel und stellen dort häufig die wichtigste Pro-teinquelle dar. In unserem Kulturkreis sind sie nicht als *notwendige* Lebensmittel zu be-trachten, weil hier kein Proteinmangel be-steht. Im Gegenteil, ihr teilweise relativ ho-her Verarbeitungsgrad und ihr hoher Salzge-halt (z.B. Sojasoße, Miso) sowie die weit überwiegende Herkunft der Rohware aus Übersee (z.T. auch aus Entwicklungsländern wie Brasilien) sind zusammengenommen Gründe, die traditionellen Sojaprodukte in Europa als *weniger empfehlenswert* einzu-stufen (s. Tab. 8.1, S. 136–137).
Inzwischen gibt es in Europa angebaute Sojaprodukte aus anerkannt ökologischer Landwirtschaft, die günstiger bewertet wer-den. Dies gilt auch für in Westeuropa neu auf den Markt kommende Produkte aus voll-ständigen Sojabohnen, wie Sojamehl, -gries und -granulat sowie gerösteten Sojabohnen. Hilfreich kann ihr Einsatz beispielsweise bei Kuhmilch- oder Getreideallergikern sein.

12.4.6 Texturierte Sojaprodukte

In der westlichen Welt dient die Sojaboh-ne innerhalb des Nahrungssektors vor allem der lebensmittelverarbeitenden Industrie als

Ausgangssubstrat für zahlreiche Produkte. Nach der Sojaölgewinnung (s. 13.2, S. 183) liegt fettarmes Sojaschrot vor, dessen restliche Fettmenge über weitere Extraktion (Herauslösung) mit einem organischen Lösungsmittel abgetrennt wird; dieses muß anschließend durch Dampfbehandlung entfernt werden. Aus dem so entfetteten Sojaschrot kann entweder durch Feinvermahlung fettarmes Sojamehl (50 % Protein) hergestellt werden oder das entfettete Sojaschrot wird durch Extraktion mit Wasser oder einem Wasser-Alkohol-Gemisch weiterverarbeitet zu Proteinkonzentraten (70 % Protein) oder Proteinisolaten (90 % Protein). Diese Produkte werden u.a. bei der Herstellung von Backwaren, Teigwaren, Süßwaren, Wurstwaren, Fertigsuppen, Kindernahrungsmitteln und Diätpräparaten verwendet.

Durch **Texturierung** solcher Mehle, Konzentrate oder Isolate werden die *texturierten Sojaprodukte* hergestellt (TVP = textured vegetable protein, „Sojafleisch"). Bei der Texturierung im Extrusions- oder Spinnverfahren erhalten diese Produkte einen gewissen fleischähnlichen „Biß".

Beim **Extrusionsverfahren** wird die proteinreiche Substanz mit Wasser unter hohem Druck und Hitzeanwendung durch einen *Extruder* gepreßt. An dessen Ausgang befindet sich eine Lochscheibe, die die Größe und Form des texturierten Produkts bestimmt. Das Material wird in entsprechende Stücke geschnitten und getrocknet (*Sipos* 1982).

Für das **Spinnverfahren** wird das Protein zunächst eingedickt und dann durch Spinndüsen in ein Fällbad gepreßt, ähnlich der Herstellung von synthetischen Textilfasern. Dann werden die hauchfein ausgefällten Proteinfasern zu gröberen Fasern verfilzt. Als Bindemittel dient ein Gemisch aus Albumin, Gluten und entfettetem Ölsamenmehl.

Zur weiteren Gestaltung und Variation der Produkte (z.B. Rind-, Schweine-, Geflügel-, Fischfleisch-Imitate) können Zusätze erfolgen, z.B. Farbstoffe, Aromastoffe, Gewürze, essentielle Aminosäuren, Fette, Kohlenhydrate, Vitamine und Mineralstoffe (*Belitz* und *Grosch* 1992, S. 83-85). Die so entstandenen proteinreichen Produkte können als separates Nahrungsmittel, z.B. als „Fleischersatz" oder als Zutat zu zahlreichen Speisen eingesetzt werden (z.B. zu Fleisch- und Fleischerzeugnissen, Pasteten, Pizzabelägen, Snacks).

Neben den bereits aufgeführten, ernährungsphysiologischen Vorteilen von Hülsenfrüchten werden als weitere Vorteile von TVP folgende Aspekte genannt (*Peinelt* 1984):

- niedrigerer Puringehalt als Fleisch

- weniger Neigung zu Blähungen als bei ganzen Hülsenfrüchten

- bequeme Lagerungs- und Zubereitungsmöglichkeiten

- geringerer Preis im Vergleich zu Fleisch

- keine „Veredelungsverluste" wie bei der Fleischproduktion

- geringerer Primärenergieaufwand als bei der Fleischproduktion.

Vom Standpunkt der Vollwert-Ernährung aus werden konzentrierte und isolierte Sojaprodukte sowie TVP wegen der zahlreichen Verarbeitungsschritte und des hohen Energieaufwands bei der Herstellung trotz der genannten Vorteile als *nicht empfehlenswert* eingestuft (s. Tab. 8.1, S. 136–137). Die meisten der aufgeführten Vorteile können auch durch eine Einschränkung des Fleischkonsums und Beachtung der anderen Empfehlungen für die Vollwert-Ernährung erreicht werden – *ohne* TVP in den Kostplan aufzunehmen. Stattdessen sollten eher die ganzen, gegarten oder gekeimten Hülsenfrüchte verzehrt werden.

12.5 Ökologische Aspekte

Für die Landwirtschaft bieten Hülsenfrüchte durch ihre bodenverbessernde Wirkung ein sinnvolles Glied in der Fruchtfolge.

Durch stickstoffbindende Knöllchenbakterien an den Wurzeln führen sie zu einer natürlichen Stickstoffanreicherung. Trotzdem werden Bohnen, Erbsen und Linsen in der BRD nur wenig angebaut, der größte Teil wird aus Kanada (Bohnen, Linsen), der Türkei (Linsen, Kichererbsen), den USA (Bohnen) sowie Frankreich und Dänemark (Erbsen) importiert (*Statist. Bundesamt* 1991, S. 43-44).

12.6 Schlußbemerkungen

Die in vielen Kulturen und Ländern der Erde verbreiteten Hülsenfrüchte zählen wegen ihrer wertvollen Inhaltsstoffe zu den sehr empfehlenswerten Lebensmitteln. Traditionelle Gerichte zeigen, daß der Aufwertungseffekt verschiedener Proteinquellen (s. 6.3.4, S. 82) lange vor seinem wissenschaftlichen Nachweis durch jahrhundertelange Erfahrungen weltweit genutzt wurde. Beispiele hierfür sind:

- Bohnen mit Mais in Mittelamerika

- Linsen-, Erbsen- oder Sojagerichte mit Reis sowie Kichererbsenpüree (Humus) mit Brot im Mittleren Osten und Asien

- Erbsenpfannkuchen, Linsensuppe mit Brot sowie Linsen mit Spätzle in Mitteleuropa.

Ein größerer Verzehr an Hülsenfrüchten könnte dazu beitragen, durch die Zufuhr von komplexen Kohlenhydraten und Ballaststoffen bei geringer Fettzufuhr die üblichen Ernährungsfehler zu vermeiden. Eine küchentechnische Planung für das Einweichen, Keimen oder Kochen erleichtert es, Hülsenfrüchte in den modernen Haushalt der schnellen Zubereitung einzubeziehen.

Es ist bekannt, daß Linsen von vielen Menschen besser vertragen werden als andere Hülsenfrüchte – deshalb sind sie besonders gut für den Einstieg geeignet. Die Gewöhnung an eine ballaststoffreiche Kost, zu der auch Hülsenfrüchte zählen, sollte jedoch langsam erfolgen (s. 8.3, S. 138).

13 NÜSSE, FETTE UND ÖLE

13.1 Empfehlungen für die Vollwert-Ernährung

Für die Vollwert-Ernährung wird **empfohlen**, den Gesamtfettverzehr auf täglich 70-80 g pro Person zu begrenzen. Dies läßt sich vor allem durch eine eingeschränkte Aufnahme von Fetten aus tierischen Lebensmitteln erreichen.

Für die verschiedenen Verwendungszwecke werden folgende Produkte empfohlen – sie sollten aus anerkannt ökologischer Landwirtschaft stammen:

- Streichfette: Butter oder ungehärtete Pflanzenmargarinen mit hohem Anteil an Kaltpreßöl

- Speiseöle (z.B. für Salate): kaltgepreßte, nicht raffinierte Speiseöle

- zum Kochen und Backen eignen sich alle vorher genannten Fette und Öle.

Günstig ist der Verzehr von Nüssen, Nußmusen, Ölsamen und Ölfrüchten, allerdings in mäßigen Mengen.

Weniger empfehlenswert sind extrahierte, raffinierte Fette und Öle (einschließlich daraus hergestellten ungehärteten Pflanzenmargarinen) sowie Fette mit hohem Anteil an langkettigen, gesättigten Fettsäuren, wie Kokosfett und Palmkernfett. Der Konsum *gesalzener* Nüsse ist ebenfalls weniger empfehlenswert.

Generell ist das Braten (Temperaturen um 200 °C) weniger zu empfehlen. Wenn überhaupt, sollte mit Kokosfett oder Butterschmalz gebraten werden, wobei der Rauchpunkt nicht erreicht werden sollte.

Nicht empfehlenswert sind gehärtete Margarinen und Nuß(-Nougat)-Creme.

13.2 Allgemeines

Fette lassen sich in sichtbare und versteckte Fette einteilen. Als **sichtbare Nahrungsfette** werden Streichfette (Butter und Margarine), Speiseöle, Speisefette (Kokos- und Palmkernfett) sowie Schlachtfette (Schweineschmalz und Rindertalg) bezeichnet. Die **versteckten Fette** sind in Lebensmitteln natürlicherweise enthalten, z.B. in Nüssen, Ölsamen, Fleisch, Wurst und Milchprodukten.

Nüsse zählen botanisch zum Schalenobst, obwohl sie sich vom Obst stark unterscheiden, da die verholzte Schale ungenießbar und nur der Samenkern zum Verzehr geeignet ist. Die Erdnuß zählt zu den Hülsenfrüchten und wird dort dargestellt (s. 12.4.1, S. 178).

Die Öle werden u.a. gewonnen aus den **Samen** von Getreide (z.B. Maiskeimöl, Weizenkeimöl), Hülsenfrüchten (z.B. Sojaöl, Erdnußöl), Kreuzblütlern (z.B. Rapsöl) und Beeren (z.B. Traubenkernöl). **Früchte** zur Ölgewinnung sind u.a. Oliven und Palmfrüchte. Die aus Nüssen und Ölsamen gewonnenen Öle besitzen ein besonderes Aroma und finden meist als Spezialöle für die Zubereitung von Salaten Verwendung. Der hohe Preis erklärt sich durch die erforderliche sehr gute Qualität der Rohware und durch die geringe Ausbeute. In diesem Kapitel wird auch auf diejenigen Ölsamen eingegangen, die bei üblichen Ernährungsgewohnheiten ähnlich wie Nüsse verwendet werden, z.B. Sonnenblumenkerne, Sesam und Leinsamen.

Fettgewinnung und Fettverarbeitung

Speiseöle können entweder durch Kaltpressung oder durch Heißpressung mit Extraktion aus den Ölsamen bzw. Ölfrüchten gewonnen werden. Die **Kaltpressung** erfolgt durch schonende mechanische Verfahren wie Pressen und Zentrifugieren ohne Hitzezufuhr; hierbei sind durch den Preßvorgang entstehende, nicht vermeidbare Temperaturen bis zu 40 °C erlaubt (*Gertz* 1988). Bei kaltgepreßten Ölen sind die üblichen Raffinationsverfahren Entsäuerung, Bleichung oder Dämpfung nicht erlaubt. Die seit 1952 vom Gesetzgeber zugelassene Wasserdampfbehandlung kaltgepreßter Öle wurde 1987 wieder verboten (*Gertz* 1991).

Bei der **Heißpressung mit Extraktion** werden die Ölsaaten vor dem Pressen zunächst zerkleinert und erhitzt (über 100 °C; *Seher* 1987). Nach dem Pressen erfolgt unter Einsatz von Fettlösungsmitteln (z.B. Hexan) die Extraktion des in den Ölsaaten noch vorhandenen Öls. Um ein genußfähiges Öl zu erhalten, müssen das Fettlösungsmittel sowie bestimmte Fettbegleitstoffe durch eine anschließende Raffination entfernt werden.

Die **Raffination** von Ölen aus Heißpressung mit Extraktion hat zum Ziel, gesundheitsschädliche Inhaltsstoffe sowie alle Substanzen zu beseitigen, die den Genußwert und den Eignungswert, insbesondere die Haltbarkeit, negativ beeinflussen. Dieser Prozeß umfaßt folgende Schritte (*Billek* 1985; *Seher* 1987):

- **Entschleimung**: Das Entfernen von Schleimstoffen, Harzen, Proteinen und Phosphatiden trägt u.a. zu einer längeren Haltbarkeit der Öle bei.

- **Entsäuerung**: Durch Zugabe von Lauge werden freie Fettsäuren ausgefällt, der Geschmack verbessert und ein Großteil der vorhandenen Schwermetalle entfernt.

- **Bleichung**: Durch Zugabe von Adsorptionsmitteln und anschließender Aktivkohlebehandlung werden Farbstoffe, Schwermetalle, Oxidationsprodukte, polyzyklische aromatische Kohlenwasserstoffe (PAKs), aber z.T. auch Phytosterine abgetrennt.

- **Dämpfung** (Desodorierung): Durch Wasserdampfbehandlung über 4-6 Stunden bei Temperaturen bis zu 270 °C werden Fettlösungsmittel, Fettzersetzungsprodukte sowie Pestizide entfernt.

13.3 Änderungen des Verbrauchs

Der **Gesamtfettverbrauch** ist in Deutschland seit der Industrialisierung sehr stark gestiegen. In der zweiten Hälfte des 18. Jahrhunderts betrug der Fettverbrauch etwa 25 g pro Person und Tag (*Lemnitzer* 1977, S. 62), 1888/91 waren es bereits 88 g, bis 1989 stieg er auf 130 g. Dies entspricht etwa 36 % der Gesamtenergiezufuhr (*Ernährungsbericht* 1992, S. 28).

Der Verbrauch von **Nüssen** wird erst seit 1970 statistisch erfaßt und weist seitdem eine steigende Tendenz auf. Während der Jahresverbrauch 1970 noch bei etwa 2 kg pro Person und Jahr lag, betrug er 1990 knapp 4 kg (*Statist. Jahrbücher ELF* 1981, S. 155 und 1991, S. 202). Ölsamen und Ölfrüchte werden in der Verbrauchsstatistik bisher nicht gesondert erfaßt.

Der Gesamtfettverbrauch setzt sich je etwa zur Hälfte aus sichtbaren und versteckten Fetten zusammen. Innerhalb der Gruppe der sichtbaren Nahrungsfette hat sich der Butterverbrauch in diesem Jahrhundert nur wenig verändert. Der Margarineverbrauch stieg in der ersten Hälfte dieses Jahrhunderts stark an und hält sich seitdem auf ähnlich hohem Niveau wie Butter (Tab. 13.1, S. 185).

Die starke Zunahme des Gesamtfettverbrauchs ist in erster Linie nicht durch die sichtbaren Fette bedingt, sondern durch die erhöhte Zufuhr von versteckten Fetten in Fleisch (28 % des Gesamtfettverbrauchs 1989), Milch und Käse (18 %) sowie Eiern (3 %; *Ernährungsbericht* 1992, S. 28).

13.4 Gesundheitliche Aspekte

Es ist eindeutig erwiesen, daß eine **hohe Fettaufnahme** das Risiko von Herz-Kreislauf-Erkrankungen begünstigt (*National Research Council* 1989, S. 7). Zahlreiche epidemiologische Studien belegen ein erhöhtes Krebsrisiko (Dickdarm- und Prostatakrebs) bei hoher Gesamtfettaufnahme, was durch

Tab. 13.1: Verbrauchsentwicklung von sichtbaren Fetten in Deutschland[1]
(Reinfett in g pro Person und Tag; *Ernährungsbericht* 1969, S. 36-37: Angaben für 1909/13;
Statist. Jahrbücher ELF 1962, S. 204; 1973, S. 213; 1984, S. 221; 1991, S. 227: Angaben ab
1935/38)

Sichtbare Fette	1909/13	35/38	50/51	60/61	70/71	80/81	1990
Butter	18,4	18,4	14,5	19,2	19,2	16,2	14,8
Margarine	8,5	13,2	19,5	23,3	19,5	18,4	17,3
Speiseöle	–	5,5	4,9	8,2	12,6	14,8	19,2
Schlachtfette	–	17,2	15,9	15,6	17,5	17,5	15,1
Platten- und Kunstspeisefette[2]	23,6	3,3	3,8	2,7	4,1	4,9	3,3
Summe	50,5	57,6	58,6	69,0	72,9	71,8	69,9

[1]ab 1950/51 BRD (alte Bundesländer)
[2]1909/13 sonstige Fette; 1970/71 Pflanzen- und Plattenfette; ab 1980/81 Speisefette

Ergebnisse aus Tierversuchen bestätigt wird (*National Research Council* 1989, S. 7). Übergewicht (einschließlich der Folgekrankheiten Bluthochdruck und Typ-II-Diabetes) ist eine weitere Auswirkung der hohen Fettaufnahme. Sie beeinträchtigt auch das Immunsystem durch Hemmung spezifischer Zellen, die u.a. Krebszellen zerstören (*Barone* u.a. 1989). Neben der Fettmenge ist auch die Qualität der aufgenommenen Fette bedeutend für die Beeinflussung von Immun- und Entzündungsprozessen (*Drevon* 1992). So führt z.B. die Aufnahme von Linolsäure zur Bildung von Prostaglandinen, die bestimmte Mechanismen des Immunsystems beeinträchtigen und Entzündungsprozesse fördern; demgegenüber sind aus alpha-Linolensäure gebildete Prostaglandine diesbezüglich neutral.

Aus diesen Gründen empfehlen nationale und internationale Organisationen eine **Verringerung der Fettzufuhr** von gegenwärtig etwa 36 % der Gesamtenergiezufuhr (BRD, alte Bundesländer; *Ernährungsbericht* 1992, S. 28) auf maximal 30 % (*DGE* 1991, S. 29). Erst in zweiter Linie ist die Zusammensetzung der Fette von Bedeutung, wobei gesättigte Fette nicht mehr als 10 % der Gesamtenergiezufuhr liefern sollen. Die weiteren 20 % sollten mehr aus den einfach ungesättigten (z.B. Olivenöl) als aus den mehrfach ungesättigten Fettsäuren (z.B. Sonnenblumenöl) bestehen (*DGE* 1991, S. 29; *National Research Council* 1989, S. 13).

13.4.1 Essentielle Nährstoffe

Nüsse, **Ölsamen** und **Ölfrüchte** bestehen zu 50-70 % aus Fett, das als verstecktes Fett oft nicht bedacht wird. Es enthält überwiegend einfach oder mehrfach ungesättigte Fettsäuren; das Verhältnis von mehrfach ungesättigten (**p**olyunsaturated) zu gesättigten (**s**aturated) Fettsäuren, der P/S-Quotient, ist mit Ausnahme der Oliven sehr günstig und liegt über zwei.

Nüsse und Ölsamen enthalten im Vergleich zu anderen pflanzlichen Lebensmitteln mit 10-20 % viel Protein. Die relativ niedrige biologische Wertigkeit des Proteins von 40-60 kann durch Kombinationen mit Protein aus Getreide, Hülsenfrüchten oder Milch aufgewertet werden (s. 6.3.4, S. 82).

Bemerkenswert ist der hohe Gehalt von Nüssen und Ölsamen an B-Vitaminen, Vitamin E, Calcium, Magnesium, Kalium und Eisen. Samen sind generell sehr nährstoffreich, da sie das gesamte Aufbaumaterial für den Keimling enthalten. Leinsamen enthalten außerdem schleimbildende Ballaststoffe, die die Darmmuskulatur anregen.

Linolsäure und alpha-Linolensäure

Die Aufnahme der essentiellen Fettsäure **Linolsäure** liegt mit etwa 20 g pro Person und Tag weit über der empfohlenen Zufuhr von 10 g (*Ernährungsbericht* 1988, S. 22; *DGE* 1991, S. 35). Hierbei ist jedoch zu berücksichtigen, daß während der Raffination von Ölen entstehende Isomere (veränderte räumliche Anordnung) der Linolsäure mit erfaßt sind, die die biologische Aktivität der essentiellen cis-cis-Linolsäure nicht mehr besitzen bzw. den Bedarf an biologisch aktiver Linolsäure sogar erhöhen. Bedeutende Quellen für die Zufuhr von Linolsäure sind Speiseöle, Margarinen, Nüsse, Ölsamen und Vollkornprodukte.

Linolsäure besitzt zahlreiche Funktionen im Stoffwechsel, u.a. als Baustein für Zellmembranen sowie als Ausgangssubstanz für die Synthese von Eicosanoiden (z.B. Prostaglandinen). Diese sind an der Regulation von zahlreichen spezifischen Funktionen, wie Blutgerinnung sowie Immun- und Entzündungsreaktionen, beteiligt.

In den letzten Jahren häufen sich Hinweise, daß die Omega-3-Fettsäure **alpha-Linolensäure** bzw. die daraus vom Organismus aufgebauten Fettsäuren Eicosapentaensäure und Docosahexaensäure für den Menschen essentiell sind, speziell für Entwicklung und Funktion von Gehirn und Augennetzhaut (*Connor* u.a. 1992). Alpha-Linolensäure kommt in bedeutenden Mengen nur in Leinöl, Rapsöl, Walnußöl und Sojaöl sowie in Portulak und Spinat vor. Eicosapentaensäure und Docosahexaensäure finden sich in hohen Konzentrationen in fettem Fisch (Makrele, Hering) und in Fischöl. Diese Fettsäuren dienen wie die Linolsäure als Ausgangssubstanzen zur Synthese von Eicosanoiden, die sich in ihren physiologischen Wirkungen jedoch von den aus Linolsäure gebildeten Eicosanoiden stark unterscheiden (*Drevon* 1992).

Gegenwärtig liegen noch nicht genügend Informationen vor, um konkrete Empfehlungen für die Zufuhr von alpha-Linolensäure bzw. Eicosapentaensäure zu geben. Allerdings läßt sich aus den vorhandenen Daten ableiten, daß innerhalb der Fraktion der mehrfach ungesättigten Fettsäuren eine erhöhte Aufnahme an alpha-Linolensäure und deren Abkömmlingen und eine verringerte Aufnahme an Linolsäure ernährungsphysiologisch wünschenswert ist. Für die Praxis heißt dies, beispielsweise neben Sonnenblu-

menöl auch Leinöl oder Rapsöl zu verwenden.

Vitamin E

Speiseöle tragen bedeutend zur Versorgung mit Vitamin E bei (*Ernährungsbericht* 1988, S. 20). Dieses Vitamin ist ein natürlich vorkommendes Antioxidans, das mehrfach ungesättigte Fettsäuren vor Peroxidation schützt. Nüsse enthalten reichlich Vitamin E und mehrfach ungesättigte Fettsäuren. Der Abbau dieser Fettsäuren im Organismus benötigt Vitamin E. Zusätzlich beeinträchtigen mehrfach ungesättigte Fettsäuren die Resorption dieses Vitamins im Darm (*Bässler* 1991). Daher steht dem Organismus nicht das gesamte in Speiseöl oder Nüssen vorhandene Vitamin E zur Verfügung. Im Gegenteil, manche Nüsse und Öle, die reich an mehrfach ungesättigten Fettsäuren sind, erhöhen somit dessen Bedarf. Im Verhältnis zum Gehalt an mehrfach ungesättigten Fettsäuren sind deshalb einige Vitamin-E-reiche Speiseöle und Nüsse keine gute Vitamin-E-Quelle, z.B. Distelöl und Walnüsse. Diese eingeschränkte Verfügbarkeit führt zur Berechnung des *Netto-Vitamin-E-Gehalts,* der angibt, wieviel dieses Vitamins dem Körper tatsächlich zugeführt bzw. entzogen wird (Tab. 13.2).

Tab. 13.2: Netto-Vitamin-E-Gehalt von Speiseölen und Nüssen
(mg/100 g; *Bässler* 1991)

Weizenkeimöl	+ 174,5
Sonnenblumenöl	+ 19,4
Maiskeimöl	0,0
Distelöl	− 10,7
Haselnüsse	+ 22,3
Mandeln	+ 18,7
Walnüsse	− 21,2

Die Vitamin-E-Zufuhr liegt derzeit mit 19 mg-Äquivalenten weit über dem Bedarf, wobei tierische Lebensmittel nur 18 % liefern (*Ernährungsbericht* 1988, S. 20). Eine Verringerung der Gesamtfettaufnahme durch einen niedrigeren Verzehr tierischer Fette würde somit die Vitamin-E-Versorgung kaum beeinträchtigen.

13.4.2 Natürlich vorkommende gesundheitsschädliche Inhaltsstoffe

Von den sog. *Süßmandeln* werden *Bittermandeln* unterschieden, die Amygdalin enthalten. Durch enzymatischen Abbau wird daraus **Blausäure** freigesetzt, die beim Verzehr größerer Mengen Bittermandeln gesundheitsschädlich oder sogar tödlich wirken kann. Durch die natürliche Abneigung gegen den bitteren Geschmack wird diese Dosis jedoch kaum versehentlich erreicht. Bittermandeln werden aus geschmacklichen Gründen bestimmten Backwaren in geringen Mengen zugesetzt, wobei durch die Hitzeeinwirkung die Blausäure zerstört wird.

Während der Lagerung in feucht-warmer Umgebung oder bei verletzter Oberfläche werden Nüsse und Ölsamen häufig von Schimmelpilzen, besonders *Aspergillus flavus* befallen. Hierbei besteht die Gefahr der Bildung von **Aflatoxinen**, Stoffwechselprodukten von *Aspergillus flavus*. Diese entfalten ihre stark kanzerogene Wirkung vor allem in Leber und Niere. Besonders häufig sind Erdnüsse und daraus hergestellte Produkte, wie Erdnußmus oder -butter, befallen. Aber auch Pistazien und Paranüsse sind häufig mit *Aspergillus flavus* belastet, weniger dagegen Walnüsse, Haselnüsse oder Kokosnüsse (*Krämer* 1987, S. 62).

Nüsse weisen wie andere pflanzliche Lebensmittel, z.B. Getreide, Hülsenfrüchte und Kartoffeln **Protease-Inhibitoren** auf, die früher als gesundheitsschädlich galten. In den letzten Jahren mehren sich jedoch wissenschaftliche Ergebnisse, die ihnen in den natürlicherweise vorkommenden Mengen eine antikanzerogene und somit gesundheitsfördernde Wirkung zusprechen (s. 6.2.2, S. 77).

13.4.3 Bewertung der Fettgewinnung und -verarbeitung

Fettgewinnung

Eine ernährungsphysiologische Bewertung der verschiedenen Speiseöle erfordert die Einbeziehung zahlreicher Aspekte. Sämtliche Speiseöle stellen ein **Teilprodukt** (Isolat) der Ölsamen und Ölfrüchte dar. Sie werden aufgrund ihres Geschmacks und ihrer Konsistenz nicht direkt verzehrt, sondern in erster Linie als küchentechnische Hilfsmittel zur Herstellung von Salatsoßen und Speisen verwendet. Dies erklärt den im Vergleich zu den Hauptnahrungsmitteln niedrigen täglichen Verbrauch von knapp 20 g (= 2 Eßlöffel) Speiseöl pro Person (*Statist. Jahrbuch ELF* 1991, S. 227). Die kaltgepreßten, nicht raffinierten Speiseöle kommen zwar in ihrer Zusammensetzung den Ausgangsprodukten am nächsten, da bei der Kaltpressung jedoch nur eine Ölausbeute von üblicherweise 10-30 % möglich ist, verbleibt der überwiegende Anteil des Öls und der wertgebenden Inhaltsstoffe im Preßrückstand.

Gegenüber heißgepreßten/extrahierten, raffinierten Ölen weisen kaltgepreßte, nicht raffinierte Speiseöle einen höheren Gehalt an wertgebenden Inhaltsstoffen, aber auch an Schadstoffen auf (Tab. 13.3, S. 188). Angesichts der geringen Aufnahme haben Speiseöle für die Zufuhr essentieller Nährstoffe sowie von Schadstoffen nur eine geringe Bedeutung (*Seher* 1987; *Gombos* und *Woidich* 1987).

Kaltgepreßte Speiseöle enthalten keine unphysiologischen **Konjugate von Triglyzeriden** (Verbindungen zwischen zwei und mehr Triglyzeriden), die während der Raffination der heißgepreßten Speiseöle entstehen. Gegenwärtig liegen jedoch keine Hinweise vor, daß konjugierte Triglyzeride eine gesundheitsschädliche Wirkung besitzen (*Strauss* u.a. 1982).

Tab. 13.3: Gehalt an wertgebenden und wertmindernden Inhaltsstoffen in Speiseölen in Abhängigkeit vom Gewinnungsverfahren
(*Gombos* und *Woidich* 1987; *Seher* 1987)

	Kaltgepreßte, nicht raffinierte Öle	Heißgepreßte/ extrahierte, raffinierte Öle
Wertgebende Inhaltsstoffe		
Fettsäuren	+++	+++
Vitamin E	+++	++
Phytosterine	+++	+
Phosphatide	+++	+
Wertmindernde Inhaltsstoffe		
Konjugierte Triglyzeride	0	+
trans-Fettsäuren	0	+
Peroxide	+	0
freie Fettsäuren	+	0
Pestizide	+	0
Schwermetalle	+	0
polyzyklische aromatische Kohlenwasserstoffe (PAKs)	+	0

+++ = hoher Gehalt; ++ = mittlerer Gehalt; + = geringer Gehalt
0 = unter der Nachweisgrenze

Im Gegensatz dazu besteht hinsichtlich der gesundheitlichen Bewertung der ebenfalls während der Raffination (Dämpfung) entstehenden **trans-Fettsäuren** keine einheitliche Meinung, weil diese auch natürlicherweise vorkommen, beispielsweise in Milchfett. Die überwiegende Anzahl von Experten geht davon aus, daß die Aufnahme von trans-Fettsäuren bei gleichzeitig ausreichender Zufuhr von Linolsäure ohne gesundheitsschädliche Wirkung ist (*Seher* 1985; *Verschuren* und *Zevenbergen* 1990). Allerdings erhöhte eine trans-Fettsäuren-reiche Kost (33 g trans-Ölsäure pro Tag) nach drei Wochen das Gesamtcholesterin im Blut und senkte das HDL-Cholesterin, was als ebenso ungünstig anzusehen ist wie die cholesterinspiegelsteigernde Wirkung von gesättigten Fettsäuren (*Mensink* und *Katan* 1990).

Fälschlicherweise werden bei der Angabe von Inhaltsstoffen die trans-Fettsäuren unter den ungesättigten Fettsäuren mit aufgeführt, obwohl sie nicht mehr die biologische Aktivität der ungesättigten cis-cis-Fettsäuren besitzen und sich eher wie gesättigte Fettsäuren verhalten. Darüber hinaus erhöhen trans-Isomere der Linolsäure den Bedarf an dieser essentiellen Fettsäure (*Seher* 1985).

Neben heißgepreßten, raffinierten Speiseölen und gehärteten Fetten enthalten auch Rinder- und Milchfett trans-Fettsäuren. Die tägliche Gesamtaufnahme ist in den letzten Jahren aufgrund geänderter Verzehrsgewohnheiten und verbesserter Technologien zurückgegangen und beträgt gegenwärtig etwa 4 g (*Steinhart* und *Pfalzgraf* 1992). Eine endgültige ernährungsphysiologische Bewertung der trans-Fettsäuren kann gegenwärtig nicht vorgenommen werden. Da sie jedoch den Bedarf an essentiellen Fettsäuren erhöhen, sollte ihr Anteil in der Nahrung möglichst gering sein (*DGE* 1991, S. 34).

Kaltgepreßte, nicht raffinierte Speiseöle sind bei guter Rohstoffqualität, besonders bei Rohware aus anerkannt ökologischer Landwirtschaft, nur gering mit **anthropogenen Schadstoffen**, wie Pestiziden, Schwermetallen und polyzyklischen aromatischen Kohlenwasserstoffen, belastet und unterschreiten deutlich die geltenden Höchstmengenverordnungen (*Thomas* 1982; *Gombos* und *Woidich* 1987; *Speer* und *Montag* 1988;

Menichini u.a. 1991). Bei heißgepreßten, raffinierten Speiseölen liegen die Schadstoffkonzentrationen meist unter der Nachweisgrenze (*Seher* 1987).

Eine generelle Ablehnung kaltgepreßter Öle wegen möglicher Schadstoffgehalte (*DGE* 1987) erscheint daher nicht gerechtfertigt (*v. Koerber* u.a. 1988; *v. Koerber* und *Leitzmann* 1990, S. 19).

Kaltgepreßte, nicht raffinierte Speiseöle unterscheiden sich von heißgepreßten, raffinierten Speiseölen hinsichtlich ihrer **Lagerfähigkeit**. Bedingt durch den Gehalt an freien Fettsäuren, Oxidationsprodukten und fettspaltenden Enzymen besitzen kaltgepreßte Speiseöle nach dem Öffnen der Ölflasche nur eine kurze Haltbarkeit (4-8 Wochen). Eine kühle, lichtgeschützte Lagerung von Speiseölen erhöht deren Stabilität v.a. hinsichtlich des Vitamin-E-Gehalts (*Coors* und *Montag* 1988). Allerdings werden Speiseöle selten in lichtundurchlässigen Flaschen angeboten.

Kaltgepreßte, nicht raffinierte Speiseöle besitzen den charakteristischen **Geschmack** der verwendeten Ölsaaten und Ölfrüchte, wohingegen heißgepreßte, raffinierte Speiseöle geschmacksneutral sind. Allerdings sind manche Speiseöle, wie Traubenkernöl, ohne Raffination nicht genießbar.

Fetthärtung

Um aus flüssigem Öl ein streichfähiges Fett (Margarine) herzustellen, ist eine Fetthärtung erforderlich. Dies erfolgt mittels Anlagerung von Wasserstoff durch Katalyse an eine oder mehrere Doppelbindungen der ungesättigten Fettsäuren (Hydrierung).

Die chemisch gehärteten Fettsäuren sind ernährungsphysiologisch wie die von Natur aus gesättigten Fettsäuren zu bewerten (*Bremer Institut für Präventionsforschung und Sozialmedizin* 1989). Bei der Fetthärtung werden jedoch die Fettbegleitstoffe, z.B. Vitamin E, teilweise zerstört. Außerdem

entstehen wie bei der Raffination Fettsäuren-Isomere (z.B. trans-Fettsäuren; s.o., S. 188).

Umesterung

Das Umestern von Fetten ist ein weiteres Verfahren, um die Schmelzpunkte der Fette den jeweiligen Verwendungszwecken, z.B. als Streich- oder Ziehfette (die vorwiegend zur industriellen Herstellung von Blätterteig dienen), technologisch anzupassen. Dabei werden die Esterbindungen der Triglyzeride gelöst und neu verknüpft. Die Umesterung hat nach gegenwärtiger Kenntnis keine gesundheitsschädlichen Folgen (*Seher* 1985); trotzdem werden umgeesterte Fette wegen der starken industriellen Verarbeitung nicht empfohlen.

Küchentechnische Verwendung von Fetten und Ölen

Das **Braten** von Lebensmitteln ist weniger empfehlenswert, weil Lebensmittel bei dieser Zubereitungsart viel Fett aufnehmen, was aufgrund der bereits zu hohen Gesamtfettaufnahme unerwünscht ist. Zusätzlich können beim Braten proteinhaltiger Lebensmittel mutagene Stoffe entstehen (*Doolittle* u.a. 1989).

Wer auf das Braten nicht verzichten will, sollte Kokosfett oder Butterschmalz verwenden. Beim Braten werden Temperaturen um 200 °C und darüber erreicht. Bei diesen Temperaturen ist der Rauchpunkt vieler Öle und Fette bereits überschritten (der Rauchpunkt ist die Temperatur, bei der sich ein Fett unter Rauchentwicklung zersetzt und gesundheitsschädliche Stoffe entstehen). Er wird hauptsächlich durch die Zusammensetzung der Triglyceride, den Gehalt an freien Fettsäuren und den Gehalt an mittelkettigen Fettsäuren bestimmt (*Bokisch M:* Handbuch der Lebensmitteltechnologie – Nahrungsfette und Öle. Ulmer, Stuttgart, S. 80, 1993). Zum Braten sollten ausschließlich Fette und Öle mit einem Rauchpunkt über 200 °C verwendet werden (*Gombos* und *Woidich* 1987, S. 541).

Außerdem sollte der Gehalt an mehrfach ungesättigten Fettsäuren, die sich bei höheren Temperaturen zu Peroxiden umwandeln, sowie an sekundären Pflanzenstoffen und Protein gering sein, da diese Inhaltsstoffe zerstört werden oder toxische Abbauprodukte entstehen können. Butter und kaltgepreßte, unraffinierte Öle, z.B. auch Olivenöl, sind daher zum Braten ungeeignet.

Kokosfett enthält fast ausschließlich gesättigte Fettsäuren und praktisch kein Protein. Butterschmalz wird aus Butter durch Entzug von Wasser und Protein hergestellt, wodurch sich der Rauchpunkt erhöht (auf etwa 205 °C). Deshalb sind Kokosfett und Butterschmalz zum Braten geeignet.

13.4.4 Nahrungsfette und Cholesterinspiegel

Ein hoher Blutcholesterinwert ist ein anerkannter Risikofaktor bei der Entstehung von Arteriosklerose und koronaren Herzkrankheiten (z.B. Herzinfarkt). Erhöhte **LDL**-Cholesterinwerte (**l**ow **d**ensity **l**ipoprotein) fördern das Risiko, im Gegensatz dazu wird es durch hohe **HDL**-Cholesterinwerte (**h**igh **d**ensity **l**ipoprotein) gesenkt.

Der Körper benötigt Cholesterin u.a. zum Aufbau von Zellmembranen, zur Bildung von Gallensäuren und Vitamin D sowie zur Synthese bestimmter Hormone. Das im Blut vorhandene Cholesterin setzt sich normalerweise zu etwa 20 % aus Nahrungscholesterin (exogen, kommt nur in tierischen Lebensmitteln vor) und zu etwa 80 % aus vom Körper selbst synthetisiertem Cholesterin (endogen) zusammen. Bei hoher exogener Cholesterinzufuhr wird die endogene Synthese normalerweise entsprechend eingeschränkt. Ein hoher Cholesterinspiegel (v.a. LDL-Cholesterin) wird in erster Linie durch einen reichlichen

Verzehr von Fett und gesättigten Fettsäuren bedingt, erst in zweiter Linie durch eine überhöhte Cholesterinzufuhr (*Dupont* 1990).

Zur Senkung des Blutcholesterinspiegels sind verschiedene **ernährungstherapeutische Maßnahmen** geeignet, u.a. eine Verringerung der Aufnahme an Gesamtfett, gesättigten Fettsäuren und Cholesterin; eine hohe Ballaststoffaufnahme senkt ebenfalls den Cholesterinspiegel (s. 6.1.3, S. 72). Das gleiche gilt für körperliche Aktivität.

Um einem hohen Blutcholesteringehalt vorzubeugen, wird empfohlen, die tägliche Cholesterinaufnahme mit der Nahrung auf weniger als 300 mg pro Person zu begrenzen (*National Research Council* 1989, S. 13) bzw. die Cholesterinaufnahme sollte 300 mg nicht wesentlich überschreiten (*DGE* 1991, S. 30).

Eine verringerte Cholesterinaufnahme durch die Nahrung besitzt dabei allerdings bei denjenigen Menschen, bei denen die Regulation zwischen Cholesterinzufuhr und endogener Synthese funktioniert, nur eine geringe Wirkung (*McNamara* 1990). Die Verminderung der täglichen Cholesterinaufnahme um 150 mg führt zu einer medizinisch unbedeutenden Senkung des Blutcholesterinspiegels (*McNamara* u.a. 1987); die gegenwärtige Aufnahme in der BRD liegt im Vergleich dazu bei 456 mg pro Person (*Ernährungsbericht* 1992, S. 28).

Bei anderen Menschen ist jedoch die Regulation der endogenen Cholesterinsynthese durch Nahrungscholesterin gestört; ein hoher Nahrungscholesteringehalt bewirkt bei diesen Personen *keine* normalerweise erfolgende Einschränkung der endogenen Cholesterinsynthese (*McNamara* u.a. 1987). Bei ihnen führt deshalb eine Verringerung des exogenen Cholesterins immerhin zu einer leichten Senkung des Blutcholesterinspiegels.

Im Gegensatz zu früheren Annahmen senken nicht nur mehrfach ungesättigte Fettsäuren das LDL-Cholesterin im Blut, sondern auch einfach ungesättigte Fettsäuren, z.B. die Ölsäure aus Olivenöl (*Grundy* 1989).

Fischöle haben keinen bedeutenden Einfluß auf das LDL-Cholesterin (*Leaf* und *Weber* 1988).

Vor diesem Hintergrund stellt sich die Frage, ob in bezug auf den Risikofaktor *Hypercholesterinämie* der Verzehr von **Butter oder Margarine** zu empfehlen ist. Butter enthält im Gegensatz zu Margarine Cholesterin, einen hohen Anteil kurz- und mittelkettiger gesättigter Fettsäuren und wenig mehrfach ungesättigte Fettsäuren. Der Blutcholesteringehalt hängt jedoch von mehreren Faktoren ab, nämlich von der Zufuhr an Gesamtfett, gesättigten Fettsäuren und Cholesterin; außerdem üben die kurz- und mittelkettigen gesättigten Fettsäuren der Butter keinen erhöhenden Einfluß auf das Blutcholesterin aus (*Dupont* 1990). Folglich hat der Verzehr von Butter bei normal funktionierender Regulation des Blutcholesterinspiegels und einem niedrigen Gesamtfettverzehr keine nachteiligen Wirkungen auf den Blutcholesteringehalt.

Aus diesen sowie aus ökologischen Gründen (s. 13.5, S. 191) wird der Verzehr von Butter empfohlen, dagegen ist der Verzehr von aus raffinierten Speiseölen hergestellten, *ungehärteten* Margarinen weniger empfehlenswert; *gehärtete* Margarinen werden nicht empfohlen.

Die LDL-Cholesterin-steigernde Wirkung von Palmitinsäure (*Bonanome* und *Grundy* 1988), die in **Kokosfett** und **Palmkernfett** vorkommt, sowie die meist starke Verarbeitung dieser Fette führt zu deren Bewertung als *weniger empfehlenswert*.

13.4.5 *Anthropogene Schadstoffe*

Von den anthropogenen Schadstoffen in Nüssen und Ölsamen ist das **Cadmium** von besonderem Interesse. Relativ hohe Cadmiumgehalte in Leinsamen sind schon längere Zeit bekannt und haben zur Festlegung eines Richtwerts von 0,3 mg/kg für Leinsamen ge-

führt. Eine Untersuchung des Bundesgesundheitsamts ermittelte ebenfalls hohe Cadmiumbelastungen für bestimmte Ölsamen; sie lagen für Sonnenblumenkerne bei 0,4 mg/kg, für Mohn bei 0,3 und für Sesam bei 0,06 (*Ocker* u.a. 1991). Die 1992 erlassenen Richtwerte für Cadmium in Ölsamen (Sonnenblumenkerne 0,6 mg/kg; Mohn und Sesam 0,8) liegen jedoch deutlich höher.

Anthropogene Schadstoffe in Speiseölen wurden bereits dargestellt (s. 13.4.2, S. 188).

13.5 **Ökologische Aspekte**

Nüsse und Ölsamen aus **regionalem Anbau**, z.B. Haselnüsse, Walnüsse und Sonnenblumenkerne, sind wegen des geringeren Energieverbrauchs beim Transport aus ökologischer Sicht zu bevorzugen. Außereuropäische und tropische Nüsse, wie Paranüsse, Kokosnüsse und Erdnüsse, kommen über weite Entfernungen in die BRD, mit den bekannten negativen Konsequenzen, wie erhöhtem Energieverbrauch und Schadstoffausstoß beim Transport (s. 7.8, S. 118).

Bei der Herstellung von kaltgepreßten, nicht raffinierten Speiseölen ist mit einem geringen **Energieeinsatz** eine Ölausbeute von 10-30 % des Gesamtölgehalts möglich. Der Preßrückstand, der noch 70-90 % des ursprünglich vorhandenen Öls enthält, geht teilweise in die Heißpressung bzw. Extraktion. Ein anderer Teil findet in der Tierfütterung Verwendung, wo unter hohen Veredelungsverlusten Pflanzenfette in tierische Lebensmittel umgewandelt werden, die einen hohen Anteil an gesättigten Fettsäuren und Cholesterin aufweisen.

Im Gegensatz zur Kaltpressung ist der Energieaufwand zur Gewinnung heißgepreßter bzw. extrahierter Öle und bei der anschließenden Raffination sehr hoch, wobei allerdings 99,5 % des Öles aus der Rohware gewonnen werden können. Die proteinreichen Preßrückstände werden ebenfalls in der Tierfütterung eingesetzt.

Die Erzeugung von Margarine ist ein sehr energieaufwendiger Prozeß, im Gegensatz dazu erfordert die Gewinnung von Butter weniger Energie.

13.6   Schlußbemerkungen

Nüsse, Ölsamen und Ölfrüchte weisen einen hohen Fett- und Energiegehalt auf. Es handelt sich jedoch nicht um sog. „leere oder nackte Kalorien", sondern sie liefern wertvolle Fettsäuren, Proteine, Vitamine, Mineralstoffe und Ballaststoffe. In der Schale halten sich Nüsse bei sachgerechter Lagerung viele Monate und können unerhitzt, d.h. ohne Verarbeitungsverluste, direkt verzehrt werden. In Maßen konsumiert stellen sie eine ge-

schmacklich und gesundheitlich wünschenswerte Bereicherung der Kost dar.

Die derzeitige überhöhte Aufnahme von Fett – in sichtbarer und versteckter Form – ist einer der wichtigsten Faktoren für ernährungsabhängige Krankheiten. Übergewicht, Herz-Kreislauf-Erkrankungen und Krebs stehen in engem Zusammenhang mit einer zu hohen Fettzufuhr. Der immer noch steigende Verzehr verarbeiteter Lebensmittel macht es für Verbraucher zunehmend schwieriger, den Fettgehalt der Nahrung zu erkennen und somit die Fettaufnahme zu kontrollieren. Da Fette ein wichtiger Geschmacksträger in Lebensmitteln sind, und der Genuß beim Essen einen hohen Stellenwert besitzt, erfordert die Verringerung des Fettverzehrs Kreativität bei der Zubereitung der Kost (s. Kap. 17 *Gewürze, Kräuter und Salz*, S. 221).

14 MILCH UND MILCHPRODUKTE

14.1 Empfehlungen für die Vollwert-Ernährung

Für die Vollwert-Ernährung wird der Konsum von Milch und Milchprodukten **empfohlen**, allerdings in mäßigen Mengen. Im Idealfall sollte Vorzugsmilch aus anerkannt ökologischer Erzeugung – wenn diese nicht erhältlich ist, pasteurisierte Vollmilch – verwendet werden. Für Schwangere, Säuglinge und Kranke mit eingeschränkter Immunabwehr ist wegen des nicht auszuschließenden Infektionsrisikos zu empfehlen, pasteurisierte Milch statt Vorzugsmilch zu verwenden.

Milchprodukte wie Dickmilch, Joghurt und Buttermilch sollten gegenüber fettreichen Milchprodukten wie süße und saure Sahne bevorzugt werden. Sie sollten jedoch keine Zutaten, beispielsweise zuckerhaltige Fruchtzubereitungen, und keine Zusatzstoffe enthalten. Käsesorten ohne Zusatzstoffe sind empfehlenswert, allerdings in mäßiger Menge. Die Erzeugnisse sollten aus anerkannt ökologischer Landwirtschaft kommen.

Butter wurde bereits im Kap. 13 *Nüsse, Fette und Öle* (S. 183) dargestellt.

Weniger empfehlenswert sind H-Milch (-produkte), Milchprodukte mit Zutaten sowie Käsesorten mit Zusatzstoffen.

Nicht empfehlenswert sind Sterilmilch, Kondensmilch, Milchpulver, Milch- und Käseimitate sowie Schmelzkäse.

14.2 Allgemeines

Milch ist von Natur aus als Nahrung für die jeweilige Nachkommenschaft von Säugern vorgesehen. Die Milch hat eine besondere Bedeutung in der Ernährung von Neugeborenen, da sie den Bedürfnissen der jeweiligen Art in den ersten Lebensmonaten in idealer Weise entspricht. Deshalb gibt es sehr große Unterschiede in der Milch verschiedener Säuger; sie kann durch kein anderes Lebensmittel oder Präparat in ihrem Gesamtwert ersetzt werden. Milch verliert nach dem Säuglingsalter an Bedeutung, ist aber dennoch auch im Wachstums- und Erwachsenenalter ein wertvoller Nährstofflieferant für den Menschen.

Weltweit nimmt die Produktion von *Kuh*milch mit etwa 90 % an der gesamten Milchproduktion eine überragende Stellung ein, obwohl regional auch die Milch von Schaf, Ziege, Stute, Kamel und Büffel von Bedeutung ist. Im europäischen Kulturkreis trägt Kuhmilch zu über 95 % des Milchkonsums bei, weshalb in diesem Kapitel nur auf Kuhmilch eingegangen wird.

14.3 Änderungen des Verbrauchs

Seit Beginn dieses Jahrhunderts ist in Deutschland ein Rückgang des Milchkonsums festzustellen, der Anfang der 1980er Jahre seinen Tiefpunkt erreichte und seitdem eine leicht steigende Tendenz aufweist (*Ernährungsbericht* 1992, S. 22). Der heutige Verbrauch von etwa 105 kg Milch und Milchprodukten pro Person und Jahr (ohne Käse und Quark) entspricht einer durchschnittlichen Tagesaufnahme von etwa 290 g pro Person, zusammen mit Käse und Quark etwa 340 g (*Ernährungsbericht* 1992, S. 28; Tab. 14.1, S. 194).

14.4 Gesundheitliche Aspekte

14.4.1 Essentielle Nährstoffe

Besonders hervorzuheben ist der Nährstoffreichtum der Milch an Protein und Calcium sowie den Vitaminen B_2 und B_{12}.

Tab. 14.1: Verbrauchsentwicklung von Milch und Milchprodukten in Deutschland[1]
(kg/Person und Jahr; *Statist. Jahrbücher ELF* 1962, S. 151; 1973, S. 156, 203; 1984, S. 167, 213; 1991, S. 173, 219)

	1935/38	1950/51	1960/61	1970	1980	1990
Konsummilch[2]	126,0	111,2	109,3	75,5	65,0	66,5
Sauermilch und Milchmischgetränke	–	–	2,1	7,7	14,2	21,0
Sahne	–	–	–	3,5	5,1	7,7
Kondensmilch	1,1	2,1	6,8	7,7	6,4	5,4
Mager-, Buttermilch	11,2	10,8	8,1	7,3	4,5	3,6
Sterilmilch	–	–	–	2,0	0,6	0,4
Käse (gesamt)[3]	4,4	5,2	7,0	10,2	13,9	18,5

[1] ab 1950/51 BRD (alte Bundesländer)
[2] bis 1960/61 Konsummilch einschließlich Sahne
[3] einschließlich Frischkäse und Quark
– keine Angabe

Kuhmilch enthält üblicherweise 3,1–3,7 % **Protein**, das aus 80 % Kasein und 20 % Molkenprotein besteht. Milchprotein besitzt einen hohen Gehalt an essentiellen Aminosäuren. Bereits ein halber Liter Vollmilch kann den täglichen Bedarf fast aller essentiellen Aminosäuren decken. Zusammen mit Proteinen pflanzlicher Lebensmittel, wie Getreide, Kartoffeln und Hülsenfrüchten, ergeben sich günstige Proteinkombinationen mit hoher biologischer Wertigkeit (s. 6.3.4, S. 82).

Milchzucker (Laktose) ist in Kuhmilch in einer Menge von 4-5 % enthalten. Bei 75-80 % der Menschen weltweit entwickelt sich nach dem Säuglingsalter eine zunehmende Unverträglichkeit für Milchzucker (Laktose-Intoleranz). Die Ursache liegt im Mangel des Enzyms Laktase, das der Körper nach dem Abstillen in immer kleiner werdenden Mengen synthetisiert. Bei Nord- und Mitteleuropäern liegt als Ausnahme die Laktose-Intoleranz durchschnittlich unter 20 %, so daß hier die meisten Menschen Milch und Milchprodukte ohne Probleme vertragen (s. 3.1, S. 38; s. 3.3, S. 40).

Laktose wird bei der Verdauung in Glucose und Galaktose gespalten. Im Dünndarm ist die Resorptionsrate für Galaktose wesentlich niedriger als für Glucose. Ein Teil der Galaktose gelangt deshalb auch in den Dickdarm, wo sie den Darmbakterien als Nahrung dient. Die dabei entstehende Milchsäure schafft ein günstiges saures Milieu, welches besonders das Wachstum von Bifidusbakterien fördert und das von säureempfindlichen Fäulnisbakterien unterdrückt.

Der **Fettgehalt** der Kuhmilch beträgt durchschnittlich 3,6–3,9 %. Das Fett besteht in erster Linie aus kurz- und mittelkettigen Fettsäuren. Der Anteil einfach ungesättigter Fettsäuren ist mit etwa 25 % der Fettsäuren im Vergleich zu pflanzlichen Ölen relativ gering, im Vergleich zu sonstigen tierischen Fetten allerdings relativ hoch; mehrfach ungesättigte Fettsäuren liegen nur zu etwa 5 % vor *(Kallweit* u.a. 1988, S. 214). Über die ernährungsphysiologische Bedeutung der etwa 200 in sehr geringen Konzentrationen vorliegenden sog. *Minorfettsäuren* ist bisher wenig bekannt.

Der heutige Verbrauch von Milch und Milchprodukten sowie Käse trägt mit etwa 18 % zur Gesamtfettzufuhr in Höhe von 130 g pro Person und Tag bei *(Ernährungsbericht* 1992, S. 28). Verglichen mit dem empfohlenen Richtwert für die tägliche Fettaufnahme von etwa 70-80 g pro Tag *(DGE* 1991, S. 31) erreichen die in Milch und Milchprodukten einschließlich Käse enthaltenen 23 g Fett bereits knapp ein Drittel dieses Richtwerts. Bei Fettstoffwechselstörungen und/

oder genetisch vorbelasteten Personen ist deshalb eine Bevorzugung *fettarmer* Milchprodukte empfehlenswert.

Für **Calcium** sowie die **Vitamine B₂** und **B₁₂** weist Milch eine sehr hohe Nährstoffdichte auf (s. Tab. 4.1, S. 51). Die Versorgung mit Calcium wird derzeit zu etwa 60 %, die von Vitamin B₂ zu einem Drittel über den Konsum von Milch und Milchprodukten gedeckt (*Ernährungsbericht* 1992, S. 28). Auch das Calcium-Phosphor-Verhältnis der Milch ist günstig; die meisten anderen Lebensmittel enthalten wesentlich mehr Phosphor als Calcium (*DGE* 1991, S. 55).

Da die Calciumbilanz von der Gesamtproteinzufuhr abhängt, wird die Empfehlung zur Calciumaufnahme mit steigender Proteinaufnahme höher. Bei der durchschnittlichen Proteinzufuhr von derzeit knapp 100 g pro Person und Tag ist eine Calciumaufnahme von 800–1000 mg pro Tag notwendig (*DGE* 1991, S. 51; derzeit 990 mg pro Tag; *Ernährungsbericht* 1992, S. 28).

Da eine hohe Calciumzufuhr die Eisenresorption beeinträchtigt, sollte statt immer höherer Empfehlungen für Calcium einer reduzierten Proteinaufnahme Vorrang gegeben werden. Eine überwiegend pflanzliche Kost führt generell zu einer geringeren Gesamtproteinzufuhr und einem entsprechend geringeren Calciumbedarf (bei 50 g Protein pro Tag etwa 500 mg pro Tag; *Zemel* 1988). Bereits eine Aufnahme von 250 ml Milch liefert 300 mg Calcium, dessen Resorption durch den Milchzucker und die Rückresorption in der Niere durch Phosphor begünstigt wird.

Eine Kostform mit Milch oder Milchprodukten erleichtert somit die Versorgung mit Nährstoffen, deren Zufuhr bei einer rein vegetarischen (veganen) Kost kritisch sein kann, insbesondere mit Calcium sowie den Vitaminen B₂ und B₁₂. Aber auch eine fleischreiche und milcharme Kost kann zu Versorgungsproblemen mit Vitamin B₂ und Calcium sowie zu einem ungünstigen Calcium-Phosphor-Verhältnis führen.

Für bestimmte Menschen ist Milch wegen vorliegender Milchzuckerunverträglichkeit oder Milchproteinallergie nicht als Nahrungsmittel zuträglich; andere reagieren auf den Verzehr von Milch mit höherer Infektanfälligkeit. Davon betroffene Menschen können sich auch *ohne* den Verzehr von Milch und Milchprodukten bedarfsdeckend ernähren. Allerdings ist dann eine sorgfältige Auswahl und Zusammenstellung der Lebensmittel erforderlich.

14.4.2 Milchverarbeitung

Unerhitzte **Rohmilch** wird nach dem Melken lediglich gefiltert und gekühlt und darf nur vom Erzeugerbetrieb direkt an die Verbraucher im sog. *Ab-Hof-Verkauf* abgegeben werden. **Vorzugsmilch** ist eine unter strengen Auflagen erzeugte und *kontrollierte Rohmilch*, die sofort nach dem Melken gefiltert und gekühlt wird und innerhalb von 24 Stunden vom Erzeugerbetrieb verpackt sein muß. Sie unterliegt strengen amtlichen und tierärztlichen Hygienekontrollen; die Keimzahl darf 150 000 pro ml nicht übersteigen. Vorzugsmilch ist gekühlt je nach Jahreszeit zwischen zwei und fünf Tagen haltbar. Sie muß den natürlichen Fettgehalt von mindestens 3,5 % aufweisen und darf nicht homogenisiert sein. Wegen vorgeschriebener Kontrollen des Viehbestandes, des Hofes und der Milch ist das mögliche Infektionsrisiko bei Vorzugsmilch deutlich geringer als bei weniger streng kontrollierter Milch im Ab-Hof-Verkauf.

Rohmilch bietet ein ideales Nährsubstrat für Mikroorganismen, nicht nur für zahlreiche erwünschte, sondern auch für pathogene Keime, und ist ungekühlt nur kurze Zeit haltbar. Um das Infektionsrisiko durch pathogene Keime auszuschließen, die Haltbarkeit zu verlängern oder die technologische Verarbeitung zu verbessern, kann Milch in Molkereien unterschiedlichen Verarbeitungsschritten unterzogen werden: Entrahmung, Homogenisierung und Erhitzung.

Entrahmung und Homogenisierung

Die in Molkereien angelieferte Rohmilch wird zuerst durch Zentrifugation von Schmutz gereinigt, wobei meist im gleichen Arbeitsprozeß die **Entrahmung** erfolgt, d.h. die vollständige Abtrennung des Milchfetts. Anschließend wird durch Rückmischen der Fettfraktion der gewünschte Fettgehalt der Milch eingestellt.

Milch kommt in der BRD in verschiedenen Fettgehaltsstufen auf den Markt. Der Gehalt an fettlöslichen Vitaminen verringert sich bei fettarmer Milch und Magermilch deutlich im Vergleich zu Vollmilch (Tab. 14.2). Deshalb und wegen des besseren Geschmacks werden für gesunde Menschen Milch und Milchprodukte mit natürlichem Fettgehalt (mindestens 3,5 %) empfohlen. Der Gehalt an wasserlöslichen Vitaminen, Mineralstoffen und Proteinen ist unabhängig vom Fettgehalt der Milch.

In einem weiteren Verarbeitungsschritt erfolgt die **Homogenisierung**, bei der die Milch unter hohem Druck durch feine Düsen gepreßt wird. Der Durchmesser der Fettkügelchen wird dabei von 3–6 auf 1 µm verkleinert, wodurch sich die Gesamtoberfläche der Fettkügelchenmembran vergrößert. Zur Bildung der neuen Membranstrukturen werden Milchproteine benötigt. Als Folge davon liegt nach dem Homogenisieren eine feine Verteilung von Fett und Proteinen vor (*Renner* 1988, S. 157).

Als Vorteile der Homogenisierung gelten das Verhindern des von vielen Verbrauchern nicht erwünschten Aufrahmens, eventuell eine Geschmacksverbesserung durch die gleichmäßige Fettverteilung sowie ein verbessertes technologisches Verarbeitungsverhalten. Auch eine erleichterte Fettresorption wird als ernährungsphysiologischer Vorteil angeführt (*Renner* 1988, S. 157).

Dies kann allerdings für den Organismus nicht von vornherein als Vorteil angesehen werden. Das Beispiel der Verdauung und Resorption von Kohlenhydraten zeigt gerade das Gegenteil, nämlich daß das *langsame* Anfluten von Glucose ins Blut aus ballaststoffreichen Lebensmitteln vorteilhaft ist gegenüber der *leichten und schnellen* Glucoseresorption aus stark verarbeiteten Lebensmitteln (s. 6.1.3, S. 71; s. 9.4.6, S. 153).

Die Hypothese, daß über das Enzym Xanthinoxidase in homogenisierter Milch die Entstehung von Arteriosklerose begünstigt würde (*Oster* 1971), ist inzwischen als widerlegt anzusehen (*Clifford* u.a. 1983).

Erhitzungsverfahren

Mit Ausnahme von Milch-Ab-Hof und Vorzugsmilch wird Milch in den Molkereien einem Erhitzungsverfahren unterzogen, entweder der Pasteurisierung, der Ultrahocherhitzung oder der Sterilisierung (Tab. 14.3, S.197). Pasteurisierte Milch *kann* homogenisiert sein, H-Milch und Sterilmilch *müssen* homogenisiert werden (*Kallweit* u.a. 1988, S. 245).

Tab. 14.2: Gehalt fettlöslicher Nährstoffe in Milch verschiedener Fettstufen (*Souci* u.a. 1989)

	Fettgehalt (%)	Vitamine (µg/100 g)				
		A	ß-Carotin	D	E	K
Roh- oder Vorzugsmilch	>3,5	30	18	0,063	88	4
Vollmilch (Trinkmilch)	3,5	28	17	0,060	84	4
Fettarme Milch (teilentrahmt)	1,6	13	8	0,028	37	2
Magermilch (entrahmt)	0,1	2,4	–	0,000	33	–

– keine Angabe

Tab. 14.3: Erhitzungsverfahren für Milch
(*Kielwein* 1985, S. 124-126; *Renner* 1988, S. 285, 360, 380)

	Vorwärm–temperatur (°C)	Erhitzungs-temperatur (°C)	Erhitzungsdauer
Pasteurisierung	62	71-74	35-40 Sek.
Direkte Ultrahocherhitzung (Dampfinjektion; „H-Milch")	70-80	135-150	2- 4 Sek.
Indirekte Ultrahocherhitzung (Röhren- oder Plattenerhitzer; „H-Milch")	70-80	135-140	6-10 Sek.
Sterilisierung	65-75	110-120	10-20 Min.

Die Auswirkungen der Erhitzung auf die Inhaltsstoffe der Milch sind abhängig von Temperatur und Dauer. Bei allen Verfahren erfolgt eine Denaturierung der **Proteine**, d.h. eine Änderung der räumlichen Struktur der Proteinmoleküle. Dies betrifft die Molkenproteine stärker als das hitzestabilere Kasein. Inwieweit die Denaturierung Konsequenzen auf die Wirkung der sog. *Minorprotein*-Fraktion von Enzymen und Hormonen nach sich zieht, ist derzeit nicht bekannt. Der Nährwert der Proteine weist keine Unterschiede zwischen Rohmilch und erhitzter Milch auf (pasteurisiert oder ultrahocherhitzt; *Renner* 1982, S. 301-303).

Untersuchungen über Verluste an der hitzeempfindlichen essentiellen Aminosäure Lysin werden stellvertretend für andere essentielle Aminosäuren durchgeführt. Es zeigen sich eher geringe Verluste durch die Erhitzungsverfahren (Tab. 14.4).

Bei den **Vitaminen** kommt es vorwiegend bei Vitamin B_{12} und Folsäure zu stärkeren Verlusten, während die anderen B-Vitamine und die fettlöslichen Vitamine eher hitzestabil sind (Tab. 14.4). Generell steigen die Verluste mit zunehmender Behandlungstemperatur und -dauer. Verluste an den Vitaminen B_1 und B_2 entstehen vermehrt durch ihre Sauerstoff- und insbesondere Lichtempfindlichkeit, worauf bei der Verpackung und Lagerung zu achten ist. Braune Flaschen sind daher durchsichtigen Flaschen als Verpackungsmaterial vorzuziehen.

Der typische **Kochgeschmack** von Milch, die über 75 °C erhitzt wurde (H-Milch oder Sterilmilch), entsteht durch freiwerdende Sulfhydrylgruppen aus schwefelhaltigen Aminosäuren und nimmt mit steigender Temperatur zu. Dieser Geschmack wird von vielen Menschen bereits als normal empfunden, da sie den Geschmack von pasteurisierter Milch oder Vorzugsmilch (Rohmilch) nicht kennengelernt haben.

Die gesundheitliche Bedeutung der Milchverarbeitungsverfahren hinsichtlich der Verteilung der Fettkügelchen, des Zustands der Kaseinmizellen (Gruppierung der Proteinmoleküle), der Enzymfunktionen und der postprandialen Leukozytose (Anstieg der weißen Blutkörperchen nach Nahrungsaufnahme;

Tab. 14.4: Lysin- und Vitaminverlust der Milch durch verschiedene Erhitzungsverfahren
(% des Ausgangsgehalts; *Renner* 1982, S. 305-308; *Kallweit* u.a. 1988, S. 270-272)

Erhitzungsverfahren	Lysin	Vitamin B_1	Vitamin B_6	Vitamin B_{12}	Folsäure
Pasteurisierung	1–2	<10	0–8	<10	<10
Ultrahocherhitzung	1-4	0–20	<10	5–10	5–10
Kochen	5	10–20	10	20	15
Sterilisierung	6–10	20–50	20–50	20–100	30–50

Blanc 1980 und 1984), läßt sich nicht abschließend bewerten, da die Folgen dieser Veränderungen wissenschaftlich nicht geklärt sind.

Wegen der Vermeidung der genannten Änderungen ist im Idealfall Vorzugsmilch empfehlenswert. Ein geringeres Infektionsrisiko bei nur geringfügigen Hitzeschädigungen bietet pasteurisierte Milch, die Schwangeren, Säuglingen und Kranken mit eingeschränkter Immunabwehr zu empfehlen ist.

14.4.3 Milchprodukte

Zu den Milchprodukten zählen neben Butter (s. Kap. 13 *Nüsse, Fette und Öle*, S. 183) u.a. gesäuerte Milchprodukte, Milchmischerzeugnisse, Sahneerzeugnisse, Kondensmilch und Käse (*Belitz* und *Grosch* 1992, S. 471-477). Während die Herstellung gesäuerter Milchprodukte weder mit Nährstoffverlusten noch mit einer Erhöhung der Energiedichte einhergehen muß, stellen Butter, Sahneerzeugnisse und Käse konzentrierte Teilprodukte der Milch dar.

Das Angebot an **gesäuerten Milchprodukten** ist besonders umfangreich. Es umfaßt Erzeugnisse aus Sauermilch, Joghurt, Kefir und Buttermilch. Diese werden unter Einsatz spezieller Mikroorganismen (meist Milchsäurebakterien) hergestellt, die den Milchzucker teilweise zu Milchsäure abbauen.

Milchsäure kommt aufgrund ihrer chemischen Struktur in zwei physikalisch unterschiedlichen Formen vor: L(+)-Milchsäure und D(–)-Milchsäure. Da der Körper die mit der Nahrung aufgenommene D(–)-Milchsäure nur langsam verstoffwechseln kann, gab es früher die Empfehlung der WHO, täglich nicht mehr als 100 mg D(–)-Milchsäure pro kg Körpergewicht aufzunehmen (entspricht etwa 1 kg Joghurt). Diese Empfehlung wurde fallen gelassen, da die Aufnahme dieser Menge eher unwahrscheinlich ist und keine negativen Folgen beobachtet wurden.

Bei Sauermilch- und Joghurterzeugnissen ist zur Erhöhung der Trockenmasse ein Wasserentzug bei der Ausgangsmilch durch Verdampfung oder der Zusatz von Magermilchpulver zulässig. Die Zugabe von Stärke oder Gelatine als Bindemittel muß gekennzeichnet sein, ebenso wenn die Produkte nach der Herstellung über 40 °C wärmebehandelt werden (*Kallweit* u.a. 1988, S. 249-250).

Für milchsaure Produkte wurden antikanzerogene Wirkungen nachgewiesen, bisher allerdings vorwiegend in Tierversuchen. Bei den wirksamen Substanzen handelt es sich entweder um Bestandteile der Milchsäurebakterien selbst oder um von ihnen produzierte Substanzen (*De Simone* 1986; *Groeneveld* und *Leitzmann* 1987).

Die in unerhitzten Sauermilchprodukten (und anderen milchsauren Lebensmitteln) vorkommenden lebenden Milchsäurebakterien können sich günstig auf die Darmfunktionen auswirken (*Oh* 1992). So unterdrücken sie z.B. durch die Produktion von Milchsäure und antibiotischen Substanzen das Wachstum unerwünschter Erreger im Darm (s. 6.4, S. 84). Allerdings siedeln sich oral aufgenommene Milchsäurebakterien nicht dauerhaft im Darm an; solche bleibenden positiven Effekte sind nur durch regelmäßigen Verzehr milchsaurer Produkte zu erzielen.

Milchmischerzeugnisse werden mit Zutaten wie Fruchtzubereitungen, isolierten Zuckern und Kakao sowie häufig mit Zusatzstoffen hergestellt, wobei der Fettgehalt und die Erhitzungsverfahren variieren. Die meisten Zutaten erhöhen den Energiegehalt, ohne weitere gesundheitlich positive Wirkungen zu entfalten. Generell ist ihr ernährungsphysiologischer Wert im Vergleich zu Milch wegen der geringeren Nährstoffdichte ungünstiger. Beim Verzehr von gesäuerten Milchprodukten ohne Zutaten können die wertgebenden Inhaltsstoffe der Milch am besten genutzt werden.

Zu den **Sahneerzeugnissen** zählen u.a. Kaffeesahne (mind. 10 % Fett), Schlagsahne (mind. 30 % Fett), saure Sahne (mind. 10 % Fett) und Crème fraîche. Sie stellen Teilprodukte der Milch dar und sollten wegen ihres hohen Fettgehalts sparsam verwendet werden.

Kondensmilch wird durch Verdampfen von Wasser und Sterilisieren haltbar gemacht und in unterschiedlichen Fettgehaltsstufen sowie teilweise mit Zusatz isolierter Zucker angeboten. Ihre Verwendung wird nicht empfohlen.

Milchpulver, **Milchprotein** und **Milchzucker** sind übertrieben verarbeitete und z.T. vollständig isolierte Milchinhaltsstoffe; diese sollten im Rahmen der Vollwert-Ernährung gemieden werden. Sie finden hauptsächlich in der lebensmittelverarbeitenden Industrie Verwendung.

Die **Käsesorten** werden nach der Methode der Proteingerinnung in Frisch- und Sauermilchkäse sowie Labkäse unterteilt. Zu den Frisch- und Sauermilchkäsen zählen u.a. Speisequark, Doppelrahmfrischkäse und Handkäse. Die Labkäse lassen sich je nach Wassergehalt und Bakterienkultur in Weichkäse, halbfeste Schnittkäse, Schnittkäse und Hartkäse einteilen.

Die moderne Käsetechnologie setzt zur Milchvorbehandlung die *Ultrafiltration* ein, ein Trennungsverfahren für die unterschiedlich großen Bestandteile der Milch. Die Vorteile dieser Methode für die Käseproduktion sind eine bessere Ausnutzung des Rohstoffs Milch sowie eine vereinfachte Herstellung (*Belitz* und *Grosch* 1992, S. 480-481). Säure- und Labgerinnung werden heute meist nicht mehr getrennt, sondern in Kombination vorgenommen. Das Lab – ein Enzym aus dem Kälbermagen – wird zunehmend gentechnisch hergestellt, was in der BRD bisher verboten ist (s. 7.6.1, S. 106). Generell unterliegen die einzelnen Arbeitsgänge der Käseherstellung mehr und mehr einem technisierten Produktionsablauf.

Die meisten Käsesorten sollten wegen ihres hohen Fettgehalts nur in mäßiger Menge verzehrt werden. Käsesorten mit Zusatzstoffen sind weniger empfehlenswert. Hierzu zählen u.a. Nitrat zum Vermeiden von Fehlblähungen, Natamycin (zur Rindenbehandlung gegen Pilzbefall) sowie die Farbstoffe Anato und ß-Carotin. Ein Zusatz von Calciumchlorid dient dem Ausgleich von Calcium-Ionen; da durch die Pasteurisierung Calcium-Ionen fester an Casein gebunden werden und somit für die technologische Verarbeitung (Käseherstellung) nicht mehr verfügbar sind, werden sie in Form einer Calciumchlorid-Zugabe ergänzt. Außer Calciumchlorid sind alle Zusatzstoffe laut Käse-Verordnung deklarationspflichtig; somit ist es möglich, Käse *ohne* Zusatzstoffe von Käse *mit* Zusatzstoffen zu unterscheiden.

14.4.4 Mikrobielle Belastung der Milch

Wegen ihres Nährstoffreichtums ist Milch nicht nur für den Menschen wertvoll, sondern auch für Mikroorganismen ein günstiges Wachstumssubstrat. Neben den erwünschten Milchsäurebakterien gelangen über das Tier und den Melkvorgang auch unerwünschte Zellen und Keime in die Milch. Zum einen sind dies u.a. Abwehrzellen aus Entzündungsreaktionen und abgestorbene Zellen des Drüsenepithels. Zum anderen handelt es sich um Keime, die entweder direkt mit der Milch ausgeschieden werden (sekretorische Kontamination) oder, was häufiger der Fall ist, aus der Umgebung in die Milch gelangen (postsekretorische Kontamination). Die Keimzahl erhöht sich besonders durch mangelhafte Melkhygiene, wobei es zur Keimübertragung zwischen den Tieren kommen kann. Auch eine unzureichende Reinigung von Melkzeug und Rohrleitungen kann zu hohen Keimbelastungen führen.

Die **Qualitätskontrolle** der Molkereien umfaßt daher die Bestimmung der Zell- und Keimzahl, die bei der Milchanlieferung für jeden landwirtschaftlichen Betrieb mindestens zweimal monatlich durchgeführt wird. Nach der Milchgüteverordnung wird Milch u.a. bakteriologisch in Güteklassen eingeteilt, wonach sich die Bezahlung der angelieferten Milch richtet.

14.4.5 Anthropogene Schadstoffe

Gegen Euterentzündungen eingesetzte **Antibiotika** hemmen in der Milch auch das Wachstum erwünschter Mikroorganismen, die für die Produktion von Milcherzeugnissen notwendig sind. In Molkereien angelieferte Milch wird daher mindestens zweimal monatlich auf sog. *Hemmstoffe* untersucht.

Keimabtötende **Reinigungs- und Desinfektionsmittel** für Melkzeug und Rohrleitungen können bei ungenügendem Nachspülen in die Milch gelangen und ebenfalls das Wachstum erwünschter Milchsäurebakterien unterbinden.

Rückstände dieser Tierarznei- und Reinigungsmittel in der Milch sind nicht immer auszuschließen. Die Häufigkeit des Vorkommens von Hemmstoffen lag bei Rückstandskontrollen zwischen 0,1 und 1,5 % (*Ernährungsbericht* 1992, S. 109).

Schadstoffe gelangen auch über Futter, Wasser und Luft in die Milch, so vor allem **Pestizide** der persistenten Organochlor-Verbindungen. Sie sind fettlöslich und können, je mehr Chloratome sie enthalten, immer weniger aus dem Fettgewebe ausgeschieden werden. Die Gehalte für die drei wichtigsten Verbindungen dieser Stoffklasse in Milch liegen in vergleichbarer Höhe wie beim Schweinefleisch; gesetzliche Höchstmengen werden nur selten überschritten (*Ernährungsbericht* 1992, S. 127).

Über Schimmelpilzbefall des Futters können **Mykotoxine** von der Kuh aufgenommen werden und in die Milch gelangen. Kontrollen der Jahre 1985/86 ergaben bei 31 % der pasteurisierten Trinkmilchproben für Aflatoxin M_1 einen Wert über der zulässigen Höchstmenge (*Ernährungsbericht* 1988, S. 101).

Artgerechte Tierhaltung, hohe Futterqualität, gute Melktechnik und eine sorgfältige Hygiene sind Grundbedingungen, um das Lebensmittel Milch in höchstmöglicher Qualität zu erzeugen.

14.5 Ökologische Aspekte

Eine ökologische Betrachtung des Lebensmittels Milch betrifft besonders die **artgerechte Tierhaltung**. Bei der anerkannt ökologischen Landwirtschaft ist die Höhe des Gesamttierbestandes in das Konzept der Kreislaufwirtschaft eingebunden und somit abhängig von der Größe der landwirtschaftlichen Nutzfläche (s. 7.7.1, S. 115). Dadurch wird die Gefahr einer Überdüngung der Ackerflächen mit Gülle und Mist verringert und ermöglicht, ausreichend Futter aus eigenem Anbau bereitzustellen (*Thomas* und *Vögel* 1989, S. 109). Die Belastung des Futters mit Pestiziden wird kontrollierbar, wodurch sich der Pestizidgehalt in Milch auf ein Minimum reduzieren bzw. ganz vermeiden läßt. Außerdem erfolgt die Produktion tierischer Lebensmittel in der ökologischen Landwirtschaft *nicht* mit importierten Futtermitteln, die überwiegend aus Entwicklungsländern stammen (s. 7.12.2, S. 125).

Ökologische Probleme entstehen beim Lebensmittelhandel durch die Verpackung und den Transport der Milch. Die gebräuchlichste **Verpackung** für Milch in der BRD ist noch die Einwegverpackung aus polyethylenbeschichtetem Karton. H-Milch wird in aluminiumbeschichtete Kartonbehälter gefüllt, um u.a. die lichtempfindlichen Vitamine während der Lagerung zu schützen. Ein Trennen der verwendeten Materialien und anschließendes Recycling wird zur Zeit nur in begrenztem Umfang durchgeführt. Einen besseren Weg stellen Mehrwegflaschen dar, die zur Verringerung von Vitaminverlusten dunkel gefärbt sein sollten.

Milchprodukte sind meist in Plastikbehältern mit Aluminiumdeckeln im Handel. Dieser Abfall läßt sich vermeiden, wenn Milchprodukte, wie in anderen Ländern und im Naturkosthandel üblich, in Mehrweggläsern vermarktet werden.

Ein starker Konzentrationsprozeß im Molkereisektor führte in der BRD zum Verschwinden zahlreicher kleiner, flächendeckend vorhandener Molkereien (wie sie beispielsweise in der Schweiz heute noch vielerorts existieren). Infolge dessen werden die **Transportwege** für die anzuliefernde Milch und die in den Molkereien hergestellten Milchprodukte länger. Solange es die Verkehrspolitik, beispielsweise über den niedrigen Preis von Dieselkraftstoff, rentabel macht, daß Milcherzeuger aus dem Allgäu in Norddeutschland und Hersteller aus dem Norden in Süddeutschland mit Gewinn vermarkten können, wird sich am überhöhten Transportaufkommen kaum etwas ändern. Wünschenswert ist, daß das Verbraucherbewußtsein über ökologisch orientiertes Einkaufsverhalten diese Situation verbessert.

14.6   Soziale Aspekte

Um die ökonomische Existenzgefährdung für die landwirtschaftlichen Betriebe abzuschwächen, wurden innerhalb der EU Interventionspreise eingeführt, d.h. für die Erzeuger garantierte Mindestpreise, u.a. für Milch. Dies bewirkte jedoch, daß die Milchproduktion immer stärker anstieg – einerseits über die Milchleistung der Kühe, andererseits durch Spezialisierung der landwirtschaftlichen Betriebe auf Milchwirtschaft. Die Ertragssteigerungen führten zur Überproduktion: es entstanden die vielbeschriebenen „Milchseen" (eigentlich Milchpulverberge) und „Butterberge" der EU, für die wiederum Subventionen und Lagerhaltungskosten aus Steuermitteln aufgewendet werden müssen. Das sog. „Hofsterben" kleinerer bäuerlicher Betriebe wurde mit diesen Maßnahmen nicht verhindert (s. 7.12.3, S. 129).

14.7   Schlußbemerkungen

Milch und Milchprodukte spielen in der Vollwert-Ernährung eine wichtige Rolle, sie sollten allerdings in mäßigen Mengen verzehrt werden. Aufgrund des relativ hohen Energie- und Nährstoffgehalts ist Milch ein wertvolles *Lebensmittel* – aber *kein Getränk* zum Durstlöschen.

Bei Milch und Milchprodukten entfallen wesentliche Nachteile, die bei anderen tierischen Produkten auftreten. So zeigen Milchkühe einen relativ guten Wirkungsgrad bei der Umwandlung von Energie und Protein aus pflanzlichem Futter in tierische Lebensmittel (s. 7.11, S. 122). Außerdem kann damit für den Ackerbau nicht brauchbares Grünland, besonders in Hanglagen, für Nahrungszwecke genutzt und wertvoller Dünger für das Ackerland gewonnen werden.

Ferner ist Milch ein tierisches Lebensmittel, das nicht durch Töten von Tieren gewonnen wird und daher auch für die meisten ethisch motivierten Vegetarier akzeptabel ist.

15 FLEISCH, FISCH UND EIER

15.1 Empfehlungen für die Vollwert-Ernährung

Für die Vollwert-Ernährung wird die Verwendung von Fleisch, Fisch und Eiern nicht ausdrücklich **empfohlen**, ein mäßiger Verzehr wird aber nicht abgelehnt. Unter mäßigem Verzehr werden bis zu zwei Fleischmahlzeiten, bis zu einer Fischmahlzeit und bis zu zwei Eiern pro Woche verstanden. Fleisch und Eier sollten aus anerkannt ökologischer Landwirtschaft stammen.

Weniger empfehlenswert sind Fleisch-, Wurst- und Fischwaren sowie Fleisch-, Wurst- und Fischkonserven.

Nicht empfehlenswert sind Innereien.

15.2 Allgemeines

Tierische Lebensmittel besitzen in vielen Kulturen der Welt ein hohes Ansehen, was u.a. bei Festessen deutlich zum Ausdruck kommt. Geringe Mengen tierischer Lebensmittel haben den Menschen während der Evolution begleitet, lediglich zu Zeiten der Sammler und Jäger war der Anteil tierischer Lebensmittel relativ hoch und betrug etwa ein Drittel der Nahrungsmenge (s. Kap. 3 *Entwicklungsgeschichte der Ernährung des Menschen*, S. 37). Gründe für die allgemeine Beliebtheit von tierischen Lebensmitteln sind zum einen im Geschmack und im ernährungsphysiologischen Wert zu sehen, zum anderen im hohen Prestige, das u.a. auf der früher immer knappen Verfügbarkeit und damit auf dem hohen Preis beruht.

Der hohe Fleischverbrauch in den letzten Jahrzehnten (bis zu 100 kg pro Person und Jahr) ist keine Besonderheit dieses Jahrhunderts. Gegen Ende des Mittelalters soll der durchschnittliche Fleischverbrauch bei über 100 kg pro Person und Jahr gelegen haben

(*Braudel* 1985, S. 204; *Teuteberg* und *Wiegelmann* 1986, S. 66), wobei über die gesundheitlichen Folgen dieses hohen Fleischkonsums wenig bekannt ist.

Aus der Geschichte sind allerdings auch Zeiten bekannt, in denen Fleisch nicht den Stellenwert besaß, den es heute einnimmt. So wird z.B. über die **römische Heeresverpflegung** berichtet: „Die Sicherstellung des Getreidenachschubes [850 g Weizen pro Person und Tag] bedeutet bei ihm [Caesar] die Sicherstellung der Ernährung schlechtweg... Dagegen bezeichnet er Fleisch ausdrücklich als ‚secundum inopiae subsidium' [sekundäre Reserve für Mangelzeiten]; während seine Truppen in Albanien Mangel an Weizen leiden, wird dieser Zustand ausgesprochen als Hungersnot empfunden, trotzdem Schlachtvieh in Hülle und Fülle zur Verfügung stand; ja es wird den Soldaten selbst unter diesen Umständen hoch angerechnet, daß sie letzteres überhaupt aßen, und als in jenen Tagen eine Kohorte sich in schwerer Schlacht besonders auszeichnet, wird ihr zum Lohn – trotz der eben geschilderten Verhältnisse – nicht die Fleisch-, sondern die Getreideportion verdoppelt. Ein ähnliches Bild ergeben die Schilderungen anderer Schriftsteller, z.B. Tacitus, wo ebenfalls eine *regelmäßige Fleischverpflegung* anstelle einer Verpflegung mit Getreide als *Übelstand* beurteilt wird" (*Mayerhofer* und *Pirquet* 1926, S. 433).

Heute trägt besonders der übermäßige Verbrauch an Fleisch sowie an Fleisch- und Wurstwaren zusammen mit dem Verzehr weiterer tierischer Lebensmittel zur hohen Aufnahme von Fett, Cholesterin und Purinen bei und ist somit eine wichtige Ursache für die Entstehung ernährungsabhängiger Krankheiten. Bei der Verwirklichung einer gesunderhaltenden Kost geht es aber nicht nur um die Frage, ob diese vegetarisch sein soll oder nicht. Sowohl bei überwiegend pflanzlichen als auch bei überwiegend tierischen Kostformen können Fehler gemacht werden, besonders wenn sie einseitig durch-geführt werden – beispielsweise wenn der Anteil stark verarbeiteter Lebensmittel über-wiegt, wie es bei derzeitiger Durchschnitts-kost häufig der Fall ist. Als negatives Beispiel sei ferner auf Vegetarier mit hohem Konsum an Auszugsmehlerzeugnissen und isolierten Zuckern (sog. „Puddingvegetarier") hinge-wiesen.

Die Empfehlungen für die Vollwert-Ernährung können sowohl eine fleischlose als auch eine Variante mit mäßigen Anteilen Fleisch beinhalten. Die Tierhaltung ist jedoch ein integraler Bestandteil der ökologischen Landwirtschaft (s. 7.7.1, S. 114); aus diesem Grunde ist ein mäßiger Verzehr tierischer Le-bensmittel aus dieser Erzeugung durchaus sinnvoll.

15.3 Änderungen des Verbrauchs

In den letzten 200 Jahren erhöhte sich der **Fleischverbrauch** (einschließlich Fleisch- und Wurstwaren; im nachfolgenden unter dem Begriff *Fleisch* zusammengefaßt) von et-wa 17 kg auf etwa 100 kg pro Person und Jahr. Besonders in den letzten 40 Jahren hat sich der Fleischverbrauch stark erhöht (Abb. 15.1, S. 205). Der tatsächliche *Verzehr* (nach Abzug von Knochen, Verwendung als Tierfutter, industrieller Verwertung und Ver-lusten) liegt dagegen wesentlich niedriger,

z.B. im Jahre 1991 bei etwa 63 kg (*Anonymus* 1992d). Über die Hälfte des verbrauchten Fleisches ist Schweinefleisch, gefolgt von Rind- und Geflügelfleisch (Tab. 15.1).

Seit Anfang dieses Jahrhunderts stieg der **Fischverbrauch** etwa auf das 1,5fache (Abb. 15.1, S. 205). Der Verbrauch frischer Seefische spielte bis zum Beginn des Eisen-bahnzeitalters und moderner Kühltechnik nur in Küstennähe eine bedeutsame Rolle.

In den letzten 100 Jahren verdreifachte sich der **Verbrauch von Eiern** (Abb. 15.1, S. 205).

Der Anteil tierischer Lebensmittel an der Gesamtenergiezufuhr erhöhte sich von 12 % in der zweiten Hälfte des 18. Jahrhunderts (*Lemnitzer* 1977, S. 70) auf 35 % im Jahre 1989 (*Ernährungsbericht* 1992, S. 28). Ernäh-rungsphysiologisch von besonderer Bedeu-tung ist die Entwicklung des Anteils von tieri-schem Protein an der Gesamtproteinzufuhr, der sich in diesem Zeitraum auf etwa das vierfache erhöhte (Tab. 15.2, S. 205).

15.4 Gesundheitliche Aspekte

15.4.1 Essentielle Nährstoffe

Fleisch trägt in der Durchschnitts-ernährung erheblich zur Versorgung mit es-sentiellen Nährstoffen bei, ist aber hierfür

Tab. 15.1: Verbrauchsentwicklung der verschiedenen Fleischsorten in Deutschland[1]
(kg pro Person und Jahr[2]; *Statist. Jahrbücher ELF* 1962, S. 183-184; 1982, S. 163; 1991, S. 207-208)

	1935/38	1950/51	1960/61	1970/71	1980/81	1990
Schweinefleisch	29,2	19,4	29,6	40,2	50,3	57,6
Rindfleisch	14,8	11,4	17,3	22,1	21,5	21,0
Geflügelfleisch	1,7	1,2	4,4	8,6	9,6	12,4
Kalbfleisch	3,2	1,9	1,9	2,2	1,7	1,1
Sonst. Fleisch[3]	1,2	0,5	0,6	0,9	1,1	0,9
Innereien	1,9	1,3	2,6	4,7	5,5	5,7
Summe	52,0	35,7	56,4	78,7	89,7	98,7

[1] ab 1950/51 BRD (alte Bundesländer)
[2] bis einschließlich 1980 sind die Zahlen ohne Abschnittsfette, danach mit Abschnittsfetten
[3] Schafe, Pferde, Kaninchen, Ziegen, Wild

kg/Person und Jahr

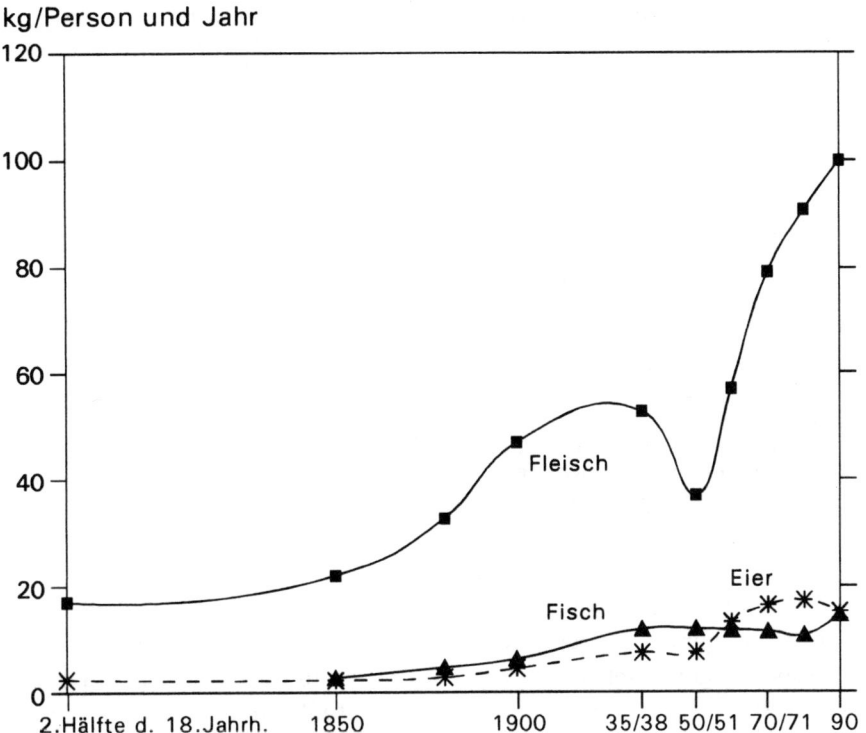

Abb. 15.1:
Verbrauchsentwicklung
tierischer Lebensmittel
in Deutschland[1]
(ab 1950/51 BRD – alte Bundesländer; kg pro Person
und Jahr; *Lemnitzer* 1977,
S. 60-61: Angaben für 2.
Hälfte des 18. Jahrh.; *Teuteberg* und *Wiegelmann*
1986, S. 240–241: Angaben
für 1850 bis 1900; *Statist.
Jahrbücher ELF* 1962, S. 151;
1973, S. 156; 1984, S. 166–
167; 1991, S. 173: Angaben
ab 1935/38)

Tab. 15.2: Entwicklung der Proteinzufuhr in Deutschland[1]
(g pro Person und Tag bzw. % der Gesamtproteinzufuhr; *Lemnitzer* 1977, S. 62: Angaben bis
1909/13; *Statist. Jahrbücher ELF* 1956, S. 140; 1965, S. 148; 1983, S. 165: Angaben ab 1935/38
bis 1970/71; *Ernährungsberichte* 1984, S. 30-33; 1992, S. 28: Angaben für 1980/81 und 1989)

| | insgesamt | davon pflanzlich | | davon tierisch | |
	g	g	%	g	%
2. Hälfte des 18. Jh.	60	50	83	10	17
1909/13	87	53	61	34	39
1935/38	85	42	50	43	50
1950/51	76	40	53	36	47
1960/61	80	32	40	48	60
1970/71	85	31	37	54	64
1980/81	82	28	34	54	66
1989	99	33	33	66	67

[1] ab 1950/51 BRD (alte Bundesländer)

Tab. 15.3: Anteil von Fleisch an der täglichen Zufuhr verschiedener Inhaltsstoffe in der BRD
(alte Bundesländer; einschließlich Fleisch- und Wurstwaren; *Ernährungsbericht* 1992, S. 28; *DGE* 1991)

| | Gesamtzufuhr | davon aus Fleisch | | DGE-Empfehlungen | |
		g, mg	%	m[1]	w[2]
Protein (g)	99	36	36	58	48
Fett (g)	130	36	28	80[3]	67[3]
Eisen (mg)	13,3	2,55	19	10	15
Thiamin (mg)	1,85	0,87	47	1,3	1,1
Pyridoxin (mg)	2,20	0,60	27	1,8	1,6
Purine (mg)	185	106	57	–	–
Cholesterin (mg)	456	139	30	max. 300	

[1] bezogen auf männlichen Erwachsenen, 25-51 Jahre, 73 kg
[2] bezogen auf weibliche Erwachsene, 25-51 Jahre, 60 kg
[3] Richtwert: 25-30 % der Energiezufuhr in Form von Fett;
Angabe in g bezieht sich auf die Obergrenze von 30 %
– keine Angabe

nicht notwendig. Fleisch enthält auch Substanzen, die bei zu hoher Aufnahme an der Entstehung ernährungsabhängiger Krankheiten beteiligt sind (Tab. 15.3).

Fleisch liefert 36 % der Gesamtproteinaufnahme, die derzeit doppelt so hoch liegt wie die Empfehlung (*Ernährungsbericht* 1992, S. 28; *DGE* 1991, S. 25). Eine Ernährung ohne Fleisch würde folglich durch die übrigen Lebensmittel immer noch mehr als die empfohlene Proteinmenge liefern. Die hohe biologische Wertigkeit von Fleischprotein kann durch günstige Kombination verschiedener pflanzlicher und/oder tierischer Proteine erreicht bzw. übertroffen werden (sog. *Aufwertungseffekt*; s. 6.3.4, S. 82).

Etwa die Hälfte der empfohlenen Zufuhr von Vitamin B$_1$ wird durch Fleisch gedeckt. Es gilt ebenfalls als gute Quelle für die Spurenelemente Zink und Eisen (Fleisch liefert 19 % der Eisenzufuhr; *Ernährungsbericht* 1992, S. 28). Bei einer Verringerung des Fleischkonsums und besonders bei einer vegetarischen Ernährung muß daher auf die vermehrte Zufuhr von Lebensmitteln mit einer hohen Nährstoffdichte für Vitamin B$_1$, Eisen und Zink geachtet werden (z.B. Vollkorn, Kartoffeln). Zusätzlich sollten Vitamin-C-reiche Lebensmittel gleichzeitig mit eisenreichen Lebensmitteln verzehrt werden, weil Vitamin C die Eisenresorption fördert. Schwarzer Tee und Kaffee hemmen dagegen die Eisenresorption und sollten deshalb nur selten und nicht zu den Mahlzeiten getrunken werden (s. 9.4.2, S. 150; s. 16.4.6, S. 217).

Fisch ist ein ernährungsphysiologisch wertvolles Lebensmittel. Durch den Verzehr von *Salzwasser*fisch wird ein Beitrag zur Bedarfsdeckung von *Jod* geleistet, nicht aber durch den Verzehr von *Süßwasser*fisch. Dieser Beitrag ist aufgrund der Jodmangelsituation in der BRD von Bedeutung, seine Höhe läßt sich allerdings nur schwer abschätzen. Denn die Analysenwerte der einzelnen Lebensmittel für Jod weisen im Vergleich zu anderen Nährstoffen noch höhere Unterschiede auf, je nach Jodgehalt im Boden, Pflanzenart und Erntezeitpunkt bzw. Fischart und Fanggebiet. So wird der Jodgehalt von Schellfisch beispielsweise je nach Literaturquelle zwischen 75 und 320 µg/100 g eßbarem Anteil angegeben (*Hötzel* u.a. 1990, S. 90). Jodverbindungen sind wasserlöslich, sauerstoff- und säureempfindlich, so daß hohe Verluste durch Verarbeitung und Zubereitung möglich sind, z.B. betragen sie bei gebratener Scholle 36 %, gekochtem Rotbarsch 48 % und Bismarckhering 92 % (*Hötzel* u.a. 1990, S. 88).

In jedem Falle reicht die Jodaufnahme

über *jodhaltige Lebensmittel* (neben Salzwasserfisch sind dies z.B. Milch und Milchprodukte, Roggen, manche Gemüsearten wie Möhren und Broccoli) allein nicht aus, um die empfohlene Jodzufuhr von 180-200 µg/Tag (*DGE* 1991, S. 65; s. 17.4.4, S. 225) zu erreichen – auch nicht, wenn die derzeit übliche Verzehrsmenge von Fisch zugrunde gelegt wird. Diese beträgt in der BRD (alte Bundesländer) durchschnittlich 115 g/Woche (eine übliche Portion entspricht etwa 150 g; *Heseker* u.a. 1992, S. 97). Dabei ist davon auszugehen, daß – je nach Alter – 35-60 % der Bevölkerung *keinen* Fisch verzehren (nach *Kübler* und *Adolf* 1991). Eine Erhöhung des Verzehrs ist nicht zu erwarten (*Ahrndt* 1992) und ökologisch nicht zu verantworten (s. 15.5, S. 208).

Aus diesen Gründen ist auch in der Vollwert-Ernährung ausdrücklich die Verwendung von *jodiertem* Meersalz oder *jodiertem* Kochsalz zu empfehlen – nicht nur beim Zusalzen im Haushalt, sondern auch bei der Lebensmittelverarbeitung in Industrie und Handwerk (weitere Darstellung der Jodproblematik: s. 17.4.4, S. 225).

Fettreiche Seefische enthalten sog. *Fischöle* (Omega-3-Fettsäuren), denen ernährungsphysiologisch positive Wirkungen u.a. im Zusammenhang mit Fettstoffwechselstörungen zugeschrieben werden. So wurde z.B. bei hohem Salzwasserfisch-Verzehr eine geringere Häufigkeit von Herz-Kreislauf-Erkrankungen festgestellt (*Drevon* 1992).

Der ernährungsphysiologische Wert von **Eiern** beruht auf dem Gehalt an hochwertigem Protein sowie an Vitaminen und Mineralstoffen.

15.4.2 Unerwünschte Begleitstoffe

Der Verzehr von Fleisch, Fisch und Eiern ist an die Aufnahme von unterschiedlichen Mengen von verstecktem **Fett** gebunden. Mageres Fleisch enthält nur einen geringen Anteil an Fett (2 %). Im Durchschnitt werden jedoch mit jedem Gramm Protein aus Fleisch (einschließlich Fleisch- und Wurstwaren) 1 g Fett aufgenommen (*Ernährungsbericht* 1992, S. 28). Fleisch einschließlich Fleisch- und Wurstwaren liefert gegenwärtig 28 % der Gesamtfettaufnahme; es hat damit einen maßgeblichen Anteil am überhöhten Gesamtfettverzehr (s. Tab. 15.3, S. 206).

Die hohe Aufnahme von Fett, speziell von gesättigten Fettsäuren, steht im Zusammenhang mit dem Auftreten ernährungsabhängiger Krankheiten wie Fettsucht, Herz-Kreislauf-Erkrankungen und Krebs. Epidemiologische Studien konnten eine erhöhte Häufigkeit bestimmter Krebsarten bei hohem Fleischverzehr nachweisen (*National Research Council* 1989, S. 263 und 595-598; *Ernährungsbericht* 1992, S. 264). In Tierversuchen förderte eine hohe Proteinaufnahme das Wachstum experimentell hervorgerufener Tumore (*National Research Council* 1989, S. 15). Unklar bleibt jedoch, ob hierfür der hohe Gehalt an Fett, gesättigten Fettsäuren, Cholesterin oder Protein – oder eine Kombination dieser Faktoren – verantwortlich ist.

Etwa ein Drittel des mit der Nahrung zugeführten **Cholesterins** wird mit Fleisch aufgenommen (s. Tab. 15.3, S. 206). Da der Blutcholesterinspiegel u.a. von der Gesamtzufuhr an Fett, gesättigten Fettsäuren und Cholesterin abhängig ist (s. 13.4.4, S. 190), ist der hohe Fleischkonsum ein Faktor in der Entstehung einer Hypercholesterinämie. Der Verzehr von Eiern trägt ebenfalls maßgeblich zur Cholesterinaufnahme bei (38 %; *Ernährungsbericht* 1992, S. 28).

Durch Fleisch wird mehr als die Hälfte aller **Purine** aufgenommen (*Ernährungsbericht* 1992, S. 28). Purinreiche Lebensmittel erhöhen die Harnsäurebildung im Körper und können so bei vorhandener Störung der Harnsäureausscheidung zur Entstehung von Gicht beitragen (*Kasper* 1991, S. 214; s. 6.3.5, S. 83). Die seit längerer Zeit vorherrschende diätetische Gichttherapie ist deshalb neben Alkoholvermeidung (Alkohol hemmt die

Harnsäureausscheidung) eine vegetarische, d.h. lakto-vegetabile Kost (*Kasper* 1991, S. 352).

15.4.3 Anthropogene Schadstoffe

Viele anthropogene Schadstoffe liegen aufgrund ihrer chemischen Eigenschaften überwiegend im Fettanteil von Lebensmitteln vor. Da Fleisch, Fisch und Eier etwa ein Drittel der Gesamtfettaufnahme liefern, werden damit relativ große Anteile anthropogener Schadstoffe aufgenommen. So erfolgt z.B. mit Fleisch, Fisch und Eiern zwei Drittel der Gesamtzufuhr an Dioxinen (*Beck* 1990).

Tierische Lebensmittel können außerdem mit Rückständen von Tierarzneimitteln und mit Umweltkontaminanten, wie Schwermetallen, belastet sein. Sie liefern beispielsweise zwei Drittel der Quecksilberaufnahme, wobei mehr als ein Drittel allein aus Fisch und Fischerzeugnissen stammt (*Elmadfa* und *König* 1990). Gerade wegen der hohen Belastung mit Schwermetallen sollen Rinder- und Schweinenieren nach Empfehlung des Bundesgesundheitsamtes nicht öfter als alle 2-3 Wochen verzehrt werden (*Vollmer* u.a. 1990b, S. 39). Da keine besonderen ernährungsphysiologischen Vorteile aus dem Verzehr von Innereien resultieren, sollten bei der heutigen Schadstoffbelastung Innereien ganz vermieden werden.

15.5 Ökologische und soziale Aspekte

Die Erzeugung tierischer Lebensmittel erfordert einen hohen Einsatz von **Primärenergie** (fossile Energie, z.B. Erdöl). Um ein Steak zu produzieren, verbraucht beispielsweise die intensive Rindermast bis zu 35mal soviel Primärenergie, wie Nahrungsenergie darin enthalten ist. Hingegen ermöglicht der Anbau von Nahrungspflanzen einen Energiegewinn bis zum zehnfachen der eingesetzten

Primärenergiemenge (*Lünzer* 1992a, S. 292-294; s. 7.10, S. 121; s. Abb. 7.4, S. 123).

Die Hochseefischerei zählt zu den energieaufwendigsten Formen der Nahrungsbeschaffung. Um beispielsweise 1 kcal Nahrungsenergie in Form von Hochseefisch zu erhalten, müssen bis zu 250 kcal Primärenergie eingesetzt werden (*Lünzer* 1992a, S. 292-294). Durch die Anwendung industrieller Fangmethoden, insbesondere durch Schleppnetze, wird das ökologische Gleichgewicht in den Meeren gestört und die Artenvielfalt reduziert. Bei bestimmten Fangmethoden wurden z.B. pro Tonne verwertbarem Fisch schätzungsweise 5 t „zu kleiner" oder „zu großer" Fische tot ins Meer zurückgeschüttet (*Luyken* 1990). Die Kabeljaubestände wurden beispielsweise in der Barentssee im Jahre 1946 auf 6,5 Mio. t geschätzt, im Jahre 1989 nur noch auf 0,9 Mio. t (*Vorfelder* 1990). Aus diesen Gründen sollte der gegenwärtige Fischverzehr keinesfalls gesteigert werden.

Bei der Erzeugung tierischer Lebensmittel entstehen sog. **Veredelungsverluste**. Tiere benötigen je nach Art und Futtermittel zwischen 65 und 90 % der Energie aus Pflanzennahrung zur Erhaltung des eigenen Stoffwechsels sowie zum Aufbau von Körpersubstanz, die vom Menschen nicht verzehrt werden kann. Nur ein geringer Anteil der aufgenommenen Energie (zwischen 10 und 35 %) wandelt das Tier in vom Menschen eßbare Körpersubstanz um (*Strahm* 1985, S. 46-47; s. 7.11, S. 122).

Bei der flächenunabhängigen **Massentierhaltung** fallen große Mengen Gülle an. Das übermäßige Ausbringen der Gülle kann zur Nitratanreicherung im Grundwasser und damit zur Gefährdung der Trinkwasserqualität führen. Die Massentierhaltung stellt keine artgerechte Tierhaltung dar; diese ist jedoch in der ökologischen Landwirtschaft aufgrund entsprechender Richtlinien gewährleistet (s. 7.7.1, S. 114).

Die derzeitige hohe Fleischproduktion ist nicht allein mit inländischen Futtermitteln möglich, wenn die Fleischpreise nicht erheblich ansteigen sollen. Deshalb erfolgen **Futtermittelimporte** aus Übersee, inzwischen primär aus Entwicklungsländern, wo teilweise der Nahrungsbedarf für die eigene Bevölkerung nicht ausreichend gedeckt ist (s. 7.12.2, S. 125).

15.6   Schlußbemerkungen

Die Empfehlung, nur mäßige Mengen an Fleisch, Fisch und Eiern zu verzehren, kann auf verschiedenen Ebenen begründet werden.

Einerseits werden tierische Lebensmittel wegen ihres Proteingehalts und ihrer Proteinqualität meist überbewertet. Dabei bleibt unberücksichtigt, daß Protein tierischer Herkunft häufig von unerwünschten Substanzen (z.B. Fett, gesättigten Fettsäuren, Cholesterin und Purinen) begleitet wird, und daß die Dichte essentieller Nährstoffe im allgemeinen niedriger ist als bei pflanzlichen Lebensmitteln. Außerdem ist bekannt, daß Kombinationen pflanzlicher Proteinträger ebenso hochwertig sein können wie Fleisch. Ferner enthalten Fleisch- und Wurstwaren oft erhebliche Mengen an Salz, Phosphat und anderen Zusatzstoffen. Fisch ist ein wertvolles Lebensmittel, kann aber die Jodversorgung allein nicht sichern. Aus ökologischen Gründen ist es nicht vertretbar, den derzeitigen Fischfang zu erhöhen.

Andererseits wird bei der Produktion tierischer Lebensmittel fossile Energie sowie Nahrungsenergie und -protein in hohem Maße verschwendet. Denn Tiere werden heute teilweise mit pflanzlichen Lebensmitteln gefüttert, die die Menschen auch direkt verzehren könnten und die überwiegend aus Entwicklungsländern stammen.

Zusammengefaßt sprechen diese teilweise nicht zu verantwortenden Tatsachen für eine deutliche Senkung des derzeitigen Verzehrs tierischer Lebensmittel.

16 GETRÄNKE

16.1 Empfehlungen für die Vollwert-Ernährung

Für die Vollwert-Ernährung wird **empfohlen**, den täglichen Flüssigkeitsbedarf vorwiegend mit ungechlortem Trinkwasser oder Quellwasser (sofern sie hygienisch und toxikologisch unbedenklich sind) oder natürlichem Mineralwasser zu decken. Zum Durstlöschen eignen sich auch ungesüßte Früchte- und Kräutertees, außerdem verdünnte Frucht- und Gemüsesäfte sowie Getreidekaffee; die Rohwaren sollten nach den Richtlinien der anerkannt ökologischen Landwirtschaft erzeugt worden sein. Milch sowie unverdünnte Frucht- und Gemüsesäfte sind Nährstofflieferanten und sollten nicht zur Deckung des Flüssigkeitsbedarfs dienen.

Die empfohlene Trinkmenge beträgt 1–2 Liter pro Tag, wobei sie je nach körperlicher Aktivität, Umgebungstemperatur und Wassergehalt der Nahrung relativ stark schwanken kann.

Weniger empfehlenswert sind Tafelwasser, Fruchtnektare sowie Getränke mit anregender Wirkung, wie Bohnenkaffee, schwarzer Tee, Kakao, Bier und Wein. Es ist zu empfehlen, letztere nicht täglich und nicht in größeren Mengen zu trinken. Tees mit ausgeprägter medizinischer Wirkung und Heilwässer sollten über längere Zeit nur nach medizinischer Verordnung getrunken werden.

Nicht empfehlenswert sind Fruchtsaftgetränke, Limonaden, Cola-Getränke, Instant-Kakao, Instant- und Sportlergetränke sowie Spirituosen.

16.2 Allgemeines

Wasser wird im allgemeinen nicht als Nährstoff angesehen, obwohl es beim Bedarf des Menschen an lebenswichtigen Substanzen an erster Stelle steht. Bereits ein Zeitraum von etwa drei Tagen ohne Wasserzufuhr führt zum Tode. Diese drastische Folge ist bei keinem der essentiellen Nährstoffe gegeben; im Gegenteil, die Speicherfähigkeit des Körpers erlaubt, daß bestimmte Vitamine und Mineralstoffe über Monate und z.T. über Jahre nicht zugeführt werden müssen.

Flüssigkeiten dienen in erster Linie der Deckung des Wasserbedarfs. Die mit Getränken verbundene Aufnahme von Nähr- und Wirkstoffen stellt auch eine Möglichkeit der Nährstoffversorgung dar, steht aber beim Thema Getränke nicht im Mittelpunkt.

16.3 Änderungen des Verbrauchs

Die Getränkeaufnahme innerhalb der letzten 50 Jahre zeigt unterschiedliche Entwicklungen (Tab. 16.1, S. 212).

Die deutlichsten Veränderungen sind beim Mineralwasserverbrauch festzustellen. Hier kam es zu einer Verdopplung innerhalb der letzten 10 Jahre. Vermutlich hängt die Zunahme des Mineralwasserverbrauchs mit dem gleichzeitig fallenden Trinkwasserverbrauch (Leitungswasser) zusammen. Hierbei dürfte auch die Verunsicherung der Verbraucher im Hinblick auf die Qualität des Trinkwassers eine besondere Rolle spielen (s. 16.4.2, S. 213).

Ebenfalls eine Verdopplung des Verbrauchs ist bei den Fruchtsäften zu verzeichnen und eine leichte Steigerung bei den Erfrischungsgetränken. Während der Konsum von schwarzem Tee in den letzten Jahren rückläufig war, werden beim Kaffeeverbrauch weitere Steigerungen festgestellt.

Der Anteil alkoholischer Getränke an der Getränkeaufnahme ist relativ hoch. So wird mit über 150 l pro Person und Jahr fast doppelt soviel Bier wie Mineralwasser getrunken.

Tab. 16.1: Verbrauchsentwicklung von Getränken in Deutschland[1]
(Liter/Person und Jahr; *Statist. Jahrbücher ELF* 1962, S. 205; 1973, S. 216; 1988, S. 228; 1991, S. 230)

Getränke	1935/38	1950/51	1960/61	1970/71	1980	1990
Alkoholfreie Getränke	–	–		–	132	210
Mineralwasser[2]	–	–		–	40	85
Erfrischungsgetränke[3]	–	–		–	72	85
Fruchtsäfte[4]	–	–		–	19	40
Sonstige alkoholfreie Getränke	–	–	–	–	290	328
Bohnenkaffee[5]	59	17	82	115	159	190
Schwarzer Tee[6]	8	5	13	16	27	25
Alkoholische Getränke	85	47	113	163	170	188
Bier	75	40	97	143	146	154
Wein	9	6	12	16	21	22
Schaumwein	0,3	0,1	1	2	4	6
Spirituosen[7]	1	1	2	3	8	6

[1] ab 1950/51 BRD (alte Bundesländer)
[2] einschließlich Tafelwasser
[3] Fruchtsaftgetränke, Limonaden, Cola-Getränke, Brausen
[4] einschließlich Fruchtnektaren und Gemüsesäften
[5] 35 g Röstkaffee pro Liter
[6] 9 g schwarzer Tee pro Liter
[7] bis 1970/71 Trinkbranntwein
– keine Angabe

16.4 Gesundheitliche Aspekte

16.4.1 Wasser als lebensnotwendige Substanz

Der Körper eines Erwachsenen besteht zu etwa 60 % aus Wasser. Aufgrund seiner physikalischen und chemischen Eigenschaften ist Wasser die Grundlage aller biochemischen Vorgänge im Organismus und für die Entstehung und Erhaltung des Lebens von elementarer Bedeutung. Da alle Nährstoffe nur in gelöster Form die Zellmembran passieren können, ist Wasser als universelles Lösungsmittel für die Versorgung der Zellen lebens- und zufuhrnotwendig. Es dient u.a. dem Transport der Nährstoffe zu den Zellen sowie dem Abtransport von Endprodukten des Stoffwechsels, z.B. über Niere (Urin) und Haut (Schweiß). Im Darm wird Wasser als Quellmittel für Ballaststoffe benötigt, wodurch sich das Volumen des Speisebreis erhöht und die Ausscheidung des Stuhls normalisiert (s. 6.1.3, S. 70).

Unter normalen Umständen besteht zwischen den aufgenommenen und abgegebenen Wassermengen ein hormonell gesteuertes, dynamisches Gleichgewicht, so daß die **Wasserbilanz** des Körpers ausgeglichen ist. Auf der Zufuhrseite erfolgt die Aufnahme von Flüssigkeit entweder über Getränke, über feste Nahrung in Form von gebundenem Wasser oder über Oxidationswasser, das beim Abbau der Hauptnährstoffe endogen (im Stoffwechsel) entsteht. Auf der Abgabeseite steht die Wasserausscheidung über Urin, Haut, Lunge und Stuhl. Einflüsse wie steigende Außentemperatur, sportliche Aktivität, Fieber und Durchfallerkrankungen steigern die Ausscheidungsmenge des Wassers teilweise erheblich und erhöhen den Flüssigkeitsbedarf.

Die Niere ist das Hauptregulationsorgan des Wasserhaushalts. Liegt die Flüssigkeitszufuhr unter dem Bedarf, verringert sich der Bestand an Körperwasser, denn obligate (unerläßliche) Wasserausscheidungen über Haut, Lunge, Stuhl und sehr konzentrierten

Urin bestehen fort. Folgen der sog. *Dehydration* sind ein Ansteigen der Körpertemperatur, Herzrhythmusstörungen, Durchblutungsstörungen des Gehirns und im Extremfall ein tödlicher Kollaps (*Elmadfa* und *Leitzmann* 1990, S. 39-42).

Das natürlich gebundene und das durch Zubereitung gebundene Wasser der Kost betragen üblicherweise zusammen etwa 60-70 % des Nahrungsgewichts. Viele Lebensmittel bestehen zum größten Teil aus Wasser, wie Gemüse und Obst, deren Wassergehalt in frischem Zustand 70-97 % betragen kann. Die durch einen hohen Verzehr von frischem Gemüse und Obst zugeführte Flüssigkeitsmenge kann höher sein als die durch Getränke; dann kann die tägliche Trinkmenge entsprechend vermindert werden.

Bei Milch ist ein relativ großer Teil des zugeführten Wassers zur Ausscheidung der gleichzeitig mitgelieferten harnpflichtigen Substanzen erforderlich. So bleibt bei Vollmilch je nach Konzentration des Urins nur 60-80 % des Gesamtwassergehalts für den Körper frei verfügbar, sog. *Restwasser* (nach *Ziegler* 1974; eigene Berechnung). Auch aus diesem Grund wird Milch nicht zur Deckung des Flüssigkeitsbedarfs empfohlen. Entsprechend ist zum Durstlöschen bei Fruchtsäften (80-95 % Restwasser) und besonders bei Gemüsesäften (40-80 % Restwasser) ein Verdünnen mit Wasser (etwa 1:1) günstig.

16.4.2 Trinkwasser

Die Trinkwassergewinnung in der BRD (alte Bundesländer) erfolgt zu etwa 65 % aus Grundwasser, zu etwa 27 % aus Oberflächenwasser (z.B. Rhein, Bodensee) und Uferfiltrat (durch filtrierende Bodenschichten dem Grundwasser zugeleitetes Flußwasser) sowie zu etwa 8 % aus Quellwasser (*Ernährungsbericht* 1992, S. 135). Einwandfreie Farbe, Geruch und Geschmack sind Anforderungen an das Trinkwasser, die in der heutigen Situation *alleine* nicht mehr den gesundheitlichen Anforderungen genügen. Aus der Landwirtschaft und der industrialisierten Umwelt gelangen zahlreiche Substanzen nicht nur in Oberflächengewässer, sondern inzwischen auch ins Grundwasser. Außerdem zählen überalterte und ungeeignete Wasserleitungs- und Kanalisationssysteme zu Gefahrenquellen für Kontaminationen. Auch im persönlichen Verhalten liegen direkte Ursachen, z.B. durch Putz- und Waschmittelverbrauch, Autoverkehr und bestimmte Freizeitaktivitäten.

Regional liegen akute Belastungen des Grundwassers durch Pestizide und Nitrat vor. Von den in der BRD zugelassenen 300 **Pestiziden** sind bereits 40 in Grundwasserproben nachgewiesen worden – auch wenn dies lange Zeit als ausgeschlossen galt, da angenommen wurde, daß sich diese Stoffe innerhalb kurzer Zeit abbauen (*Kruse* 1991). Seit 1989 gelten neue Grenzwerte der Trinkwasserverordnung für Pflanzenbehandlungs- und Schädlingsbekämpfungsmittel und deren toxische Hauptabbauprodukte. Sie liegen bei 0,1 µg/l für die Einzelsubstanz und 0,5 µg/l für die Summe mehrerer Substanzen (*Dieter* 1990). Hauptkritikpunkt an der Trinkwasserverordnung sind zulässige Ausnahmeregelungen (bis 10 µg/l) für diejenigen Wasserwerke, die die Werte nicht einhalten können, um ihnen Zeit für Gegenmaßnahmen zu gewähren.

Eine umfassende toxikologische Bewertung der im Trinkwasser vorhandenen Pestizide ist derzeit nicht möglich, weil das Wissen über ihre Abbau- und Zersetzungsprodukte sowie ihre synergistischen und Summationswirkungen unzureichend ist. Außerdem besteht keine einheitliche Meinung über die mögliche Schädlichkeit der Pestizide und ihre Wirkung auf Risikogruppen mit hohem Flüssigkeitsbedarf, wie Säuglinge und Nierenkranke. Akut toxische Wirkungen sind bei Einhaltung der Grenzwerte allerdings nicht zu erwarten (*Dieter* 1990; *Kruse* 1991; *Trinkwasser-Verordnung von 1990* (1991); s. 5.4, S. 66).

Nitrat, dessen Konzentration im Grundwasser landwirtschaftlich intensiv genutzter Gebiete sehr hoch sein kann (50–100 mg/l), besitzt selbst eine geringe Toxizität, ist jedoch Vorläufer des über bakterielle Reduktion gebildeten Nitrits. Dieses kann einerseits mit sekundären Aminen kanzerogene Nitrosamine bilden, die eine konkrete Gesundheitsgefährdung ausüben. Andererseits kann die Reaktion von Nitrit mit Hämoglobin (roter Blutfarbstoff) zur Methämoglobinämie (Blausucht; mangelnde Sauerstoffsättigung des Blutes) bei Säuglingen führen (s. 10.4.7, S. 167). Der zulässige Nitratgrenzwert laut Trinkwasserverordnung beträgt 50 mg/l; für die Zubereitung von Säuglingsnahrung sollten 25 mg/l nicht überschritten werden (*Dieter* 1990; *Trinkwasser-Verordnung von 1990* (1991)).

Vorwiegend bei Oberflächengewässern und Uferfiltraten muß bei der Trinkwasseraufbereitung neben der Entfernung von Verunreinigungen eine Entkeimung durchgeführt werden, da die reinigende Versickerung des Wassers durch den Boden entfällt bzw. nicht ausreicht. Von den Entkeimungsverfahren ist die Verwendung von **Chlorverbindungen** am einfachsten und billigsten, so daß diese häufiger als andere Möglichkeiten der Desinfektion (z.B. Ozon, UV-Strahlen) zur Anwendung kommen. Neben der erwünschten bakterienabtötenden Wirkung können jedoch gesundheitsschädliche und geschmacksbeeinträchtigende Reaktionsprodukte entstehen (*Katalyse* 1990b, S. 158–161). Deshalb und wegen möglicherweise höherer Schadstoffgehalte sollte Leitungswasser aus Oberflächengewässern und Uferfiltraten möglichst wenig verwendet werden.

Die Wasserwerke geben Auskunft über die Qualität und eventuelle Schadstoffgehalte des regionalen Trinkwassers. Von den über 2 000 in der Trinkwasserverordnung erfaßten Verbindungen können routinemäßig nur etwa 70 Wirkstoffe von leistungsfähigen Labors großer Wasserversorgungsunternehmen kontrolliert werden. Die vollständige Palette der Umweltkontaminanten ist jedoch weitaus größer. Deshalb wird die Gesamtsituation der Schadstoffbelastung von Meeren, Flüssen und Grundwasser mit Grenzwerten nur behelfsmäßig charakterisiert. Wirksame Maßnahmen, um die Trinkwasserqualität grundlegend zu verbessern, bestehen darin, die Emissionen aus landwirtschaftlichen, industriellen und privaten Bereichen zu vermeiden bzw. zu vermindern (s. 5.5, S. 67; s. 7.10, S. 121).

16.4.3 Mineralwasser, Quellwasser und Tafelwasser

Mineral- und Quellwasser werden aus tiefen unterirdischen Wasservorkommen gewonnen. Diese entstehen, indem Regenwasser durch den Boden sickert und sich über wasserundurchlässigen Schichten ansammelt. Wasser aus sehr tiefen Erdschichten weist über die natürliche Filterwirkung meist weniger unerwünschte Substanzen auf als oberflächennahes Wasser. Durch spezielle Gesteinsschichten geflossenes Wasser kann einen besonders hohen Gehalt an Mineralsalzen aufweisen, die sich im normalen Trinkwasser nicht oder nur in geringen Mengen finden. Die aus dem Gestein gelöste natürliche Kohlensäure begünstigt die Freisetzung zahlreicher Mineralsalze.

Bei **natürlichem Mineralwasser** (offizielle Handelsbezeichnung) sind außer dem Entzug von Kohlensäure oder Eisen-Schwefel-Verbindungen („enteisent") bzw. dem Zusatz von Kohlensäure keine weiteren Veränderungen erlaubt. Der wesentliche Unterschied zwischen **Quellwasser** und natürlichem Mineralwasser besteht im „ernährungsphysiologisch wirksamen" Gehalt an Mineralstoffen im Mineralwasser, den Quellwasser nicht aufweisen muß. **Heilwasser** ist entweder besonders mineralstoffreich oder extrem mineralstoffarm und unterliegt dem Arzneimittelgesetz. **Tafelwasser** muß nicht aus

Quellen gewonnen werden und kann eine Mischung aus Trinkwasser und Mineralwasser sein. Bestimmte Mineralsalze und natürliches, salzreiches Wasser sowie Kohlensäure dürfen zugesetzt werden. Der Zusatz von aufbereitetem Meerwasser muß besonders gekennzeichnet sein (*Mineral- und Tafelwasser-Verordnung von 1990* (1991)).

Die Mineralstoffzusammensetzung der etwa 400 deutschen Mineralwassersorten hängt davon ab, durch welche Gesteinsschichten das Wasser gesickert ist. Kalkgestein und Dolomit führen z.B. zu einem hohen Gehalt an Calciumhydrogencarbonat. In der Mineral- und Tafelwasser-Verordnung ist festgelegt, wie die Kennzeichnung nach dem charakterisierenden Bestandteil vorgenommen werden darf, z.B. „magnesiumhaltig" ab einem Magnesiumgehalt von 150 mg/l. Auch die Kriterien für die Kennzeichnung „geeignet für die Zubereitung von Säuglingsnahrung" sind dort festgelegt.

Alle Wässer unterliegen einerseits **Grenzwerten** für unerwünschte chemische Stoffe, andererseits mikrobiologischen Anforderungen. Da die Aufbereitung zur Verminderung oder Veränderung mikrobiologischer oder chemischer Belastungen von Mineralwasser gesetzlich verboten ist, sind die Wasservorkommen ausschließlich auf natürliche Barrieren gegen Kontaminationen angewiesen. Wegen der Vielzahl der Belastungsmöglichkeiten aus Landwirtschaft, Industrie und Privatbereich werden zukünftig erhebliche Probleme nicht ausgeschlossen (*Steuer* 1990). **Nitratgehalte** lagen bei 10 % von 119 untersuchten Mineralwassermarken über 10 mg/l, der höchste gemessene Wert war 26 mg/l (*Cejka* und *Meyer-Kahrweg* 1991). Bisher gibt es keinen einheitlichen Höchstwert für Nitrat, da natürliches Mineralwasser von „ursprünglicher Reinheit" sein muß, d.h. keine anthropogenen Kontaminanten enthalten darf. Da sich Nitrat aus dem hohen Düngemitteleinsatz in der Intensivlandwirtschaft jedoch auf dem Weg in tiefere Erdschichten und Wasservorkommen befindet,

ist in manchen Regionen der *natürliche* Nitratgehalt „ursprünglich reiner" Mineralwässer nicht mehr klar festzulegen und Auslegungssache der Untersuchungsämter. Dabei wird als Höchstwert für eine natürliche Nitratbelastung 25 mg Nitrat/l angesehen (*Cejka* und *Meyer-Kahrweg* 1991). Mineralwasser mit der Kennzeichnung „geeignet für die Zubereitung von Säuglingsnahrung" darf höchstens 10 mg Nitrat/l enthalten (*Mineral- und Tafelwasser-Verordnung von 1990* (1991); s. 16.4.2; S. 214; s. 10.4.7, S. 167).

Die Verfügbarkeit der Mineralien in verschiedenen Wässern ist umstritten. Es ist bekannt, daß nur ein Teil der problematischen Elemente (Kochsalz) und günstigen Mineralien (Kalium, Magnesium, Eisen) resorbiert werden. Der Resorptionsanteil richtet sich nach der vorliegenden Verbindung, der Ernährungsweise und dem Ernährungsstatus.

Ein wichtiger Vorteil der Flüssigkeitszufuhr über Trink- und Mineralwasser liegt darin, daß sie keine Nahrungsenergie enthalten.

16.4.4 Kräuter- und Früchtetees

Durch ungesüßte Kräuter- und Früchtetees wird Flüssigkeit zugeführt, ohne die Energieaufnahme zu erhöhen. Ihre Aromen bringen als Kalt- oder Heißgetränk eine angenehme Abwechslung.

Kräuter- und Früchtetees tragen nur unwesentlich zur Nährstoffzufuhr bei. Lediglich der Vitamin-C-Gehalt von Hagebuttentee liegt ausnahmsweise hoch, je nach Ausgangsware zwischen 3 und 12 mg pro Tasse (*Steger* und *Wallnöfer* 1992); dessen Beitrag zur empfohlenen Vitamin-C-Aufnahme von 75 mg/d kann demnach bedeutsam sein.

Heilkräutertees sollten wegen zahlreicher Inhaltsstoffe mit Arzneiwirkung nicht über längere Zeit und nur nach Fachberatung getrunken werden. Als durstlöschende Getränke können sie bei zu häufigem oder lang andauerndem Konsum in ihrer Wirkung unterschätzt werden und unerwünschte Folgen haben.

Ein **mikrobieller Befall** von Kräuter- und Früchtetee stellt durch das Überbrühen mit kochendem Wasser keine Gesundheitsgefährdung dar. In seltenen Fällen kann es vorkommen, daß bereits hitzeresistente Toxine gebildet worden sind; deshalb sollte feuchte oder angeschimmelte Rohware nicht mehr verwendet werden (*Katalyse* 1990a, S. 388).

Die Belastungssituation mit **Pestiziden** und **Schwermetallen** bietet Anlaß zur Besorgnis (*Katalyse* 1990a, S. 390-394). Deshalb sollte Rohware aus anerkannt ökologischer Landwirtschaft verwendet werden.

16.4.5 Säfte, Nektare, Limonaden usw.

Fruchtsäfte zeichnen sich durch einen hohen Mineralstoffgehalt, besonders Kalium, aus. Auch **Gemüsesäfte** enthalten erhebliche Mengen an Mineralstoffen und teilweise auch an Vitaminen. Ein von der Pflanzenart und Düngung abhängiger hoher Nitratgehalt mancher Gemüsesäfte (z.B. Rote Bete, Karotte) und der häufige Zusatz von Kochsalz sind allerdings ungünstig.

Zur Haltbarmachung werden Frucht- und Gemüsesäfte pasteurisiert. Der Unterschied zum Ausgangsprodukt Obst bzw. Gemüse besteht somit im Verlust des Rohzustandes, außerdem im Abtrennen von Zellwänden, Schalen, Kernen und Fruchtfleisch (Trester), wodurch teilweise wertgebende Inhaltsstoffe, u.a. Ballaststoffe, Farb- und Aromastoffe entfernt werden.

Fruchtsäften dürfen zum Ausgleich eines natürlichen Mangels an Zucker zur Geschmacksstandardisierung bis 15 g isolierte Zucker pro Liter *ohne* Deklaration zugesetzt werden (außer bei Trauben- und Birnensaft; sog. *Korrekturzuckerung*). *Mit* der Deklaration „gezuckert" dürfen manchen Fruchtsäf-

ten (Kirsch- und Orangensaft) 100 g/l isolierte Zucker, teilweise sogar 200 g/l zugesetzt werden (z. B. bei Johannisbeer- und Zitronensaft; *Wucherpfennig* u.a. 1990, S. 149; *Fruchtsaft-Verordnung von 1982* (1991)).

Sehr häufig werden Frucht- und Gemüsesäfte zur Erleichterung des Transports und der Lagerhaltung durch Wasserentzug konzentriert. Zur Rückführung auf Trinkstärke wird vor dem Abfüllen wieder die entsprechende Menge Wasser zugegeben. Frucht- und Gemüsesäfte sollten *zum Durstlöschen* verdünnt getrunken werden (s. 16.4.1, S. 213).

Fruchtnektare, Fruchtsaftgetränke, Limonaden und **Cola-Getränke** dürfen zur Erzielung eines süßen Geschmacks als Süßungsmittel u.a. Haushaltszucker (Saccharose), Glucosesirup oder Fructose enthalten. Zur Herstellung von diätetischen Getränken dienen Süßstoffe. Der Mindest-Fruchtsaftanteil verschiedener fruchthaltiger Getränke weist große Unterschiede auf (Tab. 16.2, S. 217).

Ein Säurezusatz zu Fruchtsäften, Fruchtnektaren und Fruchtsaftgetränken ist in der Regel verboten (Ausnahmen: Kernobstgetränke und Ananassaft). Limonaden und Cola-Getränke werden vorwiegend mit Zitronensäure, teilweise auch mit Phosphorsäure gesäuert. Außerdem erfolgt hierbei ein Zusatz von Kohlensäure; weitere Zusatzstoffe können z.B. Zuckercouleur, Koffein, Chinin und Konservierungsmittel sein. Zutaten bei Gemüsesaft sind u.a. Salz, Essig, Gewürze und Kräuter (*Wucherpfennig* u.a. 1990, S. 21–25, 206–209).

Instantgetränke setzen sich wie Limonaden vorwiegend aus Wasser, isolierten Zuckern und Geschmacksstoffen zusammen. **Sportlergetränke** werden zusätzlich unterschiedliche Mengen an Mineralstoffen zugesetzt (isotonische Getränke), manche sind mit Vitaminen angereichert und/oder enthalten Fruchtsaftanteile. Das Ziel, mit diesen Getränken im Schweiß ausgeschiedene Elektrolyte und verbrauchte Kohlenhydrate zu ersetzen, kann ebenso mit verdünnten Fruchtsäf-

Tab. 16.2: Mindest-Fruchtanteil verschiedener fruchthaltiger Getränke in der BRD
(% des Produktgewichts; *Fruchtsaft-Verordnung von 1982* (1991)

Getränkeart	Orange	Grapefruit	Apfel	Birne	Traube	Sauerkirsche	Johannisbeere
Saft	100	100	100	100	100	100	100
Nektar	50	50	50	50	–	35	25
Fruchtsaft-getränk	6	6	30	30	30	10	10
Limonade mit deklariertem Fruchtsaftanteil	eine allgemeine Richtlinie: mindestens die Hälfte der für die entsprechenden Frucht-saftgetränke üblichen Saftmengen						

– wird nicht hergestellt

ten erreicht werden (Verdünnung während der Belastung 1:1, direkt nach der Belastung mehr Saft als Wasser).

Trotz des Verlustes an Ballaststoffen und anderen Inhaltsstoffen sind Säfte als wertvolle (Teil-)Lebensmittel anzusehen, besonders wenn sie nicht hitzebehandelt sind. Fruchtnektare sind wegen des Zuckerzusatzes weniger empfehlenswert. Aufgrund des hohen Gehalts an Süßungsmitteln und zumeist auch Zusatzstoffen sollten Fruchtsaftgetränke, Limonaden, Cola-Getränke, Instant- und Sportlergetränke gemieden werden.

16.4.6 Bohnenkaffee, schwarzer Tee, Kakao, Getreidekaffee

Die anregende Wirkung von Getränken wie Kaffee, schwarzer Tee und Kakao beruht auf dem Wirkstoff **Koffein**, der in Kaffee (etwa 100 mg pro Tasse) in höherer Menge als in schwarzem Tee (etwa 50 mg pro Tasse) oder Kakao (etwa 10 mg pro Tasse) vorkommt. Nicht nur der unterschiedliche Gehalt an Koffein, sondern auch die Aufnahmeart entscheidet über die Wirkungsweise. Während Koffein aus Kaffee sofort resorbiert wird und sehr schnell seine Wirkung entfaltet, verlangsamen phenolische Verbindungen (Tannine, Gerbsäuren) im schwarzen Tee die Resorption und verlängern darüber hinaus die Wirkung. Kakao weist neben dem ge-

ringeren Koffeingehalt und der weit weniger ausgeprägten Koffeinwirkung zusätzlich einen Gehalt an Theobromin von 100 mg pro Tasse auf, welches ebenfalls eine leicht anregende Wirkung besitzt.

Die stimulierende Wirkung dieser Getränke tritt jedoch nicht bei allen Personen und nicht nach jeder Koffeinaufnahme ein; auch eine Ermüdung kann die Folge sein. Die Vortäuschung von Wachheit und die nur vermeintlich vorhandene Energie können zu einer ständigen Überforderung des Körpers führen. Ein zu hoher Kaffeekonsum, was je nach Gewöhnungsgrad individuell sehr unterschiedlich zu definieren ist (bis hin zur Suchtproblematik), kann unerwünschte Nebeneffekte wie Schlaflosigkeit und Magenbeschwerden hervorrufen.

Abhängig von der Trinkmenge an Kaffee wurde eine Steigerung der **Cholesterinwerte** im Blut festgestellt. Koffein scheint dafür nicht verantwortlich zu sein, sondern eine noch nicht identifizierte Substanz in der Lipidfraktion von Kaffee, wodurch aufgebrühter Kaffee einen stärkeren Effekt aufweist als Filterkaffee (*Mensink* u.a. 1990; *Zock* u.a. 1990).

Es ist noch unklar, ob Kaffeekonsum zur Pathogenese von **Dickdarmkrebs** und anderen Tumorerkrankungen beiträgt. Bisherige Untersuchungen zeigten zwar eine geringe signifikante Wirkung, doch waren die Studien nicht gut kontrolliert (*National Research Council* 1989, S. 467).

Tannine und Chlorogensäure in schwarzem Tee und Kaffee bilden Komplexe mit dem Spurenelement **Eisen**. Die Eisenresorption aus der Nahrung wird durch Kaffee um etwa 40 %, bei schwarzem Tee um etwa 60 % reduziert (*Morck* u.a. 1983). Folglich sollten schwarzer Tee und Kaffee nicht zu Hauptmahlzeiten und insgesamt nicht regelmäßig und nicht in größeren Mengen getrunken werden.

Getreidekaffee ist ein heißer Wasserauszug von geröstetem Getreide, Zichorien, Feigen und/oder Eicheln, die einen Dämpfungsprozeß durchlaufen haben. Die dabei entstehenden Änderungen im Stärkegehalt und die Röstprodukte sind geschmacksbestimmend für Gersten- oder Malzkaffee. Sie enthalten kein Koffein und deutlich weniger Gerbsäuren als Bohnenkaffee. Negative gesundheitliche Auswirkungen wie beim Konsum von Kaffee oder schwarzem Tee treten nicht auf. Wegen der enthaltenen Röstprodukte ist allerdings ein hoher Verbrauch von Getreidekaffee nicht zu empfehlen.

16.4.7 Alkoholische Getränke

Genußmittel wie Alkohol sind seit Menschengedenken bekannt. Es gab und gibt Länder und Religionen, in denen der Konsum von Alkohol verboten ist, beispielsweise in islamischen Ländern oder bei den Buddhisten und Mormonen. Das inzwischen erreichte Ausmaß des Alkoholkonsums in der BRD führt zur Diskussion über gesundheitsschädliche Auswirkungen und soziale Folgen.

In der BRD werden durchschnittlich 21 g reiner Alkohol pro Person und Tag aufgenommen (*Ernährungsbericht* 1992, S. 28), das entspricht täglich 0,5 l Bier oder 0,2 l Wein (etwa 150 kcal bzw. 625 kJ). Der Alkoholgehalt der einzelnen Getränke ist sehr unterschiedlich (Tab. 16.3).

Akute Auswirkungen des Alkoholkonsums liegen im Bereich von Unfällen (Verkehr, Arbeitswelt, Freizeitbeschäftigungen) und Gewalttaten, wobei die Rolle von Alkohol als Mitverursacher oft unterbewertet wird (*Junge* u.a. 1990).

Die **gesundheitlichen Folgen** eines chronischen Alkoholkonsums sind vielfältig und fördern die Entstehung zahlreicher Krankheiten, z.B. von Leber und Bauchspeicheldrüse, Bluthochdruck, Herzmuskelstörungen sowie Schädigungen des Nerven- und Immunsystems. Alkohol erhöht als Lösungs- und Transportmittel von Kanzerogenen (besonders aus dem Zigarettenrauch) das Risiko für Tumore der Mundhöhle, des Rachens und der Speiseröhre; auch ein Einfluß auf die Entstehung von Brust- und Dickdarmkrebs wird diskutiert (*National Research Council* 1989, S. 437–439).

Die **sozialen Folgen** einer chronisch überhöhten Alkoholaufnahme können im Einzelfall vernichtend sein. Vor dem ständigen Alkoholkonsum in größeren Mengen muß deshalb deutlich gewarnt werden.

16.5 Ökologische Aspekte

Die Belastung des Trinkwassers mit Pestiziden und Nitrat haben zum Mißtrauen gegenüber diesem Grundlebensmittel geführt und zum steigenden Verbrauch von Mineral-

Tab. 16.3: Alkoholgehalt ausgewählter Getränke
(g/100 ml; *Souci* u.a. 1989)

	Apfelwein Bier	Wein Sekt	Sherry Wermuth	Liköre	Spirituosen
Alkoholgehalt	4–5	10–12	15	20–30	35–70

wasser beigetragen. Es erscheint jedoch nicht sinnvoll, aufgrund der möglichen Schadstoff-belastung des Trinkwassers lediglich auf Mi-neralwasser auszuweichen und die Augen vor den Ursachen zu verschließen.

Industrie, Landwirtschaft, Politik und Verbraucher sind aufgefordert, **aktiven Gewässerschutz** zu praktizieren. Eine Verringerung von Emissionen und die konsequente Durchsetzung der anerkannt ökologischen Landwirtschaft durch staatliche Unterstützung sowie ein steigendes Verantwortungsbewußtsein der Verbraucher können wesentliche Schritte für eine Verbesserung der Trinkwasserqualität sein (*Katalyse* 1990b, S. 225–231; s. 7.7, S. 114; s. 7.10, S. 121).

Wenn Mineralwasser verwendet wird, sollten **regionale Sorten** bevorzugt werden, denn der Transport aus Italien, Belgien oder Frankreich dient nicht dem übergeordneten Ziel der Schonung der Umwelt (s. 7.8, S. 118).

Mineralwasser wird überwiegend in Pfandflaschen vertrieben. Diese bisher umweltfreundlichste **Verpackung** sollte auch auf Säfte vollständig ausgedehnt werden (s. 7.9, S. 120).

16.6   Soziale Aspekte

Kaffee, Tee und Kakao sind klassische Beispiele für tropische Erzeugnisse, die in Kolonialzeiten in die sog. „Mutterländer" eingeführt wurden und schnell große Beliebtheit fanden. Heute haben sich zwar die Beziehungen zwischen den produzierenden Entwicklungsländern und den verbrauchenden Industrieländern formell geändert, die unfairen Arbeitsbedingungen und Wirtschaftsbeziehungen sind aber relativ unverändert geblieben. Anbau und Ernte sind arbeitsintensiv und wegen der zumeist sinkenden Weltmarktpreise immer weniger lohnend. Das Risiko tragen die Bauern, die oft als Pächter, ähnlich wie die Saisonarbeiter, nur niedrige Einkommen erzielen.

Die Weiterverarbeitung und der Handel von Rohkaffee, schwarzem Tee und Rohkakao erfolgt fast ausschließlich in den Verbraucherländern. Dabei werden teilweise hohe Gewinne erzielt. Die Verbraucher der Endprodukte haben sich mittlerweile an ein relativ niedriges Preisniveau gewöhnt, das nur aufgrund der niedrigen Erzeugungskosten, insbesondere der geringen Lohnkosten, aufrecht erhalten werden kann.

Unter anderem bieten sog. *(Dritte-)Welt-Läden* und *Naturkostläden* Kaffee, schwarzen Tee und Kakao an, deren Verarbeitung in den Produktionsländern und deren Vermarktung ohne Zwischenhandel direkt erfolgt (sog. *Fairer Handel; Grießhammer* und *Burg* 1989, S. 232; s. 7.12.4, S. 130).

16.7   Schlußbemerkungen

Die physiologische Bedeutung der Getränke liegt primär in der Flüssigkeitszufuhr, um den Wasserhaushalt des Organismus aufrechtzuerhalten.

Häufig wird jedoch mit Getränken wie Kaffee und schwarzem Tee, vor allem aber mit alkoholischen Getränken, eine gesellige Komponente verbunden. Auch das gezielte „Wachmachen" durch Kaffee oder schwarzen Tee und das sog. „Konflikttrinken" beim Alkohol kann zu einem hohen Konsum dieser Getränke führen. Die Regelmäßigkeit und die Trinkmenge, die gesundheitlich unerwünschte Konsequenzen nach sich ziehen, können dabei aus dem Blickfeld geraten.

Eine neue Einstellung zum Trinkwasser als „Lebensmittel Nr. 1" ist erforderlich. Der Umstieg auf Mineralwasser täuscht nur kurzfristig über die grundsätzlichen Probleme mit diesem Naturgut hinweg. Unser eigenes Verhalten – als Gesellschaft, aber auch als Einzelpersonen – ist maßgeblich daran beteiligt, ob und wie weit wir uns selbst „das Wasser abgraben".

17 GEWÜRZE, KRÄUTER UND SALZ

17.1 Empfehlungen für die Vollwert-Ernährung

Für die Vollwert-Ernährung wird **empfohlen**, zur Verminderung der Salzaufnahme Gewürze und Kräuter vielseitig zu verwenden. Sie sollten aus anerkannt ökologischer Erzeugung kommen. Es ist empfehlenswert, *jodiertes* Meersalz oder *jodiertes* Kochsalz – in mäßiger Menge – zu verwenden.

Weniger empfehlenswert sind *nicht jodiertes* Meer-, Koch- und Kräutersalz.

Nicht empfehlenswert sind Gewürzextrakte, Aromastoffe und Geschmacksverstärker (z.B. Glutamat).

17.2 Allgemeines

Als **Gewürze** werden meist trockene Teile von Pflanzen bezeichnet (Wurzeln, Zwiebeln, Rinden, Blätter, Blüten, Früchte, Samen oder Teile davon). Sie werden wegen ihres natürlichen Gehalts an charakteristischen Geschmacks- und Geruchsstoffen als würzende oder geschmacksgebende Zutaten geschätzt. Zu den Gewürzen im weiteren Sinne zählen auch Salz und die Genußsäuren (Essigsäure bzw. Essig, Zitronensäure, Weinsäure, Milchsäure u.a.).

Gewürze werden neben der Verwendung als geschmacksgebender Bestandteil auch zur Konservierung von Lebensmitteln eingesetzt. Früher hatten Gewürze aufgrund des Fehlens anderer Konservierungsmittel größere Bedeutung. Die antioxidative Wirkung verschiedener Gewürze kann vor allem Speisefetten eine längere Haltbarkeit verleihen. Außerdem ist bekannt, daß einige Gewürze antimikrobielle Wirkungen besitzen und somit den Verderb von Lebensmitteln hinauszögern können (*Gerhardt* 1990, S. 149-159).

Kräuter sind Pflanzenteile, die den Speisen in frischem, getrocknetem oder tiefgefrorenem Zustand zugegeben werden und der Geschmacksverfeinerung dienen, z. B. Petersilie, Schnittlauch oder Basilikum. Die Abgrenzung gegenüber Gewürzen ist in einigen Fällen unscharf.

Der Begriff **Salz** umfaßt ein weites Spektrum verschiedener Mineralien, z.B. Natrium-, Kalium-, Magnesium- und Calciumsalze. Unter „Salz" wird im Handel hauptsächlich Kochsalz oder Meersalz verstanden. **Kochsalz** wird überwiegend aus unterirdischen Salzablagerungen durch Bohren oder Sprengen gewonnen (sog. *Steinsalz*). Es besteht aus reinem Natriumchlorid (NaCl). **Meersalz** wird im allgemeinen unter Nutzung der Sonnenwärme durch Verdunstung von Meerwasser in flachen Becken gewonnen. Meersalz fällt auch als Nebenprodukt von Meerwasser-Entsalzungsanlagen an, die zur Trinkwasserversorgung betrieben werden. Das gewonnene Salz wird zur Reinigung mit Süßwasser gewaschen und anschließend bis zu einer Restfeuchte von 2–3 % entwässert. Neben dem Hauptbestandteil Natriumchlorid enthält Meersalz geringe Mengen an Kalium- und Magnesiumchlorid sowie Spuren von Calcium- und Magnesiumsulfat.

Salz wird aufgrund seiner geschmacksgebenden Wirkung als Würzmittel verwendet, es kann aber auch zur Konservierung dienen, z.B. für Sauerkraut, Salzgurken, Pökelfleisch und Salzheringe. Salz wird auch bei der Brotherstellung zur Lockerung des Teiges eingesetzt (*Fröhlich-Krauel* 1990).

Gewürzsalze sind Mischungen von Kochsalz mit Gewürzen und/oder würzenden Pflanzenteilen und/oder aminosäurenhaltigen Würzen. Häufig erfolgt eine Intensivierung des Geschmacks von Gewürzsalzen durch den Geschmacksverstärker Glutamat.

Diätsalz wird besonders für natriumempfindliche Personen angeboten. Dabei wird Natrium größtenteils durch Kalium, aber auch durch Magnesium oder Calcium ersetzt.

Der Nachteil hierbei liegt im veränderten Geschmack, weshalb Diätsalz nicht besonders beliebt ist (*Jahnke* u.a. 1988, S. 10-13).

Gewürzmischungen bestehen ausschließlich aus Gewürzen. Sie werden nach Herkunft oder Verwendungszweck bezeichnet (z.B. Kräuter der Provence, Lebkuchengewürz).

Gewürzzubereitungen sind Mischungen von Gewürzen mit anderen geschmacksgebenden und/oder geschmacksbeeinflussenden Stoffen. Sie enthalten in der Regel Kochsalz (bis zu 5 % dürfen auch ohne Deklaration zugesetzt werden), den Geschmacksverstärker Glutamat sowie teilweise Stärke und/oder Zucker (z.B. Streuwürze; *Belitz* und *Grosch* 1992, S. 387).

Bei **Gewürzextrakten** handelt es sich um Auszüge aus Gewürzen mit gewürzähnlichem Geschmack. Gewürzextrakte bestehen u.a. aus Gewürzölen (ätherischen Ölen), Geschmacksstoffen und Scharfstoffen. Durch eine Wasserdampfdestillation lassen sich die Gewürzöle aus den Extrakten abtrennen; sie zählen zu den *natürlichen Aromastoffen*.

Aromastoffe sind Verbindungen, die einen spezifischen Geruch und Geschmack aufweisen und dazu bestimmt sind, einzeln oder im Gemisch Lebensmitteln einen gewünschten Geruch oder Geschmack, nicht jedoch süß, sauer oder salzig, zu verleihen (*Seidemann* und *Siebert* 1987, S. 164). Bei Aromastoffen lassen sich verschiedene Arten unterscheiden: *Natürliche Aromastoffe* werden aus natürlichen Rohstoffen durch physikalische, enzymatische oder mikrobiologische Verfahren gewonnen, wobei sie nicht aus dem entsprechenden Lebensmittel stammen müssen, sondern auch von Bakterien, Hefen oder Pilzen produziert sein können (z.B. Geschmacksrichtung Pfirsich aus Schimmelpilzkulturen). *Naturidentische Aromastoffe* werden synthetisch erzeugt und haben in der Natur ein chemisch identisches Vorbild, aber nicht unbedingt in demjenigen Lebensmittel, nach dem sie schmecken (z.B. kommt das übliche naturidentische Kokosnuß-Aroma nicht in Kokosnüssen vor, sondern in einer anderen tropischen Pflanze; *Verbraucher-Zentrale NRW,* (Hrsg): Schlaraffenland aus dem Labor? Lebensmittel durch Food Design. Düsseldorf, S. 58, 1993). Die *künstlichen Aromastoffe* werden chemisch synthetisiert und haben kein natürliches Vorbild (*Seidemann* und *Siebert* 1987, S. 164; s. 7.5, S. 103). Seit 1992 muß bei der Deklaration von Aromastoffen nicht mehr nach diesen drei Gruppen differenziert werden (*Lebensmittel-Kennzeichnungs-Verordnung von 1984* (1992)).

Essig kann auf biologischem oder chemischem Weg gewonnen werden. Bei der biologischen Herstellung handelt es sich um eine Gärung; die Ausgangsprodukte können z.B. Wein (für Weinessig) oder Äpfel (für Obstessig) sein. Auf chemischem Wege wird Essigsäure aus Acetaldehyd hergestellt. Zur Produktion von Essigessenz und Speiseessig muß Essigsäure mit Wasser verdünnt werden (*Belitz* und *Grosch* 1992, S. 889).

17.3 Änderungen des Verbrauchs

Die BRD ist nach den USA der zweitgrößte Gewürzimporteur der Welt. Im Jahr 1991 wurden 53 000 t **Gewürze** eingeführt (*Siewek* 1992), 1950 waren es nur 3 500 t (*Zimmermann* 1990a). Beim Gewürzverbrauch steht Pfeffer an erster Stelle; danach folgen Paprika, Kümmel, Muskat und Zimt (*Ernährungsbericht* 1984, S. 171). Angaben über die Höhe des Verbrauchs von Gewürzen und Kräutern liegen nicht vor.

Eine Aussage über die Entwicklung des **Salzverbrauchs** ist aufgrund unvollständiger Daten schwierig. In den letzten Jahren lag die tägliche Salzaufnahme bei etwa 12 g pro Person (*Ernährungsbericht*e 1984, S. 170 und 1992, S. 85).

17.4 Gesundheitliche Aspekte

17.4.1 Physiologische Wirkungen von Gewürzen und Kräutern

Gewürze und Kräuter tragen nur unwesentlich zur Versorgung mit essentiellen Nährstoffen bei. Frische Kräuter, wie Schnittlauch und Petersilie, können einen – wenn auch geringen – Beitrag zur Vitaminversorgung leisten. Gewürze und Kräuter weisen jedoch einen hohen Gehalt an *sekundären Pflanzenstoffen* auf und zeigen vielfältige Wirkungen auf den Organismus. Sie regen beispielsweise die Speichelbildung an und beeinflussen den Magen-Darm-Trakt, die Leber sowie den Kreislauf und die Harnorgane (s. 6.2, S. 74).

Die **Speichelbildung** hat verschiedene Funktionen, so trägt sie beispielsweise zum Kauen und Schlucken sowie zum Reinigen der Mundhöhle von Nahrungsresten bei. Außerdem schützt der Speichel vor mechanischer, thermischer und chemischer Schädigung der Mundschleimhaut. Durch die Steigerung der Speichelmenge kann eine Hemmung der Zahnkariesbildung und eine Abwehr pathogener Keime erzielt werden (*Glatzel* 1982, S. 69).

Gewürze und Kräuter verstärken die Speichelbildung. Bei gewürzten Speisen liegt sie bis zu dreimal höher als bei ungewürzter, schwach salzhaltiger Nahrung. Die stärkste Steigerung der Speichelabsonderung ist nach Verzehr von Chili zu beobachten, weniger stark ist der Effekt bei Pfeffer, Ingwer und Curry.

Verschiedene Gewürze, wie Chili, Senf, Pomeranzen, Ingwer, Pfeffer und Piment, tragen zu einer Aktivitätssteigerung der Amylase, dem stärkespaltenden Enzym des Speichels, auf das 1,5–2fache bei (*Glatzel* 1982, S. 69).

Die Wirkungen von Gewürzen und Kräutern auf den **Magen-Darm-Trakt** sind vielfältig. Fenchel und Kümmel wirken gegen Blähungen (*Siewek* 1990, S. 76). Nelken, Estragon, Beifuß und Fenchel fördern die Verdauungsvorgänge (*Zimmermann* 1990a).

Bei Wirkungen von Kräutern und Gewürzen auf die **Leber** muß zwischen cholagoger (galletreibender) und choleretischer (gallebildender) Wirkung unterschieden werden. Als Cholagoga sind Senf und Paprika bekannt. Choleretisch wirkt vor allem Curcuma, aber auch Pfefferminze, Zwiebel, Kümmel und Anis (*Elmadfa* und *Leitzmann* 1990, S. 346).

Die **Kreislauffunktionen** können ebenfalls durch Gewürze beeinflußt werden. So läßt sich eine Erhöhung des Herzschlagvolumens nach scharfem Paprika und Chili nachweisen (*Glatzel* 1982, S. 74). Capsaicin, der scharf schmeckende Wirkstoff in Paprika und Chili, bewirkt eine Gefäßerweiterung, die sich bei sensibel reagierenden Menschen in Schweißausbrüchen, verstärktem Tränenfluß und vermehrter Nasenschleimsekretion äußert (*Siewek* 1990, S. 36). Knoblauch hat zahlreiche gesundheitsfördernde Wirkungen, u.a. gegen Arteriosklerose (s. 6.2.2, S. 76).

Die **Harnorgane** werden vor allem durch Wacholder und Zwiebel sowie durch Liebstöckel, Petersilie und Sellerie im Sinne einer harntreibenden Wirkung beeinflußt (*Glatzel* 1982, S. 76; *Zimmermann* 1990a).

17.4.2 Mikrobielle Belastung von Gewürzen und Kräutern

Bei Gewürzen ist das Vorkommen von pathogenen Keimen relativ häufig, besonders bei schwarzem Pfeffer. Manche Lebensmittel, bei deren Herstellung Gewürze zur Geschmacksgebung verwendet werden, sind durch die in Gewürzen vorkommenden hohen Keimzahlen einem rascheren Verderb ausgesetzt (*Heiss* und *Eichner* 1990, S. 251). So können die Keime aus Gewürzen bei Rohwürsten Proteinzersetzungen verursachen oder nicht erwünschte geschmackliche Veränderungen hervorrufen (*Seidemann* und *Siebert* 1987, S. 18).

Gewürze können mit Hilfe verschiedener Verfahren entkeimt werden (*Gerhard* 1990, S. 196–197). So besteht die Möglichkeit, sie mit ionisierenden Strahlen (Röntgen-, Elektronen- oder Gammastrahlen) zu behandeln. In der BRD ist die Lebensmittelbestrahlung zur Zeit verboten (Stand Anfang 1993; *Gerhardt* 1990, S. 207; weitere Ausführungen: s. 7.6.3, S. 110).

Daher wurden Alternativverfahren zur Entkeimung von Gewürzen entwickelt, wie Mikrowellen- und Wasserdampfbehandlung. Mit diesen Methoden ist eine Entkeimung möglich; die Ergebnisse hinsichtlich der Keimreduktion und der Gewürzqualität sind mittlerweile zufriedenstellend (*Bögl* u.a. 1992).

Bei Gewürzen, die im Haushalt für den direkten Verzehr bestimmt sind, besteht kein Grund zur Entkeimung durch Bestrahlung (*Gerhardt* 1990, S. 195). Die angebliche Notwendigkeit der Bestrahlung ergibt sich durch den Zusatz der Gewürze bei der industriellen Herstellung bestimmter Lebensmittel, die nicht mehr sterilisiert werden. Im Zuge der Harmonisierungsbestrebungen innerhalb der EU ist mit der Zulassung der Gewürz-Bestrahlung auch in der BRD zu rechnen.

Für die Qualitätserhaltung der Gewürze spielt die Art der **Aufbewahrung** eine wesentliche Rolle. Sie sollten trocken, kühl und wegen ihres starken Eigengeruchs von anderen Lebensmitteln getrennt aufbewahrt werden. Bei unsachgemäßer Lagerung kann eine erhebliche Wirkstoffabnahme und damit eine Qualitätsminderung eintreten. Eine hohe Luftfeuchtigkeit bietet Schimmelpilzen, Bakterien und Hefen gute Wachstumsbedingungen und führt zu einem Verderb der Gewürze.

Eine **Zerkleinerung** der Gewürze, z.B. mit Mörser oder Mühle, sollte erst kurz vor der Zubereitung erfolgen, um Qualitätseinbußen zu vermindern. Durch die Zerkleinerung erfolgt eine Oberflächenvergrößerung;

sofortiger Verzehr vermeidet somit eine Aromaverflüchtigung (*Seidemann* und *Siebert* 1987, S. 19).

17.4.3 Gesundheitliche Wirkungen einer überhöhten Salzaufnahme

Die *Bestandteile des Kochsalzes* – Natrium und Chlorid – sind für den Menschen in geringen Mengen essentiell. Der **Mindestbedarf** für Natrium wird mit 0,5 g und für Chlorid mit 0,8 g pro Tag für Erwachsene angegeben. Er wird normalerweise mit den in Lebensmitteln natürlich vorkommenden Mengen gedeckt.

Die Zufuhr von 5 g Salz pro Person und Tag wird für Erwachsene als ausreichend erachtet, von einer Zufuhr über 10 g Kochsalz pro Tag ist abzuraten (*DGE* 1991, S. 47). Diese Empfehlung stellt einen Kompromiß zwischen der tatsächlichen täglichen Aufnahme von durchschnittlich 12 g und dem Mindestbedarf an Salz von etwa 1–2 g pro Tag dar. Eine Reduzierung der Salzaufnahme auf 8 g pro Tag wird als praktikabel angesehen (*Ernährungsbericht* 1992, S. 86).

Die Empfehlung bezieht sich auf die gesamte Salzaufnahme, nicht nur auf das den Speisen selbst zugesetzte Salz. Der Salzgehalt verschiedener Lebensmittel, v.a. von Käse, Fleisch- und Fischerzeugnissen sowie Brot, kann relativ hoch sein. Mit Brot und Backwaren sowie Fleisch und Wurstwaren werden über 60 % der Salzmenge zugeführt (*Kasper* 1991, S. 263). Abhängig von der Verwendung verzehrsfertiger Produkte bzw. von im Haushalt hergestellten Speisen kann die Salzaufnahme beeinflußt werden; üblicherweise erfolgt lediglich ein geringer Teil durch individuelles Nachsalzen der Speisen.

Kochsalzempfindliche (natriumsensitive) Menschen reagieren auf die Zufuhr von zuviel Salz mit **erhöhtem Blutdruck** (Hypertonie). Sie können durch die Reduzierung der

Salzaufnahme den Blutdruck senken. Bei salzempfindlichen Hypertonikern ist die Fähigkeit der Niere zur Natriumausscheidung beeinträchtigt, was eine Natriumretention und somit einen höheren intrazellulären Natriumgehalt zur Folge hat. Dadurch wird die Muskulatur der Gefäßwand besonders zur Kontraktion angeregt (*Kasper* 1991, S. 260). In der BRD (alte Bundesländer) sind etwa 10–20 % der Bevölkerung von Bluthochdruck betroffen (*Ernährungsbericht* 1988, S. 58).

Stark gesalzene Gerichte, wie sie häufig in Kantinen und Restaurants angeboten werden, beeinflussen den Umgang mit Salz im eigenen Haushalt. Die Vorliebe für Salz ist nämlich nicht angeboren, sondern erlernt. Zubereitungsarten wie Dünsten und Dämpfen sollten bevorzugt werden, weil dadurch der Eigengeschmack der Gerichte am besten zu erhalten und ein Nachsalzen zu vermindern ist. Zusätzlich ist eine geschmackliche Verfeinerung mit (möglichst frischen) Kräutern und Gewürzen zu empfehlen. Auch konservierte Lebensmittel in Dosen und Gläsern sowie Fertiggerichte weisen zum Teil sehr hohe Salzgehalte auf.

Im Fachhandel werden verschiedene **Kräutersalze** mit hohem Anteil an Kräutern (bis 40 %) *ohne* den Geschmacksverstärker Glutamat angeboten, die wegen des verminderten Salzgehalts eine Alternative darstellen.

Häufig erfolgt jedoch eine Intensivierung des Geschmacks von Kräutersalz durch **Glutamat**. Bei überempfindlichen Menschen lösen größere Mengen davon Beschwerden wie Schläfendruck, Kopf-, Magen- oder Gliederschmerzen aus, die nach kurzer Zeit wieder verschwinden („China-Restaurant-Syndrom"; *Belitz* und *Grosch* 1992, S. 387). Außerdem handelt es sich bei Glutamat um ein Isolat, das bei weniger geschmackvollen Rohstoffen zur „Geschmacksaufbesserung" eingesetzt wird (s. 7.5, S. 103).

17.4.4 Jodierung von Salz

Jod zählt zu den essentiellen Nährstoffen. Es ist ein integraler Bestandteil der Schilddrüsenhormone, die für das Wachstum von Zellen und Geweben unerläßlich sind. Für Erwachsene bis 50 Jahre wird eine tägliche Jodzufuhr von 200 µg, für Erwachsene ab 51 Jahren von 180 µg empfohlen (*DGE* 1991, S. 65).

Die BRD gilt aufgrund des geringen Jodgehalts der Böden als Jodmangelgebiet. Die früher deutlichen regionalen Unterschiede im Jodgehalt der Lebensmittel (höherer Jodgehalt in Küstennähe) und damit in der Jodversorgung spielen heute kaum noch eine Rolle, da infolge umfangreicher Transporte das Nahrungsangebot räumlich ausgeglichen ist (nach *Erdinger* und *Stelte* 1992; s. 7.8, S. 118). Durchschnittlich werden schätzungsweise nur 30–70 µg Jod pro Tag aufgenommen (nur über Lebensmittel, ohne Jodsalz; *DGE* 1991, S. 67).

Die wichtigste Folgeerkrankung eines chronischen Jodmangels ist die Entwicklung einer Struma (Kropf; verbunden mit einer Vergrößerung der Schilddrüse sowie Funktionsstörungen und Strukturanomalien; *Ernährungsbericht* 1992, S. 289; *Großklaus* 1993). Etwa 28 % der erwachsenen Frauen und 15 % der erwachsenen Männer – und sogar 50 % der Mädchen in der Pubertät – weisen eine Vergrößerung der Schilddrüse auf (*Hötzel* 1991, S. 14).

Bei dem derzeit üblichen und auch bei dem für die Vollwert-Ernährung empfohlenen Lebensmittelverzehr ist es nicht möglich, die empfohlene Jodzufuhr allein über jodhaltige Lebensmittel zu erreichen. Dies gilt auch, wenn einmal pro Woche eine Mahlzeit mit Salzwasserfisch verzehrt wird. Eine Steigerung der durchschnittlich verzehrten Fischmenge (etwa 115 g/Woche, einschließlich Süßwasserfisch; *Heseker* u.a. 1992, S. 97) ist nicht zu erwarten und ökologisch nicht zu verantworten (s. 15.4.1, S. 206; s. 15.5, S. 208).

Eine ausreichende Jodversorgung ist aber durch die ausschließliche Verwendung von *jodiertem* Salz möglich. Die Empfehlung, jodiertes Speisesalz einzusetzen, wird deshalb in der Vollwert-Ernährung unterstützt, auch wenn es sich hierbei um den Zusatz eines isolierten Nährstoffs handelt.

Nur etwa 30 % der deutschen Bevölkerung verwendet bisher jodiertes Speisesalz im Haushalt, wobei der Verbrauch schwankt. Das Zusalzen trägt außerdem gegenwärtig nur zum kleineren Teil zur Gesamtaufnahme von Salz bei. Hinzu kommt, daß bis zu 50 % des mittels Speisesalz zugefügten Jods durch Abgießen von Kochwasser u.ä. verloren geht (*Wember* u.a. 1988). Der überwiegende Anteil des aufgenommenen Salzes stammt aus industriell gefertigten Lebensmitteln, beispielsweise zu 20 % aus Brot, zu 5 % aus Käse und zu 30 % aus Wurst und Fleischprodukten (*Ernährungsbericht* 1992, S. 85). Um eine ausreichende Zufuhr an Jod zu erzielen, ist es folglich unerläßlich, daß nicht nur beim Zusalzen im Haushalt, sondern auch generell bei der Lebensmittelverarbeitung in Industrie und Handwerk jodiertes Speisesalz verwendet wird.

Bei einer empfohlenen Salzaufnahme von mindestens 5 g und höchstens 10 g pro Tag (*DGE* 1991, S. 47) und einer tatsächlichen Aufnahme von etwa 12 g pro Tag, erscheint eine Verminderung auf täglich 8 g Salz *praktikabel* (*Ernährungsbericht* 1992, S. 85–86; s. 17.4.3, S. 224). Bei einer durchschnittlichen Jodierung von 20 µg Jod pro g Salz ist damit eine Jodaufnahme von 160 µg Jod pro Tag zu erwarten. Zusammen mit der Jodzufuhr über jodhaltige Lebensmittel läßt sich somit die Empfehlung erreichen.

Das Beispiel Schweiz zeigt, daß eine derartige Jodmangelprophylaxe erfolgreich sein kann. Dort wird seit 70 Jahren – auch in der Lebensmittelverarbeitung und Gastronomie – Salz verwendet, das 15 µg Jod pro g enthält. Dadurch wurde die Jodversorgung deutlich verbessert (*Eberhard* u.a. 1983; *Weber* u.a. 1986).

Das zur Verbesserung der Jodzufuhr eingeführte jodierte Salz gilt seit 1989 in der BRD nicht mehr als *diätetisches Lebensmittel,* sondern als *Lebensmittel des allgemeinen Verzehrs* und darf damit in der Gemeinschaftsverpflegung sowie in Lebensmittelindustrie und -handwerk auch nicht-diätetischen Lebensmitteln zugesetzt werden. Ein Problem bei der Umsetzung ist jedoch, daß viele Verbraucher diesen deklarationspflichtigen Zusatz bisher noch negativ bewerten; eine entsprechende Aufklärung ist daher erforderlich.

Bei der Verwendung von jodiertem Salz ist keine Überversorgung mit Jod zu befürchten (*Manz* 1991), denn zwischen der bedarfsdeckenden und der toxischen Menge von Jod liegt ein weiter Abstand. Erst die Aufnahme von täglich 2 000 µg Jod, etwa der zehnfachen empfohlenen Menge, kann langfristig bei gesunden Erwachsenen zu einer Hyperthyreose führen (*Elmadfa* und *Leitzmann* 1990, S. 202). Bei jodiertem Salz würde dies einer täglichen Zufuhr von 80 g Salz entsprechen; der einmalige Verzehr von 50 g Salz führt jedoch bereits zum Tode.

Im Wachstumsalter, bei bereits vorhandenen Schilddrüsenerkrankungen und während der Schwangerschaft kann der Höchstwert für die Jodaufnahme erheblich niedriger liegen. Eine eventuelle medikamentöse Jodtherapie bzw. Jodmangelprophylaxe sollte daher nur nach ärztlicher Verordnung erfolgen (*Pfannenstiel* 1989; *Horn* und *Pickhardt* 1992).

17.5 Ökologische und soziale Aspekte

Ein Großteil der in Industrieländern verwendeten Gewürze stammt aus Entwicklungsländern. Bedingt durch den gestiegenen Verbrauch werden in Entwicklungsländern verstärkt Gewürze für den Export angebaut.

Bei den Gewürzen kommt beispielhaft der *komparative Kostenvorteil* zum Tragen; d. h. mit dem Erlös aus dem Export von Gewürzen können deutlich mehr Lebensmittel gekauft werden, als auf der gleichen Fläche angebaut werden könnten (s. 7.12, S. 124). So ist der „Gewürzstaat" Kerala in Indien einer der reichsten Staaten des Landes.

Gewürzmonokulturen gefährden das natürliche Gleichgewicht zwischen Boden und Pflanze. Insbesondere kann es durch den hohen Einsatz von Pestiziden zu Umweltbeeinträchtigungen kommen, welche sowohl die in der Landwirtschaft arbeitenden Menschen als auch die Verbraucher von Gewürzen betreffen können.

Eine Alternative zum herkömmlichen Anbau und Handel von Gewürzen stellen ökologisch angepaßte Anbaumethoden von Gewürzen und Kräutern in Entwicklungsländern dar, bei deren Vermarktung der erzielte Erlös den Arbeitern sowie der wirtschaftlichen Entwicklung der Erzeugerländer direkt und in vollem Umfang zugute kommt (sog. *Fairer Handel*; s. 7.12.4, S. 130).

17.6   Schlußbemerkungen

Durch geeignete Garverfahren und eine verstärkte, vielseitige und abwechslungsreiche Verwendung von Gewürzen und Kräutern ist es möglich, den Genuß der Speisen zu erhöhen – bei gleichzeitiger Begrenzung der Salzaufnahme. Die Küchenkunst besteht darin, weder fade schmeckende Gerichte zuzubereiten, noch zu überwürzen, denn der Genußwert entscheidet, ob die wertvollen Grundlebensmittel verzehrt werden.

Gewürze und Kräuter zeigen vielseitige positive Wirkungen auf den Stoffwechsel, weshalb sie teilweise auch als Naturheilmittel eingesetzt werden.

Aufgrund des engen Zusammenhangs zwischen Salzaufnahme und Bluthochdruck bei salzempfindlichen Personen ist eine generelle Einschränkung der Salzaufnahme erstrebenswert. Auch der Verzehr von konservierten Lebensmitteln in Dosen oder Gläsern sowie von Fertiggerichten ist durch den teilweise hohen Salzgehalt problematisch.

Um der allgemeinen Unterversorgung mit Jod zu begegnen, sollte *jodiertes* Meersalz oder *jodiertes* Kochsalz in der Lebensmittelindustrie, in der Gemeinschaftsverpflegung und im Haushalt eingesetzt werden.

18 SÜSSUNGSMITTEL

18.1 Empfehlungen für die Vollwert-Ernährung

Für die Vollwert-Ernährung wird **empfohlen**, eine überhöhte individuelle Geschmacksschwelle für *süß* durch allmähliche Reduzierung des Verzehrs von stark gesüßten Lebensmitteln zu senken, um eine Verringerung des hohen Verbrauchs an Süßungsmitteln zu erreichen.

Zum Süßen sollten in erster Linie frisches, süßes Obst und in zweiter Linie nicht wärmegeschädigter Honig oder ungeschwefeltes, eingeweichtes Trockenobst aus anerkannt ökologischer Erzeugung verwendet werden. Die beiden letztgenannten Süßungsmittel sollten allerdings nur in geringen Mengen und nicht in konzentrierter Form eingesetzt werden.

Weniger empfehlenswert sind wärmegeschädigter Honig, geschwefeltes, eingeweichtes Trockenobst, Fruchtdicksäfte, Vollrohrzucker, Ahornsirup und Zuckerrübensirup, die nur selten, in geringen Mengen und nicht in konzentrierter Form verwendet werden sollten.

Nicht empfehlenswert sind isolierte Zucker (z.B. Haushalts-, Trauben-, Fruchtzucker, brauner Zucker) und Süßstoffe sowie damit hergestellte Produkte (Süßwaren, Süßigkeiten usw.).

18.2 Allgemeines

Für viele Menschen besteht eine natürliche Vorliebe für die Geschmacksrichtung *süß*. Bereits im Jahr 2600 v. Chr. wurde die Bienenhaltung gezielt zur Honiggewinnung genutzt. Der Import von isoliertem Zucker aus Zuckerrohr aus den Kolonialländern der Karibik nach Europa änderte nichts daran, daß Süßungsmittel besonders kostbar waren und nur in geringem Maß von den Wohlhaben-

den verzehrt wurden. Erst Anfang des 19. Jahrhunderts begann in Europa eine nennenswerte Produktion an isoliertem Zucker aus Zuckerrüben. Heute wird Zucker weltweit in großen Mengen erzeugt, zu etwa zwei Dritteln aus Zuckerrohr und zu etwa einem Drittel aus Zuckerrüben.

Die zahlreichen süßschmeckenden Substanzen können neben rein chemischen Eigenschaften auch nach ihrem Energiegehalt und ihrer Süßintensität klassifiziert werden (Abb. 18.1, S. 230). Obwohl diese Übersicht nicht vollständig ist, enthält sie viele süßschmeckende Substanzen, die technologisch und sensorisch vielfältig in der Lebensmittelverarbeitung eingesetzt werden.

Der Begriff *Zucker* hat unterschiedliche Bedeutungen. Um Mißverständnisse zu vermeiden, sollte deshalb immer genau angegeben werden, welcher Zucker gemeint ist. Von *isolierten Zuckern* muß der *natürliche Zuckergehalt in Lebensmitteln* und der physiologische Begriff des *Blutzuckers* unterschieden werden.

Während der Verdauung werden Kohlenhydrate in ihre Einzelbausteine zerlegt, vorwiegend in Glucose. Diese wird durch die Darmwand ins Blut aufgenommen. Dort wird sie als *Blutzucker* an die Zellen zur Energiegewinnung weitergegeben. Ein Blutzuckerspiegel zwischen 80 und 120 mg/dl ist normal und besonders für die Gehirnfunktion notwendig. Starke Schwankungen des Blutzuckerspiegels rufen unerwünschte physiologische Reaktionen hervor und sollten vermieden werden (s. 18.4.2, S. 235).

Süßungsmittel wie **Trockenobst, Fruchtdicksäfte** (Apfel- und Birnendicksaft), **Vollrohrzucker** (eingedickter Zuckerrohrsaft), **Ahornsirup, Zuckerrübensirup** und **Melasse** sind nicht *vollständig* isoliert, jedoch im Vergleich zum Rohprodukt durch Wasserentzug stark konzentriert. **Honig** ist das einzi-

Abb. 18.1:
Übersicht der Süßungs-
mittel auf dem deut-
schen Markt
(ohne frisches süßes Obst;
Zahlen in Klammern: Süßintensität im Vergleich zu
Saccharose; nach *Paulus*
1991; nach *Großklaus* 1992;
eigene Zeichnung)

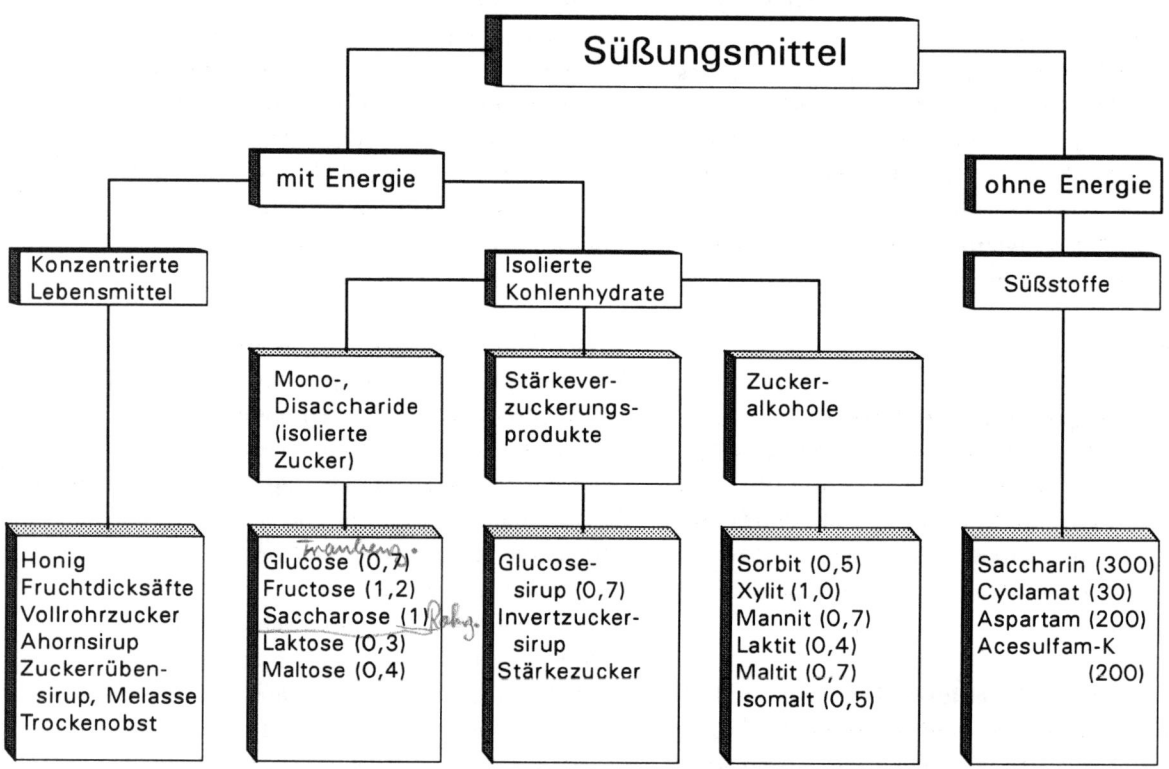

ge Naturprodukt, das natürlicherweise Zucker in hohen Konzentrationen enthält. Alle genannten Produkte bestehen aus Mono- oder Disacchariden als süßschmeckende Substanzen.

Unter *Zucker* wird im allgemeinen Sprachgebrauch meistens **Saccharose** (deutsche chemische Bezeichnung: *Rohrzucker)* verstanden, ein aus Zuckerrohr oder Zuckerrübe isoliertes Disaccharid, das sich aus Glucose und Fructose zusammensetzt. Synonyme Bezeichnungen sind u.a. Haushaltszucker, Kristallzucker, Raffinadezucker oder raffinierter Zucker. Die Begriffe *Rohrzucker* bzw. *Rübenzucker* können auch die Herkunft des Zuckers bezeichnen. Davon zu unterscheiden ist der **Rohzucker** oder **braune Zucker** (auch *Rohrohrzucker* genannt), der im Verarbeitungsprozeß im Vergleich zum raffinierten Zucker lediglich etwas weniger gereinigt wird und deshalb eine braune Farbe behält. Brauner Zucker kann auch durch nachträgliches Färben von raffiniertem Zucker mit Melasse hergestellt sein. Rohzucker ist nicht *roh* im Sinne von *unerhitzt.*

Traubenzucker (Glucose) findet sich nicht nur in Trauben, sondern ist der in der Natur am weitesten verbreitete Zucker, denn das Speicherkohlenhydrat der Pflanzen (Stärke) sowie das Stützkohlenhydrat der Pflanzen (Zellulose) setzen sich aus Glucosebausteinen zusammen. Technisch wird Traubenzucker vorwiegend aus isolierter Mais- oder Kartoffelstärke hergestellt.

Fruchtzucker (Fructose) ist vor allem in Früchten enthalten, in isolierter Form wird er allerdings aus Saccharose und/oder durch Umwandlung von Glucose hergestellt.

Zuckeralkohole werden meist durch Hydrierung von Mono- oder Disacchariden großtechnisch hergestellt. Sie werden im Körper ohne Insulin verstoffwechselt und können als Zuckeraustauschstoffe für Diabetiker eingesetzt werden.

Die vier auf dem deutschen Markt zugelassenen **Süßstoffe** (Saccharin, Cyclamat, As-

partam und Acesulfam-K) wurden alle durch Zufall entdeckt. Erst in jüngster Zeit wird gezielt nach Süßstoffen mit speziellen technologischen Eigenschaften gesucht. Süßstoffe werden als natürlicherweise nicht vorkommende, chemisch synthetisierte Substanzen nicht verstoffwechselt (außer dem aus zwei Aminosäuren bestehenden Aspartam) und haben daher keinen bzw. nur einen vernachlässigbaren Energiegehalt. Sie werden – abgesehen von speziellen Lebensmitteln für Diabetiker – auch für energiereduzierte Produkte eingesetzt. Die Hauptverwendung liegt – in abnehmender Reihenfolge – bei Cola- und Limonadengetränken, Süßigkeiten, Milcherzeugnissen mit Fruchtzubereitungen, Marmeladen und Obstkonserven (*Großklaus* 1992).

18.3 Änderungen des Verbrauchs

Bis zum Beginn der einheimischen Produktion von Zucker aus Zuckerrüben vor knapp 200 Jahren hatten isolierte Zucker praktisch keine Bedeutung. Seit ungefähr 20 Jahren liegt der Verbrauch von Haushaltszucker in der BRD (alte Bundesländer) bei fast 35 kg pro Person und Jahr. Zusammen mit isoliertem Traubenzucker und Isoglucose liegt der Verbrauch isolierter Zucker bei fast 40 kg pro Person und Jahr bzw. etwa 110 g pro Tag (*Statist. Jahrbuch ELF* 1991, S. 172; Abb. 18.2, S. 232). Kein anderer Nahrungsbestandteil hat einen vergleichbar steilen Verbrauchsanstieg in dieser relativ kurzen Zeitspanne erfahren.

Isolierte Zucker liefern durchschnittlich etwa 11 % der aufgenommenen Nahrungsenergie. Im Vergleich dazu beträgt der Anteil aller Getreideprodukte an der Gesamtenergiezufuhr etwa 22 % (*Ernährungsbericht* 1992, S. 28). Rein rechnerisch ernährt sich folglich jeder Bundesbürger mehr als einen Monat im Jahr ausschließlich von isolierten Zuckern. Da es sich hierbei um Durchschnittszahlen handelt, liegt in Einzelfällen (beson-

Abb. 18.2:
Verbrauchsentwicklung von Haushaltszucker in Deutschland
(ab 1950 BRD – alte Bundesländer; kg pro Person und Jahr; *Teuteberg* und *Wiegelmann* 1986, S. 238–239: Angaben bis 1925; *Statist. Jahrbücher ELF* 1962, S. 150; 1973, S. 155; 1984, S. 167; 1991, S. 172: Angaben ab 1935/38)

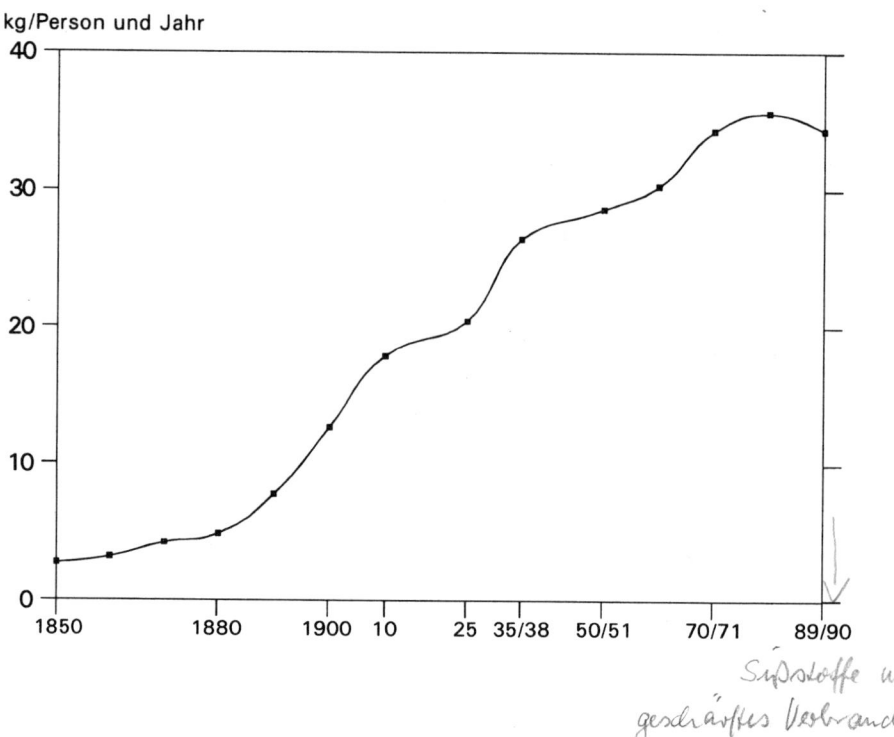

ders bei Kindern) die Zufuhr an isolierten Zuckern weit darüber.

Auch wenn der Gesamtverbrauch an isolierten Zuckern seit einiger Zeit relativ konstant ist, haben sich die Anteile des im Haushalt verwendeten sowie des in Handwerk und Industrie verarbeiteten isolierten Zuckers (Saccharose) deutlich verändert. Im Wirtschaftsjahr 1952/53 lag der Verbrauch von im Haushalt verwendeter isolierter Saccharose mit 17 kg pro Person und Jahr deutlich über der Menge von etwa 9 kg, die in Industrie und Handwerk eingesetzt wurde (*Ernährungsbericht* 1984, S. 170). Dieses Verhältnis verschob sich allmählich und lag im Wirtschaftsjahr 1989/90 bei etwa 8 kg im Haushalt zu 29 kg in Industrie und Handwerk (*Statist. Jahrbuch ELF* 1991, S. 194).

Demnach fand eine Funktionsverlagerung vom Haushalt zu Industrie und Handwerk statt (z. B. Einmachen von Obst, Herstellung von Marmelade und Kuchen). Diese Entwicklung spiegelt den deutlichen Trend zu Fertigprodukten wider. Die wichtigste Produktgruppe für die Verwendung isolierter Zucker bzw. Süßstoffe umfaßt Cola-Getränke, Limonaden, Fruchtsäfte und Obstwein. An zweiter Stelle stehen Süßigkeiten, an dritter Brotaufstriche, Obst- und Gemüsekonserven, gefolgt von Nähr- und Backmitteln, Konditorei- und Dauerbackwaren sowie Milcherzeugnissen (*Statist. Jahrbuch ELF* 1991, S. 194). Ein weiterer Grund für den rückläufigen Verbrauch des im Haushalt verwendeten isolierten Zuckers ist neben einem gestiegenen Verbraucherbewußtsein der teilweise Ersatz durch Süßstoffe.

18.4 Gesundheitliche Aspekte

Die **Geschmacksempfindung süß** zählt neben sauer, salzig und bitter zu den vier

Grundgeschmacksrichtungen, deren Reizschwelle für eine angenehme Empfindung individuell unterschiedlich ist. Süßes führt wegen teilweise jahrelanger Gewöhnung auch bei konzentrierter Aufnahme meist zu positiven Bewertungen, während der Geschmack sauer, salzig oder bitter in hohen Konzentrationen unangenehme Gefühle hervorrufen kann.

Das Geschmacksempfinden kann sich jedoch ändern, wenn bewußt die Reizschwelle gesenkt werden soll. Nach einer Übergangszeit löst eine gering gesüßte Speise das gleiche intensive Geschmackserlebnis aus wie zuvor eine höhere Süßkonzentration; letztere wird dann häufig als übersüßt empfunden.

Das Ziel dieser Geschmackssensibilisierung ist eine deutlich reduzierte Aufnahme von isolierten Zuckern, wodurch der Genuß von Süßem ohne gesundheitliche Nachteile ermöglicht wird. Süßungsmittel wie Honig, Fruchtdicksäfte u.a. erschweren mit ihrem bei hoher Zugabe dominierenden Eigengeschmack ein Übersüßen und erleichtern somit den Prozeß der Geschmackssensibilisierung. Die Verwendung von Süßstoffen führt dagegen nur zu einem Austausch der Süßungsmittel, ohne eine grundsätzliche Änderung des Geschmacks und damit der Ernährungsgewohnheiten zu unterstützen. Darum sind Süßstoffe nicht empfehlenswert.

18.4.1 Verringerung der Nährstoffdichte der Kost

Isolierte Zucker (v.a. weißer und brauner Zucker) enthalten aufgrund ihres extremen Grades an „Reinheit" praktisch keine bzw. sehr wenig essentielle Nährstoffe. Vielfach wird angenommen, daß bestimmte konzentrierte Süßungsmittel, wie Honig, Fruchtdicksäfte, Vollrohrzucker, Ahornsirup und Zuckerrübensirup, im Gegensatz zu weißem und braunem Zucker einen höheren Gehalt an wertgebenden Inhaltsstoffen aufweisen. Diese Aussage trifft nur begrenzt zu, denn die Vitamin- und Mineralstoffgehalte dieser

Süßungsmittel sind ebenfalls niedrig, besonders wenn die Nährstoffdichte zugrunde gelegt und diese in Relation zu natürlichen Lebensmitteln wie Äpfeln oder Weizen gesetzt wird (Tab. 18.1, S. 234).

Da isolierte Zucker (Saccharose, Glucosesirup, Isoglucose u.a.; s. Abb. 18.1, S. 230) praktisch frei von essentiellen Nährstoffen sind, weisen Getränke und Nahrungsmittel, die damit hergestellt werden, meist eine niedrige Nährstoffdichte für Vitamine und Mineralstoffe auf (beispielsweise Cola-Getränke, Limonaden, Süßigkeiten, Konditorei- und Dauerbackwaren). Die Folge davon ist eine Art „Verdünnung" der gesamten Kost bezüglich Vitaminen und Mineralstoffen – bzw. eine Erhöhung der Energiedichte (s. 4.2.1, S. 50). Diese Nahrungsmittel müßten durch besonders nährstoffdichte Lebensmittel kompensiert werden, was aber bei der Durchschnittsernährung nicht oder nicht ausreichend der Fall ist.

Über die biologischen Wirkungen der meisten Süßungsmittel, beispielsweise durch ihre organischen Säuren sowie Aroma- und Geschmacksstoffe, liegen bisher zu wenige Ergebnisse vor, um gesicherte Aussagen treffen zu können.

Beim **Honig** bleibt die Naturbelassenheit, gemessen an der Enzymaktivität, bei einer Erwärmung bis zu 40 °C erhalten. Das Erwärmen wird häufig erforderlich, um den Honig zum Abfüllen fließfähig zu machen. Eine Erwärmung auf 50 °C und noch stärker auf 60 °C hat auch schon nach kurzer Zeit eine Minderung der Honigqualität zur Folge. Eine Honigverflüssigung im Mikrowellenherd ist wegen unkontrollierbarer Temperaturen abzulehnen (*v.d. Ohe* und *v.d. Ohe* 1992). Prinzipiell sollte angestrebt werden, Honig nicht zu erwärmen.

Tab. 18.1: Nährstoffdichte ausgewählter Süßungsmittel
(pro 100 kcal; nach *Souci* u.a. 1989; z.T. Herstellerangaben; eigene Berechnung)

	Weißer Zucker	Brauner Zucker[1]	Vollrohr-zucker[2]	Blüten-honig	Ahorn-sirup[2]	Apfel	Weizen
Hauptnährstoffe (g/100 kcal)							
Protein	0	0	0,3	0,1	0	0,6	3,7
Fett	0	0	–	0	–	0,7	0,6
Kohlenhydrate	25,0	25,0	24,6	24,9	25,0	22,5	19,3
Saccharose	25,0	25,0	–	0,8	–	4,5	0,2
Glucose	–	–	–	11,2	–	4,0	
Fructose	–	–	–	12,9	–	11,0	0,0
(Ballaststoffe)	–	–	–	–	–	4,2	3,3
Mineralstoffe (mg/100 kcal)							
insgesamt	10,0	115	–	72,9	–	582	570
Kalium	0,6	23,1	189	15,6	75,5	262	159
Magnesium	0,1	3,6	33,6	1,8	3,5	11,6	46,5
Calcium	0,2	14,1	41,3	1,5	24,1	12,9	13,8
Eisen	0,1	–	1,4	0,4	0,1	0,9	1,0
Vitamine (µg/100 kcal)							
B_1	0	1,5	23,3	1,0	–	63,6	152
B_2	0	1,5	12,9	16,6	2,3	58,2	44,3
B_6	0	–	38,8	53,0	–	81,8	139
Niacin	0	7,7	129	43,1	11,5	546	1614
C	0	180	–	795	–	21820	–
Gewicht							
(g/100 kcal)	25,0	25,6	25,8	33,1	38,3	182	31,6
Energie (kcal/100 g)	399	390	387	302	261	55	316

[1] aus Zuckerrohr
[2] Herstellerangaben
– keine Angabe

250g Zucker haben also 1000 kcal

Pro Per. tägl. heutiger Verzehr 110g "

≙ 440 kcal

bedeutet 1/6 der tgl. Energieaufnahm
besteht aus reinem Zucker

18.4.2 Isolierte Zucker und Krankheiten

Neben der verminderten Nährstoffdichte der Kost durch isolierte Zucker wird ein Zusammenhang des Verzehrs isolierter Zucker mit bestimmten Krankheiten diskutiert, besonders mit Zahnkaries, Adipositas und Diabetes mellitus.

Zahnkaries

Eine Beziehung zwischen dem Verzehr isolierter Zucker und Zahnkaries ist seit langem Gegenstand wissenschaftlicher Untersuchungen. Auch wenn die Entstehung der Karies von mehreren Faktoren abhängt, gilt mittlerweile als bewiesen, daß der Konsum **isolierter Zucker** die Entstehung von Pla-

ques, Zahnkaries und Parodontalerkrankungen verursacht. Weitere Faktoren begünstigen deutlich die Entstehung von Karies bereits im Kindesalter, wie die Dauer des Kontaktes der Zähne mit isolierten Zuckern (Zwischenmahlzeiten, Nuckelflasche), die Häufigkeit des Süßverzehrs oder das unterschiedliche kariogene Potential einzelner Lebensmittel (besonders hoch bei klebrigen Süßigkeiten, z.B. Karamell- und Kaubonbons sowie uneingeweichten Trockenfrüchten und Honig; *Wetzel* und *Szigoleit* 1992).

Zuckeralkohole können nur zu einem geringen Teil zu den zahnzerstörenden Säuren abgebaut werden. Daher werden sie zur Herstellung sog. „zahnschonender" Süßwaren eingesetzt (*Römer* 1989). Empfehlenswert sind solche Süßigkeiten allerdings trotzdem nicht, da Zuckeralkohole in höheren Konzentrationen abführend wirken. Außerdem ist die Nährstoffdichte wie bei Süßigkeiten mit isolierten Zuckern ebenfalls niedrig. Schließlich wird durch den Einsatz von Zuckeralkoholen das Ziel nicht gefördert, die Geschmacksempfindung für süß und somit die Häufigkeit des Süßverzehrs zu senken.

Die Möglichkeit, den süßen Geschmack durch nicht kariogene **Süßstoffe** zu erzielen, besteht für die Herstellung von Süßigkeiten in vielen Fällen nicht, da den Süßstoffen das Volumen fehlt.

Adipositas

Isolierte Zucker zeigen trotz des hohen Energiegehalts eine mangelnde Sättigungswirkung, was zu vermehrter Nahrungsaufnahme und zur Entstehung von Adipositas (Fettsucht) beitragen kann. Auch hohe Insulinspiegel als Folge des erhöhten Blutzuckerspiegels können die Nahrungsaufnahme steigern (*Rodin* 1990); außerdem kann der hohe Insulingehalt im Blut zu sehr niedrigen Blutzuckerspiegeln mit starkem Hungergefühl führen. Rein physiologisch begünstigt eine Stoffwechsellage mit hohem Insulinspiegel den Umbau von Glucose in Depotfett. Gleichzeitig kann die Geschmackskomponente süß einen Anreiz darstellen, das Sättigungsgefühl zu übergehen und mehr zu essen als erforderlich.

Eine großangelegte Studie mit etwa 17 000 Frauen zeigte, daß die Verwendung von energiefreien **Süßstoffen** nicht zu einer Reduktion des Körpergewichts führte. Dafür werden weitergehende Veränderungen der Ernährungs- und Lebensgewohnheiten als notwendig angesehen (*Sellman* und *Garfinkel* 1988).

Diabetes mellitus

Für die Entstehung von Diabetes mellitus („Zuckerkrankheit") kann der gegenwärtige Konsum isolierter Zucker nicht als direkt krankheits*verursachend* angesehen werden, weder für Typ I („Jugenddiabetes"), noch für Typ II („Altersdiabetes"). Allerdings können zuckerhaltige Speisen zu **Übergewicht** beitragen (s.o., S. 235), was bei Typ-II-Diabetikern zu einer verringerten Wirkung des Insulins mit nachfolgenden Blutzuckererhöhungen führt.

Die **blutzuckersteigernde Wirkung** von Haushaltszucker (Saccharose) ist geringer als häufig angenommen. Dies liegt daran, daß er nur zur Hälfte aus blutzuckerwirksamem Traubenzucker (Glucose) besteht und zur anderen Hälfte aus kaum blutzuckersteigerndem Fruchtzucker (Fructose). Der *glykämische Index* (s. 6.1.3, S. 72) von Saccharose beträgt daher nur etwa 60 % (Glucose: 100 %, Fructose: etwa 20 %; *Brinck* u.a. 1973; s. Abb. 6.1, S. 72). Ähnliches gilt für andere Süßungsmittel, die überwiegend aus Saccharose bzw. Glucose-/Fructose-Gemischen bestehen, wie Honig, Apfel- und Birnendicksaft, Vollrohrzucker sowie Ahorn- und Zuckerrübensirup.

Auch Schokolade und Speiseeis in begrenzten Mengen führen deshalb und wegen der resorptionsverzögernden Wirkung des darin meist reichlich enthaltenen Fetts zu deutlich niedrigeren Blutzuckeranstiegen als oft angenommen (*Brinck* u.a. 1973; *Berger* und *Jörgens* 1986, S. 107). Demgegenüber verursachen beispielsweise Weißbrot und Kartoffeln, die in der Diabetiker-Kost im Gegensatz zum Haushaltszucker üblicherweise „erlaubt" sind, ähnlich hohe Blutzuckerspitzen wie Traubenzucker (s. Abb. 6.1, S. 72).

Folglich müssen *vom Standpunkt der Blutzuckerregulation* Produkte und Speisen mit isoliertem Haushaltszucker für Diabetiker nicht völlig ausgeschlossen werden (*Berger* und *Jörgens* 1986, S. 105–108) – allerdings gelten für sie selbstverständlich auch die anderen in diesem Kapitel beschriebenen Gegenargumente (*v. Koerber* 1989; *Leitzmann* u.a. 1990; *v. Koerber* u.a. 1991).

18.5   Ökologische und soziale Aspekte

Bei der Verarbeitung von 7 kg Rüben zu 1 kg Zucker (enthält etwa 4 000 kcal Nahrungsenergie) wird Primärenergie aus Kohle, Heizöl oder Gas in Höhe von 2 533 kcal benötigt (*Austmeyer* 1983). Auch der Wasserverbrauch bei der Zuckerherstellung ist vergleichsweise hoch.

Die Zucker- und Süßwarenindustrie insgesamt verbraucht von allen Zweigen des produzierenden Ernährungsgewerbes weitaus am meisten Primärenergie, nämlich 23 %, gefolgt von den Brauereien mit 12 % (*Statist. Jahrbuch ELF* 1991, S. 249–250; s. 7.10, S. 121).

Durch den Anbau von Zuckerrüben und Zuckerrohr gehen beträchtliche landwirtschaftliche Anbauflächen für die Erzeugung anderer Lebensmittel verloren, die sich eher für eine gesunderhaltende Ernährung eignen. Dies gilt in besonderem Maße für den zum Export bestimmten Zuckerrohranbau in Entwicklungsländern (s. 7.12, S. 124).

18.6   Schlußbemerkungen

Isolierte Zucker können erst seit der Industrialisierung in großem Umfang hergestellt werden. Entwicklungsgeschichtlich betrachtet konnte sich der Mensch in 150 Jahren nicht auf einen Verbrauch isolierter Zucker von heute etwa 100 g pro Tag einstellen. Ernährungsphysiologisch sind isolierte Zucker überflüssig, denn die für den Gehirnstoffwechsel wichtige Glucose wird durch den Stärkeabbau bereitgestellt. Außerdem wird der Nahrungsbedarf weniger durch wertvolle nährstoffdichte Lebensmittel gedeckt, sobald zucker- und oft fettreiche Nahrungsmittel in der Kost enthalten sind.

Das Ausmaß der ungünstigen Folgeerscheinungen des Verzehrs isolierter Zucker ist u.a. vom Gesundheitsstatus des Organismus abhängig. Gesunde, genetisch nicht belastete Menschen können viele Effekte eher verkraften als Stoffwechselkranke. Auch eine überhöhte Gesamtenergiezufuhr scheint als zusätzlicher Belastungsfaktor für die schädigenden Wirkungen isolierter Zucker eine Rolle zu spielen (*Laube* 1989).

Neben diesen physiologischen Zusammenhängen darf jedoch der **psychische Aspekt** des Zucker- bzw. Süßwarenverzehrs nicht übersehen werden. Süß wird mit positiven Gefühlen wie Wärme, Liebe und Belohnung assoziiert, woran bereits Kinder sehr früh gewöhnt werden. Dabei ist der Schritt vom Genuß zur Ersatzbefriedigung oft nicht groß. Der sog. „Kummerspeck" kann allerdings auch durch den Überverzehr anderer Lebensmittel verursacht werden.

Erschwert wird ein „zuckerbewußtes" Einkaufsverhalten durch die Vielfalt der auf Zutatenlisten erscheinenden Zuckernamen, wie Glucosesirup, Isoglucose und Invertzucker. Die Zusammenfassung dieser einzeln aufgeführten isolierten Zucker würde oft zu einer weiter vorne liegenden Positionierung auf der Zutatenliste führen, d.h. deren höheren Gehalt zu erkennen geben.

Ein dogmatischer Verzicht auf den Verzehr zuckerhaltiger Lebensmittel ist aus ernährungsphysiologischen Gründen nicht notwendig. Die Aufnahme zuckerreicher Lebensmittel und Getränke sollte jedoch stark reduziert werden. Nach eventuellem Verzehr von Süßigkeiten ist Zähneputzen anzuraten.

Im Gegensatz zu Süßstoffen unterstützen die in geringen Mengen und nicht in konzentrierter Form verwendeten Süßungsmittel mit Eigengeschmack (wie Honig und eingeweichte Trockenfrüchte) den Prozeß, die erlernte Geschmacksschwelle für süß herabzusetzen.

ZUSAMMENFASSUNG UND SCHLUSSBETRACHTUNG

Die Wurzeln und Grundideen der Vollwert-Ernährung reichen bis in die Antike zurück. *Hippokrates* mit seiner Medizin der Gesunderhaltung und *Pythagoras* mit seinem klassischen Vegetarismus gelten als ursprüngliche Begründer ganzheitlicher Ernährungs- und Lebensweisen. Diese Ideen und Erfahrungen wurden von weiteren Ganzheitsmedizinern wie *Paracelsus* (1493–1541) und *Hufeland* (1762–1836) weiterentwickelt.

Die Reformbewegung seit Mitte des letzten Jahrhunderts erkannte die nachteiligen Wirkungen der Industrialisierung auf den Menschen. Wichtige Wegbereiter der heutigen Vollwert-Ernährung waren zunächst *Max Bircher-Benner* (1867–1939) mit seinen klinischen Erfahrungen und danach *Werner Kollath* (1892–1970) mit seinen experimentellen Befunden. Ihre frühen Erkenntnisse führten zum Begriff „Vollwert der Nahrung". Sie erkannten den Wert der nicht bzw. gering verarbeiteten Lebensmittel, die neben ihrem Reichtum an essentiellen Nährstoffen auch für die Widerstands- und Selbstheilungskräfte des Körpers bedeutsam sind. Diesen Pionieren folgte eine Vielzahl von Ärzten, Zahnärzten, Ernährungswissenschaftlern und Küchenpraktikern, die aus ihrer jeweiligen Situation heraus die Vollwert-Ernährung weiterentwickelten. Wichtige Vertreter sind u.a. *Are Waerland, Joseph Evers, Max-Otto Bruker, Herbert Warning, Johann Georg Schnitzer* und *Helmut Anemueller*.

Die Darstellungen im vorliegenden Buch gründen auf den Erfahrungen und Erkenntnissen dieser Leitfiguren, die sich alle primär auf die Grundsätze von Kollath berufen. Infolge der weiteren Entwicklung in der Produktion, Verarbeitung und Zubereitung der Lebensmittel sowie aufgrund der Fortschritte in der Ernährungswissenschaft und Lebensmittelanalytik war es erforderlich, die Grundaussagen Kollaths, die er schon vor 50 Jahren formulierte, zu ergänzen und weiterzuentwickeln. Hierzu soll mit dem vorliegenden Buch beigetragen werden. Dabei ist es zentrales Anliegen der Autoren, altbewährte Erfahrungen mit neuen wissenschaftlichen Erkenntnissen zu einem schlüssigen Konzept zusammenzuführen.

Eine Ernährungsweise, die in ganzheitlichem Anspruch sowohl der Gesundheit des einzelnen als auch der Umwelt und der Gesellschaft dienlich sein sollte, entspricht der Erkenntnis, daß die Lebensqualität der Menschen von vernetzten Systemen bestimmt wird. Für die Konzeption einer zeitgemäßen Ernährungsweise ist es daher wichtig, die artgerechte Ernährung des Menschen zu beachten und die wissenschaftlichen Erkenntnisse über eine bedarfsgerechte Ernährung zu berücksichtigen; außerdem ist die Einbeziehung ökologischer und sozialer Zusammenhänge bedeutsam. Auf dieser Basis lassen sich umfassende Kriterien für die Lebensmittelqualität ableiten sowie zeitgemäße Grundsätze und Empfehlungen zur Auswahl und Zubereitung von Lebensmitteln formulieren.

Zur Orientierung dient die grundlegende Aussage von *Kollath*: „Laßt unsere Nahrung so natürlich wie möglich". Sie ist für Verbraucherinnen und Verbraucher leicht verständlich und kann ohne wissenschaftliches Fachwissen und ohne umfangreiche Warenkenntnisse umgesetzt werden. Weiterhin gilt die Orientierung, pflanzliche Erzeugnisse in den Mittelpunkt der Ernährung zu stellen. Diese beiden Grundsätze führen zu Empfehlungen, die im wesentlichen auch mit denen nationaler und internationaler Organisationen übereinstimmen (Tab. 19.1, S. 238). Auffallend ist, daß auch verschiedene Spezialgebiete der Medizin (z.B. Gastroenterologie, Kardiologie, Diabetologie, Onkologie), ähnliche Empfeh-

Tab. 19.1: Zusammenfassende Empfehlungen für die Vollwert-Ernährung

Reichlicher Verzehr	Geringer Verzehr
Vollkornprodukte	Nicht-Vollkornprodukte
Gemüse } auch als	konservierte Lebensmittel
Obst } unerhitzte Frischkost	isolierte Zucker
Kartoffeln	Fleisch- und Wurstwaren
Hülsenfrüchte	Eier, raffinierte Fette
Wasser, Kräuter-/Früchtetees	Alkohol, Kaffee, schwarzer Tee
Gewürze und Kräuter	nicht jodiertes Salz

Mäßiger Verzehr
Nüsse, Ölsamen
Butter, kaltgepreßte Öle
Milch und Milchprodukte
jodiertes Salz

Möglichst ausschließlich Erzeugnisse aus anerkannt ökologischer Landwirtschaft regionaler Herkunft

lungen zur Vorbeugung gegen Krankheiten aussprechen. Die Vollwert-Ernährung weist jedoch Besonderheiten auf, die aus ganzheitlicher Sicht wichtig sind; diese sind in den grundlegenden Ausführungen (Teil I, S. 19) und in den Kapiteln über die einzelnen Lebensmittelgruppen (Teil II, S. 141) ausführlich dargelegt und begründet.

In der Vollwert-Ernährung werden weder Verbote noch Gebote ausgesprochen, sondern Empfehlungen gegeben. Auf besonders günstige Lebensmittel wird aufmerksam gemacht, der seltene Verzehr bzw. die Vermeidung ungünstiger Produkte wird angeraten. Auf diese Weise hat jeder die Möglichkeit, in Eigenverantwortung seine Gesundheit zu fördern. Die Erfahrung zeigt, daß Vollwert-Ernährung bei entsprechender Küchenpraxis sehr schmackhaft ist. Sie muß nicht teurer sein als konventionelle Kost, auch wenn – u.a. zur Verminderung der Schadstoffaufnahme – Lebensmittel aus ökologischer Landwirtschaft eingekauft werden.

Nahrungsmittel mit Zusatzstoffen sowie Produkte aus bestimmten Technologien, wie Gentechnik, Food Design und Lebensmittelbestrahlung, werden vermieden, da teilweise potentielle Risiken für die Gesundheit, Umwelt und Gesellschaft noch nicht befriedigend geklärt sind.

Vollwert-Ernährung ist energiesparender und umweltschonender als herkömmliche Kostformen, weil Erzeugnisse aus ökologischer Landwirtschaft verwendet sowie Lebensmittel aus regionaler Herkunft und entsprechend der Jahreszeit bevorzugt werden. Ferner werden unverpackte oder umweltschonend verpackte Lebensmittel empfohlen.

Außerdem kann langfristig durch Solidarität mit den Menschen in Entwicklungsländern und durch vorbildliches Verhalten der Menschen in den reichen Industrieländern zu einer Verbesserung der Ernährungssituation in der Dritten Welt beigetragen werden. Dies kann beispielsweise durch einen geringen Verzehr tierischer Lebensmittel erfolgen, wodurch sich die Veredelungsverluste bei deren Erzeugung und damit die Futtermittelimporte aus Entwicklungsländern vermindern lassen.

Die Erde wird mit immer mehr Menschen, immer weniger Ackerland und sich veränderndem Klima eine Nahrungsversorgung, wie sie heute in den reichen Ländern praktiziert wird, nicht viel länger zulassen, da Grenzen der Belastbarkeit erreicht werden.

Mit Vollwert-Ernährung können nicht alle Probleme unserer komplexen Gesellschaft gelöst werden; Vollwert-Ernährung ist aber so konzipiert, daß möglichst viele der vernetzten Zusammenhänge des Ernährungssystems berücksichtigt werden. Im Rahmen eines vernünftigen Lebensstilkonzepts wird angestrebt, die eigene Gesundheit und gleichzeitig die der anderen Menschen zu fördern, die Umwelt zu schonen sowie mehr soziale Gerechtigkeit weltweit zu erreichen. Damit werden die Grundlagen für eine dauerhafte Lebensqualität sicherer.

Es ist zu wünschen, daß sich möglichst viele Menschen mit dem Anliegen der Vollwert-Ernährung befassen, sie zunächst probieren, zumindest tolerieren, möglichst aber akzeptieren und sich schließlich dafür einsetzen. Die Erfahrungen der letzten Jahre zeigen, daß die Vollwert-Ernährung zunehmend als eine zeitgemäße Kostform anerkannt wird.

LITERATUR

1. *Adlercreutz H*
   Western diet and western disease: some
   hormonal and biochemical mechanisms
   and associations
   Scand J Clin Lab Invest 50 (Suppl 201), 3-23,
   1990
2. *Ahlert B*
   Tiefgekühlt – eine Alternative?
   UGB-Forum 8 (1), 14-6, 1991
3. *Ahrndt S*
   Kloß im Hals als Warnsignal
   Rationelle Hauswirtschaft 29 (1), 6-9, 1992
4. *Altenburger R, Faust M, Prietzel K, Grimme LH*
   Ökotrophobiose – Ernährung in einem öko-
   logischen Kontext
   Dtsch Apoth Ztg 127 (9), 442-6, 1987
5. *Ames BN*
   Dietary carcinogens and anticarcinogens
   Science 221 (4617), 1256-63, 1983
6. *Ames BN, Gold LS*
   Falsche Annahmen über die Zusammen-
   hänge zwischen der Umweltverschmutzung
   und der Entstehung von Krebs
   Angew Chem 102 (11), 1233-46, 1990
7. *Andrews P, Martin L*
   Hominoid dietary evolution
   Phil Trans R Soc Lond 334 (B 1270), 199-209,
   1991
8. *Anemueller H*
   Vollwerternährung – aber richtig
   Trias, Stuttgart, 144 S, 1991
9. *Anemueller H*
   Das Grunddiät-System – Leitfaden der
   Ernährungstherapie mit vollwertiger
   Nahrung
   Hippokrates, Stuttgart, 220 S, 4. Aufl, 1993
10. *Anonymus*
    Die Banane und EG-Binnenmarkt
    BUKO Agrar Info Heft 13, Hamburg, S 3,
    1992a
11. *Anonymus*
    Schadenersatzforderungen an Standard
    Fruit
    epd-Entwicklungspolitik Heft 12, 7-8,
    1992b
12. *Anonymus*
    Produkte mit bitterem Nachgeschmack
    In: *Verein Partnerschaft „Dritte Welt" e.V.*,
    Gießen, 23-30, 1992c
13. *Anonymus*
    Fleischverbrauch deutlich zurückgegangen
    AID-Verbraucher Aufklärung Nr. 2, 2-3,
    1992d
14. *Arbeitsgemeinschaft der Verbraucherver-
    bände (AgV)*
    Lebensmittel im EG-Binnenmarkt (Lose-
    blattsammlung)
    AgV, Bonn, 2. Aufl, 1992

15. *Arbeitsgemeinschaft Ökologischer Landbau
    (AGÖL)*
    Rahmenrichtlinien zum ökologischen
    Landbau
    Stiftung Ökologischer Landbau (Hrsg),
    Bad Dürkheim, Sonderausgabe Nr. 17, 50 S,
    1991
16. *Arbeitsgemeinschaft Ökologischer Landbau
    (AGÖL)*
    Ökologischer Landbau mit einer Stimme
    (Flugblatt)
    AGÖL, Darmstadt, 1994
17. *Arbeitsgruppe Ernährungsökologie Gießen*
    Bericht der 1. Arbeitstagung Ernährungs-
    ökologie, 17.-18.2.1989 in Rauischholz-
    hausen
    Institut für Ernährungswissenschaft,
    Universität Gießen, 72 S, 1989
18. *Arbeitsgruppe Ernährungsökologie Gießen*
    Definition der Ernährungsökologie
    (Arbeitsmaterial)
    Institut für Ernährungswissenschaft,
    Universität Gießen, 1992
19. *Arcos JC*
    Structure-activity relationships – criteria
    for predicting the carcinogenic activity of
    chemical compounds
    Environ Sci Technol 21 (8), 743-5, 1987
20. *Arens FJ*
    Die neue Mehltypen-Regelung
    Mühle und Mischfuttertechnik 128 (50),
    657-8, 1991
21. *Arroyo G, Gomes de Almeida S, Weid J vd*
    Transnationale Gesellschaften und die
    Landwirtschaft in Lateinamerika
    Entwicklungsperspektiven Heft 27, Gesamt-
    hochschule Kassel, 78 S, 1987
22. *Atkins RC*
    Diät-Revolution – Gut essen, sich wohl-
    fühlen und abnehmen mit Dr. Atkins
    Fischer Taschenbuch, Frankfurt/M, 283 S,
    17. Aufl, 1974
23. *Austmeier KE*
    Energiebedarf bei der Zuckerherstellung
    In: *Bundesministerium für Ernährung,
    Landwirtschaft und Forsten* (Hrsg) Energie
    und Ernährungswirtschaft, Angewandte
    Wissenschaft
    Landwirtschaftsverlag, Münster, 22-9, 1983
24. *Barone J, Hebert JH, Reddy MM*
    Dietary fat and natural killer cell activity
    Am J Clin Nutr 50 (4), 861-7, 1989
25. *Bässler KH*
    On the problematic nature of vitamin E
    requirements: net vitamin E
    Z Ern Wiss 30 (3), 174-80, 1991
26. *Batscheider A, Bernasek J*
    Wege zur ernährungsphysiologischen
    Konditionierung von Getreide
    Getreide, Mehl und Brot 34 (6), 152-4, 1980

27. *Bechmann A*
Landbau-Wende – Gesunde Landwirtschaft, gesunde Ernährung
S Fischer, Frankfurt/M, 288 S, 1987

28. *Beck H*
Dioxine in Lebensmitteln
Bundesgesundhbl 33 (3), 99-104, 1990

29. *Becker M*
Die natürliche Ernährung des Menschen im Verlauf der Evolution
Qual Plant 25 (1), 77-88, 1975

30. *Belitz HD, Grosch W*
Lehrbuch der Lebensmittelchemie
Springer, Berlin, 862 S, 4. Aufl, 1992

31. *Bendich A, Olson JA*
Biological actions of carotenoids
FASEB J 3 (6), 1927-32, 1989

32. *Berger M, Jörgens V*
Praxis der Insulintherapie
Springer, Berlin, 220 S, 2. Aufl, 1986

33. *Bergthaller W, Ocker HD*
Einfluß der Verarbeitung und der küchen-technischen Zubereitung auf den Nitrat-gehalt von Kartoffelerzeugnissen
Landwirtschaftliche Forschung 41, Sonder-heft, 288-97, 1985

34. *Bernd A*
Fairer Handel und Förderung des ökologi-schen Anbaus in der Dritten Welt
Entwicklung und ländlicher Raum 26 (3), 19-22, 1992

35. *Berndt H*
Rolle der Mikroflora in der Ätiologie des Dickdarmkrebses
In: *Bernhardt H, Knoke M* (Hrsg) Mikroöko-logie des Magen-Darm-Kanals des Men-schen
Johann Ambrosius Barth, Leipzig, 191-203, 1982

36. Berne RM, Levy MN
Physiology
Mosby Company, St. Louis, 1077 S, 2. Aufl, 1988

37. Billek G
Einfluß der industriellen Verarbeitung und der haushaltsmäßigen Zubereitung auf die Nahrungsfette
Bibl Nutr Dieta 34, 82-93, 1985

38. *Billings PC, St. Clair W, Ryan CA, Kennedy AR*
Inhibition of radiation-induced transforma-tion of C3H/I0T
cells by chymotrypsin inhibitor 1 from potatoes
Carcinogenesis 8 (6), 809-12, 1987

39. *Bircher-Benner MO*
Ernährungsfragen vom Standpunkt der Erfahrungsheilkunde
In: *Adam C* (Hrsg) Die natürliche Heilweise im Rahmen der Gesamtmedizin
Gustav Fischer, Jena, 61-84, 1938

40. *Bircher-Rey H*
Wie ernähre ich mich richtig im Säure-Ba-sen-Gleichgewicht?
Humata, Bern, 35 S, 9. Aufl, o.J.

41. *Blanc B*
Einfluß thermischer Behandlung auf die wichtigsten Milchinhaltsstoffe und auf den ernährungsphysiologischen Wert der Milch
Alimenta, Sonderausgabe, 5-25, 1980

42. *Blanc B*
The effect of the thermal processing on the physiological value of milk
In: *Zenthen P, Cheftel JC, Eriksson C, Jul M, Leninger H, Linko P, Varela G, Vos G* (eds)
Thermal processing and quality of foods
Elsev Appl Sci Publ, London, 890-8, 1984

43. *Blanckenburg P v*
Die Elendsfalle – Die Armen und die Reichen
In: *Deutsches Institut für Fernstudien* (Hrsg) Funkkolleg Humanökologie – Weltbevölke-rung, Ernährung, Umwelt
Beltz, Weinheim, Studieneinheit 11, Studienbrief 4, 45-84, 1991

44. *Boese B, Rohde A, Meier-Ploeger A*
Keimlinge – eine Bereicherung des Gemü-seangebots?
AID-Verbraucherdienst 31 (3), 54-9, 1986

45. *Bogaards JJP, Ommen B v, Falke HE, Willems MI, Blaadern PJ v*
Glutathione S-transferase subunit induc-tion patterns of brussels sprouts, allyl iso-thiocyanate and goitrin in rat liver and small intestinal mucosa: a new approach for the identification of inducing xenobio-tics
Food Chem Toxic 28 (2), 81-8, 1990

46. *Bögl KW, Dehne LI, Helle N, Schreiber GA, Schüttler C, Zagon J*
Die technologische Notwendigkeit einer ionisierenden Bestrahlung aus Sicht der gesetzlichen Zulassung
In: *Ehlermann DAE, Spieß WEL, Wolf W* (Hrsg) Lebensmittelbestrahlung
Bundesforschungsanstalt für Ernährung, Karlsruhe, 162-78, 1992

47. *Bognár A*
Nährstoffverluste bei der haushaltsmäßi-gen Zubereitung von Lebensmitteln
AID, Bonn, Heft 3048, 60 S, 1988

48. *Bognár A*
Haltbarmachungsmethoden im Vergleich
UGB-Forum 8 (1), 10-3, 1991

49. *Bomar MT*
Mikrobielle Belastung von Keimlingen am Beispiel von Speisekeimlingen aus Mungo-bohnen und Weizen
Ern Umschau 34 (7), 226-8, 1987

50. *Bomford R*
Studies on the cellular site of action of the adjuvant activity of saponin for sheep erythrocytes
Int Archs Allergy Appl Immunol 67 (2), 127-31, 1982

51. *Bonanome A, Grundy SM*
Effect of dietary stearic acid on plasma cholesterol and lipoprotein levels
N Engl J Med 318 (19), 1244-8, 1988

52. *Borchert J*
Exportoffensive – Die EG bläst zum welt-
weiten Handelskrieg
In: *BUKO-Agrokoordination* (Hrsg) Wer
Hunger pflanzt und Überschuß erntet –
Beiträge zu einer entwicklungspolitischen
Kritik der EG-Agrarpolitik
Verein zur Förderung entwicklungspäd-
agogischer Zusammenarbeit, Hamburg,
147-63, 1987

53. *Borneff J, Borneff M*
Hygiene – Ein Leitfaden für Studenten und
Ärzte
Thieme, Stuttgart, 580 S, 5. Aufl, 1991

54. *Bradfield CA, Chang Y, Bjeldanes LF*
Effects of commonly consumed vegetables
on hepatic xenobiotic-metabolizing enzymes in the mouse
Food Chem Toxic 23 (10), 899-904, 1985

55. *Braudel F*
Sozialgeschichte des 15.-18. Jahrhunderts –
der Alltag
Kindler, München, 671 S, 1985

56. *Bremer Institut für Präventionsforschung und
Sozialmedizin (BIPS)*
Gesunde Fette – Ein Ratgeber mit kritischer
Bewertung von 195 Margarinen, Speise-
ölen und Fetten
BIPS, Bremen, 68 S, 1989

57. *Brendle U*
Lebensmittel unterwegs
UGB-Forum 8 (1), 17-20, 1991

58. *Brinck VC, Wibbens D, Oelschläger W, Otto H*
Blutzuckerverlauf nach Glucose, Fructose
und Saccharose bei Patienten mit subklini-
schem Diabetes mellitus
In: *Otto H, Spaethe R* (Hrsg) Diätätik bei
Diabetes mellitus
Huber, Bern, 150-3, 1973

59. *Brombacher J*
Ökonomische Analyse des Einkaufsverhal-
tens bei einer Ernährung mit Produkten
des ökologischen Landbaus
Schriftenreihe des Bundesministers für
Ernährung, Landwirtschaft und Forsten,
Reihe A, Angewandte Wissenschaft, Heft
406,
Landwirtschaftsverlag, Münster, 191 S,
1992

60. *Brugger MR*
Landbau – alternativ und konventionell
AID, Bonn, Heft 1070, 40 S, 1990

61. *Bruker MO*
Gesund durch richtiges Essen
Econ, Düsseldorf, 239 S, 1976

62. *Bruker MO*
Unsere Nahrung – unser Schicksal
Verlag für Ernährung, Medizin und Um-
welt, Lahnstein, 430 S, 23. Aufl, 1991

63. *Buddecke E*
Grundriß der Biochemie
Walter de Gruyter, Berlin, 604 S, 7. Aufl,
1985

64. *BUKO-Agrokoordination*
Wer Hunger pflanzt und Überschuß erntet
– Beiträge zu einer entwicklungspolitischen
Kritik der EG-Agrarpolitik
Verein zur Förderung entwicklungspädago-
gischer Zusammenarbeit, Hamburg, 336 S,
1987

65. *Bundesgesundheitsamt (BGA)*
Gefahr durch die Mikrowelle?
BGA-Pressedienst Nr 46, Berlin, 2 S, 1991

66. *Bundeslebensmittelschlüssel (BLS)*
Version II (Datenbank)
Bundesgesundheitsamt, Berlin, 1989

67. *Bundesminister für Gesundheit*
Daten des Gesundheitswesens
Nomos Verlagsges, Baden-Baden, 335 S,
1991

68. *Bundesminister für Umwelt, Naturschutz und
Reaktorsicherheit*
Umweltpolitik – Umweltbericht 1990
Bonner Universitäts-Buchdruckerei, Bonn,
18 S, 1990

69. *Bundesminister für Verkehr*
Verkehr in Zahlen 1991
Bundesminister für Verkehr, Bonn, 496 S,
1991

70. *Bundesministerium für Ernährung, Landwirt-
schaft und Forsten*
Futtermittelimporte aus der Dritten Welt –
Ursache von Hunger und Überschüssen?
Kraftfutter Heft 9, 370-1, 1986

71. *Bunzenthal R*
Verlagerung der Gewichte – Die Dritte
Welt muß mehr Grundnahrungsmittel pro-
duzieren
Der Überblick 23 (1), 11-4, 1987

72. *Burggrabe H, Gronau H*
Vollkorn, Schrot und Mühlen
Hädecke, Weil der Stadt, 163 S, 1987

73. *Capra FJ*
Wendezeit – Bausteine für ein neues Welt-
bild
Knaur, München, 522 S, 1982

74. *Cavalli-Sforza LL*
Human evolution and nutrition
In: *Walcher D, Kretchmer N* (eds) Food,
nutrition and evolution
Masson, New York, 1-7, 1981

75. *Cejka R, Meyer-Kahrweg D*
Sekt oder Selters
Öko-Test-Magazin Heft 6, 29-34, 1991

76. *Chang Y, Bjeldanes LF*
Effects of dietary R-goitrin on hepatic and
intestinal glutathione S-transferase, micro-
somal epoxide hydratase and ethoxycou-
marin O-deethylase activities in the rat
Food Chem Toxic 23 (10), 905-9, 1985

77. *Chang-Claude J, Frentzel-Beyme R, Eilber U*
Prospektive epidemiologische Studie bei
Vegetariern – Ergebnisse nach 10 Jahren
follow-up
Deutsches Krebsforschungszentrum, Hei-
delberg, 37 S, 1991

78. *Chavali SR, Campbell JB*
Immunomodulatory effects of orally-administered saponins and nonspecific resistance against rabies infection
Int Arch Allergy Appl Immunol 84 (2), 129-34, 1987

79. *Chen LH, Thacker RR, Pan SH*
Effect of germination on hemagglutinating activity of pea and bean seeds
J Food Sci 42 (6), 1666-8, 1977

80. *Clifford AJ, Ho, CY, Swenerton H*
Homogenized bovine milk xanthine oxidase: a critique of the hypothesis relating to plasmalogen depletion and cardiovascular disease
Am J Clin Nutr 38 (2), 327-32, 1983

81. *Collier R, Königs P*
Die Azidose-Therapie
Eigenverlag P. König, Frankfurt/M, 91 S, 1994

82. *Comberg G*
Tierzüchtungslehre
Ulmer, Stuttgart, 624 S, 3. Aufl, 1980

83. *Connor WE, Neuringer M, Reisbick S*
Essential fatty acids: the importance of n-3 fatty acids in the retina and brain
Nutr Rev 50 (4, Part II), 21-9, 1992

84. *Conrad J*
Risiken der Gentechnologie in gesellschaftlicher Retrospektive und Prospektive
In: *Harms J* (Hrsg) Risiken der Genetik
Haag und Herchen, Frankfurt/M, 56-86, 1988

85. Coors U, Montag A
Untersuchungen zur Stabilität des Tocopherolgehaltes pflanzlicher Öle
Fat Sci Technol 90 (4), 129-35, 1988

86. *Crutchfield JP, Farmer JD, Packhard NH, Shaw RS*
Chaos
In: Spektrum der Wissenschaft, Sonderausgabe „Chaos und Fraktale"
Spektrum der Wissenschaft Verlag, Heidelberg, 8-20, 1989

87. *De Simone C*
Microflora, yogurt and the immune system
Int J Immunotherapy 2 (3), 19-23, 1986

88. *Dean JH, Murray MJ*
Toxic responses of the immune system
In: *Amdur MO, Doull J, Klassen CD* (eds)
Toxicology – the basic science of poisons
Pergamon, New York, 282-333, 1991

89. *Dehne L, Bögl KW*
Neuere Erkenntnisse über den Einfluß von Mikrowellen auf den Nähr- und Genußwert von Lebensmitteln im Vergleich zur konventionellen Hitzebehandlung
Bundesgesundheitsamt, Berlin, 73 S, 1990

90. *Deutsche Landwirtschaftsgesellschaft (DLG)*
DLG-Prüfungsbestimmungen für Brot und Feine Backwaren
DLG, Frankfurt/M, 52 S, 32. Aufl, 1992

91. *Deutscher Naturschutzring (DNR)*
Positionspapier der Projektgruppe „Bio- und Gentechnologie" des DNR zur Novellierung des Gentechnikgesetzes
DNR, Bonn, 9 S, 1992

92. *Deutscher Tierschutzbund*
Wir informieren über die Gentechnologie
Deutscher Tierschutzbund, Bonn, 12 S, 1992

93. *DGE (Deutsche Gesellschaft für Ernährung)*
"Vollwert-Ernährung" – Eine Stellungnahme der Deutschen Gesellschaft für Ernährung
Ern Umschau 34 (9), 308-10, 1987

94. *DGE (Deutsche Gesellschaft für Ernährung)*
Empfehlungen für die Nährstoffzufuhr
Umschau, Frankfurt/M, 158 S, 5. Überarbeitung, 1991

95. *Diehl JF*
"Iss und stirb" – zum Thema Lebensmittelbestrahlung
Lebensm Technol 17 (6), 16-9, 1984

96. *Dierman U*
Aggressiver Handel – Sieben BUKO-Thesen zur EG-Agrarpolitik
Der Überblick 23 (1), 19-21, 1987

97. *Dieter HH*
Trinkwasserverordnung, Pestizide und Besorgnisgrundsatz
Öff Gesundh Wes 52 (8/9), 372-9, 1990

98. *Dokkum W v, Wesstra A, Luyken R, Hermus RJJ*
The effect of a high-animal- and a high-vegetable-protein diet on mineral balance and bowel function of young men
Brit J Nutr 56 (2), 341-8, 1986

99. *Doolittle DJ, Rahn CA, Burger GT, Lee CK, Reed B, Riccio E, Howard G, Passanati GT, Veselli ES, Hayes AW*
Effect of cooking methods on the mutagenicity of food and on urinary mutagenicity of human consumers
Food Chem Toxic 27 (10), 657-66, 1989

100. *Dörries S*
Der Säure-Basen-Haushalt des Menschen – Neue Theorien über mögliche Beeinflussungen, Störungen und sich daraus ergebende Auswirkungen
Diplomarbeit, Institut für Ernährungswissenschaft, Universität Gießen, 121 S, 1992

101. *Drevon CA*
Marine oils and their effects
Nutr Rev 50 (4, Part II), 38-45, 1992

102. *Drews H*
Hygieneprobleme bei Mikrowellenerhitzung
AID-Verbraucherdienst 34 (12), 262-3, 1989

103. *Dupont J*
Lipids
In: *Brown ML* (ed) Present knowledge in nutrition
Nutr Foundation, Washington, 56-66, 6th ed, 1990

104. *Dwyer JT*
Nutritional consequences of vegetarism
Ann Rev Nutr 11, 61-91, 1991

105. *Eaton SB, Konner M*
Paleolithic nutrition: a consideration of its nature and current implications
N Engl J Med 312 (5), 283-9, 1985

106. *Eaton SB, Konner M, Shostak M*
Stone agers in the fast lane: chronic degenerative diseases in evolutionary perspective
Am J Med 84 (4), 739-49, 1988

107. *Eberhard H, Eigenmann F, Schärer K, Bürgi H*
Auswirkungen der verbesserten Kropfprophylaxe mit jodiertem Kochsalz auf den Jodstoffwechsel in der Schweiz
Schweiz Med Wschr 113 (1), 24-7, 1983

108. *Eder H, Kiefer J, Luggen-Hölscher J, Rase R*
Grundzüge der Strahlenkunde für Naturwissenschaftler und Mediziner
Paul Parey, Berlin, 167 S, 1986

109. *EG (Europäische Gemeinschaft)*
Verordnung Nr. 2092/91 des Rates vom 24. Juni 1991 über den ökologischen Landbau und die entsprechende Kennzeichnung der landwirtschaftlichen Erzeugnisse und Lebensmittel
Amtsblatt der Europäischen Gemeinschaft 196/1, Juni 1991

110. *EG-Kommission*
Vorschlag für eine Verordnung (EWG) des Rates über neuartige Lebensmittel und neuartige Lebensmittelzutaten
Dokumente KOM (92) 295 endg, Brüssel, 18 S, 1992

111. *Ehlermann DAE*
Lebensmittelbestrahlung
In: *Tauscher B* (Hrsg) Berichte der Bundesforschungsanstalt für Ernährung (BFE)
BFE, Karlsruhe, 74-82, 1990

112. *El-Shimi NM, Damir AA*
Changes in some nutrients of fenugreek seeds during germination
Food Chem 14 (1), 11-9, 1984

113. *Elias PS*
Die gesundheitliche Unbedenklichkeit bestrahlter Lebensmittel
In: *Ehlermann DAE, Spieß WEL, Wolf W* (Hrsg) Lebensmittelbestrahlung
Bundesforschungsanstalt für Ernährung, Karlsruhe, 16-31, 1992

114. *Elmadfa I, König J*
Quecksilber
AID-Verbraucherdienst 35 (1), 8-14, 1990

115. *Elmadfa I, Leitzmann C*
Ernährung des Menschen
Eugen Ulmer, Stuttgart, 489 S, 2. Aufl, 1990

116. *Engel A*
Zucker, Weltmarkt und EG
BUKO Agrar-Dossier Heft I, Hamburg, 39-44, 1992

117. *Engels B*
Alternativer Dritte-Welt-Handel
Nord-Süd-aktuell 6 (1), 105-15, 1992

118. *Enquete-Kommission „Chancen und Risiken der Gentechnologie"*
Chancen und Risiken der Gentechnologie
Deutscher Bundestag, Bonn, 405 S, 1987

119. *Enquete-Kommission „Schutz der Erdatmosphäre"*
Klimaänderung gefährdet globale Entwicklung – Zukunft sichern, jetzt handeln
Economica, Bonn, 238 S, 1992

120. *Erdinger U, Stelte W*
Spurenelement- und Magnesiumversorgung Erwachsener in der Bundesrepublik Deutschland
Ern Umschau 39 (5), 203-10, 1992

121. *Ernährungsbericht 1969*
Deutsche Gesellschaft für Ernährung, Frankfurt/M, 140 S, 1969

122. *Ernährungsbericht 1972*
Deutsche Gesellschaft für Ernährung, Frankfurt/M, 296 S, 1972

123. *Ernährungsbericht 1976*
Deutsche Gesellschaft für Ernährung, Frankfurt/M, 480 S, 1976

124. *Ernährungsbericht 1980*
Deutsche Gesellschaft für Ernährung, Frankfurt/M, 167 S, 1980

125. *Ernährungsbericht 1984*
Deutsche Gesellschaft für Ernährung, Frankfurt/M, 256 S, 1984

126. *Ernährungsbericht 1988*
Deutsche Gesellschaft für Ernährung, Frankfurt/M, 360 S, 1988

127. *Ernährungsbericht 1992*
Deutsche Gesellschaft für Ernährung, Frankfurt/M, 332 S, 1992

128. *Eurostat (Statistisches Amt der europäischen Gemeinschaften)*
Analytische Übersichten des Außenhandels (NIMEXE), 1986

129. *Ewers U*
Toxikologische Beurteilung der Schwermetallaufnahme
Öff Gesundh Wes 52 (8/9), 380-6, 1990

130. *FAO (Food and Agriculture Organization of the United Nations)*
Amino-acid content of foods and biological data on proteins
Nutr Studies 24, Rom, 1970

131. *FAO (Food and Agriculture Organization of the United Nations)*
Food Balance Sheets
FAO, Rom, 1980

132. *Faust U*
Ernährung und Gentechnik – Chancen und Risiken
Vortrag am Institut für Ernährungswissenschaft, Universität Gießen, 23.11.1992

133. *Fiala ES, Reddy BS, Weisburger JH*
Naturally occuring anticarcinogenic substances in foodstuff
Ann Rev Nutr 5, 295-321, 1985

134. *Finney PL*
Potential for the use of germinated wheat and soybeans to enhance human nutrition
Adv Exp Med Biol 105, 681-701, 1978

135. *Foerste A*
Zusatzstoffe in Nahrungsmitteln – wichtige Auslöser für pseudo-allergische Reaktionen
Fortschr Med 106 (9), 179-80, 1988

136. *Forth W, Henschler D, Rummel E*
Allgemeine und spezielle Pharmakologie
und Toxikologie
BI Wissenschaftsverlag, Mannheim, 876 S,
5. Aufl, 1990

137. *Freeland-Graves J*
Mineral adequacy of vegetarian diets
Am J Clin Nutr 48 (3), 859-62, 1988

138. *Fretzdorff B, Weipert D*
Phytinsäure in Getreide und Getreideerzeugnissen
Z Lebensm Unters Forsch 182 (4), 287-93,
1986

139. *Fretzdorff B*
Phytinsäure in Getreidenährmitteln und
Backwaren
AID-Verbraucherdienst 38 (1), 3-12, 1993

140. *Fröhlich-Krauel A*
Kochsalz – wieviel ist notwendig und
gesund?
Diabetes-Journal 40 (10), 36-40, 1990

141. *Fruchtsaft-Verordnung von 1982*
Verordnung über Fruchtsaft, konzentrier-
ten Fruchtsaft und getrockneten Fruchtsaft
In: *Zipfel W* (Hrsg) Lebensmittelrecht, Texte
A 331, Bd 1
CH Beck, München, 1991

142. *Gerhardt U*
Gewürze in der Lebensmittelindustrie –
Eigenschaften, Technologien, Verwendung
Behr's, Hamburg, 108 S, 1990

143. *Gertz C*
Untersuchung und lebensmittelrechtliche
Beurteilung von raffinierten pflanzlichen
Speiseölen und Fetten
Fat Sci Technol 90 (2), 45-50, 1988

144. *Gertz C*
Möglichkeiten der Beurteilung von Speise-
fetten und -ölen nach dem nationalen
Lebensmittelrecht
Fat Sci Technol 93 (13), 487-90, 1991

145. *Glasauer P, Friedrich-Kaiser J*
Nahrungsmittelhilfe und Ernährung
Deutsches Rotes Kreuz, Bonn, 179 S, 1990

146. *Glasauer P, Friedrich-Kaiser J, Leitzmann C*
Nahrungsmittelhilfe in Form von Milch-
produkten – Stand der internationalen
Diskussion
Forschungsberichte des Bundesministeri-
ums für wirtschaftliche Zusammenarbeit,
Bd. 80
Weltforum Verlag, Köln, 204 S, 1986

147. *Glatzel H*
Wege und Irrwege moderner Ernährung
Hippokrates, Stuttgart, 223 S, 1982

148. *Goldin BR, Gorbach SL*
The effect of milk and Lactobacillus
feeding on human intestinal bacterial
enzyme activity
Am J Clin Nutr 39 (5), 756-61, 1984

149. *Goldin BR, Swenson L, Dwyer J, Sexton M,
Gorbach SL*
Effect of diet and Lactobacillus acidophilus
supplements on human fecal bacterial
enzymes
J Natl Cancer Inst 64 (2), 255-61, 1980

150. *Gombos J, Woidich H*
Einfluß von Gewinnung und Verarbeitung
auf die Inhalts- und Begleitstoffe der Pflan-
zenöle
Teil 1: Ern/Nutr 11 (7), 459-64, 1987
Teil 2: Ern/Nutr 11 (8), 539-45, 1987

151. *Gordon KD*
Evolutionary perspectives on human diet
In: *Johnson EF* (ed) Nutritional anthropolo-
gy
Alan R Liss, New York, 3-39, 1987

152. *Grießhammer R, Burg C*
Wen macht die Banane krumm?
Rowohlt, Reinbeck, 280 S, 1989

153. *Groeneveld M, Leitzmann C*
Zum Vorkommen antikanzerogener Substanzen in Lebensmitteln speziell in
milchsauren Produkten
Akt Ern Med 12 (6), 202-4, 1987

154. *Großklaus R*
Süßstoffe und Zuckeraustauschstoffe – Ent-
wicklung und gesundheitliche Bewertung
Teil 1: Ern Umschau 39 (2), 43-6, 1992
Teil 2: Ern Umschau 39 (3), 89-94, 1992

155. *Großklauß R*
Ernährungsrisiko durch Jodmangel und
Strategien der Beseitigung
Bundesgesundhbl 36 (1), 24-31, 1993

156. *Grundy SM*
Monounsaturated fatty acids and cholesterol metabolism: implications for dietary
reommendations
J Nutr 119 (4), 529-33, 1989

157. *Grupe G*
Das Management von Energieflüssen in
menschlichen Nahrungsketten
Saeculum 42 (3/4), 239-44, 1991

158. *Grupe G*
Zum Nahrungsverhalten prähistorischer
Populationen
In: *Brätter P, Gramm HJ* (Hrsg) Mineralstof-
fe und Spurenelemente in der Ernährung
des Menschen
Blackwell Wiss Verlag, Berlin, 92-103, 1992

159. *Günster KH, Henschel H*
Gesunde Ernährung aus dem Supermarkt?
– Zur Fremdstoffbelastung unserer Nah-
rungsmittel
Haug, Heidelberg, 242 S, 1986

160. *Hamm U*
Nahrungsmittel aus alternativem Landbau
– kleine Warenzeichenkunde
AID, Bonn, Heft 1218, 16 S, 1992

161. *Hammes WP, Vogel RF, Gaier W, Knauf HJ*
Genetic Engineering – Möglichkeiten und
Grenzen bei Lebensmitteln
Teil 1: Lebensmitteltechnik 1-2, 34-42, 1991
Teil 2: Lebensmitteltechnik 3, 112-9, 1991

162. *Haralambie E*
Gnotobiotik – Mikroökologische Techniken
in der Humanmedizin
Med Verlagsges, Erlangen, 72 S, 1992

163. *Harmuth-Hoene AE, Bognár A*
Nährwert und mikrobielle Belastung von
Keimlingen aus Mungobohnen und Weizen
Ern Umschau 35 (10), 358-62, 1988

164. *Harmuth-Hoene AE, Bognár AE, Kornemann
U, Diehl JF*
Einfluß der Keimung auf Nährwert von
Weizen, Mungobohnen und Kichererbsen
Z Lebensm Unters Forsch 185 (5), 386-93,
1987

165. *Harris M*
Wohlgeschmack und Widerwillen
Klett-Cotta, Stuttgart, 308 S, 1991

166. *Hayes WJ, Laws ER*
Handbook of pesticide toxicology
Vol 1: General Principles (496 S)
Vol 2: Classes of Pesticides (626 S)
Vol 3: Classes of Pesticides (453 S)
Academic Press, San Diego, 1991

167. *Hein W*
Agrarentwicklung in der Dritten Welt
In: *Deutsches Übersee-Institut* (Hrsg) Jahr-
buch Dritte Welt 1992
CH Beck, München, 102-12, 1991

168. *Heine H*
Lehrbuch der biologischen Medizin –
Grundlagen und Systematik
Hippokrates, Stuttgart, 207 S, 1991

169. *Heiss R, Eichner K*
Haltbarmachen von Lebensmitteln
Springer, Berlin, 263 S, 2. Aufl, 1990

170. *Henke KD, Behrens C, Arab L, Schlierf G*
Die Kosten ernährungsbedingter Krank-
heiten
Kohlhammer, Stuttgart, 303 S, 1986

171. *Hermanowski R*
Vergleich alternativer und konventioneller
landwirtschaftlicher Betriebe in Hessen
Dissertation, Wiss Fachverlag, Gießen, 241
S, 1989

172. *Hermanowski R, Roehl R*
Ökologischer Landbau und Bioprodukte –
alternativ und konventionell im Vergleich
Verbraucher Rundschau Heft 5, 43 S, 1991

173. *Herrmann G, Plakolm G*
Ökologischer Landbau – Grundwissen für
die Praxis
Verlagsunion Agrar, Wien, 428 S, 1991

174. *Herrmann K*
Flavonols and flavones in food plants:
a review
J Food Technol 11 (5), 433-48, 1976

175. *Heseker H, Adolf T, Eberhardt W, Hartmann
S, Herwig A, Kübler W, Matiaske B, Moch KJ,
Schneider R, Zipp A*
Lebensmittel- und Nährstoffaufnahme
Erwachsener in der Bundesrepublik
Deutschland
VERA Schriftenreihe 3, Wissenschaftlicher
Fachverlag, Niederkleen, 263 S, 1992

176. *Heseker H, Kohlmeier M, Schneider R, Speit-
ling A, Kübler W*
Vitaminversorgung Erwachsener in der
Bundesrepublik Deutschland
Ern Umschau 38 (6), 227-33, 1991

177. *Heseker H, Leitzmann C*
Probleme und Erkenntnisse zur Frage der
Sättigung
Ern Umschau 27 (12), B 57-9, 1980

178. *Hixt U*
Sättigungswirkung verschiedener Früh-
stücksmahlzeiten – Untersuchungen zur Re-
gulation von Hunger und Sättigung an-
hand biochemischer und psychologischer
Parameter
Dissertation, Wiss Fachverlag, Gießen, 185
S, 1988

179. *Hobbelink H*
Bio-Industrie gegen die Hungernden
Rowohlt, Reinbek, 118 S, 1989

180. *Horn K, Pickardt*
Diagnostik und Therapie von Schilddrüsen-
erkrankungen in der Schwangerschaft
Internist (Berlin) 33 (2), 103-107, 1992

181. *Hötzel D*
Ziele und Maßnahmen des Arbeitskreises
Jodmangel
In: *Fischwirtschaftliches Marketing-Institut*
(Hrsg) Verhandlungen des Ernährungswis-
senschaftlichen Beirats der deutschen
Fischwirtschaft
FIMA Schriftenreihe 23, 11-34, 1991

182. *Hötzel D, Scriba PC, Lübeck E, Meinhart E*
Deckung des Jodbedarfs
In: *Kirchgeßner W* (Hrsg) Spurenelemente
und Ernährung
Wiss Verlagsges, Stuttgart, 83-99, 1990

183. *Hughes JS*
Potential contribution of dry bean dietary
fiber to health
Food Technol 45 (9), 122-6, 1991

184. *Industrieverband Agrar*
Jahresbericht 1991/92
Industrieverband Agrar, Frankfurt/M, 56 S,
1992

185. *Institut für ökologisches Recycling*
Abfall vermeiden – Leitfaden für eine ökologische Abfallwirtschaft
Fischer Taschenbuch, Frankfurt/M, 157 S,
1990

186. *Institut für ökologisches Recycling*
Müllprobleme – Dokumentation zum Fach-
kongress zur ökologischen Abfallwirtschaft
II
Institut für ökologisches Recycling, Berlin,
1991

187. *International Federation of Organic Agricul-
ture Movements (IFOAM)*
Basisrichtlinien der IFOAM für den ökolo-
gischen Landbau
Stiftung Ökologischer Landbau (Hrsg), Bad
Dürkheim, Sonderausgabe Nr.16, 30 S, 1993

188. *Ito Y, Maeda S, Sugiyama T*
Suppression of 7,12-dimethylbenz(a)an-
thracene-induced chromosome aberrations
in rat bone marrow cells by vegetable
juices
Mutation Res 172 (1), 55-60, 1986

189. *Jahn-Deesbach W, Schipper A*
Proteinqualität von Keimgetreide
Getreide, Mehl und Brot 45 (1), 3-5, 1991

190. *Jahnke K, Michel-Drees A, Baader B*
Salz in unserer Ernährung
AID, Bonn, Heft 1014, 23 S, 1988

191. *Jakobey H, Habegger R, Fritz D*
Gemüse als Arzneipflanze – sekundäre
Pflanzenstoffe in Gemüse mit Bedeutung
für die menschliche Gesundheit
I. Mitteilung: Gemüse aus der Familie der
Liliaceae
Ern Umschau 35 (6), 212-5, 1988a
II. Mitteilung: Gemüse aus der Familie der
Brassicaceae
Ern Umschau 35 (8), 275-9, 1988b
III. Mitteilung: Gemüse aus der Familie der
Asteraceae
Ern Umschau 35 (9), 320-2, 1988c

192. *Jany KD*
Gentechnik im Ernährungsbereich
AID-Verbraucherdienst 37 (11), 223-8, 1992

193. *Jekat F*
Über Stoffwechselbilanzversuche – Grund-
lagen, Technik, Ergebnisse
Habilitationsschrift, Universität Gießen, 98
S, 1969

194. *Jekat F*
Nahrungseiweiß
AID-Verbraucherdienst 29 (9), 179-84, 1984

195. *Jenkins DJA, Jenkins AL*
The glycemic index, fibre and the dietary
treatment of hypertriglyceridemia and
diabetes
J Am Coll Nutr 6 (1), 11-7, 1987

196. *Jenkins DJA, Wolever TMS, Taylor RH, Barker
H, Fielden H, Baldwin JM, Bowling AC,
Newman HC, Jenkins AL, Goff DV*
Glycemic index of foods: a physiological
basis for carbohydrate exchange
Am J Clin Nutr 34 (3), 362-6, 1981

197. *Jonas H*
Das Prinzip Verantwortung – Versuch einer
Ethik für die technologische Zivilisation
Suhrkamp, Frankfurt/M, 412 S, 1984

198. *Jörgensen HH*
Sauer macht nicht lustig
Heilpraktiker Journal Heft 6, 60-3, 1984

199. *Junge B, Tiefelsdorf M, Maltzan U v*
Alkoholkonsum in der Bundesrepublik
Deutschland
Bundesgesundhbl 33 (12), 552-5, 1990

200. *Kaiser M, Wagner N*
Entwicklungspolitik – Grundlagen, Proble-
me, Aufgaben
Schriftenreihe der Bundeszentrale für
politische Bildung, Bd 303,
Bonn, 419 S, 3. Aufl, 1991

201. *Kallweit E, Fries R, Kielwein G, Schlotyssek S*
Qualität tierischer Nahrungsmittel
Eugen Ulmer, Stuttgart, 368 S, 1988

202. *Karg G, Keck J, Lehmann M*
Vergleich von Qualität und Kosten ver-
schiedener Ernährungsformen
Ern Umschau 31 (11), 363-72, 1984

203. *Käs G*
Biologische Wirkungen von Mikrowellen
In: *Käs G, Pauli P* (Hrsg) Mikrowellentech-
nik
Franzis, München, 269-78, 1991

204. *Kasper H*
Ernährungsmedizin und Diätetik
Urban und Schwarzenberg, München, 684
S, 7. Aufl, 1991

205. *Katalyse – Institut für angewandte Umwelt-
forschung*
Was wir alles schlucken – Zusatzstoffe in
Lebensmitteln, mit Tips für Verbraucher
Rowohlt, Reinbeck, 254 S, 1985

206. *Katalyse – Institut für angewandte Umweltforschung*
Chemie in Lebensmitteln
Zweitausendeins, Frankfurt/M, 540 S,
44. Aufl, 1990a

207. *Katalyse – Institut für angewandte Umweltforschung*
Das Wasser-Buch – Trinkwasser und Gesundheit
Kiepenheuer und Witsch, Köln, 257 S,
1990b

208. *Katalyse – Institut für angewandte Umweltforschung*
Kommt gar nicht in die Tüte – Lebensmit-
telverpackung und Müllvermeidung
Kiepenheuer und Witsch, Köln, 190 S, 1991

209. *Katalyse – Institut für angewandte Umweltforschung*
Gentechnik im Supermarkt – Bio- und gentechnisch erzeugte Lebensmittel
Katalyse, Köln, 80 S, 1992

210. *Katalyse – Institut für angewandte Umweltforschung – und Buntstift*
Grenzenlos kulinarisch? – Lebensmittelqualität im europäischen Binnenmarkt
Katalyse und Buntstift, Köln, 130 S, 2. Aufl,
1992

211. *Kataria A, Chauhan BM, Punia D*
Antinutrients in amphidiploids (black
gram[+] mung bean): varietal differences and
effects of domestic processing and cooking
Plant Foods for Hum Nutr 39 (3), 257-66,
1989a

212. *Kataria A, Chauhan BM, Punia D*
Antinutrients and protein digestibility (in
vitro) of mung bean as affected by domestic processing and cooking
Food Chem 32 (1), 9-17, 1989b

213. *Kelsay JL, Frazier CW, Prather ES, Canary JJ,
Clark WM, Powell AS*
Impact of variation in carbohydrate intake
on mineral utilization by vegetarians
Am J Clin Nutr 48 (9, Suppl), 875-9, 1988

214. *Kern B*
Von der Wichtigkeit des Säure-Basen-Gleichgewichts
Sanum-Post Heft 2, 2-6, 1988

215. *Khaladj-Nia J, List D*
Energieverbrauch bei der Herstellung sterilisierter, tiefgefrorener und getrockneter Gemüseprodukte
Int Z Lebensm Technol Verfahrenstechnik 33 (1), 6-17, 1982

216. *Kielwein G*
Leitfaden der Milchkunde und Milchhygiene
Paul Parey, Berlin, 156 S, 2. Aufl, 1985

217. *Klemp L*
Entwicklungshilfekritik – Analyse und Dokumentation
Deutsche Stiftung für Entwicklung, Bonn, 151 S, 1988

218. *Knoke M, Bernhardt H*
Mikroökologie des Menschen – Mikroflora bei Gesunden und Kranken
VCH Verlagsges, Weinheim, 135 S, 1986

219. *Koepf H, Pettersson D, Schaumann W*
Biologisch-dynamische Landwirtschaft
Eugen Ulmer, Stuttgart, 303 S, 3. Aufl, 1980

220. *Koerber K v*
Ernährung bei Diabetes mellitus mit kohlenhydrat- und ballaststoffreichen, gering verarbeiteten Lebensmitteln
Dissertation, Wiss Fachverlag, Gießen, 252 S, 1989

221. *Koerber K v, Hammann B, Willms G*
Für Diabetiker: Vollwert-Ernährung
Gräfe und Unzer, München, 96 S, 2. Aufl, 1992

222. *Koerber K v, Leitzmann C*
Vollwert-Ernährung – Eine Dar- und Klarstellung
AID, Bonn, Heft 3136, 24 S, 4. Aufl, 1990

223. *Koerber K v, Männle T, Leitzmann C*
Vollwert-Ernährung – Grundlagen einer vernünftigen Ernährungsweise
Haug, Heidelberg, 239 S, 4. Aufl, 1985

224. *Koerber K v, Männle T, Leitzmann C*
Diskussion zur Stellungnahme der Deutschen Gesellschaft für Ernährung zur „Vollwert-Ernährung", Ernährungs-Umschau (1987), Heft 9, S. 308-310
Ern Umschau 35 (4), 130-2, 1988

225. *Kofrányi E*
Die biologische Wertigkeit gemischter Proteine
Die Nahrung 11 (7/8), 863-73, 1967

226. *Kofrányi E*
Die biologische Wertigkeit von Eiweiß
Ern Umschau 16 (9), 33-5, 1969

227. *Kofrányi E, Wirths W*
Einführung in die Ernährungslehre
Umschau, Frankfurt/M, 383 S, 10. Aufl, 1987

228. *Kollath W*
Die Ordnung unserer Nahrung
Hippokrates, Stuttgart, 87 S, 1942

229. *Kollath W*
Die Ordnung unserer Nahrung
Haug, Heidelberg, 312 S, (verwendet: 15. Aufl, 1992), 5. und letzte neubearbeitete Aufl, 1960

230. *Kollath W*
Getreide und Mensch – eine Lebensgemeinschaft
Helfer-Verlag Schwabe, Bad Homburg, 157 S, 3. Aufl, 1980

231. *Kollath W*
Der Vollwert der Nahrung
Haug, Heidelberg, 135 S, 2. Aufl, 1983

232. *Konowalchuk J, Speirs JI*
Antiviral activity of fruit extracts
J Food Sci 41 (5), 1013-7, 1976

233. *Kortenkamp A, Grahl B, Grimme LH*
Die Grenzenlosigkeit der Grenzwerte – Zur Problematik eines politischen Instruments im Umweltschutz
CF Müller, Karlsruhe, 304 S, 1989

234. *Krämer J*
Lebensmittel-Mikrobiologie
Eugen Ulmer, Stuttgart, 272 S, 1987

235. *Kretchmer N*
Food: a selective agent in evolution
In: *Walcher D, Kretchmer N* (eds) Food, nutrition and evolution
Masson, New York, 37-48, 1981

236. *Kritchevsky D*
Cancer
In: *Brown ML* (ed) Present knowledge in nutrition
Nutr Foundation, Washington, 395-8, 6th ed, 1990

237. *Kruse H*
Schadstoffe im Wasser – eine toxikologische Bewertung
AID-Verbraucherdienst 36 (1), 9-16, 1991

238. *Kübler W, Adolf T*
Zum Fischverzehr in Deutschland – Ergebnisse aus zwei Repräsentativuntersuchungen in den alten Bundesländern 1985-1988
In: *Fischwirtschaftliches Marketing-Institut* (Hrsg) Verhandlungen des Ernährungswissenschaftlichen Beirats der deutschen Fischwirtschaft
FIMA Schriftenreihe 23, 35-54, 1991

239. *Kühnau J*
Unterschiede in der ernährungsphysiologischen Bedeutung pflanzlicher und tierischer Lebensmittel für den Menschen
Ern Umschau 23 (2), 43-8, 1976a

240. *Kühnau J*
The flavonoids – a class of semi-essential food components: their role in human nutrition
World Rev Nutr Diet 24, 117-91, 1976b

241. *Kühne A*
Mikrowellen – Hinweise auf Gesundheitsgefährdungen
Institut für Mensch und Natur, Verden, 54 S, 2. Aufl, 1989

242. *Laden im Dritte Welt Haus Bielefeld*
entweder/oder – Lebensmittelprojekte des
alternativen Dritte Welt Handels
Laden im Dritte Welt Haus, Bielefeld, 86 S,
o.J.

243. *Landtag von Baden-Württemberg*
Antwort der Landesregierung auf die
große Anfrage der CDU – Gesundheit und
Umwelt
LT-Drucksache 8/4345, Stuttgart, 1983

244. *Lange J*
Gentechnologie und Landwirtschaft
In: *Arbeitskreis Berufsbild und Selbst-
verständnis in der Biologie (AkBuSiB, Hrsg)*
Gentechnologie
AkBuSiB, Göttingen, 101-35, 1990

245. *Langer P*
Evolution of the digestive tract in mammals
Verh Dtsch Zool Ges 84, 169-93, 1991

246. *Laube H*
Zucker in der Ernährung des Stoffwechsel-
gesunden – kontra
Ern Umschau 36 (7), 243-6, 1989

247. *Leaf A, Weber PC*
Cardiovascular effects of n-3 fatty acids
N Engl J Med 318 (9), 549-57, 1988

248. *Lebensmittel-Kennzeichnungs-Verordnung
von 1984*
Verordnung über die Kennzeichnung von
Lebensmitteln
In: *Zipfel W (Hrsg)* Lebensmittelrecht, Texte
C 4, Bd 2
CH Beck, München, 1992

249. *Leitzmann C*
Die physiologische Regulation der Nah-
rungsaufnahme
Ern Umschau 25 (4), 115-20, 1978

250. *Leitzmann C*
Bewußt besser leben
epd-Entwicklungspolitik Heft 17, 9-11, 1986

251. *Leitzmann C*
Ballaststoffe: Funktionen, Zufuhrempfeh-
lungen und ihre Umsetzung in Lebensmittel
Schriftenreihe des Fachbereichs 19, Universität Gießen, Heft 1, 27-44, 1990

252. *Leitzmann C, Koerber K v, Männle T*
Die Gießener Formel – Definition der
Vollwert-Ernährung
UGB-Forum 10 (2), S 109, 1993

253. *Leitzmann C, Laube H, Million H*
Vollwertküche für Diabetiker
Falken, Niedernhausen, 168 S, 1990

254. *Leitzmann C, Sichert-Oevermann W*
Lebensmittelqualität aus der Sicht des
Verbrauchers
AID-Verbraucherdienst 35 (4), 69-76, 1990

255. *Lemnitzer KH*
Ernährungssituation und wirtschaftliche
Entwicklung
Verlag der ssip-Schriften, Saarbrücken,
349 S, 1977

256. *Ling WH, Hänninen O*
Shifting from a conventional diet to an
uncooked vegan diet reversibly alters fecal
hydrolytic activities in humans
J Nutr 122 (4), 924-30, 1992

257. *Linzenmeier G*
Mikrobiologie von Infektionen im Bauchraum – Bedeutung der Darmflora
In: *Eisenbach J, Linzenmeier G (Hrsg)* Alte
und neue Erreger im Bauchraum
perimed Fachbuch-Verlagsges, Erlangen,
10-7, 1988

258. *Lipper H*
Bananen auf dem EG-Binnenmarkt – ein
Vorschlag der EG-Kommission
In: Bananenbündnis '92 (Hrsg) Bananen
und Binnenmarkt 1992
Bana Fair e.V., Gelnhausen, S 3, 1992

259. *Löffler G, Petrides PE*
Physiologische Chemie
Springer, Berlin, 1036 S, 4. Aufl, 1988

260. *Lorenz K*
Das Wirkungsgefüge der Natur und das
Schicksal des Menschen
Piper, München, 367 S, 5. Aufl, 1987

261. *Lünzer I*
Rohstoff- und Energiebilanzen aus ökolo-
gischer Sicht
In: *Vogtmann H (Hrsg)* Ökologische Land-
wirtschaft – Landbau mit Zukunft
CF Müller, Karlsruhe, 277-302, 1992a

262. *Lünzer I (Hrsg)*
Die Erde bewahren – Dimensionen einer
umfassenden Ökologie
CF Müller, Karlsruhe, 392 S, 1992b

263. *Lutz W*
Leben ohne Brot
Selecta, München, 255 S, 7. Aufl, 1981

264. *Lützner H*
Rheuma und Ernährung – Therapeutische
und präventive Einflußmöglichkeiten
Bundesgesundhbl 34 (3), 122-5, 1991

265. *Lützner H, Million H*
Rheuma und Gicht – Selbstbehandlung
durch Ernährung
Jungjohann Verlagsges, 134 S, 4. Aufl, 1989

266. *Lützner H, Million H, Hopfenzitz P*
Fasten – Selbständiges Fasten für Gesunde,
Schritt für Schritt zum richtigen Essen und
zu neuem Selbstbewußtsein
Gräfe und Unzer, München, 270 S, 1992

267. *Luyken R*
Fisch und Fischer – Die Opfer des „Blauen
Europa"
Greenpeace Magazin Heft 11, 17-9, 1990

268. *Macholz R, Lewerenz HJ*
Lebensmitteltoxikologie
Springer, Berlin, 664 S, 1989

269. *Maier-Spohler G*
Mikrowelle, das Fertiggericht und der
Müllberg
Ökotest-Magazin Heft 7, 8-13, 1989

270. *Männle T, Koerber K v, Leitzmann C, Hoff-mann I, Hollen A v*
Orientierungstabelle für die Vollwert-Ernährung – Empfehlungen für die Lebens-mittelauswahl gesunder Erwachsener
Verbraucher-Zentrale NRW e.V. und
Verband für Unabhängige Gesundheits-beratung e.V. – Deutschland (Hrsg)
UGB – Beratungs- und Verlags-GmbH,
Gießen, 3. Aufl, 1993

271. *Männle T, Koerber K v, Leitzmann C, Sichert W, Schropp E*
Unsere Vollwert-Ernährung – Empfehlun-gen für eine vernünftige Lebensmittelaus-wahl
ardos, Gießen 1981

272. *Männle T, Koerber K v, Leitzmann C, Sichert W, Schropp E*
Unsere Vollwert-Ernährung – Empfehlun-gen für eine vernünftige Lebensmittelaus-wahl
ardos, Gießen, 2. Aufl, 1984

273. *Manz F*
Deckung des Jodbedarfs: immer noch ein Problem
Ern Umschau 38 (6), 234-8, 1991

274. *Maschkowski G, Koerber K v, Oltersdorf U, Leitzmann C*
"Ernährungsökologie" – Ernährung im Beziehungsgefüge Mensch-Umwelt
AID-Verbraucherdienst 36 (5), 95-9, 1991

275. *Matthes R*
Mobilfunk: Kein Gesundheitsrisiko?
Funkschau Heft 22, 23-32, 1992

276. *Mayerhofer E, Pirquet C*
Lexikon der Ernährungskunde
Julius Springer, Wien, 1206 S, 1926

277. *McDanell R, McLean AEM*
The effect of feeding Brassica vegetables and intact glucosinolates on mixed-func-tion-oxidase activity in the livers and in-testines of rats
Food Chem Toxic 27 (5), 289-93, 1989

278. *McNamara DJ*
Coronary heart disease
In: *Brown ML* (ed) Present knowledge in nutrition
Nutr Foundation, Washington, 349-54, 6th ed, 1990

279. *McNamara DJ, Kolb R, Parker TS, Batwin H, Samuel P, Brown CD, Ahrens EH Jr*
Heterogenity of cholesterol homeostasis in man: response to changes in dietary fat quality and cholesterol quantity
J Clin Invest 79, 1729-39, 1987

280. *Meadows D, Meadows D, Randers J*
Die neuen Grenzen des Wachstums
Deutsche Verlags-Anstalt, Stuttgart, 319 S, 2. Aufl, 1992

281. *Meier-Ploeger A*
Keimlinge – ein neu entdecktes Lebensmit-tel
UGB-Forum 5 (4), 179-82, 1988

282. *Meier-Ploeger A*
Die Bedeutung von Sprossen und Keimen in der Vollwerternährung
Ern/Nutr 14 (6), 317-23, 1990

283. *Meier-Ploeger A*
Lebensmittelqualität – ganzheitlich betrach-tet
In: *Lünzer I* (Hrsg) Die Erde bewahren –
Dimensionen einer umfassenden Ökologie
CF Müller, Karlsruhe, 254-75, 1992

284. *Meier-Ploeger A, Vogtmann H (Hrsg)*
Lebensmittelqualität – ganzheitliche Me-thoden und Konzepte
CF Müller, Karlsruhe, 296 S, 2. Aufl, 1991

285. *Menden E*
Objektive Maßstäbe zur ernährungsphysio-logischen Bewertung von Backwaren
Getreide, Mehl und Brot 42 (3), 89-91, 1988

286. *Menichini E, Bocca A, Merli F, Ianni D, Mon-fredini F*
Polycyclic aromatic hydrocarbons in olive oils on the Italian market
Food Add Cont 8 (3), 363-9, 1991

287. *Mensink GB, Rehm J, Kohlmeier L, Hoffmei-ster H*
Die Kaffeepause, ein Risikofaktor für Herz-Kreislauf-Mortalität?
Bundesgesundhbl 33 (12), 547-52, 1990

288. *Mensink RP, Katan MB*
Effect of dietary trans fatty acids on high-density and low-density lipoprotein chole-sterol levels in healthy subjects
N Engl J Med 323 (7), 439-45, 1990

289. *Mersch-Sundermann V*
Methodenfragen der Umweltanalyse –
Über die Aussagekraft umwelttoxikologi-scher Daten
Öff Gesundh Wes 50 (6), 334-9, 1988

290. *Mersch-Sundermann V*
Umwelt, Erkenntnis und prophylaktische Medizin
Teil 1: Das ökotoxikologische Systemmodell
Öff Gesundh Wes 51 (2), 58-62, 1989
Teil 2: Szientismus und Holismus – Dichoto-mie des Denkens
Öff Gesundh Wes 51 (3), 128-31, 1989

291. *Mersch-Sundermann V*
Zur wissenschaftlichen Bewertbarkeit von Biozidwirkungen in der Umwelt
In: *Bödecker W, Dümmler C* (Hrsg) Pestizide und Gesundheit – Vorkommen, Bedeutung und Prävention von Pestizidvergiftungen
CF Müller, Karlsruhe, 155-200, 1990

292. *Mersch-Sundermann V*
Unveröffentlichtes Manuskript, 1993

293. *Michalowski B*
Lebens-Mittel Wasser
Verlagsunion Erich Pabel – Arthur Moewig,
Rastatt, 254 S, 1989

294. *Michel P, Leitzmann C*
Milchsaures Gemüse zeigt Wirkung
UGB-Forum 10 (1), 19-21, 1993

295. *Michelsen G und Öko-Institut Freiburg* (Hrsg)
Der Fischer Öko-Almanach 91/92 – Daten,
Fakten, Trends der Umweltdiskussion
Fischer Taschenbuch, Frankfurt/M, 456 S,
1991

296. *Michelsen H, Engel A, Back N, Rehm H, Rommel C, Sandner P, Treiber N*
EG-Entwicklungspolitik – Stabex Sysmin
Subventionen, moderne Formen des Kolonialismus
Schmetterling, Stuttgart, 128 S, 1991

297. *Michler W*
Weißbuch Afrika
Dietz, Bonn, 568 S, 2. Aufl, 1991

298. *Michnovics JJ, Bradlow HL*
Induction of estradiol metabolism by
dietary indole-3-carbinol in humans
J Natl Cancer Inst 82 (11), 947-50, 1990

299. *Milton K*
Primate diets and gut morphology: implications for hominid evolution
In: *Harris M, Ross EB* (eds) Food and evolution: toward a theory of human food habits
Temple University, Philadelphia, 93-115,
1987

300. *Mineral- und Tafelwasser-Verordnung von
1990*
Verordnung über Mineralwasser, Quellwasser und Tafelwasser in der Änderung
von 1990
In: *Zipfel W* (Hrsg) Lebensmittelrecht, Texte
A 435, Bd 1
CH Beck, München, 1991

301. *Möller A*
Gegen die Ausbreitung des Bananenanbaus – Ein Bericht aus Costa Rica
In: *Bananenbündnis '92* (Hrsg) Bananen
und Binnenmarkt 1992
Bana Fair e.V., Gelnhausen, 8-9, 1992

302. *Morck TA, Lynch SR, Cook JD*
Inhibition of food iron absorption by coffee
Am J Clin Nutr 37 (3), 416-20, 1983

303. *Moseley BEB*
Radiation, micro-organisms and radiation
resistance
In: *Johnston DE, Stevenson MH* (eds) Food
irradiation and the chemist
Royal Soc Chem, Cambridge, 97-108, 1990

304. *Müller-Reißmann KF, Schaffner J*
Ökologisches Ernährungssystem
CF Müller, Karlsruhe, 224 S, 1990

305. *Münzing K*
Getreide und Getreideerzeugnisse aus der
Sicht alternativer Ernährungsweisen (Teil 2)
Getreide, Mehl und Brot 41 (9), 267-75,
1987

306. *Murray DR*
Biology of food irradiation
Research Studies Press, Somerset, 255 p,
1990

307. *National Research Council*
Diet and health: implications for reducing
chronic disease risk
Report of the Committee on Diet and
Health, Food and Nutrition Board
National Academy Press, Washington, 750
p, 1989

308. *Newmark HL*
A hypothesis of dietary components as
blocking agents of chemical carcinogenesis:
plant phenolics and pyrrole pigments
Nutr Cancer 6 (1), 58-70, 1984

309. *Nielsen FH*
Other trace elements
In: *Brown ML* (ed) Present knowledge in
nutrition
Nutr Foundation, Washington, 294-307, 6th
ed, 1990

310. *Noack-Loebel C, Küster E, Rusch V, Zimmermann K*
Der Einfluß verschiedener Ernährungsformen auf die Zusammensetzung der Fäkalflora
Mikroökologie und Therapie 13, 15-53,
1983

311. *Nohlen D, Nuscheler F*
Was heißt Unterentwicklung
In: *Nohlen D, Nuscheler F* (Hrsg) Handbuch
der Dritten Welt – Grundprobleme, Theorien, Strategien
Dietz, Bonn, 31-54, 1992

312. *Oakenfull D, Potter JD*
Determination of the saponin content of
foods
In: *Spiller GA* (ed) CRC handbook of dietary
fiber in human nutrition
CRC Press, Boca Raton, 459-60, 1986

313. *Ocker HD*
Rückstände und Kontaminanten in Getreide und Getreideprodukten
Behr's, Hamburg, 195 S, 1992

314. *Ocker HD, Brüggemann J*
Schwermetall- und Radioaktivitätsbelastung von Vollkornmehl-Broten
Ern Umschau 35 (4), 116-20, 1988

315. *Ocker HD, Brüggemann J*
Zur Bewertung der Schadstoffsituation des
Brotgetreides
Getreide, Mehl und Brot 45 (1), 6-10, 1991

316. *Ocker HD, Brüggemann J, Ruhl C, Klein H*
Cadmium in Sonnenblumenkernen, Mohn
und Sesam
Bundesgesundhbl 34 (12), S 556, 1991

317. *Oh YJ*
Metabolische Epidemiologie des Kolonkarzinoms – Einfluß regelmäßiger Aufnahme
von Sauerkraut und Kimchi auf die bakterielle Enzymaktivität im Stuhl bei deutschen
und koreanischen Probanden
Dissertation, Wiss Fachverlag, Gießen,
211 S, 1992

318. *Ohe W vd, Ohe K vd*
Honigqualität – Der Einfluß der Temperatur
Dtsch Imker-Journal 3, (3), 78-82, 1992

319. *Onimode B*
A political economy of the African crisis
Zed Books, London, 333 S, 1988

320. *Oster KA*
Plasmalogen disease: a new concept of the etiology of the atherosclerotic process
Am J Clin Res 2 (1), 30-35, 1971

321. *Pater S, Terpinc B*
Zum Beispiel Soja
Lamuv, Göttingen, 127 S, 1987

322. *Paulus KD*
Sensorik und Ergebnisse zu sensorischen Eigenschaften von Zucker und anderen Süßungsmitteln
In: *Rymon-Lipinski GW v, Schiweck H* (Hrsg)
Handbuch Süßungsmittel
Behr's, Hamburg, 33-66, 1991

323. *Peinelt V*
Vegetarische Ernährung – worauf ist in der Speisenplanung zu achten
Rationelle Hauswirtschaft 21 (6), 9-12, 1984

324. *Pellett PL*
Protein requirements in humans
Am J Clin Nutr 51 (5), 723-37, 1990

325. *Pfannenstiel P*
Mangelware Jod
Münch Med Wschr 131 (42), 89-90, 1989

326. *Pfeifer R*
Der Markt für Bananen – koloniale Traditionen und Markteroberungen
In: *Bananenbündnis '92* (Hrsg) Bananen und Binnenmarkt 1992
Bana Fair e.V., Gelnhausen, 1-2, 1992

327. *Pfeilsticker K*
Argumente gegen eine Bestrahlung von Lebensmitteln mit ionisierenden Strahlen
In: *Stiftung Verbraucherinstitut* (Hrsg)
Strahlenkonservierung
Stiftung Verbraucherinstitut, Berlin, 61-83, 1985

328. *Pichert H*
Das aktuelle Interview – Neue Geräte zur Wärmebehandlung von Lebensmitteln im Haushalt
Ern Umschau 36 (5), B18-24, 1989

329. *Pimentel D, Pimentel M*
Counting the Kilokalories
Ceres 10 (5), 17-21, 1977

330. *Pollmer U*
Novel foods: flavour design and malnutrition
Agro-Industry Hi-Tech 2 (6), 43-5, 1991

331. *Potthast T*
Freisetzung gentechnologisch veränderter Organismen
In: *Arbeitskreis Berufsbild und Selbstverständnis in der Biologie* (AkBuSiB, Hrsg)
Gentechnologie
AkBuSiB, Göttingen, 189-210, 1990

332. *Projektgruppe Ökologische Wirtschaft*
Produktlinienanalyse – Bedürfnisse, Produkte und ihre Folgen
Kölner Volksblatt Verlag, Köln, 184 S, 1987

333. *Prugar J, Klüver M, Prugarová A*
Sorteneinflüsse auf die Akkumulation von Nitrat in verschiedenen Gemüsearten und Kartoffeln (Teil 1)
Ern/Nutr 14 (12), 740-4, 1990

334. *Prugar J, Klüver M, Prugarová A*
Sorteneinflüsse auf die Akkumulation von Nitrat in verschiedenen Gemüsearten und Kartoffeln (Teil 2)
Ern/Nutr 15 (2), 86-90, 1991

335. *Prugar J, Prugarová A*
Distribution des Nitrats in Gemüse und Kartoffeln
Ern/Nutr 15 (3), 142-6, 1991

336. *Pudel V*
Bei der Ernährung der Senioren „liegt viel im argen"
Ärzte Zeitung 10 (176), 24.09.1991

337. *Rabe E, Seibel W*
Analytische Untersuchungen an Vollkornbroten
Getreide, Mehl und Brot 44 (6), 170-5, 1990

338. *Rabe E, Seibel W, Suckow P, Meuser F*
Vergleichende Bestimmungen von unlöslichen, löslichen und Gesamtballaststoffen in Getreideerzeugnissen
Getreide, Mehl und Brot 42 (10), 297-305, 1988

339. *Rao AV, Kendall CW*
Dietary saponins and serum lipids
Food Chem Toxic 24 (5), S 441, 1986

340. *Rat von Sachverständigen für Umweltfragen*
Umweltprobleme der Landwirtschaft
Kohlhammer, Stuttgart, 647 S, 1985

341. *Rauch E*
Blut- und Säftereinigung – Milde Ableitungskur
Haug, Heidelberg, 175 S, 19. Aufl, 1991

342. *Rauch E, Mayr P*
Milde Ableitungsdiät
Haug, Heidelberg, 230 S, 12. Aufl, 1992

343. *Regierungspräsidium Stuttgart*
Qualitätsvergleich von „biologisch" und „konventionell" erzeugten Feldfrüchten
Regierungspräsidium Stuttgart, 62 S, 1987

344. *Renner E*
Milch und Milchprodukte in der Ernährung des Menschen
Volkswirtschaftlicher Verlag, München, 467 S, 4. Aufl, 1982

345. *Renner E*
Lexikon der Milch
Volkswirtschaftlicher Verlag, München, 418 S, 1988

346. *Reuter HD*
Knoblauch – Neue pharmakologische Ergebnisse einer uralten Arzneipflanze
Z Phytotherapie 7 (4), 99-106, 1986

347. *Rippen G*
Handbuch der Umwelt-Chemikalien – Stoffdaten, Prüfverfahren, Vorschriften (Loseblattsammlung)
ecomed Verlagsges, Landsberg, Bd 1-4, 1988-1991

348. *Ripper DJ*
Querschnittstudie zum Gebißerkrankungs-
und Gebißsanierungszustand der Bevölkerung in der Stadt Reinheim: Karies, Zahn-
füllungen, Zahnersatz
Dissertation, Fachbereich Humanmedizin,
Universität Gießen, 129 S, 1989

349. *Rodin J*
Comparative effects of fructose, asparta-
me, glucose and water preloads on calorie
and macronutrient intake
Am J Clin Nutr 51 (3), 428-35, 1990

350. *Römer F*
Zuckerersatzstoffe – ihre Bedeutung in der
Kariesbekämpfung
Öff Gesundh Wes 51 (10), 571-6, 1989

351. *Rosenberg U, Bögl W*
Möglichkeiten der Anwendung von Mikro-
welllenenergie in der Lebensmittelindustrie
Ern Umschau 32 (9), 291-6, 1985

352. *Rottka H*
Der Verzehr von Pflanzenfaserballaststof-
fen in der Bundesrepublik Deutschland
In: *Rottka H* (Hrsg) Pflanzenfasern-Ballast-
stoffe in der menschlichen Ernährung
Thieme, Stuttgart, 63-76, 1980

353. *Rottka H, Hermann-Kunz E, Hahn B, Lang HP*
Berliner Vegetarier Studie – Erste Mittei-
lung
Akt Ern Med 13 (6), 161-70, 1988

354. *Rottka H, Hermann-Kunz E, Hahn B, Lang HP*
Berliner Vegetarier Studie – Zweite Mit-
teilung
Akt Ern Med 14 (1), 32-9, 1989

355. *Rubik F*
Ökologische Produktpolitik und Produkt-
linienanalyse
Wechselwirkung 12 (45/46), 40-3, 1990

356. *Rubner M*
Unsere Nahrungsmittel und die
Ernährungskunde
Moritz, Stuttgart, 116 S, 1904

357. *Rudolph P, Boje R*
Ökotoxikologie – Grundlagen für die ökotoxikologische Bewertung von Umwelt-
chemikalien nach dem Chemikaliengesetz
ecomed Verlagsges, Landsberg, 106 S, 1986

358. *Ruhnau M, Altenburger R, Bödeker W*
Pestizid-Report – Geschichte, Bedeutung
und Folgen einer Pestizidwirtschaft in
Deutschland
Verlag Die Werkstatt, Göttingen, 305 S,
1991

359. *Rummler TH, Schutt W*
Verpackungsverordnung – Praxishandbuch
mit Kommentar
Behr's, Hamburg, 184 S, 1991

360. *Salonen JT, Nyyssönen K, Korpela H,
Tuomiletho J, Seppänen R, Salonen R*
High stored iron levels are associated with
excess risk of myocardial infarction in
eastern finnish men
Circulation 86 (3), 803-11, 1992

361. *Sampson HA*
Food hypersensitivity: manifestations,
diagnosis, and natural history
Food Technol 46 (5), 141-4, 1992

362. *Sander FF*
Der Säure-Basenhaushalt des menschlichen
Organismus
Hippokrates, Stuttgart, 156 S, 2. Aufl, 1985

363. *Sangmeister H*
Das Verschuldungsproblem
In: *Nohlen D, Nuscheler F* (Hrsg) Handbuch
der Dritten Welt
- Grundprobleme, Theorien, Strategien
Dietz, Bonn, 328-73, 1992

364. *Scharpf HC, Wehrmann J*
Nitrat in Grundwasser und Nahrungs-
pflanzen
AID, Bonn, Heft 136, 1984

365. *Scharpf HC, Wehrmann J*
Nitrat in Grundwasser und Nahrungs-
pflanzen
AID, Bonn, Heft 1136, 1991

366. *Scheppach W, Kasper H*
Die Bedeutung von Ernährungsfaktoren für
die Entstehung gastrointestinaler Tumoren
Dtsch Med Wschr 113 (8), 306-10, 1988

367. *Schneeman BO, Gallaher DD*
Dietary fiber
In: *Brown ML* (ed) Present knowledge in
nutrition
Nutr Foundation, Washington, 80-7, 6th
ed, 1990

368. *Schneider W, Menden E*
Der Einfluß langfristig überhöhter Protein-
zufuhr auf den Mineralstoffwechsel und
die Nierenfunktion der Ratte
Teil 1: Die renale und enterale Ausschei-
dung von Calcium, Magnesium, Phosphor,
Sulfat und Säure
Z Ern Wiss 27 (3), 170-85, 1988
Teil 2: Nierenfunktion und Knochenminera-
lisation
Z Ern Wiss 27 (3), 186-200, 1988

369. *Schönhöfer-Rempt R, Leitzmann C*
Ernährungsgewohnheiten von Vegetariern
Ern Umschau 36 (2), 56-61, 1989

370. *Schuphan W*
Die Qualität pflanzlicher Erzeugnisse
Ern Umschau 16 (1), 5-10, 1969

371. *Schuphan W*
Ernährungsphysiologische Aspekte bei der
Zubereitung und Verarbeitung von Gemüse und Obst unter besonderer Berücksichtigung experimenteller und empirischer Erfahrungen in Mangel- und Überflußsitua-
tionen
Qual Plant 21 (1/2), 45-72, 1971

372. *Seba DB, Milam MJ, Laseter JL*
Uptake, measurement and elimination of
synthetic chemicals by man
In: *Brostoff J, Challacombe SJ* (eds) Food
allergy and intolerance
Bailliére Tindall, London, 401-15, 1987

373. *Seher A*
Biologische Wirkung hydrierter und um-
geesterter Fette
Bibl Nutr Dieta 36, 94-109, 1985

374. *Seher A*
Auswirkung verschiedener Gewinnungs-
und Behandlungsverfahren auf die
ernährungsphysiologischen Eigenschaften
von Speiseölen
Ern/Nutr 11 (12), 813-22, 1987

375. *Seidemann J, Siebert G*
Würzmittel
VEB Fachbuchverlag, Leipzig, 208 S, 1987

376. *Seifried D*
Gute Argumente: Verkehr
CH Beck, München, 172 S, 3. Aufl, 1991

377. *Sellmann S, Garfinkel L*
Patterns of artificial sweetener use and
weight change in an American Cancer
Society prospective study
Appetite 11 (Suppl), 85-91, 1988

378. *Sichert W, Oltersdorf U, Winzen U,
Leitzmann C*
Ernährungs-Erhebungs-Methoden – Metho-
den zur Charakterisierung der Nahrungs-
aufnahme des Menschen
Arbeitsgemeinschaft Ernährungsverhalten
(Hrsg) Schriftenreihe Bd 4
Umschau Verlag Breidenstein, Frankfurt/M,
88 S, 1984

379. *Sichert-Oevermann W, Koerber K v, Brett-
hauer B, Leitzmann C, Laube H*
Blutglucose- und Insulinverlauf bei Gesunden und Diabetikern nach Gabe roher Voll-
kornzubereitungen, insbesondere Frischkornmüsli
Dtsch Med Wschr 112 (51/52), 1977-83,
1987

380. *Siewek F*
Exotische Gewürze
Birkhäuser, Basel, 190 S, 1990

381. *Siewek F*
Persönliche Mitteilung, 1992

382. *Sipos EF*
Herstellung, Beschreibung und Verwendung von Sojakonzentraten und Sojameh-
len
American Soybean Association, Hamburg,
65 S, 1982

383. *Souci SW, Fachmann W, Kraut H*
Die Zusammensetzung der Lebensmittel –
Nährwert-Tabellen 1989/90
Wiss Verlagsges, Stuttgart, 1028 S, 4. Aufl,
1989

384. *Sparnins VL, Venegas PL, Wattenberg LW*
Gluthathione S-transferase activity: enhan-
cement by compounds inhibiting chemical
carcinogenesis and by dietary constituents
J Natl Cancer Inst 68 (3), 493-6, 1982

385. *Speer K, Montag A*
Polycyclische aromatische Kohlenwasser-
stoffe in nativen pflanzlichen Ölen
Fat Sci Technol 90 (5), 163-7, 1988

386. *Spicher G*
Einige Beobachtungen über das Verhalten
der Mikroflora von Speisegetreide und
Speisegetreideerzeugnissen beim Einweichen
Getreide, Mehl und Brot 34 (12), 329-33,
1980

387. *Spicher G*
Zur Frage der mikrobiologischen Qualität
von Getreidevollkornerzeugnissen – 2. Mitteilung: über das Verhalten der Mikroflora
von Speisegetreide und Speisegetreideerzeugnissen bei deren Zubereitung
Dtsch Lebensm Rundschau 78 (9), 309-14,
1982

388. *Spieß WEL, Wolf W, Grünewald T*
Möglichkeiten der Haltbarmachung von
Lebensmitteln durch physikalische Verfah-
ren
In: *Osteroth D* (Hrsg) Taschenbuch für
Lebensmittelchemiker und -technologen,
Bd 2
Springer, Berlin, 39-60, 1991

389. *Spiller GA*
Beyond dietary fiber
Am J Clin Nutr 54 (4), 615-7, 1991

390. *Spitzmüller EM, Pflug-Schönfelder K, Leitzmann C*
Ernährungsökologie – Essen zwischen Genuß und Verantwortung
Haug, Heidelberg, 200 S, 1993

391. *St. Clair WH, Billings PC, Carew JA, Keller MC,
Gandy C, Newberne P, Kennedy AR*
Suppression of dimethylhydrazine induced
carcinogenesis in mice by dietary addition
of the Bowman-Birk protease inhibitor
Cancer Res 50 (3), 580-6, 1990

392. *Statistische Jahrbücher über Ernährung,
Landwirtschaft und Forsten (ELF) 1956-1974*
Bundesministerium für Ernährung, Land-
wirtschaft und Forsten (Hrsg)
Paul Parey, Hamburg, 1956-1974

393. *Statistische Jahrbücher über Ernährung,
Landwirtschaft und Forsten (ELF) 1977-1991*
Bundesministerium für Ernährung, Land-
wirtschaft und Forsten (Hrsg)
Landwirtschaftsverlag, Münster, 1977-1991

394. *Statistisches Bundesamt*
Sterbetabelle, Fachserie 1, Reihe 1
Statistisches Bundesamt, Wiesbaden, 1989

395. *Statistisches Bundesamt*
Außenhandel, Fachserie 7, Reihe 2
(Außenhandel nach Waren und Ländern –
Spezialhandel)
Metzler-Poeschel, Stuttgart, 969 S, 1991

396. *Steger U, Wallnöfer PR*
Thiamingehalte in unterschiedlich behan-
delten Keimlingen von Weizen, Linsen und
Sojabohnen
Ern Umschau 38 (1), 18-20, 1991

397. *Steger U, Wallnöfer PR*
Vitamin-C-Gehalt in Hagebutten- und
Früchtetee
Ern Umschau 39 (3), 102-4, 1992

398. *Steinhart H, Pfalzgraf A*
Aufnahme trans-isomerer Fettsäuren – Eine
Abschätzung auf Basis der Daten der natio-
nalen Verzehrsstudie 1991
Z Ern Wiss 31 (3), 196-204, 1992

399. *Steuer W*
Hygieneprobleme bei Mineral- und Tafel-
wasser
Öff Gesundh Wes 52 (8/9), 401-4, 1990

400. *Stoewsand GS, Anderson JL, Munson L*
Protective effect of dietary brussel sprouts
against mammary carcinogenesis in Spra-
gue-Dawley rats
Cancer Lett 39 (2), 199-207, 1988

401. *Strahm RH*
Warum sie so arm sind – Arbeitsbuch zur
Entwicklung der Unterentwicklung in der
Dritten Welt mit Schaubildern und Kom-
mentaren
Hammer, Wuppertal, 217 S, 1985

402. *Strauss HJ, Piater H, Sterner W*
Fütterungsversuche mit dimeren Triglyceriden aus Sojaölraffinat
Fette Seifen AnstrMittel 84 (5), 199-203,
1982

403. *Stumpe KO, Magnusse H, Kolloch R*
Physiologie und Regulation des Säure-Ba-
sen-Haushalts
In: *Zumkley H* (Hrsg) Klinik des Wasser-,
Elektrolyt- und Säure-Basen-Haushalts
Thieme, Stuttgart, 163-82, 1977

404. *Sugimura T, Sato S*
Mutagens-carcinogens in food
Cancer Res 43 (Suppl), 2415s-21s, 1983

405. *Tamura G, Gold C, Ferro-Luzzi A, Ames BN*
Fecalase: a model for activation of dietary
glycosides to mutagens by intestinal flora
Proc Nat Acad Sci 77 (8), 4961-5, 1980

406. *Tappeser B*
Die Risiken gentechnisch hergestellter und
verarbeiteter Lebensmittel
In: *Becktepe C, Jacob S* (Hrsg) Genüsse aus
dem Gen-Labor?
Verbraucher Initiative, Bonn, 92-101, 1991

407. *Taschan H, Muskat E*
Leichtprodukte
Ern Umschau 40 (5), B21-3, 1992

408. *Taylor SL*
Chemistry and detection of food allergens
Food Technol 46 (5), 146-52, 1992

409. *Teuscher A*
Vollwerternährung – wertvoll für alle
Stiftung Ernährung und Diabetes, Bern,
128 S, 1992

410. *Teuteberg HJ*
War der Urmensch ein Vegetarier?
Ern/Nutr 14 (1), 21-2, 1990

411. *Teuteberg HJ, Wiegelmann G*
Unsere tägliche Kost
Coppenrath, Münster, 471 S, 1986

412. *Thiede G*
Analyse der Futtersituation in der EG
Kraftfutter Heft 6, 238-44, 1982

413. *Thiel C*
Allergien durch Lebensmittel
Ern Umschau 35 (2), B5-9, 1988

414. *Thiel C*
Nahrungsmittelallergie und -intoleranz
Akt Ern Med 17 (4), 150-2, 1992

415. *Thomas A*
Über die Entfernung von Schadstoffen bei
der Dämpfung von Speiseölen und -fetten
Fette Seifen AnstrMittel 84 (4), 133-41,
1982

416. *Thomas B*
Vollkorn bietet mehr
Daita, Bad Homburg, 285 S, 1986

417. *Thomas B, Rienermann U*
Die Rohfaseraufnahme in den letzten 100
Jahren
Ern Umschau 23 (10), 301-3, 1976

418. *Thomas B, Koerber K v*
Ernährung ohne Brot? – Risiken kohlen-
hydratarmer Ernährungsrichtungen
Haug, Heidelberg, 63 S, 1983

419. *Thomas F, Vögel R*
Gute Argumente: Ökologische Landwirt-
schaft
CH Beck, München, 132 S, 1989

420. *Trenkle K*
Lebensmittelqualität und Verbraucher-
schutz
AID-Verbraucherdienst 28 (10), 211-6, 1983

421. *Trinkwasser-Verordnung von 1990*
Verordnung über Trinkwasser und über
Wasser für Lebensmittelbetriebe
In: *Zipfel W* (Hrsg) Lebensmittelrecht, Texte
A 431, Bd 1
CH Beck, München 1991

422. *Tritsch GL*
Food irradiation
Nutr Rev 50 (10), p 311, 1992

423. *Umweltbundesamt*
Schätzung der Menge und Zusammensetzung des Hausmülls in der Bundesrepublik Deutschland anhand sekundärstatisti-
scher Daten
Umweltbundesamt, Berlin, 274 S, 1984

424. *Umweltbundesamt*
Laufende Aktualisierung des Datenmateri-
als aus der bundesweiten Hausmüllanalyse
Umweltbundesamt, Berlin, 44 S, 1986

425. *Umweltbundesamt*
Papier – Kunststoff – Verpackungen, eine
Mengen- und Schadstoffbetrachtung
Umweltbundesamt, Berlin, 1989

426. *Umweltbundesamt*
Daten zur Umwelt 1988/89
Erich Schmidt, Berlin, 613 S, 1990

427. *Umweltbundesamt*
Daten zur Umwelt 1990/91
Erich Schmidt, Berlin, 675 S, 1992

428. *Umweltgutachten 1978*
Rat von Sachverständigen für Umweltfra-
gen (Hrsg)
Bundestagsdrucksache 8/1938, Dr Heger,
Bonn, 638 S, 1978

429. *Umweltgutachten 1987* (Kurzfassung)
Rat von Sachverständigen für Umweltfragen (Hrsg)
Bonner Universitäts-Buchdruckerei, Bonn, 36 S, 1987

430. *Umweltprogramm der Vereinten Nationen*
Umwelt – weltweit, Bericht des Umweltprogramms der Vereinten Nationen (UNEP) 1972-1982
Erich Schmidt, Berlin, 673 S, 1983

431. *Untermann F*
Bakterielle Lebensmittelintoxikationen durch eingeweichte Getreidevollkornprodukte
Getreide, Mehl und Brot 33 (11), 294-5, 1979

432. *Urff W v*
Deutschland – Ein Absatzmarkt für Agrarprodukte aus Entwicklungsländern
Entwicklung und ländlicher Raum 26 (3), 3-6, 1992

433. *Väth B, Rumm-Kreuter D, Demmel I*
Einfluß verschiedener Blanchierverfahren auf wertgebende Inhaltsstoffe in Gemüsen unter Berücksichtigung der Stückgröße des Blanchiergutes
Ern Umschau 37 (12), 472-8, 1990

434. *Velvart J*
Toxikologie der Haushaltsprodukte – Aus der Kasuistik des Schweizerischen Toxikologischen Informationszentrums
Huber, Bern, 426 S, 2. Aufl, 1989

435. *Verband der Automobilindustrie*
Der Laster liefert's – Vom Nutzen des Nutzfahrzeugs
Broschüre, April 1992

436. *Verbraucher Initiative*
Kein Schutz vor genmanipulierter Nahrung – Stellungnahme der Verbraucher Initiative zum Novel-Food-Entwurf der EG-Kommission
Verbraucher Initiative, Bonn, 2 S, 1992

437. *Verschuren PM, Zevenbergen JL*
Safety evaluation of hydrogenated oils
Food Chem Toxic 28 (11), 755-7, 1990

438. *Vogtmann H* (Hrsg)
Ökologische Landwirtschaft – Landbau mit Zukunft
CF Müller, Karlsruhe, 350 S, 2. Aufl, 1992a

439. *Vogtmann H*
Persönliche Mitteilung, 1992b

440. *Vollmer G*
Evolutionäre Erkenntnistheorie
Wiss Verlagsges, Stuttgart, 226 S, 5. Aufl, 1990

441. *Vollmer G, Josst G, Schenker D, Sturm W, Vreden N*
Lebensmittelführer, Bd 1
Thieme, Stuttgart, 300 S, 1990 a
Lebensmittelführer, Bd 2
Thieme, Stuttgart, 291 S, 1990 b

442. *Vorfelder J*
Die Fischerei plündert die Meere, ohne Skrupel, professionell und kurzsichtig
Greenpeace Magazin Heft 11, 11-3, 1990

443. *Wagner H*
Immunprophylaxe und -therapie durch Pflanzenpräparate
Z Allg Med 59 (24), 1282-9, 1983

444. *Wattenberg LW*
Inhibition of carcinogenesis by minor nutrient constituents of the diet
Proc Nutr Soc 49 (2), 173-83, 1990

445. *Watzl B, Böhm U, Feyll K, Rühl H, Leitzmann C*
Impact of wheat on the non-specific immune response of man – 1. Wheat bran extract
Nutr Res 10, 129-36, 1990

446. *Watzl B, Leitzmann C*
Vitamingehalt in Getreidekeimlingen und Frischkornbrei
Getreide, Mehl und Brot 38 (7), 220-2, 1984

447. *Watzl B, Leitzmann C*
Einfluß der Vollwert-Ernährung auf Immunantwort und Infektabwehr
Erfahrungsheilkunde 35 (7), 449-54, 1986

448. *Watzl B, Leitzmann C*
Bioaktive Substanzen in Lebensmitteln
Hippokrates, Stuttgart, 1994

449. *Weber P, Manz M, Schöch G*
Jodsalzverbrauch und Kochsalzumsatz
Dtsch Med Wschr 111 (50), 1916-21, 1986

450. *Weizsäcker CF*
Der Garten des Menschlichen – Beiträge zur geschichtlichen Anthropologie
Hanser, München, 612 S, 1981

451. *Wember T, Manz F, Kersting M*
Überlegungen zur Verbesserung der Jodzufuhr
Akt Ern Med 13 (6), 195-9, 1988

452. *Wendt L*
Krankheiten verminderter Kapillarmembranpermeabilität
Koch, Frankfurt/M, 482 S, 1973

453. *Wendt L*
Ist eine vorwiegende Fleischkost gesundheitsschädlich?
Med Welt 28 (11), 552, 1977a

454. *Wendt L*
Persönliche Mitteilung, 1977b

455. *Wetzel WE*
Ein nationales Unglück der Deutschen
Zahnärztl Mitt 82 (1), 26-30, 1992

456. *Wetzel WE, Sziegoleit A*
Karies-Candidose in Milch-, Wechsel- und bleibenden Gebissen
Zahnärztl Mitt 81 (2), 104-8, 1991

457. *WHO (World Health Organization)*
Constitution of the World Health Organization. Off Rec Wld Hlth Org 2, 100, 1946

458. *WHO (World Health Organization)*
Energy and protein requirements
WHO Technical Report Series 724, Genf, 206 S, 1985

459. *WHO (World Health Organization)*
Food irradiation
WHO, Genf, 84 S, 1988

460. *WHO (World Health Organization)*
Basic documents
WHO, Genf, 182 S, 38. Aufl, 1990

461. *Wick I, Morazán P*
EG-Bananenstreit – Liberalisierung auf
Kosten der Kleinen
epd-Entwicklungspolitik Heft 17, S i-k, 1992

462. *Winter AG*
Zur Bedeutung pharmakologischer Ge-
sichtspunkte in der menschlichen
Ernährung
Ern Umschau 6 (4), 135-8, 1959

463. *Wirths W*
Lebensmittel in ernährungsphysiologischer
Bedeutung
Schöningh, Paderborn, 253 S, 1972

464. *Wirths W*
Lebensmittel in ernährungsphysiologischer
Bedeutung
UTB – Schöningh, Paderborn, 275 S, 2. Aufl,
1977

465. *Wirths W*
Energiebedarfsdeckung und Nährstoffversorgung der Beköstigung in der Gemeinschaftsverpflegung
notabene medici 10 (3), 102-8, 1980

466. *Wirths W*
Persönliche Mitteilung, 1993

467. *Wirtz W*
Aus deutschen Labors frisch auf den Tisch
Chancen Heft 11, 38-45, 1987

468. *Wisker E, Schweizer TF, Feldheim W*
Einfluß unterschiedlicher Ballaststoffträger
auf die Bilanzen von Eisen, Zink, Kalzium
und Magnesium bei jungen Frauen
Akt Ern Med 16 (6), 286-95, 1991

469. *Witschi H, Kennedy AR*
Modulation of lung tumor development in
mice with soybean-derived Bowman-Birk
protease inhibitor
Carcinogenesis 10 (12), 2275-7, 1989

470. *Wood AW, Huang MT, Chang RL, Newmark
HL, Lehr RE, Yagi H, Sayer JM, Jerima DM,
Conney AH*
Inhibition of the mutagenicity of Bay-re-
gion diol epoxides of polycyclic aromatic
hydrocarbons by naturally occuring plant
phenols: exceptional activity of ellagic acid
Proc Nat Acad Sci 79 (18), 5513-7, 1982

471. *World Resources Institute – International
Institute for Environment and Development*
Internationaler Umweltatlas – Jahrbuch der
Weltressourcen, Analysen, Berichte, Daten
Ecomed Verlagsges, Landsberg, 728 S, 1988

472. *Worldwatch Institute*
Zur Lage der Welt 90/91 – Daten für das
Überleben unseres Planeten
S Fischer, Frankfurt/M, 336 S, 1990

473. *Worldwatch Institute*
Zur Lage der Welt 1992 – Daten für das
Überleben unseres Planeten
Fischer Taschenbuch, Frankfurt/M, 318 S,
1992

474. *Worlitschek M*
Praxis des Säure-Basen-Haushaltes – Grund-
lagen und Therapie
Haug, Heidelberg, 116 S, 1991

475. *Wucherpfennig K, Hahn P, Semmler G*
Handbuch Alkoholfreie Getränke
Behr's, Hamburg, 228 S, 1990

476. *Wuketits FM*
Biologische Erkenntnis – Grundlagen und
Probleme
Gustav Fischer, Stuttgart, 274 S, 1983

477. *Wüthrich B*
Nahrungsmittelallergien
Internist (Berlin) 27 (6), 362-71, 1986

478. *Young JE*
Vermeidung von Abfall
In: *Worldwatch Institute* (Hrsg) Zur Lage
der Welt 91/92 – Daten für das Überleben
unseres Planeten
S Fischer, Frankfurt/M, 86-120, 1991

479. *Zemel MB*
Calcium utilisation: effect of varying level
and source of dietary protein
Am J Clin Nutr 48 (9, Suppl), 880-3, 1988

480. *Zenz H*
Brotqualität – Betrachtungen unter dem
allgemeinen Aspekt der Qualität von Lebensmitteln
Ern/Nutr 1 (1), 4-6, 1977

481. *Ziegler EE*
Natrium, Chlorid und Kalium, renale Mo-
lenlast und Probleme des Wasserhaushaltes
in der Säuglingsernährung
Monatsschr Kinderheilkd 122 (5 Suppl),
279-84, 1974

482. *Zimmermann W*
Gewürzstoffe als Arznei
Teil 1: Ätherische Öle
Fortschr Med 108 (13), 22-4, 1990a
Teil 2: Die Senföldrogen
Fortschr Med 108 (15), 20-2, 1990b

483. *Zock PL, Katan MB, Merkus MP, Dusseldorf M
v, Harryvan JL*
Effect of a lipid-rich fraction from boiled
coffee on serum cholesterol
Lancet 335 (5), 1235-7, 1990

484. *Zöllner N*
Die Manifestation der Gicht – Beobachtun-
gen über das Zusammenwirken von
Ernährung und biochemischer Individua-
lität
Internist (Berlin) 18 (9), 474-9, 1977

485. *Zurek E*
Technischer Fortschritt und soziale Risiken
– Die Grüne Revolution
In: *Deutsches Institut für Fernstudien* (Hrsg)
Funkkolleg Humanökologie – Weltbevöl-
kerung, Ernährung, Umwelt
Beltz, Weinheim, Studieneinheit 15, Studi-
enbrief 6, 44-81, 1992

486. *Zusatzstoff-Verkehrs-Verordnung von 1984*
Verordnung über das Inverkehrbringen von
Zusatzstoffen und einzelnen wie Zusatz-
stoffe verwendeten Stoffen
In: *Zipfel W* (Hrsg) Lebensmittelrecht, Texte
C 122, Bd 1
CH Beck, München 1991

487. *Zusatzstoff-Zulassungs-Verordnung von 1981*
Verordnung über die Zulassung von Zusatz-
stoffen zu Lebensmitteln
In: *Zipfel W* (Hrsg) Lebensmittelrecht, Texte
A 120, Bd 1
CH Beck, München 1991

WEITERFÜHRENDE LITERATUR

Vollwert-Ernährung

Kollath W
  Die Ordnung unserer Nahrung
  Haug, Heidelberg, 312 S, 15. Aufl, 1992
Bruker MO
  Unsere Nahrung – unser Schicksal
  Verlag für Ernährung, Medizin und Umwelt,
  Lahnstein, 430 S, 23. Aufl, 1991
Loeckle WE
  Bewußte Ernährung – Ein Wegweiser für Gesun-
  de und Kranke
  Novalis, Schaffhausen, 244 S, 6. Aufl, 1983
Koerber K v, Leitzmann C
  Vollwert-Ernährung – Eine Dar- und Klarstellung
  AID, Bonn, Heft 3136, 24 S, 4. Aufl, 1990
Auswertungs- und Informationsdienst für
Ernährung, Landwirtschaft und Forsten (AID –
Hrsg)
  Vollwert-ig, eine zeitgemäße Ernährungsform
  (Foliensatz und Begleitheft)
  AID, Bonn, Foliensatz 6019, 1990
Hollen A v, Leitzmann C
  Richtig essen in der Risikogesellschaft – ganz-
  heitliche Betrachtung der Ernährung
  Govi, Frankfurt/M, 104 S, 1989
Roth E
  Blickpunkt Vollwert-Ernährung – Theorie und
  Praxis für Schule und Beruf
  Dr F Büchner, Hamburg, 88 S, 2. Aufl, 1991
Katalyse – Institut für angewandte Umweltfor-
schung
  Das Ernährungsbuch – Lebensmittel und Gesund-
  heit
  Kiepenheuer und Witsch, Köln, 280 S, 1989
Mühleisen I
  Gute Argumente: Ernährung
  CH Beck, München, 120 S, 1988

Vollwert-Ernährung für bestimmte Bevölkerungsgruppen

Hollen A v
  Von klein auf Vollwert-Ernährung
  UGB-Verlags- und Beratungs-GmbH, Gießen,
  32 S, 1993
Koch G
  Gesund essen wenn ein Baby kommt
  Hädecke, Weil der Stadt, 125 S, 1992
Katalyse – Institut für angewandte Umweltfor-
schung
  Kinderernährung
  Kiepenheuer und Witsch, Köln, 171 S, 1987
Anemueller H
  Das Grunddiät-System – Leitfaden der
  Ernährungstherapie mit vollwertiger Nahrung
  Hippokrates, Stuttgart, 220 S, 4. Aufl, 1993
Teuscher A
  Vollwerternährung – wertvoll für alle
  Stiftung Ernährung und Diabetes, Bern, 128 S,
  1992

Wagner G, Schupp G
  Essen Trinken Gewinnen
  Handbuch für eine vollwertige Sporternährung
  Pala, Schaafheim, 156 S, 1991
Geiß KR, Hamm M
  Handbuch Sportler-Ernährung
  Behr's, Hamburg, 298 S, 1990

Grundlagen der Ernährung und Biochemie

Elmadfa I, Leitzmann C
  Ernährung des Menschen
  Eugen Ulmer, Stuttgart, 489 S, 2. Aufl, 1990
Löffler G, Petrides PE
  Physiologische Chemie
  Springer, Berlin, 1036 S, 4. Aufl, 1988
Cremer HD, Heilmeyer L, Holtmeier HJ, Hötzel D,
  Kühn HA, Kühnau J, Zöllner N (Hrsg)
  Ernährungslehre und Diätetik – Ein Handbuch in
  4 Bänden
  Thieme, Stuttgart, 1971-1988
Kasper H
  Ernährungsmedizin und Diätetik
  Urban und Schwarzenberg, 684 S, 7. Aufl, 1991
Huth K, Kluthe R
  Lehrbuch der Ernährungstherapie
  Thieme, Stuttgart, 2. Aufl, 1993 (in Druck)
Deutsche Gesellschaft für Ernährung (DGE)
  Empfehlungen für die Nährstoffzufuhr
  Umschau, Frankfurt/M, 158 S, 5. Überarbeitung,
  1991
Ernährungsbericht 1992
  Deutsche Gesellschaft für Ernährung, Frank-
  furt/M, 332 S, 1992
Brown ML (ed)
  Present knowledge in nutrition
  Nutr Foundation, Washington, 532 S, 6th ed,
  1990
Watzl B, Leitzmann C
  Bioaktive Substanzen in Lebensmitteln
  Hippokrates, Stuttgart, 1994

Lebensmittelkunde/ Lebensmittelverarbeitung

Anemueller H (Hrsg)
  Lebensmittelkunde und Lebensmittelqualität in
  der Ernährungsberatung
  Hippokrates, Stuttgart, 355 S, 1993
Belitz HD, Grosch W
  Lehrbuch der Lebensmittelchemie
  Springer, Berlin, 862 S, 4. Aufl, 1992
Täufel A, Ternes W, Tunger L, Zobel M
  Lebensmittel-Lexikon (2 Bde)
  Behr's, Hamburg, 852 bzw. 922 S, 1993
Vollmer G, Josst G, Schenker D, Sturm W, Vreden N
  Lebensmittelführer, 2 Bände
  Thieme, Stuttgart, 300 S bzw 291 S, 1990

Ternes W
Naturwissenschaftliche Grundlagen der Lebensmittelzubereitung
Behr's, Hamburg, 534 S, 1990

Meier-Ploeger A, Vogtmann H (Hrsg)
Lebensmittelqualität – ganzheitliche Methoden und Konzepte
CF Müller, Karlsruhe, 296 S, 2. Aufl, 1991

Schadstoffe/Zusatzstoffe in Lebensmitteln

Füllgraff G
Lebensmitteltoxikologie
Ulmer, Stuttgart, 239 S, 1989

Lindner E
Toxikologie der Nahrungsmittel
Thieme, Stuttgart, 216 S, 3. Aufl, 1986

Katalyse – Institut für angewandte Umweltforschung
Chemie in Lebensmitteln
Zweitausendeins, Frankfurt/M, 540 S, 44. Aufl, 1990

Philippeit U, Schwartau S
Zuviel Chemie im Kochtopf?
Rowohlt, Hamburg, vollständig überarbeitete Neuausgabe, 1991

Elmadfa I, Muskat E, Fritsche D
GU Kompaß Lebensmittelzusatzstoffe nach E-Nummern
Gräfe und Unzer, München, 72 S, 1991

Hanssen M
E = eßbar? – Die E-Nummernliste der Lebensmittel-Zusatzstoffe – Was Sie über die Zusatzstoffe in Ihrer Nahrung wissen sollten
Hörnemann, Bonn, 159 S, 3. Aufl, 1990

Glandorf KK, Kuhnert P
Handbuch Lebensmittelzusatzstoffe (Loseblattsammlung)
Behr's, Hamburg, 1991

Ernährungsökologie

Spitzmüller EM, Pflug-Schönfelder K, Leitzmann C
Ernährungsökologie – Essen zwischen Genuß und Verantwortung
Haug, Heidelberg, 200 S, 1993

Müller-Reißmann KF, Schaffner J
Ökologisches Ernährungssystem
CF Müller, Karlsruhe, 224 S, 1990

Umwelt/Ökologie

Umweltbundesamt
Daten zur Umwelt 1990/91
Erich Schmidt, Berlin, 675 S, 1992

Michelsen G und Öko-Institut Freiburg (Hrsg)
Der Fischer Öko-Almanach 91/92 – Daten, Fakten, Trends der Umweltdiskussion
Fischer Taschenbuch, Frankfurt/M, 456 S, 1991

Wassermann O, Alsen-Hinrichs C, Simonis UE
Die schleichende Vergiftung – Die Grenzen der Belastbarkeit sind erreicht
Fischer Taschenbuch, Frankfurt/M, 147 S, 1990

Worldwatch Institute
Zur Lage der Welt 1992 – Daten für das Überleben unseres Planeten
Fischer Taschenbuch, Stuttgart, 318 S, 1992

Meadows D, Meadows D, Randers J
Die neuen Grenzen des Wachstums
Deutsche Verlags-Anstalt, Stuttgart, 319 S, 2. Aufl, 1992

Capra FJ
Wendezeit – Bausteine für ein neues Weltbild
Knaur, München, 522 S, 1982

Lünzer I (Hrsg)
Die Erde bewahren – Dimensionen einer umfassenden Ökologie
CF Müller, Karlsruhe, 392 S, 1992

Projektgruppe Ökologische Wirtschaft
Produktlinienanalyse – Bedürfnisse, Produkte und ihre Folgen
Kölner Volksblatt Verlag, Köln, 184 S, 1987

Ökologische Landwirtschaft

Vogtmann H (Hrsg)
Ökologische Landwirtschaft – Landbau mit Zukunft
CF Müller, Karlsruhe, 350 S, 2. Aufl, 1992

Herrmann G, Plakolm G
Ökologischer Landbau – Grundwissen für die Praxis
Verlagsunion Agrar, Wien, 428 S, 1991

Koepf H, Pettersson D, Schaumann W
Biologisch-dynamische Landwirtschaft
Eugen Ulmer, Stuttgart, 303 S, 3. Aufl, 1980

Bechmann A
Landbau-Wende – gesunde Landwirtschaft, gesunde Ernährung
S Fischer, Frankfurt/M, 288 S, 1987

Thomas F, Vögel R
Gute Argumente: Ökologische Landwirtschaft
CH Beck, München, 133 S, 2. Aufl, 1992

Entwicklungsländer

Nohlen D, Nuscheler F
Handbuch der Dritten Welt – Grundprobleme, Theorien, Strategien
Dietz, Bonn, 3. Aufl, 508 S, 1992

Deutsche Welthungerhilfe (Hrsg)
Hunger – Ein Report
Dietz, Bonn, 254 S, 1993

Leitzmann C, Oltersdorf U
Möglichkeiten zur Verbesserung der Ernährungssituation in Entwicklungsländern
Forschungsberichte des Bundesministers für Wirtschaftliche Zusammenarbeit, Bd 35
Weltforum Verlag, Köln, 326 S, 1982

Michler W
  Weißbuch Afrika
  Dietz, Bonn, 568 S, 2. Aufl, 1991
Strahm RH
  Warum sie so arm sind – Arbeitsbuch zur Ent-
  wicklung der Unterentwicklung in der Dritten
  Welt mit Schaubildern und Kommentaren
  Hammer, Wuppertal, 217 S, 1985
BUKO-Agrokoordination
  Wer Hunger pflanzt und Überschuß erntet –
  Beiträge zu einer entwicklungspolitischen Kritik
  der EG-Agrarpolitik
  Verein zur Förderung entwicklungspädagogi-
  scher Zusammenarbeit, Hamburg, 336 S, 1987

Ernährungspraxis/Kochbücher

*Arbeits- und Forschungsgemeinschaft
Ökotrophologie 'eukos' e.V.*
  Vollwert-Ernährung in der Gemeinschaftsver-
  pflegung – Ein Rezeptbuch
  Deutscher Fachverlag, Frankfurt/M, 208 S, 1990

Buhmann C
  Köstliche Vollwertküche für jeden Tag
  AT-Verlag, Aarau, 132 S, 1991
Bustorf-Hirsch M
  Die feine Vollwert Küche
  Falken, Niedernhausen, 159 S, 1988
Früchtel I
  Das neue vegetarische Kochbuch – Rat und
  Rezept-Ideen für naturgemäße Kost
  Gräfe und Unzer, München, 132 S, 1980
Früchtel I
  Vollwert-Küche
  Gräfe und Unzer, München, 138 S, 1990
Koerber K v, Hammann B, Willms G
  Für Diabetiker: Vollwert-Ernährung
  Gräfe und Unzer, München, 96 S, 2. Aufl, 1992
Leitzmann C, Million H
  Vollwertküche für Genießer
  Falken, Niedernhausen, 2. Aufl, 256 S, 1990
Leitzmann C, Dittrich K, Kurz C, Kurz G
  Vegetarisch kochen und genießen
  Falken, Niedernhausen, 128 S, 1992
Leitzmann C, Laube H, Million H
  Vollwertküche für Diabetiker
  Falken, Niedernhausen, 168 S, 1990
Weber M
  Vollwertküche – leichter Einstieg
  Hädecke, Weil der Stadt, 191 S, 1989

SACHWORTVERZEICHNIS

Erläuterungen

Seitenzahl fett gedruckt: Hauptverweis

f   hinter Seitenzahl: Verweis auch auf folgende Seite

ff hinter Seitenzahl: Verweis auch auf folgende Seiten

A   hinter Seitenzahl: Verweis auf Abbildung

T   hinter Seitenzahl: Verweis auf Tabelle

→ Verweis auf anderes Sachwort

„→ auch unter Lebensmittelgruppen" bedeutet, daß dieses Sachwort auch als Untereintrag bei einzelnen Lebensmittelgruppen, z. B. „Getreide", zu finden ist

A

Abfallvermeidung 121

Abwehrsystem 87

Acesulfam-K 230 A, 231

Acidität

–, aktuelle 91

–, potentielle 91

Acidose 88

–, latente 90 f

Ackerbauzeitalter 37, 40

additives Risikomodell 107

Adipositas 235

ADI-Wert **67**, 104, 111

Aflatoxine 187, 200

Agar 69 T

aggressive Allergene 93, 93 T

AGÖL 114 ff, 117 T

Agrarpolitik 20, 26 f, **124 ff**

Agrarstatistik 41 f

Ahornsirup 137 T, 229, 230 A, 233, 234 T, 235

AKP-Staaten 125, 127

aktuelle Acidität 91

Albumin 181

Aleuronschicht 148

Alginate 69 T

Alginsäure 69 T

Alkalose 88

alkoholische Getränke 24, 86, 137 T, 207, **218**, 218 T

– Verbrauchsentwicklung 43 T, 211, 212 T

Allergen-Antikörper-Komplex 92

Allergene 92

–, aggressive 93, 93 T

Allergie **92 ff**, 104, 180

– Getreide 180

– Kuhmilch 180

Allicin 78, 79 T

Altersdiabetes 235

→ auch Diabetes mellitus

Altlasten 66

Amaranth 143, **158**

Aminosäuren

– Bioverfügbarkeit 81

–, essentielle 81, 155, 197, 197 T

Ammoniak 88

Amygdalin 187

Anato 199

anerkannt ökologische Landwirtschaft

→ ökologische Landwirtschaft

Anis 223

anthropogene Gifte/Substanzen 25 f, 53, **61 ff**, 62 A, 64 T, 103 ff, 121

→ auch Schadstoffe

Anreicherung von Schadstoffen **65 f**, 157

Antibiotika 200

antikanzerogene Wirkung 76 ff, 76 T, 79 T, 102, 187, 198

antimikrobielle Wirkung 77 f, 79 T, 221

Antioxidationsmittel 104 T, 105

antioxidative Wirkung 77, 79, 186, 221

Apfeldicksaft (Fruchtdicksäfte) 137 T, 229, 230 A, 233, 235

Arbeitsteilung, internationale 124 ff

Aromastoffe 104 f, 137 T, **222**

Artenvielfalt 115

Arteriosklerose 190, 196, 223

artgerechte Ernährung **37 ff**, 100, 171

artgerechte Tierhaltung 115, 118, 200, 208

Aspartam 230 A, 231

Aspergillus flavus (Aflatoxine) 187, 200

ätherische Öle 80, 222

Aufwertungseffekt 82 f

Ausmahlungsgrad 144, 149 A, 151 A

Ausnutzung 54

ausscheidungspflichtige Säuren 89

Australopithecus 37, 39

Auszugsmehl (-produkte) 136 T, 143 ff,
146 ff, 147 A, 149 A, T, 151 A, T, 158

Azoverbindungen 104

B

Backprozeß 148 f, 150 T

Backschrot 145, 145 T

Backwaren 136 T, 143, 145, 148 ff, 150 T

Bacteroides 86

Ballaststoffe 45, 49, **69 ff**, 162, 217
→ auch unter Lebensmittelgruppen
– Aufnahme 70
– Analysenmethoden 70
– Eigenschaften 71 T
– Empfehlungen 74
– Herkunft 69 T
–, isolierte 70, 74
– Löslichkeit 69 T
– Präparate 74, 136 T, 143
– Wirkungen 54, **70 ff**, 87, 102, 190

Bananenverbrauch 127

Basalmembran 84
– Permeabilität 84

Basenüberschuß 88

Bedürfnisbefriedigung 19

Beifuß 223

Bekömmlichkeit (Verträglichkeit) von Lebensmitteln **54**, 135, 139, 155, 178, 182

Berliner Verfahren 70

Berufsschwere 45 T

Bestrahlung von Lebensmitteln **110 ff**, 114, 223 f
– gesundheitliche Bewertung 111
– mikrobielle Aspekte 111
– Vitaminverluste 111

Bewegung 45, 139

Bewertung der Ernährung
–, gesellschaftliche 20 → auch Sozialverträglichkeit → auch Wert, ökonomischer, politischer und soziokultureller
–, gesundheitliche 19 → auch Gesundheitsverträglichkeit → auch Gesundheitswert
–, ökologische 19 f → auch Umweltverträglichkeit → auch ökologischer Wert

Bier 43 T, 137 T, 211, 212 T, 218, 218 T

Bifidusbakterien 194

Bindegewebe 88, **89 f**

Bindemittel 181, 198

Bioakkumulation (Anreicherung) von Schadstoffen **65 f**, 157

biogene Amine 73

biogene (natürliche) Gifte 53, **61 ff**, 62 A, 75,
187 → auch Schadstoffe

Bio-Haushalte 139 f

biologische Wertigkeit **81 ff**, 82 T, 83 T, 194,
206 → auch unter Lebensmittelgruppen

Biotin 149 T

Biotoxine (biogene/natürliche Gifte)
53, **61 ff**, 62 A, 75, 187
→ auch Schadstoffe

Bioverfügbarkeit 54
– Aminosäuren 81
– Mineralstoffe 150 ff

Bircher-Benner 167

Birnendicksaft (Fruchtdicksäfte) 137 T, **229**,
230 A, 233, 235

Bittermandeln 187

Bitterstoffe 80, 162

Blähungen 223

Blausäure 75, 80, 178, 187

Blausucht 167, 214

Blei 157, 169

Bleichung 184

Blutcholesterinspiegel 72, 77, 80, **190**, 207, 217

Blut-pH-Wert 89

Blutdruck 224

Blutzuckerspiegel 71 f, 154, 154 A, 178, **229**,
235

Bohnen 72, **177 f**

Bohnenkaffee 43 T, 137 T, 151, 206, 211,
212 T, **217 f**

Borsäure 104

Boykott 58, 130

Braten 103, 183, **189**

Brot 136 T, 143, 145, 148 ff, 150 T

Brustkrebsentstehung
– Indole 78

Buchweizen 143

Butter 137 T, 183, **190 f**
– -imitate 109
– -schmalz 137 T, 183, 189 f

BW → biologische Wertigkeit

C

Cadmium 157, 169, 191
Calcium 45, 51 T, 151 T, 193, **195**
– -chlorid 199
– -hydrogencarbonat 215
– -Phosphat-Verhältnis 195
– -sulfat 180, 221
Candida 86
Capsaicin 223
Carboxymethylzellulose 69 T
Carnivoren (Fleischfresser) 38 f, 40 T
Carotin 86, 102, 148, 162, 196 T
Carotinoide 76, 79 T
– Lungenkrebsrisiko 76
Carrageen 69 T
Carubin 69 T
Carvon 79
Chaosforschung 33
Chemikalien 61 ff, 64 T
–, neu synthetisierte 63
Chili 223
China-Restaurant-Syndrom 225
Chinin 216
Chips 136 T, 173 f
Chlor 214
Chlorid 221, 224
Chlorogensäure 218
Cholagoga 223
Cholesterin 72, 77, 80, **190 f**, 206 T, 207, 217
Chrom 150
Clostridium 86
Coffein 216 f
Cola-Getränke 137 T, 211, **216**, 231 f
Convenience Food 55, 103
Cornflakes 137 T, 143
Curcuma 223
Curry 223
custom designed crops 108
Cyclamat 104, 230 A, 231

D

Dampfdrucktopf 103, 163
Dämpfung von Ölen 183 f
darmassoziiertes Immunsystem 84
darmassoziiertes lymphatisches Gewebe 87

Darmflora 84 ff
– Abwehrsystem 87
– Krebs 86
Definition der Vollwert-Ernährung 22
Dehydration 213
Deklaration (Kennzeichnung) 103, 109 f
Demineralisierung 86
denaturiertes Protein 81
Desinfektion 214
Desodorierung 184
Deviseneinkommen von Entwicklungsländern 126
Diabetes mellitus 71 f, 154, 178, 231, **235**
Diätsalz 221
Dickdarmkrebs 86, 217
Dicksäfte (Fruchtdicksäfte) 229, 230 A, 233, 235
Dienstleistungswert 54 f → Eignungswert
Dinkel 143
Dioxine 64 f, 64 T, 157, 208
Direktvermarktung 119
Docosahexaensäure 186
Dogmatismus 133
Dritte Welt → Entwicklungsländer
Dumpingpreise 129
Dünsten 103, 163

E

EG (Europäische Gemeinschaft) → EU
Eicosanoide 186
Eicosapentaensäure 186
Eier **203 ff**, 207
– Empfehlungen 137 T, 203
– essentielle Nährstoffe 207
– gesundheitliche Aspekte 207
– ökologische und soziale Aspekte 208
– Schadstoffe 208
– Verbrauchsentwicklung 42 T, 204, 205 A
Eigengeschmack 233
Eignungswert 47, 48 A, **54 f**
– für Erzeuger, Verarbeiter und Händler 58
– für Verbraucher 54 f
Einkommens– und Verbrauchsstichprobe 42
Eisen 45, 51 T, 99, 143, 150, 151 A,T, 162, 164 T, 166, 174, 178, 206, 206 T, 215, 218

Eiweiß → Protein
Ellagsäure 79
Emissionen (Schadstoffabgabe) 25 f, 62 A, 63, 66, 121 f
Empfehlungen
 – Eier 137 T, 203
 – Ernährungsumstellung 138 f
 – Eßverhalten 135
 – Fette und Öle 137 T, 183
 – Fisch 137 T, 203, 208, 225
 – Fleisch 137 T, 203
 – Gemüse 136 T, 161
 – Getränke 137 T, 211
 – Getreide 136 T, 143
 – Gewürze und Kräuter 137 T, 221
 – Hülsenfrüchte 137 T, 177
 – Kartoffeln 136 T, 173
 – Kräuter 137 T, 221
 – Lebensmittelauswahl 133 ff, 136 T
 – Milch 137 T, 193
 – Nährstoffzufuhr 97, 185
 – Nüsse 137 T, 183
 – Obst 137 T, 161
 – Öle 137 T, 183
 – Orientierungstabelle für die Vollwert-Ernährung 134 f, 136-137 T
 – Protein 80 f
 – Salz 137 T, 183, **221**
 – Süßungsmittel 137 T, 229
 – Vollwert-Ernährung 133 f, 136-137 T, 238 T
 – Zusammenfassung **133 f**, 136-137 T, 237 ff, 238 T
Endosperm 148
Energie
 – -dichte 44, 49, **52 f**, 167, 233
 – -gehalt 44, 47, 49, **52**
 – -verbrauch (Nahrungsenergie) 43 f, 43 T, 208
 – -verbrauch (fossile Energie, Primärenergie) 20, 25 f, 101, **121 f**, 123 A, 170, 175, 208, 236
enterohepatischer Kreislauf 72
Entkeimung (Abtötung von Mikroorganismen) 110, 224
Entlastungstage 139
Entrahmung 196
Entsäuerung 184
Entschleimung 184

Entwicklungsgeschichte der Ernährung **37 ff**, 100, 102, 236
Entwicklungshilfe 129
Entwicklungsländer (Dritte Welt) 83, **124 ff**, 158, 208 f, 219, 236
 – Deviseneinkommen 126
 – Dritte-Welt-Läden 130 f, 219
 – Fairer Handel 125, **130 f**, 219, 227
 – Komparativer Kostenvorteil 27, **124**, 226
 – Landflucht 126, 129
 – Verarmung 129
Erbsen 177 ff
Erdnüsse 178
Erfrischungsgetränke 212 T, 216
Ergänzungswert (Aufwertungseffekt) 82
Erhitzung 102, 166 f
Erhitzungsverfahren 103, 163, 196 f, 197 T
Erkenntnistheorie 29 ff
Ernährung
 –, artgerechte **37 ff**, 100, 171
 – Empfehlungen → Empfehlungen
 – Entwicklungsgeschichte **37 ff**, 100, 102, 236
 – Fehl- 22 ff, 24 T
 – Mangel- 24 T, 45
 –, parenterale 87
 – seit Industrialisierung 41 ff, 42 T, 43 T, 44 T
 – Über- 24 T, 185, 235
 –, unausgewogene 24 T, 97, 184 f
 – Unter- 17, 131
ernährungsabhängige Krankheiten **22 ff**, 23 T, 184 f, 203, 205 f, 234 f
 – Kosten 22
 – Ursachen 24, 24 T
Ernährungsökologie **20 f**, 36
ernährungsphysiologischer Wert (Gesundheitswert) **48 ff**, 48 A, 100, 112
Ernährungssituation 43 f, 97
Ernährungssystem 20, 21 A, T, **25 f**, 35 A, 56
Ernährungsumstellung 23, **138 f**
Ernährungsverhalten 24 ff, 135, 138
Ernährungsweise
 –, bewußte 24 ff
 –, lakto-vegetabile **97 ff**, 201, 207 f
 –, vegetarische **97 ff**, 201, 207 f
Ernährungswissenschaft 20 ff, **34 ff**, 75 f
Erosionsgefahr 115
Ersatzbefriedigung 56, 236

Essentialität **49 ff**, 76

essentielle Inhaltsstoffe/Nährstoffe **49 ff**, 76
→ auch unter Lebensmittelgruppen

Essig 216, **222**

- -essenz 222

Eßkultur 57

Eßverhalten135 ff

Estragon 223

EU (Europäische Union)
- Agrarpolitik **124 ff**
- Bananenmarkt 127 f
- Harmonisierung 104, 110, 224
- Konzentrationsprozesse 26 f, 129, 201
- Öko-Kennzeichnungs-Verordnung 116
- Überproduktion 26, 128 f, 201
- Zuckermarkt 126 f, 127 T

exekutive Kausalität 30

Exportproduktion von Entwicklungsländern
124 ff

Exportsubventionen der EU 127 ff

Extraktion von Ölen 183 f, **187**

Extrusionsverfahren 181

F

Fairer Handel
- Entwicklungsländer 125, **130 f**, 219, 227

Farbstoffe 104

Fasten 138

Fast food 55, 57

FCKW 33

Fehlernährung 22 ff, 24 T

Fenchel 223

Fermentation 180

Fertiggerichte 55, 94, 112, 137 T, 225
→ auch Tiefkühlfertiggerichte

Fertigmischungen 136-137 T, 173, 177

Fertigprodukte 103, 136-137 T, 232

Fett 52
- Empfehlungen 97, 103, 183, 185, 194
- -, sichtbares 183
- Verbrauchsentwicklung 43 T, 184
- -, verstecktes 183, 185, 198 f, 207

Fette und Öle 183 ff
- alpha-Linolensäure 185 f
- Braten 103, 183, **189**
- Empfehlungen 137 T, 183

- essentielle Nährstoffe 185 f
- -, extrahierte 137 T, 183 f, 187, 191
- Extraktion 183 f, **187**
- gesundheitliche Aspekte 184 ff
- Härtung 183, **189**, 191
- -, heißgepreßte 137 T, 183 f, 187, 191
- Heißpressung **184**, 187 f
- -, kaltgepreßte 137 T, 183, 187 ff, 191
- Kaltpressung 183, **187 ff**
- Lagerfähigkeit 189
- Linolsäure 185 f
- Margarine 137 T, 183, 189, **190 f**
- ökologische Aspekte 191
- Pestizide 188 T
- Raffination 183 f, **187 ff**
- -, raffinierte 137 T, 183 f, 187 f, 191
- Schadstoffe 188 f
- Umesterung 189
- Verbrauchsentwicklung 42 T, 184, 185 T
- Vitamin E 186, 186 T
- wertgebende Inhaltsstoffe 185 f, 186 T,
188 T
- wertmindernde Inhaltsstoffe 187 f, 188 T

Fettsäuren 185 f, 188, 188 T, 190, 194

Fettstoffwechselstörungen (Hyperlipid-
ämien) 84, **190 f**, 194, 207
→ auch Cholesterin

Fisch 203 ff
- Empfehlungen 137 T, 203, 208, 225
- essentielle Nährstoffe 206 f
- gesundheitliche Aspekte 206 f
- Jod 206 f
- -konserven 137 T, 203
- ökologische und soziale Aspekte 208
- -öle **186**, 190, 207
- Schadstoffe 208
- Verbrauchsentwicklung 42 T, 204, 205 A,
207, 225
- -waren 137 T, 203

fixe Säuren 89

Flavonoide 73, **77**, 79 T

Fleisch 203 ff, 206 T
- Begleitstoffe, unerwünschte 207
- Cholesterin 207
- Empfehlungen 137 T, 203
- -ersatz 181
- essentielle Nährstoffe 204 ff, 206 T
- Fett 207

– -fresser 38 f, 40 T
– gesundheitliche Aspekte 204 ff
– -imitate 109
– -konserven 137 T, 203
– ökologische und soziale Aspekte 208
– Purine 207
– Schadstoffe 208
– Verbrauchsentwicklung 42 T, 204, 204 T, 205 A, 203
– -waren 137 T, 203
Flocken 136 T, 153
Folsäure 45, 51 T, 149 A, T, 150, 162, 197 T
Food Design 94, 105, **109 f**, 114
Freilandanbau 120
Fremdstoffe 53, **61 ff**, 62 A, 64 T, 103 ff, 121, 213 f
Frische 53, 103
Frischkornmahlzeit/-müsli 136 T, 143, **153 ff**
– mikrobielle Aspekte 155 f
Frischkost **101 f**, 101 A, 166 f
Fruchtdicksäfte 137 T, 229, 230 A, 233, 235
Früchtetee 137 T, 211, **215 f**
– mikrobielle Aspekte 216
– Pestizide 216
– Schwermetalle 216
Fruchtnektare 137 T, 211, 212 T, **216**, 217 T
Fruchtsäfte 137 T, 211, 212 T, 213, **216**, 217 T, 232
Fruchtsaftgetränke 137 T, 211, 212 T, **216**, 217 T
Fruchtzucker (Fructose) 137 T, 216, **229 ff**, 230 T, 235
Fructose (Fruchtzucker) 137 T, 216, **229 ff**, 230 T, 235
funktionale Kausalität 33
Furane 157
Futtermittel 122 ff, 122 T
– Import 27, 115, **124 ff**

G

Galaktose 194
Gallensäuren 73, 77, 86, 190
–, sekundäre 73, 87
Ganzheitsbetrachtung 33 ff
Gebrauchswert 54 f
   → auch Eignungswert

Gemüse 161 ff
– Empfehlungen 136 T, 161
– essentielle Nährstoffe 161 f
– gesundheitliche Aspekte 161 f
– -konserven 136 T, 161, 162 T, **163 ff**, 164 T
– Milchsäuregärung 100, 136 T, 161, **166**
– Nährstoffverluste durch Garverfahren 164 T
– Nährstoffverluste durch Konservierung 163 ff, 164 T
– Nährstoffverluste durch Zubereitung 163, 164 T
– natürlich vorkommende gesundheits-schädliche Inhaltsstoffe 162
– Nitrat 167 ff, 168 T
– ökologische Aspekte 170
– Pestizide 120, 169 f
– -säfte 137 T, 211, 213, **216**
– Schadstoffe 163, **167 ff**
– Schwermetalle 169
– sekundäre Pflanzenstoffe 162
– Verbrauchsentwicklung 42 T, 161, 162 T
Gentechnik 94, 103, **105 ff**, 109, 114, 199
– Auswirkungen auf die Gesellschaft 108
– Auswirkungen auf die Gesundheit 107
– Auswirkungen auf die Umwelt 107 f
– gesetzliche Regelungen 106, 108 f
– Herbizidresistenz 107 f
Genußmittel
– Alkohol 24, 43 T, 86, 137 T, 207, 211, 212 T, **218**, 218 T
– Kaffee 43 T, 137 T, 151, 206, 211, 212 T, **217 f**
– Tee 43 T, 137 T, 151, 206, 211, 212 T, **217 f**
– Verbrauchsentwicklung 43 T
– Zigaretten 24, 43 T, 68
Genußwert 47, **48**, 48 A, 102 f
Gerbsäuren (Tannine) 151, 217 f
Gerechtigkeit, soziale 20, 21 T, **26 f**, 124 f, 131, 132 T
Geschmack 48, **102 f**, 116 ff, 192, 232 f
Geschmacksempfindung süß 232 f
Geschmacksverstärker 104, 104 T, 137 T, 221 f, 225
Gesellschaft (soziales System) 20, 21 A, T, **26 f**, 35 A, 124 f, 132 T
Gesundheit **19**, 22 ff → auch gesundheitliche Aspekte unter Lebensmittelgruppen
Gesundheitsförderung 25

gesundheitsgefährdende Einflüsse 24 T

Gesundheitssituation 22 ff

Gesundheitsstörungen, ernährungsabhängige 23 ff, 23 T → auch Krankheiten, ernährungsabhängige

Gesundheitsverträglichkeit 19, 21, 21 A, T, **22 ff**, 36, 97 → auch Gesundheitswert

Gesundheitswert (ernährungsphysiologischer Wert) 47, **48 ff**, 48 A, 100, 112 → auch Gesundheitsverträglichkeit

Getränke 211 ff

–, alkoholische 24, 43 T, 86, 137 T, 207, 211, 212 T, **218**, 218 T

– Empfehlungen 137 T, 211

– gesundheitliche Aspekte 212 ff

–, isotonische 216

– ökologische Aspekte 218 f

– Schadstoffe 213 ff

– soziale Aspekte 219

– Sportler- 216

– Verbrauchsentwicklung 43 T, 211, 212 T

Getreide 143 ff

– -allergie 180

– -arten 143

– Ballaststoffe 144, 152, 158

– biologische Wertigkeit 152, 152 T, 154 f

– Einweichen 155 f

– Empfehlungen 136 T, 143

– Energie 143

– Fett 143, 152 f

– Flocken 136 T, 153

– gesundheitliche Aspekte 148 ff

– Haltbarkeit von Vollkornmehl und -schrot 165 f

– -kaffee 136 T, 218

– Keimlinge 136 T, 153 ff, 155 T

– Kohlenhydrate 143, 153

– mikrobielle Aspekte 155 f

– Mineralstoffe 150 ff, 151 A, T

– Pestizide 157

– Phytinsäure 150 ff

– Protein 143, 152, 152 T

– -protein-Unverträglichkeit 40

– Schadstoffe 157 f

– sekundäre Pflanzenstoffe 153

– soziale Aspekte 158

– -stärke 136 T, 143, 153

–, unerhitztes 153 ff

– Verbrauchsentwicklung 42 T, 146 ff, 146 A, 147 A

– Verschwendung 158

– Vitamine 148 ff, 149 A, T, 150 T, 155 T

Gewebsacidose 90 f

Gewöhnung 138 f, 233

Gewürze und Kräuter 221 ff

– Aufbewahrung 224

– Empfehlungen 137 T, 221

– gesundheitliche Aspekte 222 ff

– mikrobielle Aspekte 223

– ökologische und soziale Aspekte 226 f

– Pestizide 226 f

– Verbrauchsentwicklung 222

– Wirkungen 222 f

Gewürzextrakte 222

Gewürzmischungen 222

Gewürzöle 222

Gewürzsalz 221

Gewürzzubereitungen 222

Gicht 83, 207

Gifte → Schadstoffe

Glucane 69 T

Glucose (Traubenzucker) 137 T, 229, 230 A, 231, 235

→ auch Blutzuckerspiegel

– -sirup 216, 230 A

Glutamat (Geschmacksverstärker) 104, 137 T, 221 f, 225

Gluten 181

– -unverträglichkeit 40

glykämischer Index **72**, 72 A, 235

Glykoside 178

Goitrin 78

Graubrot 136 T, 143

Graupen 143

Grenzwerte (Richtwerte) **66 f**, 103 ff, 111, 157 f, 167 ff, 191, 213 f, 215

Grundbedürfnisse 20

Grundsätze der Vollwert-Ernährung 97 ff, 98 T

Grundwasser 213 f

Grünkern 143

Guar 69 T

– -mehl 72

Gummi arabicum 69 T

H

Hafer 143, 153
– -kleie 72
Haltbarkeit 55
– von Vollkornmehl und -schrot 156 f
– von Ölen 189
Hämagglutinine 80, 178
Handelsklassen 58
Handelswert 47, 48 A, **57 f**
Harnsäure 83, 207
Harnstoff 88
Härtung von Fetten 183, **189**, 191
Hauptnährstoffe 52
Haushaltszucker (Saccharose) 42 T, 52 T,
    137 T, 216 f, **229 ff**, 230 A, 232 A
    → auch Zucker
Hausmüll 120
Haut 212
HDL-Cholesterin 72, 190
Heilkräutertee 211, 215
Heilwasser 211, 214
Heißpressung von Ölen **184**, 187 f
Hemizellulose 69, 69 T, 73
Hemmstoffe in Milch 200
Herbivoren (Pflanzenfresser) 38 f, 40 T
Herbizidresistenz 107 f
Herz-Kreislauf-Erkrankungen 23, 89, 184, 207
Hexamethylentetramin 104
Hexan 184
Hitzeeinwirkungen 102, 153 ff, 167, 187 f
Hitzekonservierung 165
H-Milch 137 T, 193, **196 f**, 197 T
    → auch Milch (-produkte)
Höchstmengenverordnungen **66 f**, 103 ff,
    111, 157 f, 167 ff, 191, 213 f
Hofsterben 26 f, 129, 201
Holismus 33 ff
Homogenisierung der Milch 196
Honig 137 T, 229, 230 A, **233 ff**, 234 T
Hülsenfrüchte 177 ff
– Ballaststoffe 178
– biologische Wertigkeit 177
– Blausäure 178
– Diabetes mellitus 178
– Empfehlungen 137 T, 177
– gesundheitliche Aspekte 177
– Hämagglutinine 178
– Keimlinge 179
– Nährstoffverluste durch Kochen 179
– Nitratgehalt 179
– ökologische Aspekte 181
– Phytinsäure 179
– Protease-Inhibitoren 179
– Sojaprodukte → Soja
– Verbrauchsentwicklung 177, 177 T
– wertgebende Inhaltsstoffe 177 f
Humantoxizität 61 → auch Schadstoffe
Hunger (Sättigungsregulation) **53 f**, 71, 71 T,
    102, 135, 167, 235
Hydrierung (Fetthärtung) 183, **189**, 191
Hypercalciurie 84
Hypercholesterinämie 84, **190 f**, 207
    → auch Cholesterin
Hyperglykämie 84 → auch Blutzuckerspiegel
Hyperinsulinismus 84
    → auch Blutzuckerspiegel
Hyperlipidämie (Fettstoffwechselstörungen)
    84, **190 f**, 194, 207 → auch Cholesterin
Hypertonie 84, **224**
Hyperurikämie (Harnsäureerhöhung) 83 , 207
Hypoporopathien 84

I

IFOAM 114 ff
Immissionen 66, 121 f
Immunsystem
–, darmassoziiertes 84, 87
Indole 78, 79 T, 162
Industrialisierung **41 ff**, 44 T, 144, 161, 236
– der Landwirtschaft 27, **129**, 201
Industrieländer 26 , 83, 124 f
Ingwer 223
Inhaltsstoffe
    → auch Nährstoffe → auch Lebensmittel
    → auch unter Lebensmittelgruppen
– allergene Aggressivität 93
–, essentielle **49 ff**, 76
–, gesundheitsfördernde **49 ff**, 75 f
–, gesundheitsschädliche (natürlich vorkom-
    mende) 53, **62**, 75, 80, 162, 174, 178 f, 187
–, isolierte 50, **52**, 52 T, 74, 229 ff
–, lebensnotwendige **49 ff**, 76

–, natürlich vorkommende gesundheitsschädliche 53, **63**, 75, 80, 162, 174, 178 f,
   187
–, semi-essentielle 50, 75
–, strumigene 163
–, wertgebende **49 ff**, 177 f
–, wertmindernde 49, **53**
Innereien 137 T, 203, 204 T, 208
Instantgetränke 137 T, 211, **216**
Insulin 84, 231, 235
internationale Arbeitsteilung 124 ff
Invertzuckersirup 230 A
isolierte Zucker 52, 52 T, 137 T, 216 f, **229 ff**,
   230 A → auch Zucker
– Verbrauchsentwicklung 231 f, 232 A
Isomalt 230 A
Isothiozyanate 78, 79 T
isotonische Getränke 216

J

Jäger und Sammler
   → Sammler und Jäger
jahreszeitliches Angebot 118 ff
Jod 45, 206 f, 225 f
– -salz 137 T, 206 f, 225 f
– -überversorgung 226
Joghurt 198
Joulegehalt (Energiegehalt) 44, 47, 49, **52**
Jugenddiabetes 235
   → auch Diabetes mellitus

K

Kaffee 43 T, 137 T, 151, 206, 211, 212 T,
   217 f
Kakao 137 T, 211, **217**
Kalium 51 T, 150, 151 A, T, 162, 164 T, 173 f,
   178, 215 f
– -chlorid 221
Kaloriengehalt (Energiegehalt) 44, 47, 49, **52**
kaltgepreßte Öle 137 T, 183, 187 ff, 191
Kaltpressung von Ölen 183, **187 ff**
Kalzium → Calcium
Kanzerogenität 65 ff → auch Krebs
Karies 85 f, 223, **234 f**

Kartoffel 173 ff
– Ballaststoffe 174
– biologische Wertigkeit 174
– -Ei-Diät 174
– Empfehlungen 136 T, 173
– essentielle Nährstoffe 173 f
– gesundheitliche Aspekte 173 f
– Nitrat 174
– ökologische Aspekte 175
– Pestizide 175
– Schadstoffe 174 f
– -stärke 136 T, 173
– Solanin 75, 80, **174**
– Verbrauchsentwicklung 42 T, 173, 173 T
Käse 137 T, 193, **199**
– -imitate 109, 137 T, 193
– Verbrauchsentwicklung 42 T, 193, 194 T
Kaseinmizellen 197
Kauen 135, 138
Kausalität
–, exekutive 30
–, funktionale 33
Keime, pathogene **53**, 102, 199, 223 f
Keimlinge 100, 154 ff, 179
– Vitamingehalt 155 T
Kennzeichnung 103, 109 f
Kichererbsen 177 ff
Kleberprotein 148, 152
Kleie 143, 148
Knoblauch 78, 223
Kochgeschmack von Milch 197
Kochkiste 103
Kochsalz 137 T, 221, **224 ff**
   → auch Salz
– Verbrauchsentwicklung 222
Koffein 216 f
Kohlarten
– Krebsvorbeugung 76 ff, 79 T
– sekundäre Pflanzenstoffe 74 ff
Kohlendioxid 88
Kohlenhydrate 52 T, 153
   → auch Stärke → auch Zucker
   → auch Ballaststoffe
–, isolierte 52, 52 T
–, natürliche 52, 52 T
– Verbrauchsentwicklung 43 T
Kohlensäure 88, 214
– -Bikarbonat-Puffersystem 89

Kokosfett 137 T, 183, **189 f**, 191
Kollath 99 f, 134
Kolonkarzinom 166
komparativer Kostenvorteil 27, **124**, 226
Kondensmilch 137 T, 193, **199**
Konzentrierung der Landwirtschaft 27, **129**, 201
Konjugate von Triglyceriden 187, 188 T
Konserven 165, 232
Konservierungsstoffe 62 A, 63, 104, 104 T, 216
Konsumverhalten 27, 131, 132 T
Kontaminanten → Schadstoffe
  → Umweltkontaminanten
Kontamination von Milch 199
Korrekturzuckerung 216
Kost → Ernährung → Lebensmittel
Kosten
– ernährungsabhängiger Krankheiten 22
– ökologischer Erzeugnisse 139
– Vollwert-Ernährung 139
Kostenvorteil
–, komparativer 27, **124**, 226
Krankheiten
–, ernährungsabhängige **22 ff**, 23 T, 184 f, 203, 205 f, 234 f
– Kosten 22
– Situation 22 ff, 23 T
– Ursachen 24, 24 T
Kräuter → Gewürze und Kräuter
Kräutersalz 137 T, 221, **225**
  → auch Salz
Kräutertee 137 T, 211, **215 f**
– mikrobielle Aspekte 216
– Pestizide 216
– Schwermetalle 216
Krebs
– Ernährungabhängigkeit 23
– Fette 184 f, 207
– Kohlarten 76 ff, 79 T
– sekundäre Pflanzenstoffe 76 ff, 79 T
Krebs-Ballaststoff-Hypothese 73
Kropf (Struma) 75, 225
– -fördernde (strumigene) Substanzen **75**, 78, 163
Kümmel 222 f
Kuhmilchallergie (Milchproteinallergie) 180, 195
Kupfer 150

L

Lab 199
Lagerfähigkeit 55
– von Vollkornmehl und -schrot 156 f
– von Ölen 189
Lagerung 103
Laktobazillen (Milchsäurebakterien) 53, 198
Laktose **194**, 199, 230 A
– intoleranz 38, 40, **194**
Lakto-Vegetarismus 207 f → auch Vegetarismus
Landflucht in Entwicklungsländern 126, 129
Landwirtschaft 25 f
– Industrialisierung und Konzentrierung 27, **129**, 201
–, ökologische → ökologische Landwirtschaft
– Vorleistungsproduktion 25
latente Acidose 90 f
LD$_{50}$-Dosis 67
LDL-Cholesterin 72, 190
Lebenserwartung 23
Lebensmittel
– -allergie 92 ff, 93 T
– aus regionaler Herkunft 94, 118 f
– -auswahl **133 f**, 136-137 T → auch Empfehlungen
– -bestrahlung **110 ff**, 114, 223 f
– -boykott 58, 130
– Empfehlungen → Empfehlungen
– entsprechend der Jahreszeit 118 ff
–, frische 101 f, **103**, 166 f
–, gering verarbeitete 22, **99 ff**
– -imitate 109 f
– -importe 27, 118 f, 124 f
– -inhaltsstoffe → Inhaltsstoffe → Nährstoffe
–, pflanzliche 22, 37 ff, 42 T, **97 ff**, 123 A
– Preis 55, 139
– -qualität **47 ff**, 48 A, 106, 109 f
–, tierische 37 ff, 42 T, 122 ff, 123 A
– -transport 26, **118 ff**, 118 T, 119 A
– -überproduktion 26, 128 f, 201
– -überwachung 106
– -unverträglichkeit 54, **92 ff**, 104
– -verarbeitung 26, 44, 45 T, **99 ff**, 104, 134
– Verbrauchsentwicklung 41 ff, 42 T, 44 T
– -vermarktung 26
– -vernichtung 26, 128

– -verpackung 26, **120 f**
– -verzehr 26, 41 ff, 42 T, 44 T
– -zubereitung 26, 103, 163, 164 T, 179
– -zusatzstoffe 62 A, 63, 65, 94, 101, **103 ff**, 104 T, 106, 109 f, 113, 216
Lebensbedingungen, gesundheitsgefähr-dende 24, 24 T
Lebensqualität 19 ff, 21 T
Lebensstil 24
Leguminosen 177 ff
→ auch Hülsenfrüchte
Lektine 178
Leukozytose 197
Liebstöckel 223
Light-Produkte 109
Lignin 69 T, 73
Limabohnen 178
Limonade 137 T, 211, **216,** 217 T, 231 f
Limonen 79
Linolensäure 186
Linolsäure 152, 185 f, 188
Linsen 177 ff
Lohnkosten 124 f
Lungenkrebs
– Carotinoide 76
Lysin 152, 155, 197, 197 T
lymphatisches Gewebe, darmassoziiertes 87

M

Magenkarzinom 86
Magnesium 51 T, 150, 151 A, T, 162, 164 T, 174, 178, 215
– -chlorid 221
– -sulfat 221
Maillard-Reaktion 81, 102
Mandeln 137 T, 187
Mangan 150
Mangelernährung 24 T, 45
Mannit 230 A
Margarine 137 T, 183, 189, **190 f**
→ auch Fette und Öle
Marktwert 47, 48 A, **57 f**
Massentierhaltung 124 f, 208
Meersalz 137 T, 221 → auch Salz
Mehlkörper 148

Mehltype **144 ff**, 145 T, 147 T, 149 A, T, 151 A, T
– Verbrauchsentwicklung 146, 147 A
Mehrwegsystem bei Verpackungen 121
Melasse 229, 230 A
Methämoglobinämie 167, 214
Methan-Emission 124
Methionin 112
Methylzellulose 69 T
Migräne 89
mikrobielle Aspekte 53, 113, 155 f, 199, 216, 223 f
Mikroflora des Verdauungstrakts 84 ff
– Abwehrsystem 87
– Karies 85
– Krebs 86
Mikrowellenerhitzung **112 ff**, 163, 164 T, 224, 233
– athermische Wirkungen 113 f
– Fertiggerichte 112
– mikrobielle Aspekte 53, 113
– Nährstofferhaltung 112
– Tiefkühlkost 113
– Umweltbelastung 113
– Zusatzstoffe 113
Milch (-produkte) **193 ff**, 213
– Empfehlungen 137 T, 193
– Entrahmung 196
– Erhitzungsverfahren 196 f, 197 T
– essentielle Nährstoffe 193 ff
– -fett 194, 196
– fettlösliche Nährstoffe 196, 196 T
– Fettstufen 196, 196 T
– gesundheitliche Aspekte 193 ff
– Hemmstoffe 200
– H-Milch 193, **196 f**, 197 T
– Homogenisierung 196
– -imitate 109, 137 T, 193
– mikrobielle Aspekte 199
– ökologische Aspekte 200 f
– Pasteurisierung 196 f, 197 T
– Pestizide 200
– -produkte 42 T, 137 T, 193, 198 f
– -proteinallergie (Kuhmilchallergie) 180, 195
– -proteine 137 T, 197
– -pulver 137 T, 193, **199**
– -säure 194, 198

– -säurebakterien (Laktobazillen) 53, 198
– -säuregärung 100, **166**
– -saures Gemüse 100, 136 T, 161, **166**
– Schadstoffe 200
– soziale Aspekte 201
– Ultrahocherhitzung 196 f, 197 T
– Verbrauchsentwicklung 42 T, 193, 194 T
– Vitamine 196, 196 T, 197, 197 T
– -zucker 137 T, 199
– -zuckerunverträglichkeit 38, 40, 195
Mineraldünger 115
Mineralstoffe 49, 51 T
　→ auch unter Lebensmittelgruppen
　→ auch unter einzelnen Mineralstoffen
Mineralstoffpräparate 136 T
Mineralstoffversorgung 45
Mineralwasser 137 T, 211, 212 T, **214 f**
– Nitrat 215
Minorfettsäuren 194
Minorproteine 197
Mischbrot 136 T, 143
Miso 180
Molke 137 T
Monoterpene 79, 79 T
Morbidität 22 ff, 23 T
Müll 20, 26, **120 f**
multinationale Unternehmen 126, 128
Muskat 222
Müsli 137 T, 143, **153 ff**
Mykotoxine (Schimmelpilzgifte) 187, 200

N

Nachtschattengewächse 173
Nährstoffdichte 45, **50**, 51 T, 81, 97, 233, 234 T
Nährstoffe
　→ auch Inhaltsstoffe → auch Lebensmittel
　→ auch unter Lebensmittelgruppen
–, Empfehlungen 51 T, 97, 185
–, essentielle **49 ff**, 76
– Haupt– 52
–, isolierte 50, **52**, 52 T, 229 ff
–, kritische 45
–, lebensnotwendige 49 ff, 76
Nährstoffverluste durch Garverfahren 163,
　164 T
– durch Konservierung 163 ff, 164 T

– durch Zubereitung 163, 164 T
Nahrungsenergie 44, 47, 49, **52**
– Verbrauchsentwicklung 43 T
Nahrungsfasern 69
Nahrungsmangel 41, 44
Nahrungsmittel → Lebensmittel
Nahrungsmittelhilfe 59, **129**
Nahrungsverfügbarkeit 37, **38 f**
Natamycin 199
Natrium 151 A, T, 221, **224**
Naturbelassenheit 93 f, **99 f**, 134
natürliche (biogene) Gifte 53, **61 ff**, 62 A, 75,
　187 → auch Schadstoffe
Nektare → Fruchtnektare
Nelken 223
Netto-Vitamin-E-Gehalt 186, 186 T
Niacin 144, 149 A, T, 162, 174
Nierenfunktion 212
Nierensteine 84
Nigari 180
Nitrat 86, 120, **167 ff**, 168 T
– Gemüse 120, 167 ff, 168 T, 216
– Hülsenfrüchte 179
– Kartoffeln 174
– Käse 199
– Mineralwasser 215
– ökologische Erzeugnisse 115, **116**, 168 f
– Trinkwasser 115, 208, **214**, 218 f
Nitrit → Nitrat
Nitrosamine 86, **167**, 214
NOEL-Wert 67
Novel Food 105
Nudeln 136 T, 143
Nüsse 183, 186, 186 T
– Empfehlungen 137 T, 183
– natürlich vorkommende gesundheits-
　schädliche Inhaltsstoffe 187
– Verbrauchsentwicklung 184
Nuß(-Nougat)-Creme 137 T, 183
Nutzwert → Eignungswert

O

Objektivität, wissenschaftliche 29
Obst 161 ff
– Empfehlungen 137 T, 161
– essentielle Nährstoffe 161 f

– gesundheitliche Aspekte 161 f
– -konserven 136 T, 161, 162 T, **163 ff**, 164 T
– Nährstoffverluste durch Konservierung
  163 ff, 164 T
– Nährstoffverluste durch Zubereitung 163,
  164 T
– ökologische Aspekte 170
– Pestizide 120, 169 f
– -säfte 137 T, 211, 212 T, 213, **216**, 217 T, 232
– Schadstoffe 163, 167 ff
– Schwermetalle 169
– sekundäre Pflanzenstoffe 162
– Verbrauchsentwicklung 42 T, 161, 162 T
Obstipation 73
ökologische Landwirtschaft **114 ff**, 188, 204,
  208
– anerkannte Verbände 115 f, 117 A
– Bewertung der Erzeugnisse 116 ff
– Kosten 139
– Nitratbelastung 115, **116**, 168
– Richtlinien 115 f
– Warenzeichen 117 A
ökologischer Wert 47, 48 A, 56 f → auch öko-
  logische Verträglichkeit
ökologisches System 21 T, 35 A
  → auch Umwelt
ökologische Verträglichkeit 20, 21, 21 A, T,
  25 f, 36, 97 → auch ökologischer Wert
ökonomischer Wert 47, 48 A, **57 f**
Ökotoxizität 61, 68 → auch Schadstoffe
Öle 137 T, 183 ff → auch Fette und Öle
– wertgebende Inhaltsstoffe 185 f, 186 T,
  188 T
– wertmindernde Inhaltsstoffe 187 f, 188 T
Ölfrüchte 137 T, 183 ff
Oliven 137 T
Olivenöl 183, **189**
Ölsamen 137 T, 183 ff
Omega-3-Fettsäuren (Fischöle) **186**, 190, 207
Omnivoren 38
Ordnungstherapie 167
Orientierungstabelle für die Vollwert-
  Ernährung 134 f, 136-137 T
Osteoporose 84
Ovo-lakto-Vegetarismus 98 f
  → auch Vegetarismus

P

PAK 64 T, 157, 188 T
Palmitinsäure 191
Palmkernfett 137 T, 183, 191
Pantothensäure 149 T
Parboiledreis 143
Paprika 222, 223
Passagezeit 73
Pasteurisierung 196 f, 197 T
pathogene Keime **53**, 102, 223 f
PCB 64 T, 66, 157
Pektin 69 T, 72 ff
Pellkartoffeln 137 T, 173 f
Peroxide 188 T
Pestizide 25 f, 114 f, 120
  → auch Schadstoffe
– Früchtetee 216
– Gemüse 120, **169 f**
– Getreide 157
– Gewürze 226 f
– Kartoffeln 175
– Kräutertee 216
– Milch 200
– Obst 120, **169 f**
– Öle 188 f, 188 T
– Trinkwasser 213, 218
Petersilie 222
Pfeffer 222
Pfefferminze 223
Pflanzen, transgene 106
Pflanzenfasern 69
Pflanzenfresser 38 f, 40 T
Pflanzenschutzmittel
  → Pestizide
Pflanzenstoffe, sekundäre
  → sekundäre Pflanzenstoffe
Phasin 163
Phenolsäuren 79, 79 T, 102
Phenylalanin 112
Phosphatide 188 T
Phosphor 89, 178
Phosphorsäure 216
pH-Wert 88 ff
physiologische Überforderung 138
physiologische Unterforderung 138
Phytinsäure 150 ff, 179
Phytosterine 77, 79 T, 153, 188 T

Piment 223
Plaque 85 f
politischer Wert 47, 48 A, **58 f**
Pomeranzen 223
Pommes frites 136 T, 173 f
potentielle Acidität 91
Prävention 24, 34, 68
Prestige 57, 203
Primärenergieverbrauch (fossile Energie) 20,
    25 f, **121 f**, 123 A, 170, 175, 208, 236
Primaten 37
Prophylaxe 24, 34, 68
Propionsäure 104
Prostaglandine 185
Protease-Inhibitoren **77 f**, 79 T, 179, 187
Protein 52, **80 ff**, 205 T
    → auch unter Lebensmittelgruppen
– Aufwertungseffekte 82 f
– Bedarf 80
– biologische Wertigkeit **81 ff**, 82 T, 83 T,
    152, 152 T
–, denaturiertes 81
– Empfehlung 81
– -isolat 181
– -konzentrat 181
– Nachteile überhöhter Zufuhr 83 f
– -qualität 81 ff
– Verbrauchsentwicklung 43 T, 205 T
– Verdaulichkeit 81
Provisional-Tolerable-Weekly-Intake-Wert
    158
Provitamin A 76
pseudo-allergische-Reaktion 92, 94, 104
P/S-Quotient 41, **185**
psychologischer Wert 47, 48 A, **55 f**
Puddingvegetarier 204
Puffer 89
Purine 83, 206 T, 207
Pyridoxin 206 T

Q

Qualität 47 ff → auch Wert
– Proteine 80 ff
Quark 42 T, 194 T, 199
Quecksilber 62 A, 64 T, 208

Quellwasser 137 T, 211, **214 f**
Quinoa 143, **158**

R

Raffination 183 f, **187 ff**
Raffinose 179
Rauchen 24, 42 T, 68
Rauchpunkt 183, 189 f
Ready-to-eat food 55
Recycling von Müll 121
Reduktionismus **29 f**, 34 f
– Grenzen 31 ff
regionale Herkunft 118 f
Reife 53
Reinigungsmittel 65
Reis 136 T, 143
resistente Stärke 73
resorbierter Stickstoff 82
Resorption 54, 81
Restwasser 213
retinierter Stickstoff 82
Rheuma 23, 89
Richtwerte (Grenzwerte) **66 f**, 103 ff, 111,
    157 f, 167 ff, 191, 213 f, 215
Risikomodell
–, additives 107
–, synergistisches 107
Rohfaser 69
Rohkost **101 f**, 101 A, 166 f
Rohmilch 195
Rohzucker 231
    → auch Zucker → auch Saccharose
Rohrzucker 231
    → auch Zucker → auch Saccharose
Röstprodukte 218
Rückstände 61 f → auch Schadstoffe

S

Saccharin 230 A, 231
Saccharose (Haushaltszucker) 42 T, 52 T,
    137 T, 216 f, **229 ff**, 230 A, 232 A
    → auch Zucker
Säfte → Fruchtsäfte → Gemüsesäfte

Sahne 198
Salizylsäure 104
Salmonellenbelastung 53, 102
Salz 165, 216, 221, **224 ff**
 – Empfehlungen 137 T, 183, **221**
 – gesundheitliche Aspekte 224 f
 – Jodierung (Jodsalz) 137 T, 206 f, 225 f
 – -kartoffeln 173 f
 – Kräutersalz 137 T, 221, **225**
 – Meersalz 137 T, 221
 – Verbrauchsentwicklung 43 T, 222
Sammler und Jäger **37 f**, 40, 203
Saponine **77**, 153
Sättigungsregulation 44, **53 f**, 71, 71 T, 102,
  135, 167, 235
Säuglinge 167, 169, 213 ff
Säure-Basen-Haushalt **87 ff**
 – Acidose 88, 90 f
 – Alkalose 88
 – Basenbildner 90, 90 T
 – Bindegewebe 88, **89 f**
 – Ernährungseinfluß 90
 – pH-Wert des Urins 90 f
 – Säurebildner 90, 90 T
Säurehydrolyse 180
Säuremangel 88
Säuren
 –, ausscheidungspflichtige 89
 –, fixe 89
Schadstoffe 25 f, 53, **61 ff**, 62 A, 114
   → auch Nitrat → auch Pestizide
   → auch Schwermetalle
 – anthropogene Gifte/Substanzen 25 f, 53,
  61 ff, 62 A, 64 T, 103 ff, 121
 – biogene (natürliche) Gifte 53, **61 ff**,
  62 A, 75, 187
 – Eier 208
 – Fette und Öle 188 f, 188 T
 – Fisch 208
 – Fleisch 208
 – Früchtetee 216
 – Gemüse 120, 162 f, **167 ff**, 168 T, 216
 – Getränke 213 ff
 – Getreide 157 f
 – Gewürze und Kräuter 226 f
 – Hülsenfrüchte 178 f
 – Kartoffeln 75, 80, 174 f
 – Käse 199

 – Kräutertee 216
 – Milch 200
 – Mineralwasser 215
 – Nüsse 187
 – Obst 120, **167 ff**
 – ökologische Erzeugnisse **115 f**, 168 f
 – Öle 188 f, 188 T
 – Quellen 61 ff, 62 A
 – Trinkwasser 115, 208, **213 f**, 218 f
 – Zusatzstoffe 62 A, 63, 65, 94, 101, **103 ff**,
  104 T, 106, 109 f, 113, 216
Schälen von Gemüse und Obst 163
Schaumwein 212 T
Schimmelpilze 187, 200, 222
Schlaganfall 89
Schmelzkäse 137 T, 193
Schnellkochtopf 103, 163
Schnittlauch 222
Schokolade 235
Schonkost 138
schwarzer Tee 43 T, 137 T, 151, 206, 211,
  212 T, **217 f**
Schwefel 89
schwefelhaltige sekundäre Pflanzenstoffe
  78 f, 79 T
Schwefelung 165
Schweiß 212
Schwermetalle 157, 169, 188 T, 208, 216
Scutellum 148
sekundäre Gallensäuren 73, 87
sekundäre Pflanzenstoffe 49 f, **74 ff**, 76 T,
  79 T, 102, 153, 162, 223
   → auch unter Lebensmittelgruppen
 – antikanzerogene Wirkung 79, 79 T
 – schwefelhaltige 78 f, 79 T
Sellerie 223
semi-essentielle Inhaltsstoffe 50, 75
Senf 223
Senföle 78
sensorischer Wert 48, 48 A
Sesam 137 T
Soja 177 ff
 – -bohnen 178
 – -fleisch (TVP) 137 T, 177, 180 f
 – -lezithin 137 T
 – -mehl 181
 – -milch 137 T, 177, **180**
 – -öl 181

– -produkte 137 T, 177, **179 ff**
– -protein 137 T, 177, 181
– -soße 180
Solanin 75, 80, **174**
solidarisches und vorbildliches Verhalten 27, 57, 131, 132 T
Sonnenblumenkerne 137 T
Sorbit 230 A
soziale Gerechtigkeit 20, 21 T, **26 f**, 124 ff, 131, 132 T
soziales System (Gesellschaft) 20, 21 A, T, **26 f**, 35 A, 124 ff, 132 T
Sozialverträglichkeit 20, 21, 21 A, T, 26 f, 36, 97, **124 ff** → auch Wert, ökonomischer, politischer und soziokultureller
soziokultureller Wert 47, 48 A, **57**
Speichelbildung 223
Speiseeis 235
Speiseöle → Öle → Fette und Öle
Spinnverfahren 181
Spirituosen (Trinkbranntwein) 43 T, 137 T, 211, 212 T, 218 T
Sportlergetränke 137 T, 211, **216**
Sprossen (Keimlinge) 100, 154 ff, 179
– Vitamingehalt 155 T
Sprue (Getreideprotein-Unverträglichkeit) 40
Spurenelemente → Mineralstoffe
Stachyose 179
Stärke 143, 153 → auch Kohlenhydrate
–, resistente 73
Statussymbol (Prestige) 57, 144, 203
Sterilmilch 137 T, 193, 196
Stickstoff
– -düngung 115, 167, 168 T
–, resorbierter 82
–, retinierter 82
Streptokokken 85
Strukturwandel der Landwirtschaft 129 → auch Landwirtschaft
Struma (Kropf) 75, 225
strumigene Substanzen **75**, 78, 163
Stuhlvolumen 73
Subventionen 58
Suchtproblematik 217 f
supermarket obesity 110
Süßigkeiten 137 T, 229
Süßstoffe 104, 137 T, 216, 229, 230 A, **231 ff**, 235

Süßungsmittel 229 ff, 230 A, 234 T → auch Zucker
– Empfehlungen 137 T, 229
– gesundheitliche Aspekte 232 ff
– ökologische und soziale Aspekte 236
– Verbrauchsentwicklung 42 T, 231 f, 232 A
Süßwaren 137 T, 229
Synergismus 31, 66
synergistische Risikoauffassung 107
System
– Ernährungs- 20, 21 A, T, **25 f**, 35 A, 56
–, ökologisches 21 T, 35 A → auch Umwelt
–, soziales (Gesellschaft) 20, 21 A, T, **26 f**, 35 A, 124 ff, 132 T
Systemgesetzlichkeit 33
Systemtheorie 29 ff

T

Tabelle für die Vollwert-Ernährung 134 f, 136-137 T
Tabu 57
Tafelwasser 137 T, 211, **214 f**
Tannine (Gerbsäuren) 151, 217 f
Tee, schwarzer 43 T, 137 T, 151, 206, 211, 212 T, **217 f**
Tenside 65
textured vegetable protein (TVP) 177, 180 f
Texturierung 181
Theobromin 217
Thiamin → Vitamin B$_1$
Tiefkühlfertiggerichte 112 f, 136 T, 161, **165**, 170
Tiefkühlgemüse und -obst 136 T, 161, 162 T, 164 T, **165**, 170
Tierarzneimittel **65**, 115
Tiere, transgene 106
Tierhaltung, artgerechte 115, 118, 200, 208
Toastbrot 136 T, 143
Tocotrienole 80, 153
Tofu 137 T, 177, 180
toxikologische Untersuchungen 67
Toxine → Schadstoffe
toxische Gesamtsituation 66 ff
Toxizität → auch Schadstoffe

–, akute 65 ff
–, chronische 65 ff
trans-Fettsäuren 188, 188 T
transgene Pflanzen 106
transgene Tiere 106
Transitzeit 71 T, 73
Transformationsverluste (Veredelungs-
  verluste) **122 ff**, 122 T, 158, 208
Transport von Lebensmitteln **118 f**, 118 T,
  119 A, 170, 201
Traubenzucker (Glucose) 137 T, 229, 230 A,
  231, 235
Treibhausanbau 120, 169 f
treibhauswirksame Spurengase 124
Trinkbranntwein (Spirituosen) 43 T, 137 T,
  211, 212 T, 218 T
Trinkmenge 211 ff
Trinkwasser 137 T, 211, **213 f**
– Chlor 214
– Nitrat 115, 208, **214**, 218 f
– Pestizide 213, 218
– Schadstoffe 213 f, 218
– -verordnung 213
Trockenobst 137 T, 162 T, 229, 230 A, 235
Trocknung von Gemüse und Obst 165
Trypsin-Inhibitoren 75
TVP (textured vegetable protein) 177, 180 f

U

Überforderung, physiologische 138
Überernährung 24 T, 185, 235
Übergewicht 23 T, 102, 167, 185, 235
Übersäuerung 88
Ultrahocherhitzung 196 f, 197 T
Umesterung 189
Umwelt 19 f, 21 T, **121 f**
– -belastung 20, **25**, 113
– -kontaminanten **61 ff**, 62 A, 65, 116, 121 f,
  157 f
– -situation 20, **25**
– -verträgliche Produkte 121 f
– -verträgliche Technologien 121 f
– -verträglichkeit 20 f, 21 A, T, **25 f**, 36, 97
  → auch ökologischer Wert
unausgewogene Ernährung 24 T, 97, 184 f
unerhitzte Frischkost **101 f**, 101 A, 166 f

Unterernährung 17, 131
Unterforderung, physiologische 138
Unverträglichkeit von Lebensmitteln 54,
  92 ff, 104
Urin 212
– -pH-Wert 91
Ursache-Wirkungs-Kette 30

V

Veganer 99
Vegetarismus **98 f**, 201, 204, 207 f
– Darmkrebs 86
– Lakto- 207 f
– Ovo-lakto- 98 f
– Puddingvegetarier 204
Verarbeitungsgrad 41, 93 f, **99 f**, 134 f,
  136-137 T, 180
Verarmung
– der genetischen Vielfalt 108
– in Entwicklungsländern 129
Verbraucherbewußtsein 130 f, 132 T, 170,
  219, 232
Verbraucherschutz 108 f
Verbrauchsentwicklung
– alkoholische Getränke 43 T, 211, 212 T
– Ballaststoffe 70
– Bier 43 T, 211
– Butter 42 T, 184, 185 T
– Eier 42 T, 204, 205 A
– Erfrischungsgetränke 211, 212 T
– Energie 43 T
– Fett 43 T, 184
– Fette und Öle 42 T, 184, 185 T
– Fisch 42 T, 204, 205 A, 207, 225
– Fleisch 42 T, 204, 204 T, 205 A
– Fruchtsäfte 211, 212 T
– Gemüse 42 T, 161, 162 T
– Genußmittel 43 T
– Getränke 43 T, 211, 212 T
– Getreide 42 T, 146 ff, 146 A, 147 A
– Gewürze 222
– Hülsenfrüchte 177, 177 T
– isolierte Zucker 42 T, 231 f, 232 A
– Kaffee 43 T, 211, 212 T
– Käse 42 T, 193, 194 T
– Kartoffeln 42 T, 173, 173 T

– Kohlenhydrate 43 T
– Lebensmittel 42 T, 44 T
– Margarine 42 T, 185 T
– Milch 42 T, 193, 194 T
– Mineralwasser 211, 212 T
– Nahrungsenergie 43 T
– Nahrungsmittel 42 T, 44 T
– Nüsse 184
– Obst 42 T, 161, 162 T
– Öle 185 T
– Quark 42 T, 193
– Protein 43 T, 205 T
– Roggen 146 A
– Salz 43 T, 222
– Schlachtfette 185 T
– Speiseöl 185 T
– Spirituosen (Trinkbranntwein) 43 T, 212 T
– Süßungsmittel 42 T, 231 f, 232 A
– Tee 43 T, 211, 212 T
– Wein 43 T, 212 T
– Weizen 146 A
– Zigaretten 43 T
– Zucker, isolierte 42 T, 231 f, 232 A
Verdaulichkeit 54
– Proteine 81
Veredelungsverluste **122 ff**, 122 T, 158, 208
Verfügbarkeit 54
Verhalten, solidarisches und vorbildliches 27, 57, **131**, 132 T
Verkehr 118 f, 118 T, 119 A, 201
Verpackung 20, 26, 65, **120 f**, 170, 200
Verstopfung 73
Verträglichkeit
– Gesundheits- 19, 21, 21 A, T, **22 ff**, 36, 97
–, ökologische 20 f, 21 A, T, **25 f**, 36, 97
– Sozial- 20 f, 21 A, T, 26 f, 36, 97, **124 ff**
– Umwelt- 20 f, 21 A, T, **25 f**, 36, 97
Verträglichkeit (Bekömmlichkeit) von Lebensmitteln **54**, 135, 139, 155, 178, 182
Verunreinigungen 63
→ auch Schadstoffe
→ auch Umweltkontaminaten
Verwendungswert 54 f
→ auch Eignungswert
Verzehrsveränderungen
→ Verbrauchsentwicklung
Vitamine 49, 51 T
→ auch unter Lebensmittelgruppen

Vitamin A 45, 51 T, 196 T
Vitamin B$_1$ 45, 51 T, 112, 149 A, T, 150, 150 T, 162, 164 T, 165 f, 174, 197 T, 206, 206 T, 234 T
Vitamin B$_2$ 45, 51 T, 149 T, 164 T, 193, 195, 197
Vitamin B$_6$ 149 A, T, 162, 165, 197 T
Vitamin B$_{12}$ 193, 195, 197 T
Vitamin-B-Gruppe 144, 148, 178
Vitamin C 39, 51 T, 86, 105, 162 ff, 164 T, 173, 215
Vitamin D 190, 196 T
Vitamin E 86, 148, 149 A, T, 150 T, 186, 186 T, 196 T
Vitamin K 196 T
Vitaminpräparate 50, 136 T
Vitaminversorgung 45
Vollkornbrot, -brötchen 136 T, 145, 148 ff, 150 T
Vollkornmehl 136 T, **143 ff**, 147 A, 149 A, T, 151 A, T, 155 ff
– Haltbarkeit 156 f
Vollkornprodukte 136 T, 143
Vollkornschrot 136 T, **143 ff**, 147 A, 149 A, T, 151 A, T, 155 ff
Vollrohrzucker 137 T, 229, 230 A, 233, 234 T, 235
Vollwert-Ernährung
– Ansprüche 19 ff, 21 A, T
– Begriff 100
– Bezugssysteme 21 A, T
– Definition 22 T
– Empfehlungen **133 ff**, 136-137 T, 238 T
→ auch Empfehlungen
– Grundsätze 97 ff, 98 T
– Kosten 139
– Lebensmittelauswahl 134 f, 136-137 T
– Orientierungstabelle 134 f, 136-137 T
– Zeitaufwand 140
– Ziele 21
– Zusammenfassung 237 ff
vollwertig (Begriff) 100
Vorbeugung 24, 34, 68
vorbildliches Verhalten 27, 57, **131**, 132 T
Vorzugsmilch 137 T, 193, **195**

W

Wacholder 223
Wachstumsregulatoren 115
Warenzeichen der ökologischen Landwirt-
    schaft 117 A
Waschmittel 65
Wasser 211, 212 → Mineralwasser
    → Trinkwasser
– -bilanz 212
Wein 43 T, 137 T, 211, 212 T, 218, 218 T
Weißbrot 136 T, 143, 148 ff, 150 T
Weißmehl (-produkte) = Auszugsmehl
    (-produkte) 136 T, 143 ff, **146 ff**, 147 A,
    149 A, T, 151 A, T, 158
Weißreinigung von Getreide 145
Weizenkleie 72
Weltagrarhandel 27, **124 ff**, 131
Welternährungsproblem 27, **124 ff**, 131
Weltwirtschaftssystem 27, **124 ff**, 131
Werbung 24, **56**
Wert
–, ernährungsphysiologischer (Gesundheits-
    wert) 47, **48 ff**, 48 A, 100, 112
– Genuß- 47, **48**, 48 A, 102 f
– Gesundheits- (ernährungsphysiologischer)
    47, **48 ff**, 48 A, 100, 112
–, ökologischer 47, 48 A, **56 f**
–, ökonomischer 47, 48 A, **57 f**
–, politischer 47, 48 A, **58 f**
–, psychologischer 47, 48 A, **55 f**
–, sensorischer 48
–, soziokultureller 47, 48 A, **57**
wertgebende Inhaltsstoffe **49 ff**, 177 f, 188 T
    → auch unter Lebensmittelgruppen
Wertigkeit, biologische
    → biologische Wertigkeit
wertmindernde Inhaltsstoffe 49, **53**, 188 T
Wertstufen 134 f, 136-137 T
WHO-Auslastungswert 158
WHO-Definition von Gesundheit 19
Wiederverwertung von Müll 121
wissenschaftliche Objektivität 29

Wohlstandsgefälle 130
Wurstkonserven 137 T, 203
Wurstwaren 137 T, 203

X

Xanthinoxidase 196
Xylit 230 A

Z

Zahnkaries 85 f, 223, **234 f**
Zeitaufwand 55, 135
– Vollwert-Ernährung 140
Zellulose 73
Zigaretten 24, 43 T, 68
Zimt 222
Zink 45, 51 T, 150, 151 T, 162, 206
Zitronensäure 216
Zivilisation 24, 24 T
Zivilisationskrankheiten 22 ff, 23 T, 24 T, 41
Zöliakie (Getreideprotein-Unverträglichkeit)
    40
Zucker 229 ff
– -alkohole 230 A, 231, 234
–, brauner 137 T, 229 ff, 234 T
– -couleur 216
– Empfehlungen 137 T, 229
–, isolierte 52, 52 T, 137 T, 216 f, **229 ff**, 230
    A
– -krankheit (Diabetes mellitus) 71 f, 154,
    235
– -markt 126 f, 127 T
– ökologische und soziale Aspekte 236
– psychologische Aspekte 236
– Verbrauchsentwicklung 42 T, 231 f, 232 A
–, weißer 137 T, 229 ff, 234 T
Zuckerrübensirup 137 T, 229, 230 A, 235
Zusatzstoffe 62 A, 63, 65, 94, 101, **103 ff**,
    104 T, 106, 109 f, 113, 216
Zwiebel 223

ZU DEN AUTORINNEN UND AUTOREN

Dr. oec. troph. **Karl von Koerber**, Jg. 1955. Studium der Ökotropho-logie in Gießen, Diplom 1979. 1980 Mitbegründer der Arbeits- und Forschungsgemeinschaft Ökotrophologie „eukos" e.V. Freiberufliche Tätigkeit in der Ernährungs- und Gesundheitsaufklärung sowie Aus- und Weiterbildung von Ökotrophologen, Ärzten und anderen Mittlerperso-nen. 1984-88 Promotion am Institut für Ernährungswissenschaft der Universität Gießen über Vollwert-Ernährung für Diabetiker. Seit 1989 Wissenschaftlicher Mitarbeiter bei Prof. C. Leitzmann im neuen Fach-gebiet „Ernährungsökologie". Arbeitsschwerpunkte: Alternative Ernäh-rungsformen, Vollwert-Ernährung, Ernährungsökologie, Ernährung bei Diabetes mellitus.

Dipl. oec. troph. **Thomas Männle**, Jg. 1953. Studium der Ökotropho-logie in Gießen, Diplom 1979. Freiberufliche Tätigkeit in der Ernährungs-prävention und -therapie sowie Ernährungsberatung für Ärzte, Zahn-ärzte, Ökotrophologen und andere Mittlerpersonen. 1981 Mitbegründer und seitdem Geschäftsführer des Verbandes für Unabhängige Gesund-heitsberatung e.V. (UGB) und Herausgeber der Fachzeitschrift „UGB-Forum". Seit 1983 Leiter der UGB-Akademie. Vortragsreferent und Seminardozent mit den Arbeitsschwerpunkten: Vollwert-Ernährung und deren Anwendung, Ernährungsumstellung, Ernährungsberatung.

Prof. Dr. rer. nat. **Claus Leitzmann**, Jg. 1933. Studium der Chemie (Capital University, Columbus, Ohio, USA), Mikrobiologie und Biochemie (University of Minnesota, Minneapolis); Promotion. Bis 1969 Forschungs-tätigkeit am Molecular Biology Institute der University of California, Los Angeles. 1969-71 Gastdozent an der Mahidol University, Bangkok, Thailand, für Biochemie und Ernährung. 1971-74 Leiter der Laboratorien des Anemia and Malnutrition Research Centers in Chiang Mai, Thailand. Seit 1974 am Institut für Ernährungswissenschaft der Universität Gießen. 1976 Habilitation im Fach Ernährung des Menschen. Seit 1979 Professur „Ernährung in Entwicklungsländern". Arbeitsschwerpunkte: Ernährungs-probleme in Entwicklungsländern, Vegetarismus, Ballaststoffe, Immu-nologische Aspekte der Ernährung, Vollwert-Ernährung, Ernährungs-ökologie.

Dr. oec. troph. **Marianne Eisinger**, Jg. 1959. Studium der Ökotrophologie in Gießen, Diplom 1983. Berufstätigkeit auf dem Gebiet der ernährungstherapeutischen Anwendung von Vollwert-Ernährung (Stoffwechselkrankheiten, Allergien, Krebs). 1987-90 Promotion am Institut für Ernährungswissenschaft der Universität Gießen und in der Sportmedizin der Universität Mainz über den Einsatz der vegetarischen Vollwert-Ernährung bei einem Ultralangstreckenlauf. Zweijähriger USA-Aufenthalt mit Vertiefung der Kenntnisse auf den Gebieten Krebs und Ernährung sowie Sport und Ernährung (University of Arizona). Arbeitsschwerpunkte: Prävention und Gesundheitserziehung.

Dr. oec. troph. **Bernhard Watzl**, Jg. 1957. Studium der Ökotrophologie in Gießen, Diplom 1983. 1983-88 Promotion am Institut für Ernährungswissenschaft der Universität Gießen über Ernährung und Immunsystem. 1983-88 und 1992 Wissenschaftlicher Mitarbeiter bei Prof. C. Leitzmann. 1989-91 Wissenschaftlicher Mitarbeiter im Alcohol Research Center der University of Arizona, Tucson, USA. Arbeitsschwerpunkte: Ernährung und Immunsystem, Ernährungstoxikologie, sekundäre Pflanzenstoffe.

Kapitel-Autoren/-innen

Priv. Doz. Dr. med. habil. **Volker Mersch-Sundermann**, Jg. 1953 (Kapitel 2 und 5). Studium der Medizin und Biologie in Heidelberg und Mannheim; Promotion. Seit 1986 Wissenschaftler am Institut für Medizinische Mikrobiologie und Hygiene, Fakultät für klinische Medizin Mannheim der Universität Heidelberg. 1990-91 Associate Professor, Case Western Reserve University, Cleveland (Environmental Health Sciences). Arbeitsschwerpunkte: Genotoxizität und Karzinogenität von Umweltschadstoffen, Strukturaktivitätsanalytik, Systemtheorie.

Dipl. oec. troph. **Gesa Maschkowski**, Jg. 1965 (Unterkapitel 7.6). Studium der Ökotrophologie in Gießen und Guatemala, Diplom 1990. Seit 1990 Tätigkeit in der Erwachsenenbildung sowie als Fachjournalistin und Gutachterin. Arbeitsschwerpunkte: Ernährungsökologie, Novel Food, Gentechnik.